贵州省"十四五"职业教育省级规划教材

Health Management Theory and Technology

健康管理理论与技术

主　编 ◎ 彭文亮

副主编 ◎ 王世娟　罗　莉

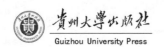

贵州大学出版社
Guizhou University Press

图书在版编目（CIP）数据

健康管理理论与技术 / 彭文亮主编；王世娟，罗莉
副主编 . -- 贵阳：贵州大学出版社，2024.1（2024.8 重印）
    ISBN 978-7-5691-0830-9

    Ⅰ．①健… Ⅱ．①彭… ②王… ③罗… Ⅲ．①健康—
卫生管理学 Ⅳ．① R19

    中国国家版本馆 CIP 数据核字 (2024) 第 012726 号

健康管理理论与技术

主　　编：彭文亮
副 主 编：王世娟　罗　莉

出 版 人：闵　军
责任编辑：钟昭会　韦　霞
装帧设计：陈　艺　方国进

出版发行：贵州大学出版社有限责任公司
　　　　　地址：贵阳市花溪区贵州大学东校区出版大楼
　　　　　邮编：550025　电话：0851-88291180
印　　刷：贵州思捷华彩印刷有限公司
开　　本：889 毫米 ×1194 毫米　1/16
印　　张：25.75
字　　数：582 千字
版　　次：2024 年 1 月第 1 版
印　　次：2024 年 8 月第 2 次印刷

书　　号：ISBN 978-7-5691-0830-9
定　　价：58.00 元

编 委 会

主 编：彭文亮

副主编：王世娟　罗　莉

参 编：（按拼音排序）

柯盈盈　顺德职业技术学院

李　娜　中山大学肿瘤防治中心

李　雪　贵州省人民医院（肾内科）

梁秋霞　广州医科大学附属妇女儿童医疗中心

林金香　中山大学附属第三医院

林卡娜　上海交通大学医学院附属上海儿童医学中心

罗公印　遵义医科大学附属医院

潘火英　赣南医学院第一附属医院

王子文　暨南大学

张巧仙　福建医科大学附属第一医院

赵树娟　首都医科大学

序

自"健康中国"战略提出以来,人民的健康保障受到了更为广泛的关注。经济的快速发展以及社会的不断进步,促使人们越来越意识到健康的重要性,在工作、生活、学习过程中,开始强化个人对健康的管理。随着职业教育的快速发展与改革创新,高技能复合型人才的培养也越来越重视对未来职业者健康素养和职业安全防护意识的提升及健康生活习惯的塑造等环节。

我国高等职业教育的发展与进步已迈向法制化、系统化、科学化阶段,从"三教改革"到"双高"建设,具有国家特色、文化特征、社会发展特点的课程建设和创新受到重视,相应地,具有新型课程建设思路并符合新时代高职学生能力需求的新型教材建设亟待创新与完善——各地区不同发展水平的高职院校与同一地区不同发展阶段的高职院校之间,课程改革和人才培养的方式都存在着相对不平衡现象。

良好的个体健康——包括躯体健康、心理健康、社会健康、灵性健康等均对个人发展发挥着重要的作用。学生在躯体、心理都健康的基础上,积极融入社会、贡献社会并从社会中获得个人发展的动力,从而在个人价值观、世界观、人生观和个人实现、个人成就、个人满足等方面均得到成长和完善,是未来很长一段时期内每个职业者的必然诉求。本书作者团队集中梳理并总结了各专业领域的职业者所需的健康基础知识、医学基础知识以及与其专业相匹配的职业安全防护与职业病防治等相关知识的教育内容,通过多年在高职课程改革和创新中的探索与实践,编著了这本《健康管理理论与技术》。编写过程中,作者团队邀请了各医疗机构不同专业专科的临床专家对课程开发、设计、实施与评价等环节提出意见和建议,从理论与技术实践相结合的综合视角,一方面补充学生的相关理论知识,另一方面训练学生掌握相关装备的使用技巧,以帮助学生在日常学习、生活、工作之余更好地维护和管理自身与群体的健康,有利于学生综合能力的提升和未来职业发展潜力的挖掘。因此,本书既综合了各专业学生发展之所需,又融合了医疗领域不同专科对健康的认识和理解,并把更实用、更有价值的医学内容传递给学生,提升学生的自身探索能力,丰富学生的个人体验,引导学生个人健康行为塑造。

本书首先全面介绍了当前健康管理的主要理论与国内外发展趋势及国家政策,便于不同专业学生思考和探索健康与其专业的融合方向，同时认识到生理健康、心理健康是健康管理的基础，要以此为前提构建个体的健康体系。然后从社会健康、灵性健康的角度出发，引导学生融入社会、关注价值，与当前"课程思政"的建设理念有机融合。再从个体、家庭、社区三个层次，增强学生对个体健康的整体理解，帮助学生进行家庭健康维护与家庭成员之间和谐关系的建设，培养其社区健康责任感与社会健康使命的担当意识，强化社会主义核心价值观的融入。最后通过健康监测技术与健康干预技术，从实践和技术操作层面培养学生在未来的学习、生活、工作中对个人健康进行管理的相关操作技巧，使课程内容不仅仅停留在理论和理念层面，也更加突出了本书的实用性价值。

前　言

　　课程历来都是人才培养的核心，学校教育教学改革离不开课程的改革创新，而新思路对于新课程的改革尤为重要。在"健康管理理论与技术"这门课程的建设和改革创新中，课程团队意识到理念对于课程的重要引导价值，并于多年的实践探索中，越来越意识到技术实践对学习者的重要性——有关健康的学习，不能仅仅停留在理论和理念的倡导方面，更需要使学习者掌握技术——在维护和管理个人健康过程中可以采用的方法、手段、技术才是学习的重要方面。

　　"授人以鱼，不如授之以渔"。高职课程改革，尤其是职业课程改革和创新，必须从构建课程的能力本位入手，分析职业岗位需求、岗位能力结构与组成。健康管理对每个职业者来说，都是非常重要的能力，这项能力能够更好地帮助职业者维持健康，促进健康；同时，"健康＋"的潜在必要性也一直伴随着各专业的发展，医学专业的学生看似已经系统学习了医学理论，应该是完全掌握健康知识的，但实际上，如口腔专业学生局限于学习口腔领域的专业知识，而极少涉及身体其他部位的内容；护理专业和临床专业则掌握了绝大多数专科知识，而对中医、口腔及心理等方面的知识则了解甚少。可见，医学专业的学生尚不能对健康知识进行系统学习，非医学专业学生遇到的知识盲区就更大了。在非医学的各知识专业的教学中，增加健康管理的有关内容，除了能够提高学生的自我健康管理意识和水平外，也能够使学生通过"健康＋"路径，增强其对工作场景中使用工具的安全性评估能力，帮助其对发生职业损伤的风险进行判断，对个人防护进行思考和探索。更重要的是，学生可结合自身专业，在未来工作中，增加健康因素考量，最大限度地对所学专业课程进行拓展。

　　随着职业教育的快速发展以及当前新职业不断出现的情况，社会各界对工作的理解和定位都发生了改变，与时俱进的课程改革和创新就显得尤为重要。当前，课程改革创新的权利和义务已经转交到了教学团队的手中，在课程的开发创新和完善补充过程中，教学团队发挥着核心领导作用，一边探索，一边实践反馈的教学改革进程，有利于捕捉到实用、科学、系统的课程内容信息，不断整合优化课程。

　　本书正是在这样的背景下酝酿编著的。本书在借鉴国内外职业课程开发理念和经验的基础上，融合了健康管理相关领域的研究成果和教育教学改革领域的创新研究成果，以新的视角、新的讲述方式编写，便于学生更好地掌握健康管理知识。书中引用了大量 2017 贵州省科技支撑计划"山区居民慢性病居家照护与健康管理 SOP 数据平台研发应用项目"和 2016 贵州省教育科学规划课题省级重点课题"基于少数民族丧葬文化的生命教育研究"的研究成果，倡导生命教育与健康教育相互融合的教育理念，希望有效促进教育教学改革创新发展，推动社会整体健康水平的提高。

  本书既有健康管理理论，又有健康管理实践技术，同时还兼顾了价值导入和社会角色扮演，正面引导健康观念。在实践技术部分，还通过可操作的、步骤化的实例和标准流程，训练学习者掌握技术和操作方法。

  书后列举的主要参考文献，既是为了向各位论著作者致谢，更是为了便于学生查阅和深入学习。值此本书出版之际，特向有关作者致谢！

  由于课程开发具有创新性，加上编著者经验和知识不够完备，书中难免存在纰漏和谬误，敬请专家和读者批评指正！

  另外，本书配备了教学 PPT，以方便教师教学使用，读者可扫描下列二维码获取。

目　录

第三篇　健康相关技术与实践

附录　各类健康管理工具

第 一 篇

健康管理趋势与发展

导　语

　　健康管理，指对个体或群体健康相关因素的管控和梳理，即健康危险因素的全面管理。其内在价值在于调动人的主观能动性，在可控范围内采取可及措施，有效防范和降低危险因素及其影响程度，从而实现个体或群体的健康状态维持和保障。"健康管理"概念自国外提出后，其内涵便不断在丰富与完善，加之国外医疗保险制度的特征，驱动了国外医疗机构和相关保险企业联合开展健康管理，取得了一定成效。随着社会发展和社会分工的不断细化，健康管理已经逐步演变和发展为具有专门业务技术与理论体系的专业，并区别于传统医学专业，以发挥介于医疗和服务之间的第三方服务产业。

　　当前，发展较为成熟的健康管理，主要以健康体检为业务内容，并衍生出个性化健康管理方案或处方，由专业人士提供一对一个体化的咨询指导与服务，包括养生、慢性病、营养、运动等。

　　自"十四五"以来，我国高度重视健康在人民群众生产生活中的作用，国家对健康的关注程度逐年上升；而健康产业在国民经济中的占比与未来发展空间也被众多机构和平台高度关注，健康产业发展前景可谓一片光明。社会经济的发展，使人们愈发重视自身健康，特别是近年来心理健康问题进入大众视线后，人们对家庭健康的理解和认知逐步提升。新型冠状病毒的流行及其对人类生产生活的重大影响，再次导向了公众对健康的关注。可见，健康管理从最早对疾病的管理，已经走向更为广泛的领域，延伸的产业和服务内容也不再是单一的疾病管理和管控；加上我国快速的老龄化进程，家庭中对老年成员的照护再度受到关注，在一个家庭的健康管理中，老年人的健康已经成为核心内容之一，极大地影响了其他家庭成员的生活质量和生命健康水平，健康管理由此成为当今时代当之无愧的主旋律。

　　同时，各行各业在各自领域的发展中，也越来越重视员工的健康与安全，不论这种变化是始于自发还是环境倒逼，对于从业人员而言，总是更好地维护了自身的健康权利和职业安全。在工作流程中，为了进一步规避风险，降低不必要的医疗成本，各行业通过优化的流程、操作步骤和行业规范等形式，约束企业行为和机构标准。

　　时至今日，越来越多的个体开始从人生繁杂的事务中抽离出来，关注自身的价值和意义，由此有了"生命质量"的概念，而生命质量就是根据一定的社会标准来衡量和评价人的个体生命的自然素质的质量状态。生命质量与生命价值既有联系又有区别：首先，生命质量是决定生命价值的内在要素，是生命价值的基础；其次，生命质量是对人的生命的自然素质的社会性衡量和评价，即其所衡量的是生命存在的生理功能状态——用以衡量和评价的标准是生命存在的生理功能状态，能够去过一种愉快、健康和有意义的生活。

当前，对健康有一种新的通俗提法是"生得好，活得长，病得晚，死得快"。"生得好"不但是指五官端正，更重要的是没有疾病，尤其是没有遗传疾病。"活得长"就是希望每个人都能长命百岁。一般而言，女性比男性平均寿命长 2 到 6 岁，但如果男性注重自我保养，自我保健，同样可以延年益寿。"病得晚"给我们的启发是，即使你能活到 88 岁，可你在 20 岁就开始生病，病情折磨你 60 多年，这一辈子还有什么幸福可言？所以，我们要保持健康的体魄，要让疾病晚点来。"死得快"就是身患疾病的时间短——如果一个人 87 岁得病，88 岁去世，这样，既可减少本人的痛苦，又可减轻家庭和社会的负担。应该说，随着老龄化的到来和公共卫生事件的频发，人们更多关注到了生命的负担和体验，人类更希望拥有洒脱而高效的生命，因此，与健康相关的理论和概念不断被提出、演变和衍生。

"生命质量论"认为，可以以人的自然素质高低优劣来衡量生命的存在对自身、他人以及社会的价值，以生命质量的优劣来确定生命存在有无必要。生命的质量主要取决于个体的身体智力状态、人际交往，以及在社会和伦理上的相互作用等方面。"生命质量论"的出现，使得人类对生命的态度由"繁衍和维系生存"的低层次过渡到"提高生命质量"的高层次，为人们认识和处理生命问题提供了重要的理论依据，可以作为一定情况下是否维持或结束生命的依据。也因此，"生命质量论"影响着当前的婚育观念、死亡观念等，冲击着人们的人生观、世界观和价值观。

信息化和科技力量对健康管理的促进作用是不言而喻的，手段、路径、工具的极大丰富，提升着健康管理的品质、标准和规格。但没有一种唯一的方法和工具是能够全盘满足所有人对健康管理的需求与期待的，于是，不同工具和方法的问世将多元化地满足不同个体在不同阶段、不同时期的健康需求。比如，智能穿戴设备用于对人们日常生活中的健康数据进行采集与监测，某些生理指标异常且比较关注数据分析的人群极其依赖，希望通过数据发现自身行为习惯的规律和缺陷，如到底是运动不足还是运动时间选择不够合理等。当然，这类设备的精准度也是备受关注的部分，就算是医疗卫生行业的工作，仍然有部分专业人士认为，传统的水银体温计和血压计要比电子产品准确得多——这一方面在于技术的完善程度，另一方面也存在传统观念的问题，不论准确与否，始终都有相应的标准进行控制——在工业化进程中，企业标准和行业标准以及国家设定的管控指标，均是影响这类产品发展和进步的关键因素。

与此同时，关于数据的安全与分析，诸如数据交给谁管理、保密和传输，委托谁对数据进行分析和给出结论，其是否具备相应的资质和权限，可信度又如何，等等，都是人们关注的环节和话题。可见，健康管理不仅仅是医疗或者数据领域的任务，更广泛地涉及工业、法律、伦理等社会生产的方方面面。

当一个人开始关注自身健康时，应该说健康管理便进入到了起点。而从起点到启蒙阶段的长度，会由于人们专业背景、健康需求和迫切程度、学习能力、个人自律、生活能力等差异而存在参差不齐的情况。例如，国外的小学教育阶段，尤其重视体育和劳动体验的相关内容，包括野外生存、户外活动等，这些内容均在学校教育教学活动中占有大量的教学课时——人们相信，个人的生活和生存能力将极大地影响着个体的健康程度。近些年来，国内的教育改革和发展也重视到了此类问题，开始加快劳动教育和体育课程的建设与完善力度。可见，这是世界范围的共同认知。

健康的内容非常广泛，因为广泛而容易让人产生误解，认为健康并不需要专门学习，日常生活中所积累的点滴就已经足够。而健康的内容广泛，并不会带来健康的门槛降低这一结局，反而涉及的内容和领域广泛之后，细分专业和特征下，演变出更为科学和系统的相关知识与技能。这使得诸多行业的从业者不断涌入健康领域，产生了"健康＋"的效果。例如，环境保护与家居健康的融合，衍生出了甲醛清除、环保材料、光污染、PM 2.5 释放控制等众多居家健康管控的环节。由此可见，健康管理与各专业之间的联结和发展机会是无限的，对任何一个专业而言，只要服务与关联的对象是人，那么就一定会与健康相关；而健康管理的学科内容，就是要研究和探索在这些关联中，如何科学有效、系统全面地进行管控，从而达到健康管理的目标。

健康管理会从个体的健康管理随着公共事件的发生，延伸到群体健康的管理。在各类群体中，由于群体的共性特点，在进行健康管理时，如果能采用统一的方式和路径，往往可以实现高效的管理，有效降低成本。所以，在当前的大病医保制度中，对于某些特定种类的大病，医疗机构采用特殊的保障机制，通过经济补贴方式，以及同一地区、同一类患者、统一标准的治疗和护理方案，大大降低这一疾病的综合管理成本。在某些企事业单位或者群团组织中，也有相应的一些疗养类项目或者康养类项目，以促进职员的健康水平稳定和提升。国外的雇主机构一般较为重视员工的健康保障，通常采取"保险＋福利"的方式予以管理，于医疗保障以外提供补充保险金、休闲度假、养生活动等综合实现员工的健康管理。可见，随着社会发展，越来越多的机构和平台开始重视健康管理对群体的有效价值，这一成本的投入对于机构而言，能够更好地促进生产效率的提升，从整体成本上反而是更有利于机构发展。

现代生活中，心灵层面的需求越来越高，很多年轻群体出现了心理问题，而这些心理问题在很大程度上影响着个体的生活和工作，导致其社会功能缺失，最终需要心理治疗予以处理。对于个体来说，一旦需要医疗进入心理层面，治疗周期和预后都或多或少会留下影响，而健康管理的宗旨在于"防、降、消",即预防、降低、消除。对于心灵层面来说,预防心灵的感知偏差,对事件和情感的认知、感受具备一定的抵抗能力,而不会轻易走向极端,这在一定程度上提高了心理弹性,在面对突发状况时,能够很好地平衡内在与外部之间的矛盾;同时,采用正念、音乐、催眠等干预措施,降低心理障碍的发生概率及其程度,缓解心灵波动引发的健康问题,从而更好地保护个体免于走向药物治疗的趋势。当然,消除个体的残余影响,摆脱事件阴影或者影响,是重新融入社会、重拾社会功能的重要环节。综上,健康管理在各相关因素中,积极调节个体,顺应个体特点,降低外部对内部的消极影响,保持内部的相对稳定状态,是健康管理的重要价值之所在。

第一章　健康管理概述

健康管理思想古已有之，两千多年前的传统中医经典《黄帝内经》指出："是故圣人不治已病治未病，不治已乱治未乱，此之谓也。夫病已成而后药之，乱已成而后治之，譬犹渴而穿井，斗而铸锥，不亦晚乎？"这是我国最早的"预防为主"健康管理思想。《吕氏春秋·尽数》所载"流水不腐，户枢不蠹，动也"，就含有生命在于运动的哲理。中医养生十分重视饮食补益和锻炼健身防病，如《黄帝内经》指出："毒药攻邪，五谷为养，五果为助，五畜为益，五菜为充，气味合而服之，以补精益气。"一千八百多年前的医学家华佗说："动摇则骨气得消，血脉流通，病不得生，譬户枢不朽是也。"而"上医治未病，中医治欲病，下医治已病"则与健康风险评估和控制的思路不谋而合。

随着社会的发展，健康管理从最初的疾病管理和控制发展到了今天的个体化健康预防与干预，管理的视角从解决病症到预防发生；同时，管控的内容也从简单的医疗管控走向了综合立体式管控，包括医疗、公共卫生、营养、妇幼、运动、心理、社会等学科的相关内容；健康管理不再是单一的技术层面管控，而是综合性的集自然科学与社会科学于一体的管控方式；健康管理的对象也从病患走向了更为广阔的群体，甚至包括健康人群——这些人群对自身健康的状态要求和标准已不像从前的简单预防，而是需要提高生活品质。

经济的发展和科技的进步在健康管理领域发挥着积极的促进作用，如智能化装备出现后，越来越多的数据信息被用于健康管理的分析判断、健康行为的监测乃至健康人群特征的分析与研究。各行各业的从业者对健康同样具有越来越强烈的诉求，过去工作环境中的有毒物品或许还停留在提醒和简单防护工具应用层面，而当今及未来，从业者会更需要面对安全健康的挑战，通过简单的医疗与健康成本核算，更多人都会选择不再用健康换取经济利益，而是达到另一种新的平衡。人们在衣食住行方面也会越来越考虑到对自身健康的影响，例如，某国机场建设每年会对周围农场进行补贴，主要源于其噪音和对环境带来的伤害。

我们来看一组数据：据世界卫生组织一项研究报告，全球每年有5 000万余人死亡，其中55%死于慢性非传染性疾病；我国83%的死亡是由慢性疾病导致的，预计在未来数十年内，由慢性病导致的死亡率会持续上升。近几年，青中年人由于长期作息不规律及不健康的生活方式，媒体多次报道发生意外死亡的情形。可见，慢性病不仅仅"青睐"老年人群，也开始逐渐转向青年人群。

随着互联网的发展而更新的一系列健康管理服务模式中，5G+"三早"全周期健康管理系统是指利用物联网、人工智能等信息技术手段，创新早筛查、早评估、早干预的"三早"全周期健康管理系统，探索 5G 技术在医疗健康领域的应用，构建新型健康管理服务模式。针对主要健康问题和影响因素，聚焦重点人群，实现早筛查、早评估、早干预，切实推进从"以治病为中心"向"以人民健康为中心"转变，从"单纯依赖医疗卫生系统"向"全社会整体联动"转变，推动"健康中国"建设——足见"互联网+"在健康管理中发挥的重要积极作用："云医院"包括智能导诊、远程问诊、用药指导、健康科普等全方位的医疗服务，让基层患者实现"一部手机管健康"，同时也帮助医生高效地管理和服务患者；"云药房"让偏远地区群众可以便捷地上网购买药品和家用器械，同时利用安全用药 AI、追溯码、智慧物流等技术，让老百姓"买对药""买好药"，并买到当地县城买不到的适宜药物；"云基建"是数字健康的基础设施，基于医疗 AI、云计算和底层的医学知识图谱，支撑在医疗健康场景的应用。实践表明，互联网技术最温暖的应用场景是慢病管理与基层医疗。

当前的图片识别技术可以实现药盒拍照，相对准确地完成药物识别，进入购买流程。事实上，慢病患者中有很多是老年人，而很多药品的通用名都存在名称长、生僻字较多等情况，给老年人买药找药增加了麻烦。借助数字技术的运用，互联网医疗可以服务线下体系难以承载的海量需求，也可以时刻陪伴在患者身边，帮助其进行科学的慢病管理，并提供非常重要的医生支持、药品支持，以及智能医疗器械、医学教育等方面的支持。依托优质、丰富的医生资源，以互联网医院为载体，凭借自身技术、渠道及运营优势，开展在线问诊、复诊开方、优惠好药、慢病管理、用药随访、用户患教等服务，为患者提供普惠、可及的慢病综合医疗服务。中医是慢病管理的重要手段之一，健康管理平台或者企业可与中医机构形成中西医协同、线上线下一体的医疗健康服务格局。

近年来，构建线上线下一体化医疗健康服务体系，依托数字技术和数字运营能力打造健康管理新模式，成为很多主流医疗机构和健康管理平台追捧的模式；同时，医疗机构和健康管理平台还与保险企业联合开展"互联网+"慢病保险产品，共创可长效延展的院外管理新模式。互联网医院特色专科中心升级了"专科管家"服务，把健康管理贯穿到患者的全病程，陪伴患者康复。从医到药再到保，慢病用户的需求是全方位的，通过数字技术打通线上线下环节，满足用户包括健康检测、健康问诊、健康管理等长期的健康保障需求，把健康管理贯穿到用户生命全过程。

说到健康管理，就必定会提到基本卫生保健。基本卫生保健是指较基本的、人人都能得到的、体现社会平等权利的、人民群众和政府都能负担得起和全社会积极参与的卫生保健服务。基本卫生保健是国家卫生体系不可分割的组成部分，是国家卫生体系中的核心，也是整个社会发展的组成部分。基本卫生保健是国家卫生体系同个人、家庭和社区发生联系的第一阶段，能使卫生保健较大限度地深入人们生活和工作的地方，是完善卫生保健体系的首要因素，各国历来都高度重视基层卫生工作。我国自党的十八大以来，以习近平同志为核心的党中央坚持以人民为中心的发展思想，把人民健康放在优先发展的战略地位，召开全国卫生与健康大会，提出党的新时代卫生与健康工作方针，将"以基层为重点"放在首要位置，特别是《中华人民共和国基本医疗卫生与健康促进法》确定了基层医疗卫生体系在医疗卫生服务体系中的基础地位。根据习近平总书记关于农村卫生工作的重要批示，以及《中共中央 国务院关于做好2022年全面推进乡村振兴重点工作的意见》《中共中央 国务院关于进一步加强农村卫生工作的决定》等相关部署，《卫生健康系统贯彻落实以基层为重点的新时代党的卫生与健康工作方针若干要求》对各级卫生健康行政部门加强基层卫生健康工作组织管理提出了五个方面的具体要求：一是由各级卫生健康行政部门主要负责同志负总责，要整合资源和力量全力推进基层卫生健康工作，优先配备改革创新意识强、善协调、懂管理、年富力强的领导同志分管基层卫生健康工作，建强基层卫生健康处（科）室并配足配优工作力量；二是地方各级卫生健康行政部门每年至少向地方政府汇报一次，及时提请地方政府研究基层卫生健康发展重大问题，并争取有关部门协同与支持；三是各级卫生健康行政部门应将基层卫生健康当作重中之重的工作，列入领导班子重要议事日程，每年至少在一个重点难点方面取得明显进展，3至5年上一个新台阶；四是各级卫生健康行政部门领导班子成员都要确定一个基层医疗卫生机构作为联系点，帮助指导基层解决体制机制和急难愁盼等问题，以点带面促进本地基层卫生健康工作高质量发展；五是地方各级卫生健康行政部门每年至少确定一项与人民群众密切相关的基层卫生健康重点工作，纳入卫生健康部门"我为群众办实事"清单，并争取将其纳入政府年度民生实事工程，力争每年至少办成一件基层卫生健康实事。

近年来，各级卫生健康行政部门按照党中央、国务院的总体部署和要求，认真开展相关工作，各地基层卫生健康工作取得了积极进步和明显成效。但一些地区对"以基层为重点"工作重视不够，基层卫生发展不平衡、不充分问题依然突出，与人民群众健康需求和经济社会发展要求相比还存在较大差距。

在全面建设社会主义现代化国家和向第二个百年奋斗目标进军的新征程中，为深入贯彻落实新时代党的卫生与健康工作方针和《中华人民共和国基本医疗卫生与健康促进法》，切实把"以基层为重点"落到实处，推动基层卫生健康高质量发展，促进"健康中国"建设等国家战略实施，国家卫生健康委印发了《卫生健康系统贯彻落实以基层为重点的新时代党的卫生与健康工作方针若干要求》，从加强基层卫生健康工作的组织管理，加大基层投入和帮扶力度，提高服务效果，以及监测评估等方面，对卫生健康系统提出了十四条要求，以此推动各地以更高站位，更好机制，更多人力、财力、物力资源，促进基层卫生健康、快速、高质量发展，让人民群众更多受益。

总之，健康管理在逐渐深入人心的过程中，内容在不断丰富，符合人们的期望和要求，在健康管理与医疗卫生、伦理教育、家庭社会的融合实践中，扮演着越来越重要、越来越专业的角色。特别是公共卫生事件和突发性全球卫生问题的发生，也加强了人们对健康的重视程度，毕竟健康是一切的基础，只是在健康与经济、政治、文化的发展平衡中，需要不断探索和辨识最佳的取舍节点，以最终保障人类利益的最大化。

第一节　健康管理的基本理念

一、健康管理的兴起与发展

健康管理在中国真正兴起是自 2000 年以后，受西方发达国家特别是美国、日本等国发展健康产业与开展健康管理的影响，以健康体检为主要形式的健康管理产业开始兴起，发达国家健康管理的理念、模式、技术与手段开始传播并引入，相关产品技术开始研发和应用（如体检软件）。特别是 2003 年后，随着国民健康意识和健康需求的进一步提高，健康管理（体检）及相关服务机构明显增多，行业化及市场化推进速度明显加快，逐渐成为健康服务领域的一个新兴朝阳产业。

健康管理是从理念、技术到产业创新的三维复合概念：在理念上，健康管理提倡"病前预防、病中治疗、病后康复"生活方式的全面管理；在技术上，运用科学手段对人类健康实施科学管理，设计最优干预方案与保健康复方案（不包括医疗方案）；在产业上，健康管理服务是为社会创造新价值、形成新市场、新业态的创新过程。

健康管理以现代健康概念（生理、心理和社会适应能力）和新的医学模式（生理—心理—社会）及中医治未病理念为指导，通过采用现代医学和现代管理学理论、技术、方法和手段，对个体和群体整体健康状况及影响健康的危险因素进行全面检测、评估、有效干预与连续跟踪服务的医学行为过程，其目的是以最小的投入获取最大的健康效益。

健康管理是以预防和控制疾病发生与发展，降低医疗费用，提高生命质量为目的，针对个体及群体进行健康教育，提高自我管理意识和水平，并对与其生活方式相关的健康危险因素，通过健康信息采集、健康检测、健康评估、个性化健康管理方案、健康干预等手段，持续加以提高的过程和方法。

健康管理是对个人或人群的健康危险因素进行全面管理的过程，旨在调动个人、集体和社会的积极性，有效利用有限的资源达到最大的健康效果。健康风险评估是健康管理过程中关键的专业技术部分，并且只有通过健康管理才能实现，是慢性病预防的第一步，也被称为"危险预测模型"。即通过所收集的大量个人健康信息，分析建立生活方式、环境、遗传等危险因素与健康状态之间的量化关系，预测个人在一定时间内发生某种特定疾病或因为某种特定疾病导致死亡的可能性，并据此按人群的需求提供有针对性的控制与干预，以帮助政府、企业、保险公司和个人，用最小的成本达到最大的健康效果。

早期我国以健康类报纸、刊物为健康信息载体，后来发展到以"39"健康网、家庭医生在线，以及各大门户网站健康频道为主的线上健康信息平台。随着技术的进步和优化，现在各大医院均开设了互联网医院、公众号、视频号作为健康资讯的传播平台，并且兼容了咨询和随访等功能，与医疗业务有机结合，一方面接续了临床的诊疗业务，拓展了病源，为提高医院的影响力积极努力；另一方面也为患者提供了优质的诊前服务及出院后跟进。但也面临相应的一些问题，例如，不同口径出现的健康资讯可能存在的差异，会让公众在面对这类信息时产生怀疑，从而导致信息撕裂，进一步加重社会公信力的建设难度。又如，碎片化的信息投放，让非专业人员对医疗健康信息的学习和认识产生障碍，最终会令部分人群选择"短暂忽视"。尽管如此，各类健康管理干预和理念层出不穷，并力争在信息时代争夺引领地位。如此，更为全面、系统、科学地选择健康信息，对自身健康有效进行管理的思维培养就显得举足轻重，不容小觑。

疾病特别是慢性非传染性疾病的发生、发展过程及其危险因素具有可干预性，是健康管理的科学基础。每个人都会经历从健康到疾病的发展过程，一般来说，会从健康到低危险状态，再到高危险状态，然后发生早期病变，出现临床症状，最后形成疾病。这个过程可能很长，往往需要几年到十几年甚至几十年的时间，而且和人们的遗传因素、社会和自然环境因素、医疗条件以及个人的生活方式等因素都有高度的相关性。但其变化过程复杂，也不易察觉，健康管理可以通过系统检测和评估可能发生疾病的危险因素，帮助人们在疾病形成前进行有针对性的预防性干预，可以成功阻断、延缓甚至逆转疾病的发生和发展进程，达到维护健康的目的。

在西方，健康管理计划已经成为健康医疗体系中非常重要的一部分，并被证明能有效降低个人的患病风险，同时降低医疗开支。美国的健康管理经验证明，通过有效的主动预防与干预，健康管理服务的参加者按照医嘱定期服药的概率提高了50%，医生开出更为有效的药物与治疗方法的概率提高了60%，从而使健康管理服务参加者的综合风险降低了50%。

二、健康管理的流程和特点

（一）流程

健康管理不仅是一套方法，更是一套完善、周密的程序，通过健康管理能达到以下目的：一学——

学会一套自我管理和日常保健方法；二改——改变不合理的饮食习惯和不良的生活方式；三减——减少用药量、住院费、医疗费；四降——降血脂、降血糖、降血压、降体重，即降低慢性病风险因素。

具体而言，健康管理可以了解个体的身体年龄，判断患病倾向，由医生向个体提供健康生活处方及行动计划，并长期（终生）跟踪个体的健康，最大限度减少重大疾病的发生；同时，及时指导就医，降低个人医疗费用，提高保健效率，最终达到提高个人生命质量的目的。健康管理流程一般包括四个方面。

1. 信息采集

包括个人基本信息、健康体检、家族病史、既往病史、当前病症、生活习惯、家庭幸福感、社会幸福感等。

2. 身体评估

一是评估当前身体情况，二是评估未来患某种疾病的概率。健康管理服务由具有执业资格的"健康管理师"提供。我国"十三五"之后提出了"大健康"建设规划，把提高全民健康管理水平放在国家战略高度。根据"规划"，人民群众的健康管理将从医疗为主转向预防为主，以此提高民众的自我健康管理意识。

3. 健康教育

通过有计划、有组织、有系统的社会教育活动，使人们自觉地采纳有益于健康的行为和生活方式，消除或减轻影响健康的危险因素，预防疾病，促进健康，提高生活质量。

4. 健康干预

（1）饮食干预。通过干预饮食来预防疾病并治疗患者。

（2）运动干预。通过体育运动，使个体或团体形成一种健康的生活方式，使其由消极状态转化到积极状态。

（3）心理干预。疾病的困扰不只是身体上的，心理同样会受到影响，病魔长期困扰得不到救治会让人产生轻生念头，适时寻求心理援助也很重要。

（4）营养干预。中老年人尤其是老年人消化系统功能减弱，能够获得的营养素减少，尤其是蛋白质与微量营养素摄入不足，特别需要营养补充，营养干预就是有选择性地补充营养。

（二）特点

健康管理主要有以下三个特点。

1. 以控制健康危险因素为核心

包括可变危险因素和不可变危险因素——前者为通过自我行为改变的可控因素，如不合理饮食、缺乏运动、吸烟酗酒等不良生活方式，高血压、高血糖、高血脂等异常指标因素；后者为不受个人控制的因素，如年龄、性别、家族史等。

2. 一、二、三级预防并举

（1）一级预防。即无病预防，又称病因预防，是在疾病（或伤害）尚未发生时针对病因或危险因素采取措施，降低有害暴露的水平，增强个体对抗有害暴露的能力，预防疾病（或伤害）或至少推迟疾病的发生。

（2）二级预防。即疾病早发现、早治疗，又称为临床前预防（或症候前期预期），即在疾病的临床前期做好早期发现、早期诊断、早期治疗的"三早"预防措施。这一级的预防是通过早期发现、早期诊断而进行适当的治疗，防止疾病临床前期或临床初期的变化，能使疾病在早期就被发现和治疗，避免或减少并发症、后遗症和残疾的发生。

（3）三级预防。即治病防残，又称"临床预防"，可以防止伤残并促进功能恢复，提高生存质量，延长寿命，降低病死率。

3. 服务过程为环形运转循环

健康管理的实施环节为健康监测、健康评估、健康干预。整个服务过程，通过这三个环节不断循环运行，以减少或降低危险因素的个数和级别，保持低风险水平。

个人健康管理是根据个人生活习惯、个人病史、个人健康体检等方面的数据分析，提供健康教育、健康评估、健康促进、健康追踪、健康督导和导医陪诊等专业化健康管理服务。以下人群需要得到专业的健康管理服务：一是健康人群。热爱健康的群体已认识到健康的重要性，但由于健康知识不足，希望得到科学、专业、系统和个性化的健康教育与指导，并拟通过定期健康评估，保持健康危险处于低风险水平，尽享健康人生。二是亚健康人群，即具有四肢无力、心力交瘁、睡眠不好等症状的人群。由于从事的行业不同，受社会竞争以及家庭负担的压力，自我明白处于亚健康状态但不知道如何改善，强烈要求采取措施提高工作效率和整体健康水平。三是患病人群，即在治疗的同时希望积极参与自身健康提高的群体，需要在临床治疗过程中配以生活环境和行为方面的提高，从而监控危险因素，降低风险水平，延缓疾病进程，提高生命质量。

健康管理的形式多样，内容丰富，路径综合，充分向人们宣告健康弥漫在人类生产生活的细枝末节，衣食住行、喜怒哀乐无一不影响着人们的健康，甚至艺术、宗教、体育、休闲娱乐等，都在时时刻刻影响着人类的健康。

三、健康管理在中国的应用

健康管理的外在形式和内在价值是全面理解健康管理的重要内容。引导人们更加科学地树立健康管理意识，形成自律有效的健康行为习惯，并将其传递给身边的人，构建全社会的健康管理风气与氛围，是当前健康管理的主要外在表现形式。另外，通过健康管理的推动与发展，人们意识到健康是生命的基础，是学习与工作的重要保障。每个国家与地区也越来越意识到社会的健康发展是国家与地区繁荣的重要保障，在传染性疾病防控、慢性病防治、妇婴保健等全面保障社会人口结构的领域，各国均投入了巨大的财力和人力，以保障国民的健康安全为重。这也体现出健康管理的内在价值，即从低估到正视，必然在经济与社会高度发展之后，而为了实现经济社会的进一步发展，又必须从正视到高度重视健康管理这一阶段。

我国围绕以经济建设为中心的战略始终保持不变，从早些年以基础设施建设为主要核心到近年来多元发展，以科技为抓手，推动各项事业平衡发展，着力保障健康，在环保、能源、食品和医疗等行业推出了一系列重要举措，旨在满足人民日益增长的各种需求。

"健康中国"战略是一项旨在全面提高全民健康水平的国家战略，是在准确判断世界和中国卫生改革发展大势的基础上，在深化医药卫生体制改革实践中形成的一项需求牵引型的国民健康发展战略。"健康中国"战略思想的提出，是科学发展观在国民健康领域的具体体现，是卫生系统探索中国特色卫生改革发展道路集体智慧的结晶，是卫生战线对中国特色卫生事业发展理论体系的丰富与发展。

第二节　健康管理的组成要素与结构形式

一、健康管理的人群分类

健康管理既然是一种复合性的管理，其组成要素必然众多，结构形式也会因为不同理念的指引而发生变化。

健康管理的组成要素根据不同功能和划分方式而存在差异。如，按照模块内容进行划分，组成要素包括知识要素、逻辑要素、行动要素、条件要素、评价要素、监测要素；按照时间顺序进行划分，组成要素包括个体常态要素、病前变化要素、病中改变要素、病后康复要素、机体维持与不良延迟要素。当然，这种划分并不重要，重要的是健康管理的主要管理主体和客体以及主客体之间的关系。所以，从这一层面上，可以把健康管理的基本组成要素划分为更具有通识意义的组成部分，包括健康管理 MDT 团队要素、管理个体指标要素、预期管理成效与评价要素，简而言之，就是管理什么、怎么管理以及管理标准的制订。在回答这个问题之前，管理的对象分类尤为重要，不同需求层次的管理对象差异较大。为了便于归类并进行高效管控，初期的框架搭建和对象的初步梳理尤为重要，这样可以便于快速形成管理方案和模式，然后细化相关管理具体细节，完善个体化方案。健康管理的人群大致包括五大类。

（一）健康人群

健康管理对规范人们的生活行为和生活方式具有重要意义，对健康人群进行健康管理有助于早期发现身体潜在疾病。如定期进行健康检查，可使受检人员在没有主观症状的情况下发现身体潜在的疾病，以早发现、早诊断、早治疗，从而达到预防保健和养生的目的。

（二）亚健康人群

世界卫生组织（World Health Organization，WHO）将机体无器质性病变但存在部分功能性改变的状态称为"第三状态"，我国称为"亚健康状态"或"次健康"，指患者有病症感觉，但无临床检查数据，处于机体结构退化和生理失衡状态，有潜在发病倾向。健康向疾病转化或疾病向康复转化过程中的人群均属于亚健康人群。

（三）疾病人群

疾病人群健康管理是指对已患有疾病的人群进行健康宣教、行为方式引导和生活方式干预，通过积极正向引导，促使患者康复，控制和延缓疾病发展。

（四）慢性非传染性疾病人群

慢性病的危害主要是造成心、脑、肾等重要脏器的损害，致残率、致死率较高，医疗费用昂贵，增加了社会和家庭的经济负担。根据世界卫生组织统计，2005 年，全球总死亡人数为 5 800 万，其中近 3 500 万死于慢性病，而我国慢性病死亡人数约 750 万。慢性病健康管理以生物—心理—社会医学为模式，通过对慢性病患者提供全面、连续、主动的健康管理，促进健康，延缓慢性病进程，减少并发症，降低伤残率，延长寿命，在提高生活质量的同时，降低医药费用。

（五）特殊行业与职业人群

如何有效保障劳动者安全、健康地工作，不仅关系到劳动者家庭幸福和社会的进步与文明，而且对提高劳动者生命质量，延长劳动者有效工作年限，保持劳动力资源的可持续发展具有十分重要的意义。特殊行业与职业人群健康管理已不再局限于原有职业病防护和劳动卫生保护，而是使用健康教育或生活方式干预等健康管理项目，对特殊行业和职业人群进行干预，使其提高自我保健意识，改变不利于健康的行为习惯，建立健康的生活方式。

二、健康管理的要素

在健康管理过程中，存在对健康要素不同功能的划分思想，但若把健康管理要素集中于个体，可以分为以下五个要素。

（一）身体健康

身体健康不仅指无疾病，而且还包括体能——一种满足生活需要和有足够能量完成各种活动任务的能力，具备这种能力，就可以预防疾病，提高生活质量。

（二）情绪健康

情绪涉及我们对自己的感受和对他人的感受。情绪健康的主要标志是情绪的稳定性，指个体应对日常生活中人际关系和环境压力的能力。当然，生活中偶尔情绪高涨或情绪低落均属正常，关键是在生活的大部分时间里要保持情绪稳定。

（三）智力健康

智力健康是指在长期的学习和生活中，大脑始终保持活跃状态。有许多方法可以使大脑活跃敏捷，如听课、与朋友讨论问题和阅读报刊书籍等。

（四）精神健康

精神健康对不同民族、不同文化、不同宗教意味着不同的内容。精神因素涵盖道德观、价值观、伦理观。每个人对精神方面的认知是不同的。良好的精神面貌是积极生活的一种保障，可以帮助人们完成生活中的目标。有人从精神健康角度对 232 名施行心脏外科手术的患者进行研究，结果发现，精神健康患者的成活率是其他患者的 3 倍。从完美状态角度看，精神健康是高质量生活的必要条件。

（五）社会健康

社会健康是指成功地与他人交往，发展和维持和谐人际关系，尊重和容忍他人的不同意见，实现社会角色的能力。社会健康能力能使个体在交往中有自信感和安全感，与人友好相处，少生烦恼，心情舒畅。

健康的五个要素相互联系，相互影响。例如，身体不健康会导致情绪不健康，缺乏精神上的健康会引起身体、情绪和智力的不健康等。对个人而言，在管理自身健康状态时，需要自我具有健康诉求意识，明确个人的健康定位和要求，即在管理严苛程度与个人舒适度中获得平衡。例如，在对肥胖人群进行减重干预过程中，不断降低饮食供应，增加体能消耗，会严重影响个人的依从性，在情绪和心理层面都会引起不小反应，如果对减重目标和进程没有自我定位和要求，或者不够清晰，仅仅依靠他人的判断进行干预，其效果和最终的管理很难达到满意的状态——这也是越来越多的机构开始重视沟通和协调的原因。说到底，健康依旧是个体的需求，需求越强烈，与之相适应的情绪和心理准备就会越充分。

在健康管理的各个要素之间，每种要素对每个个体个案而言，其占比和组织结构存在差异。对于慢性病而言，越是复杂的疾病，健康管理所需要涉及的专业化知识就越多，知识要素的占比会在前期需求非常高。俗语说"久病成医"，其实也间接反映了患者对于疾病相关知识的学习，是出于更快康复的强烈诉求。到了疾病后期，知识要素的占比会不断下降，而预期要素开始增强，患者越来越清晰地认识到自己对自身健康的定位。例如，近些年开始广泛关注"生前预嘱"，也就是个人会考虑治疗底线，即医疗干预的程度不会无限，而生活、情感、家庭、经济等会被纳入考虑范围。由此可见，不同时期，其结构组织都存在差异，更不用说在不同个体个案中的差别了。

不同要素在健康管理中的角色扮演永远不会唯一，时而起伏，时而隐匿，这些要素的辨别和分析判断，是在进行健康管理前需要梳理和明确的。只有明确相关要素的价值和地位，才能对未来的健康管理干预措施和技术的采用具备清晰的思路，也因此可以避免信息化和碎片化带来的矛盾与冲突加深等问题。

三、健康管理的内容

不同人群健康管理要素存在的差异，还会因为身处不同文化、地区、季节、环境等外部条件的变化而不断变化。也就是说，健康管理要素除了在横向不同人群中有所不同外，在纵向不同环境条件中亦有所不同。健康管理的要素是做好健康管理的单元，每个健康管理要素的有效管控，都将对整体健康管理实践发挥积极的促进作用。因此，健康管理的要素成了纵横交错编织起来的网，每个节点都包含着一个重要的内容。当前健康管理的主要内容可以大致分为以下几个部分。

（一）健康宣传教育

健康教育的核心是教育人们树立健康意识，促使人们改变不健康的行为生活方式，养成良好的行为生活方式，以减少或消除影响健康的危险因素。通过健康教育，可提高人们的自我保健意识，帮助人们了解哪些行为会影响健康，并自觉选择有益于健康的行为生活方式。目前，我国健康教育的内容主要包括体检知识教育、健康生活方式教育、疾病知识教育，教育形式有个别教育、健康咨询、电话教育、专题讲座、发放知识手册，以及其他形式。

（二）健康体检

健康体检是采用医学手段和方法进行身体检查，包括临床各科室的基本检查，超声、心电图、放射等医疗设备检查，以及血液、尿、粪等生化检查。一般认为，健康体检是指在身体尚未出现明显疾病时对身体进行全面检查，以了解受检者的健康状况，并根据检查结果明确有无异常体征及进一步分析异常体征的性质。异常体征可定期复查，部分异常体征可能是疾病危险因素，须通过健康促进手段去干预和纠正；或是疾病的诊断依据，需进一步检查、确诊和治疗。

（三）健康风险评估

健康风险评估是描述和评估某一个体未来发生某种疾病，或因某种疾病导致死亡的可能性。从2000年开始，国内陆续从国外引进健康风险评估系统。目前，国内比较成熟的健康管理系统有两个：一个是医博士健康自我管理系统，另一个是新生代健康风险评估系统——前者整合了国外多个健康管理系统，后者主要是美国密西根大学健康管理系统的引进版。由于国内健康风险评估刚刚起步，属于新的领域，国人还不太了解其益处，因此，目前最主要的问题是如何在国内推广健康风险评估，使之真正成为改善健康的工具。

（四）健康风险管理

健康风险管理是指有效鉴别个人及人群的健康危险状态，针对不同风险人群采取不同等级的干预手段，提高干预的有效性，并监测干预效果。与单纯诊治疾病不同的是，健康风险管理覆盖包括患病和未患病的所有人群，重点对象为具有慢性疾病的高危人群，主要工作流程大致包括收集个体信息、评估患病风险、改善个体健康三个步骤。其目的是调动管理对象的自觉性和主动性，有效利用有限的医疗资源达到最大的健康管理效果，从而预防疾病的发生，提高生命质量，降低疾病经济负担等。近年来，健康风险管理公司作为独立的第三方服务机构，在整个健康保险产业链中起着枢纽作用。它的兴起，一方面为个人的健康提供了有效的帮助，另一方面也为健康保险的开展带来了有益的推动。

当然，健康管理的要素与健康管理的内容之间存在差异：要素是健康管理的组成部分，这些部分既可以是对象的内因，也可以是环境的外因，而健康管理的内容，是基于这些内外因可以采取的措施和方法的总和。很多时候，人们总是误以为要素就是内容，似乎要素比内容划分得更为精细。其实，本质上二者的逻辑表现很不一致，只是有很多相似或相近之处。例如，饮食这一要素属于对象选择的部分，一个人吃什么，吃多少，怎么吃，都是个体决定的结果，这一结果中就已经明确了含糖量、含盐量、脂肪、蛋白质等营养元素的结构和比例。而健康管理的内容中就一定也包括了对饮食的调节，饮食的顺序、饮食的比例、饮食的方案均是健康管理的内容，但饮食本身不能作为健康管理的内容或者对象。简而言之，要素是构成事物的必要因素，要素是相对于系统来说的，也就是构成系统的组件。健康管理的要素组成了健康管理，各要素之间相互联系，相互作用，形成了一定的结构，表达出一定的功能——这就成为内容，即健康管理要做什么，怎么做，做到什么程度。

对于健康管理来说，有时候人们也会把管理的策略作为管理要素进行划分，包括生活方式管理、需求管理、疾病管理、灾难性疾病管理、残疾管理和综合健康管理。从策略的角度而言，不同的路径需要管理的要素也会大相径庭。在从事健康管理的相关任务或者项目中，管理者又可能同时属于被管理者，采用合理的策略，把控健康管理要素，是科学系统完成这一任务的重要保障。

了解了健康管理的要素与内容，对于整体上认识健康管理就有了较为宏观的框架。接下来，还需要对健康管理的微观部分进行学习和探索。在探索之前，需要初步掌握健康管理的专业形态与社会运行——这两部分紧密地与内容和要素联系在一起，只有充分把握其专业形态与社会运行，才能更透彻地明确健康管理的存在及其规律。

第三节　健康管理的专业形态与社会运行

一、健康管理的专业形态

健康管理的各项要素变化无穷，但既然作为专业，必然具有独特而稳定的专业形态。专业形态代表着健康管理的形式和状态。

就健康管理的形式而言，主要是指通过非医疗干预的方法、思维、步骤对健康或非健康个体进行干预。这种形式虽然不强调医疗的重要性，但并非忽视医疗在其中的角色和分量。就健康管理的状态而言，主要是指健康管理往往是对个体健康状态的维持，或者是对非健康状态的调整，使其趋向于健康状态的缓慢移动过程。健康管理并不能扭转疾病，但可以缓解疾病带来的影响，降低对个体生活品质的干扰。

形态是形式和状态的缩写。社会中的每个专业、行业和领域都有其固化存在的形式和状态——当然，这种固化是在某一时期或者阶段中的固化，形态必然是与时俱进的，只是在当下的经济和社会发展状态下相对稳定。例如，当前的劳动密集型企业形态逐渐向科技型企业形态转化，健康管理形态也在不断调整和发展。健康管理的形态包括其固有形态、发展形态、衍生形态三个维度。健康管理的固有形态是由健康管理的本质所决定的，包括计划管理、实施管理、要素管理、质量管理、统筹管理和文化管理。

二、健康管理的社会运行

健康管理的社会运行伴随着技术与经济的创新发展在不断演变和完善。健康管理企业逐渐细分和专业化，聚焦健康领域某一单项内容，搜集所需的全部要素，进行专业化配置和服务优化，为个体提供一系列服务内容和项目的产品，当前发展较为突出的有小儿推拿、心理咨询、减重等。而这些单项内容中，仍然有不少企业进一步细分产品服务，针对不同客户群体，以实现更为聚焦的市场和客户需求。

回顾健康管理的发展历程可以发现，发达国家以欧美为代表，健康管理作为一个行业及学科最早出现于 20 世纪 50 年代的美国。1929 年，由于健康管理能有效降低医疗赔付费用，美国蓝十字蓝盾医保组织在对教师和工人提供基本医疗诊费的同时，也提供进行健康管理的费用，由此产生了健康管理的商业行为。1969 年，美国联邦政府出台了将健康管理纳入国家医疗保健计划的政策。尼克松政府更是将健康管理服务推向市场，从而迫使全美保险公司由原来单一的健康保险赔付担保向较为全面的健康保障体系转变。1973 年，美国政府正式通过了健康维护法案，特许健康管理组织设立关卡，限制医疗服务，以控制不断上升的医疗支出。如今，健康管理组织也被统称为"管理医疗模式（Managed care）保险制度"，取代了美国部分的医疗保险。1978 年，美国密执安大学成立了健康管理研究中心，旨在研究生活方式行为及其对人一生健康、生命活力和医疗卫生使用情况的影响。美国健康管理经过几十年的蓬勃发展，已成为美国医疗服务体系中重要的组成部分，且被实践证明能够有效改善人们的健康状况，明显降低医疗保险的开支。目前，有 7 700 万美国人在大约 650 个健康管理组织中享受医疗服务，超过 9 000 万美国人成为 PPO 计划（Preferred Provider Organization）的享用者，意味着每 10 个美国人就有 7 个享有健康管理服务。近乎完善的市场化医疗保健体制是美国健康管理市场化的必然。尽管美国各州不同程度上都有商业保险必须为健康管理买单的立法，但分工细致的健康保险和独立的医疗卫生商业服务实体仍需要在立法之外，通过特别的保险项目来兑现健康管理资源。与之相比，英国医疗健康管理服务主要由国家健康保障体系（National Health Service，NHS）主导。以国家税收和国家保障体系为来源的公共基金为所有国民提供全套的医疗服务——服务按需提供，与支付能力没有关系。商业健康保险主要客户为收入较高人群，包括收入损失险、长期护理保险、私人医疗保险、健康基金计划和牙医保险等。英国私营的有远见者联合会（British United Provident Association，BUPA）是国际性的医疗及保健、保险组织，旗下 42 个健康体检中心通过对客户进行全面体检和咨询医生进行数据分析并预测疾病，客户可在当天收到包括疾病预防行动方案在内的体检结果。目前，该机构会员遍布 190 多个国家，为全球超过 800 家机构的 4 万多位雇员提供全球性医疗保险及保健服务。其医疗医保结合的健康保险模式备受世人瞩目。德国于 1883 年颁布企业工人疾病保险法，是世界上最早实施并相对健全的社会医疗保障国家。2002 年，德国政府把劳动和社会政策部的社会保障职能与卫生部合并组建"卫生和社会保障部"，细分了药品监管、卫生保护、卫生保健服务、强制性社会保险和长期照顾等职能，按职能分别形成预防服务、控制传染病、社会保险、退休保险和社会补偿，以及残疾人和社会福利等项目来满足健康管理需要。

目前，以美国为代表的发达国家健康管理服务产业开始进入成熟期，市场需求趋于稳定和饱和，买方市场形成，行业盈利能力下降，新产品开发更为困难，行业进入壁垒很高。但从全球范围来看，作为健康管理产业基础的生物科技不断发展，提供了技术可能性，而老龄化社会提供了庞大的消费群体，政府福利支出加大，这些构成了健康管理产业发展的新动力。

日本早在 1959 年就开始针对卫生状况和潜在公共卫生问题实施健康管理，通过"有病早治，无病早防"有效地控制了医疗费用增长，提高了国民的健康水平，使国家人口平均寿命从 1947 年的 50 岁上升到 1992 年的男性 76.09 岁、女性 82.22 岁，而近年平均寿命已经接近 90 岁，居世界第一位。其原因是日本人一生都在进行健康投资，日本家庭普遍享有健康管理机构及保健医生的长期跟踪服务，包括家庭建立和家庭的健康管理，卫生行政部门和保健所会共同开展健康促进活动。

我国改革开放 40 多年来，与快速发展的国民经济相比，健康管理产业发展严重滞后。国内健康管理行业的发展应该说还没有超过 10 年，第一家健康管理公司注册于 2001 年，且主要发展业务并不是综合性的健康管理业务，而主要是体检业务。健康管理相关服务机构起步较晚，但发展迅速，2000 年后，北京市健康管理服务机构的数量以每年超过 25% 的速度增长，到 2008 年上半年，全国健康管理相关服务机构已有 5 000 多家，北京市占其中的 1/10。2002 年，慈铭创始性开展健康体检管理行业先河，将健康管理从理念探讨引入实际运用实践。2004 年，韩启德教授给健康管理的定义是"对个人及人群的各种健康危险因素进行全面监测、分析、评估、预测以及进行预防的全过程"。2005 年，我国医师健康管理与医师健康保险专业委员会成立。同年，国家劳动和社会保障部在三季度发布的新职业中确认了"健康管理师"职业。2006 年，中华预防医学会成立健康风险评估与控制专业委员会。2007 年，健康管理学分会成立。同年，卫生部会同劳动和社会保障部在中华预防医学会健康风险评估与控制专业委员会协助下，委托有关专家，制定了健康管理师国家职业标准，从而为健康管理奠定了政策基础。2008 年，卫生部正式提出了实施"健康中国 2020"战略规划，推进健康管理发展。同年，由卫生部陈竺部长提出的实施"治未病"健康工程 2008—2010 年陆续开展。目前，中国大陆地区仅有少数专业的健康管理机构，大部分为医院及体检中心的附属部门——这些机构同时存在独立运营与融合兼并两种趋势。健康管理从业人数没有准确的数据，估计全国在 10 万人以上，而享受科学、专业的健康管理服务的人数只占总人数的 2/10 000，与美国 70% 居民能够在健康管理公司或企业接受完善的服务相去甚远。健康管理产业在我国尚处于成长初期，这一时期的市场增长率很高，需求高速增长，技术渐趋定型，行业特点、行业竞争状况及用户特点开始明朗，企业进入壁垒提高，产品品种及竞争者数量逐渐增多。

三、健康管理的运行模式

目前，我国健康管理产业发展进入了新的拐点期，国家对医疗体制的改革，鼓励和支持社会资本进入医疗健康行业的政策利好，健康管理消费市场巨大的增长潜力等，使健康管理产业成为投资机构竞逐的重点领域，健康管理的社会运行也成为一个由政府主导、以市场为主体、多方参与协同建设与发展的朝阳产业。

社会运行往往包括企业的运营、行业产业的布局和政策匹配等。大健康产业的崛起和国家政策的导向，以及各地对产业的布局，使得健康管理的社会运行已经从上至下形成了综合且完善的运行链条。当前可见的健康管理发展状态与运行模式主要包括：

（一）与社区卫生服务建设紧密结合

我国社区卫生服务集预防、医疗、保健、康复、健康教育、计划生育指导六位于一体，旨在给社区居民提供经济、方便、有效、综合、连续的卫生服务——服务对象不仅是病人，还包括亚健康人群和健康人群。社区卫生服务机构的服务内容和对象与健康管理有着密切的联系，加之健康管理实施过程的连续性、长期性等特点，也适合以社区卫生服务机构为平台稳步发展。结合社区卫生服务的特点和需求，健康管理可在以下方面提供帮助和支持：建立健康档案，识别、控制健康危险因素，实施健康教育，进行健康和医疗需求指导，搭建个人健康信息网络平台，方便社区和指定大医院之间的患者信息共享。以社区卫生服务为中心的健康管理，位于"健康金字塔"的底层，对象广泛，基本涉及全人群。因此，把社区卫生服务中心建成健康管理的平台，将会使两者起到相互促进的效果。

（二）健康管理结合健康保险业务

在美国，健康管理公司是伴随着保险业的发展应运而生的，其服务对象是大众，而直接客户是健康保险公司。健康管理公司最典型的代表——美国健康维护组织（Health Maintenance Organization，HMO）为17个州的800万国民提供健康和疾病管理服务，包括系统的健康保险业务。从国际健康产业发展的历程来看，健康保险公司要实现业绩和利润的提升，必须进入健康管理领域。据美国霍普金斯医学会统计，由于健康管理公司的出现，健康保险公司的直接医疗开支降低了30%。同时，兼营健康保险业务对健康产业自身来说也有重要作用，可以解决健康管理服务消费支付的"瓶颈"问题，推动健康管理服务产业快速发展。从我国现有的健康保障运行体系和国家的财力情况来看，加紧构建健康保险与健康管理密切结合的健康保障体系，有利于从根本上激活健康保险与健康管理两大领域的市场运用和各自的事业发展，实现健康费用利用的最大化，提高全民的健康生活品质。

（三）以医院为依托发展健康管理

随着现代医学模式从以"疾病为中心"向"以健康为中心"的转变，医院的功能和内涵也应进一步调整，正确引导现代人的健康需求和健康消费。这就要求医院除了面对病人，还要面对占人群90%～95%的亚健康和健康人群。医院拥有强大的病人资料库，门诊病人可成为其潜在的医疗服务需求者和消费者，而且医院发展健康管理的优势还有医院的人力、物力都比较齐全，可设置专门的健康管理科室，为健康和亚健康人群提供健康咨询、健康评估、健康教育和指导，减少疾病发生的危险因素，并对其健康状况进行循环评价，对慢性病病人进行生活方式、运动、心理情感等方面的指导，定期开设慢性病健康教育讲座并发放健康小手册，为出院康复期病人提供正确、规范、科学的康复指导，及时纠正病人在康复期的不正确行为并解答困惑。

在满足经济保障条件的前提下，执行个人健康管理必须具备以下四个要素：一是临床照护路径。临床照护路径是指支付方根据支付方式来制订确定的病患照护指引。比如，我国台湾地区对每项疾病管理都有具体的照护指引代码。就糖尿病而言，P1407C代表糖尿病第一阶段新收案诊疗项目，这一代码的用途是支付标准——健保根据这一代码来支付，同时这一代码也对应相应的新收案诊疗项目参考表，也就是这一照护项目需要的成分，包括医疗病史（13 项）、身体检查（11 项）、检验师评值（10 项）、管理计划（10 项）和糖尿病自主管理教育五大方面。这是在这一代码下疾病照护者需要做的，也是需要收集的信息，只有完成健保在代码下的要求，才能获得支付。二是健康管理人员的确定、职责分配和医疗照护小组成员之间的合作。健康管理的人员确定，即是必须明确谁来领导这一病种的疾病管理。从中国、日本和美国等多地的案例中可以看到，针对疾病的不同性质，执行健康管理的人员侧重也不一样：偏重公卫的肝病管理的侧重是筛查和留住，因此，护士行使了绝大部分职能，主要工作是教育、健康普及以及留住病人；有急性风险、危险程度高、对专业管理要求较高的心衰管理，则需要指派具备专业知识的个案管理师来协调整个管理过程；而肾病管理由于对专业照护要求高，肾透析护士比门诊肾内科护士更有专业知识，适合领导疾病管理。因此，健康管理领导人员由谁担任，是基于疾病的性质来定的。除了健康管理领导人员的确定外，还必须确定参与疾病管理的其他团队成员。比如，肾病管理和肝病管理主要由护士进行，尤其是肝病管理，由于筛查是关键，护士是重要的执行者。而日本的经验也提示，由于筛查的必要性和长时间性，家庭医生作为筛查关口是重要的守门者，负责定期开具检查报告，并将高风险病例转诊出去。而心脏病管理则因为风险高、复杂性高，患者常有多种合并疾病，因此，必须建立多团队成员的疾病管理模式。比如，在我国台湾地区，心衰管理由个案管理师牵头，其他团队成员还包括心脏科医生及物理治疗师、职能治疗师、临床心理师、社工、营养师和药师。三是获取及筛选进入个案管理的病人。个案管理的病人筛选根据疾病情况不同，各国或地区都制定了不同标准。比如，日本在肝病上的目标是尽可能加大筛查范围，将筛查作为免费项目放到家庭医生、基础医疗诊所和年度体检中，有助于更早地发现疾病。而肾病管理则分两档进行：一类是一到三期的病人，以教育和保证随访为核心；而对于四期和五期病人，则主要针对透析、换肾的必要性、风险性进行更加专业的跟踪评估，并进行有针对性的健康教育，以及在必要时帮助用户转诊。在风险更高、共病更多的心衰管理上，从我国台湾的经验来看，支付方对进入疾病个案管理的病人有明确规定，筛查需要满足年龄、病症和量表分数三方面要求，核心筛查目标是紧盯出院和有风险的病人。由此看来，不同的疾病管理有病人筛查上的不同侧重，在政府医保支付方作为主导的地区由支付方制订筛选规则，确保将费用用在最需要的人群上。四是执行健康管理。在保证上面三个条件之后，下一步进行的就是健康管理的执行。在疾病管理执行上的规则最为具体，因为疾病管理的直接发起和支付方制定了详细的规则，规范疾病管理的人群筛查，具体到各项疾病管理需要做什么，如何评估执行效果等。根据这些具体规定，相关保险才能支付给医院相应的费用。

　　2020 年 10 月 14 日，国家医疗保障局办公室印发的《区域点数法总额预算和按病种分值付费试点工作方案的通知》明确决定，自 2021 年 3 月起，具备条件的地区备案后可以先行启动实际付费，2021 年年底前，全部试点地区进入实际付费阶段。2020 年 11 月 3 日，《国家医疗保障局办公室关于印发区域点数法总额预算和按病种分值付费试点城市名单的通知》确定了全国 71 个试点城市。2020 年 11 月 9 日，国家医疗保障局办公室又印发了《国家医疗保障按病种分值付费（DIP）技术规范和 DIP 病种目录库（1.0 版）的通知》。《DIP 病种目录库（1.0 版）》将主目录区分为核心病种近 11 553 组，综合病种 2 499 组，要求各试点城市病种目录库的分组规则与《病种库》保持一致。紧接着，各省纷纷响应，制定了各省的 DIP 付费详细规范和相关指导文件。

在 DRG/DIP 支付改革大趋势背景之下，国家对医疗机构提出了更高的要求。与传统按服务项目和人头付费等方式相比，DRG/DIP 付费方式是更加科学、更加精细的医保支付模式。随着全国各地 DRG/DIP 支付方式改革落地推行，对医疗机构而言，依靠规模扩张和"以药养医""以量增收"的局面破除，将倒逼医疗机构走向转型之路，从粗放管理转型于精细化管理，从规模扩张转型于质量效益发展。在此过程中，医疗机构将更关注药品、耗材等成本管控，压缩治疗中的水分，实行更高效的管理模式。然而，在 DRG/DIP 支付改革具体实施过程中，因各医院水平不一，信息化建设参差不齐，运营管理标准有差异，仍存在诸多问题与困难：病案首页数据质量不达标，编码不统一，复杂疾病入组把握度不准，编码人员水平参差不平等。如何在保证医疗服务质量的同时，有效控制医保基金，将是医院面临的挑战。

第三方的 DRG/DIP 系统将助力做好改革"必答题"。大数据企业将 DRG/DIP 与病案质控、医院质量管理、运营管理、费用控制相结合，形成一套基于 DRG/DIP 的整体解决方案，通过事前、事中、事后三个环节，对全院—科室—人员三级进行指标及医保费用情况分析，为提升医院运营管理提供数据支撑，提升医疗能力建设；通过实时智能病案数据质控，分组器本地化适配，精准预分组，全面分析费用结构，降低费用超支风险，助力医保控费精细化。推进 DRG/DIP 付费方式改革是贯彻落实党中央、国务院关于医保工作决策部署的具体举措，是实现医院高质量发展、医保基金效能使用、患者就医负担减轻的关键环节。改革道阻且长，需利用信息化技术手段赋能管理效能提升，第三方 DRG/DIP 整体解决方案通过医保支付运营监管、医疗服务运营管理，助推医疗机构实现降本增效，抓住改革机遇的同时规避风险，实现医院对院内医保的监管和长效发展。

可以说，医疗付费体系的重构，将打破现有医疗支付方式，极大改变当前医疗卫生行业的发展策略。对于健康管理而言，新的医疗付费改革也将推动健康预防、亚健康干预、疾病治疗和疾病康复四大阶段的效能，健康管理业务模式与行业动态的发展变化，与医疗行为的协同创新，与公共卫生、基层服务的对接，与经济特别是医疗保险的融合等，都会发生调整和优化。

第二章　我国健康产业发展现状与国内外形势

　　健康产业辐射面广，涉及医药产品、保健用品、营养食品、医疗器械、保健器具、休闲健身、保健服务等诸多与人类健康紧密关联的生产和服务领域，且与传统产业经过融合创新衍生出新的一批具有代表性的行业产业。例如，农业与健康产业融合，形成了有机农业、健康农产品、农业体验和农旅文化等新兴的与健康息息相关的产业形态。由此可见，健康产业蕴含着潜力巨大的市场和广阔的前景，成为我国经济产业中的"朝阳产业"之一。

　　各行业与健康的融合，对各行业的发展具有强大的创新引擎效能，能够在顺应健康产业发展的同时，享受健康产业发展的政策和红利。社会对健康产业的关注，迎来了新的市场和新的需求，越来越多的健康产品进入市场，小到人们的衣食住行，大到社会生产生活的各个环节，包括能源、环保、制度、标准等。公众对健康的理解和诉求达到了更高标准，促进了社会对健康领域的进一步分工。例如，餐饮行业中，越来越多的健康饮食企业细分客户需求，衍生出婴儿辅食、儿童简餐、低碳水饮食等不同方向的企业。一众企业开始意识到员工的健康需要，纷纷开展健康教育进企业，对退休职工、在岗员工、高风险作业岗位等开展不同形式的教育和服务，并在体检和普查中有针对性地设计相应项目开展职业病防治与调查，降低企业对员工的医疗负担风险，同时与保险企业联合开展一些补充保险，进一步拓展国家医疗保险，提高员工对医疗风险的应对能力。

　　我国健康管理产业起步较晚，第一家健康管理公司于 2001 年才注册成立，但发展很快，健康管理机构以每年 25% 的速度增长，在 2005 年共有 2 000 余家，2009 年共有近 7 000 家，到 2011 年已有 8 000 多家。

　　但我国现今的健康管理机构以开展健康体检业务为主，健康管理服务专业化程度较低，据2007—2008 年中华医学会、中华预防医学会、中国医师协会等六大主流医学团体联合组织的调查显示，在收集到的 5 744 家健康管理相关服务机构中，名称使用数量排名前三的的是体检中心，占64.5%；健康咨询公司，占 14.0%；健康管理公司，占 6.1%。

　　按经营模式，国内健康管理机构可以分为三类：一是体检咨询型。以体检为主导，提供体检后的健康咨询与就医服务是现今健康管理产业中最成熟的经营模式。体检咨询模式具有市场需求量大、客户接受程度高、利润高、资金回流快、专业技术成熟的优势。在这一模式下，体检中心为了吸引客户，挖掘客户的消费潜力，在原有健康体检服务的基础上引入了健康管理服务。其中，多数体检中心提供的咨询服务以健康教育和讲座为主，少数体检中心开展了健康风险评估与干预服务。此外，许多健康管理机构由于没有能力自己建设体检中心，从而选择与体检中心合作，体检中心从中获得大量客户，健康管理机构也可以此为基础进行健康管理咨询服务。二是中医调理型。中医健康管理是在中医整体观念指导下的一种集健康体检、中医健康教育、体质辨识、经络调理、危险因素控制、生活方式干预及效果评价于一体的新型健康管理途径。中医作为国粹，容易被大多数人所接受，有着广泛的市场基础，而且中药药方注重对人体的调理，在临床上效果好，副作用小；此外，中医的一些内病外治方法，如针灸、拔罐、刮痧等，都可作为中医特色的健康干预手段。因此，许多以中医学为基础的中医调理健康管理机构应运而生。三是技术研发型。技术研发型健康管理机构主要以健康管理的信息化研发为主要业务，可以分为两种：一种是致力于医院导医挂号平台、云健康管理平台、中医体质辨识系统、健康体检报告管理系统等软件平台研发的机构；另一种是把物联网、射频识别技术等最新信息技术与健康管理服务相结合，以健康监测设备、健康评价设备等健康管理硬件工具研发为主的机构。

在此对比中美健康管理产业发展模式，看看从中可以获得哪些启发。

美国的健康管理发展模式是三方受益模式，即健康管理公司是配角，受保险公司委托对投保人进行健康管理，以减少保险公司的医疗费用支出。在这个三方受益的模式中，健康管理保险公司减少了支出，健康管理公司在医疗支出减少额中分配收益，保户被动参加获得健康的改善。三方受益模式推动了美国健康管理行业的快速发展——由于健康管理公司和保户之间没有利益关系，健康管理公司可以不考虑盈利，从而选择无经济性的最优的改善计划，如膳食、运动、戒烟、限酒等简单方式，就可以获得健康水平的大幅提升。

中国的健康管理发展模式是简单的市场模式，即中国健康管理行业独立于各个行业，成为市场主体。主要客户是直接面对个体客户和单位客户，通过为客户创造价值而获得收益。对单位客户，其价值模型与美国相同，通过减少医疗支出获得收益（由于医保普及，单位客户越来越少）。不同于美国，中国健康管理主流市场是个人客户市场，服务模式是简单的市场模式；健康管理公司并没有受雇于医疗保险和单位（健康管理费用未纳入医保），而是通过健康改善来获得收益，服务产品首先强调经济性，否则健康管理公司无法生存，其次才是健康管理效果——健康改善、医疗费用降低。

可见，我国健康管理产业发展之所以缓慢，主要原因如下：一是产业发展核心原动力社会医疗保险缺位，导致我国健康管理产业注定为高端人群服务；二是单位市场由于社会医疗保险的普及将逐渐萎缩；三是在个人健康管理市场中，可管理的内容受到限制，不具备美国健康管理公司功能的广泛性；四是短期服务得到很好发展。

第一节　我国健康产业发展现状

健康长寿历来是人类社会追求的终极目标，同时也是人的全面发展的重要基础，更是民族昌盛和国家富强的重要标志。2016年，以习近平同志为核心的党中央首次把"健康中国"上升为国家战略，正式开启大健康时代健康产业新蓝海。党的十九届五中全会明确指出，深入实施"健康中国"行动，完善国民健康促进政策，加快发展健康产业，全面推进"健康中国"建设。2022年，国务院办公厅又专门印发了《"十四五"国民健康规划》（以下简称《规划》），将"做优做强健康产业"作为重点部署的七个方面任务之一，并预计到2025年我国健康服务业总规模将超过11.5万亿元。《规划》同时进一步提出将促进健康与养老、旅游、互联网、健身休闲、食品等产业融合发展，壮大健康新业态、新模式。

毋庸置疑，大力发展健康产业不仅是实施"健康中国"战略的一项重要任务，也是新时代提升国民健康水平的重要手段。做优做强健康产业既是满足人民群众对日益增长美好生活向往的必然选择，同时也是新时代构建新发展格局，推动社会经济高质量发展的内在要求：一是发展健康产业彰显了以人民为中心的发展思想，充分体现了人民健康高于一切的基本价值立场和根本发展遵循；二是发展健康产业体现了坚持将人民健康作为改善保障民生重要抓手和举措的民生观，成为改善民生福祉和提高人民群众的满意感、获得感、幸福感，以及促进社会和谐和国家长治久安的助推器；三是发展健康产业是新发展格局背景下，从以往单一强调经济高速增长到全方位高质量发展阶段过渡的客观要求，这一产业势必将助力我国经济结构、产业结构升级转型和经济增长新旧动能转换；四是发展健康产业是推动走向共同富裕过程中居民消费需求结构升级和催生巨大消费市场的重要载体，助力其成为未来国民经济的支柱性产业。

得益于国家多部门联合下发的《促进健康产业高质量发展行动纲要（2019—2022年）》《"健康中国2030"规划纲要》等政策指引，健康产业正积极影响着各行各业的发展和创新。健康产业是全社会从事健康服务提供、相关产品生产经营等活动的集合，涉及面广，产业链长，融合度高。大力发展健康产业，是实施"健康中国"战略，维护和保障人民群众健康的一项重要任务，既是改善民生的需要，也是建设现代化经济体系的需要，具有重大意义。当前，健康产业仍存在优质医疗资源不足，科技含量不高，跨界融合不充分，健康保险发展滞后，人才要素短缺，营商环境和行业监管不够完善等短板弱项。

陈竺部长以"井喷"形容慢病暴发的特点：慢病问题处理不好，将成为国家发展巨大的隐形负担和最突出的社会矛盾，对慢病的预防和管理需求最为迫切的是政府。在这种条件下，医疗保险有可能介入健康管理行业（商业健康保险已经切入）。

一、我国健康产业发展的特点

健康隶属大健康范畴，即健康既涉及人的衣食住行以及生老病死等个体层面，也关乎社会、环境等宏观层面。大健康的宗旨在于重点通过多层次的科学干预，最大限度降低各类影响健康的危险因素，进而实现个体健康和宏观健康的有机统一。

随着"健康中国"战略的深入实施以及人民群众对健康的持续关注和重视，健康产业孕育而生。事实上，中国话语体系下的健康产业旨在提供公平可及、系统连续的健康服务，实现人民更高水平的全面健康。健康产业有狭义和广义之分。狭义上讲，健康产业是指传统的医疗卫生服务业，包括治疗服务、康复服务、长期护理服务、辅助性服务、药品和医疗用品零售、预防服务等；广义上讲，健康产业是指以医疗卫生和生物技术、生命科学为基础，以维护、改善和促进全人群全生命周期全方位健康为直接或最终用途，各种产品与服务的各种生产活动的集合，包括医疗服务、健康管理与促进服务、健康保险与保障服务、健康养老与长期护理服务、健康休闲运动服务、健康旅游服务、智慧健康技术服务、药品及其他健康产品流通服务、其他与健康相关服务、医药制造、医疗仪器设备制造、健康食品和医疗化妆品制造、体育用品制造、健康智能设备制造、卫生机构设施建设、中药材种植养殖采集等诸多大类。

健康产业是与人民群众健康紧密相关的生产、服务和经营的统称。综合而言，我国健康产业发展具有五个鲜明特点。

（一）经营性与公益性并重

经营性健康产业是指通过市场来组织产品和服务的生产、传播与消费，而公益性健康产业是指通过政府向人民群众提供基本的健康产品和服务。也就是说，与其他产业具有明显的市场性和营利性不同，健康产业提供的产品和服务还具有明显的正外部性或者公共产品属性，人民群众均有公平权利获得最基本的健康产品和服务。健康产业的公益性意味着这一产业不能完全依靠市场要素实现最优配置，其可持续发展还要依靠政府和市场共同发挥作用。

（二）产业链长且辐射面广

健康产业具有明显涵盖三次产业活动全产业链条的特点：从三次产业构成上看，健康产业包括第一产业的有机农业和中草药种植业等，第二产业的健康食品业、医药制造业、体育用品制造、健康智能设备制造等，第三产业的医疗卫生服务业、健康服务管理业、健康金融保险服务业以及新兴产业数字健康等；从产品和服务周期上看，健康产业涉及研发设计、原材料生产与供应、终端产品制造、维护和服务、市场拓展与消费等多个产业领域，贯穿上下游各个产业链及其各个环节。

（三）涵盖生命全周期

健康产业的产品和服务关乎生命全周期对象全人群服务全方位：生命全周期是对个体或群体从胚胎到死亡全生命周期的健康，进行全面监测、分析评估、提供咨询和指导，以及对健康危险因素进行干预的全过程；对象全人群是为全体人民提供公平可及、内涵丰富、结构合理、质量上乘的健康产品和服务；服务全方位是涵盖躯体、精神、心理、生理、社会等各个环节，涉及从传统医疗卫生服务到现代健康服务管理且集有形无形、线上线下一体的健康产品和服务。

（四）需求旺盛且多样化

随着社会经济的快速发展和人口结构的变迁转型，以及健康素养的稳步提升，人民群众对健康的需求已经不再仅仅局限于医疗卫生服务行业，而是扩展到健康服务、健康保险、健康旅游、健康饮食、运动健身、中医保健、养生养老、休闲美容、文化娱乐等新兴服务行业，而且数字化时代对数字技术普及健康知识的需求也在快速增加，同时人民群众对与健康息息相关的日常衣食住行，以及以生命健康为核心的健康需求也呈现出差异化、个性化、高端化、精准化的鲜明特点。

（五）就业带动性强

健康产业不仅是产业链长、辐射面广的产业，更是吸纳就业人数多、拉动消费作用大的复合型产业，具有拉动内需增长和保障改善民生的重要功能。因此，做优做强健康产业不仅体现的是对经济增长的持续拉动，更重要的是将带来就业规模和质量的全面提升。有研究显示，健康产业不仅具有新技术、新产业、新形态、新模式的特征，还具有以产业增长带动就业规模增加的重要功能——有数据显示，早在2016年，与健康产业相关的就业人口规模已达1.21亿，约占就业人口的15.6%。

二、我国健康产业发展的现状

（一）健康消费加快升级，健康产业规模持续壮大

近年来，随着我国居民收入水平不断提高，消费结构升级不断加快，尤其是受新冠肺炎疫情影响，全社会健康意识明显提高，健康相关产品和服务需求显著增长，互联网医疗等新兴消费加速释放。根据国家统计局数据，我国居民人均医疗保健消费支出由 2017 年的 1 451 元增加到 2021 年的 2 115 元（按可比价格计算，下同），年均增长 7.4%，是同期人均消费支出年均增速（4.7%）的 1.6 倍，医疗保健消费支出占消费支出的比重由 7.6% 上升到 8.8%。同时，消费升级拉动健康产业规模持续扩大，2016—2020 年全国健康服务业总规模从 5.8 万亿元增长到 8.1 万亿元，增长了 40.5%，年均增长 8.9%（按当年价格计算），占 GDP（Gross Domestic Product，国内生产总值）的比重从 7.7% 波动增长到 8.0%。

（二）健康产业政策体系逐步完善，发展路径日益明晰

自 2013 年 10 月《国务院关于促进健康服务业发展的若干意见》（国发〔2013〕40 号）印发实施以来，各部门各地方围绕完善产业规划，放宽产业准入，培育特色业态，增强要素支撑，优化发展环境，拓展对外交流合作等方面，纷纷出台政策文件、规划文本、规范标准、指引指南等，大力构建支持健康产业加快发展的政策体系。2019 年 8 月，国家发展改革委和国家卫生健康委等 21 个部门联合印发《促进健康产业高质量发展行动纲要（2019—2022 年）》，围绕重点领域和关键环节提出了推动健康产业高质量发展的十项重大工程。多省明确提出将健康产业作为省级重点产业进行培育，逐步明确了健康产业的发展方向，海南、浙江、广西、湖北、重庆等 8 个省（区、市）制定出台了健康产业"十四五"发展规划，明确了未来一段时期健康产业发展的重点和路径。此外，国务院通过设立海南博鳌乐城国际医疗旅游先行区（2013）、北戴河生命健康产业创新示范区（2016）等先行示范区，推动生物医药、健康旅游等健康产业政策试点和实践，为各地健康产业发展探索创新经验。

（三）疫情后健康产业投资更加活跃，跨界投资增长

新冠肺炎疫情发生以来，全社会在健康领域的投资倍增，根据国家统计局数据，2020、2021 年全社会卫生固定资产投资分别较上年增长 29.9%、24.5%，连续两年保持全行业固定资产投资增速较高水平，分别是全行业的 10 倍和 5 倍。2020 年以来，互联网医疗、生物医药、医疗器械等领域投融资市场持续活跃，且产业投资主体多元，产业跨界融资频繁——据动脉网统计，2021 年，跨界资本参与的医疗健康投融资高达 100 件。跨界投资推动了新业态新商业模式的不断涌现，如以小米、百度、

腾讯、字节跳动等为代表的互联网企业从自身核心优势出发构建医疗健康生态体系，以阳光融汇为代表的保险资本，以碧桂园创投、朗姿股份、新希望集团等为代表的其他产业资本，也纷纷加入健康产业。

三、我国健康管理产业发展的推动因素

我国健康管理产业发展的推动因素与国情和社会医疗补充定位密切相关。我国医疗保险是健康管理产业最为成熟和规模巨大的潜在客户：理论上，健康管理的费用纳入医保，将有利于医疗服务支出的大幅下降；发展趋势上，沈阳已将健康体检纳入医保，北京也在研究将体检纳入医保，社会医疗保险介入健康管理产业的趋势已经很明显。医疗保险的介入，将是我国健康产业高速发展的开始。届时，有可能出现大批医疗保险定点的健康管理公司和医院的健康管理项目。现在，一些商业健康保险和健康管理整合，并且整合速度越来越快。

除了关注推动因素以外，还需要进一步细分目标市场，进一步寻找市场计划，提高健康产业发力的效率。一是最具现实性和潜力的市场——地区财政。地区政府负担大量职员、事业单位的医疗开支，有动力聘请健康管理公司，以降低不断增长的医疗费用，构建三方受益的发展模式，实施服务采购。二是国际跨国企业。国际跨国企业具有成熟的健康管理意识，并具备消费能力，企业委托同样可以构建三方受益的健康管理模式，但国际跨国企业同样要求国际水准的健康管理服务（养生保健难以在该群体内实施）。三是成本不敏感的健康追求者——高端人群。成功人士具备消费能力，对健康的追求高，只需深度教育就可以接受健康管理理念，是健康管理公司的优质客户。健康管理公司需要提供高端人群认可的医生资源、技术设备和服务，一些具备条件的健康管理公司可将高端人群定位为目标客户。四是竞争但又不确定的体检市场。体检市场是个人需求和单位需求以及以后可能的保险需求的结合点，但具有竞争性强和不确定的特点：一方面，很多国内外企业、医院自身都瓜分和占领了体检市场并开始延伸，其中具有代表性的慈铭健康管理集团已开始首次公开募股，竞争格局逐渐固化，进入壁垒提高；另一方面，如果医保介入，但无法确定对公立医院和民办医院有相同的政策，有可能全面打破现有格局，导致行业洗牌。五是合作伙伴——医疗机构。健康管理平台与医疗机构整合，共同分享健康管理成果。六是没落的市场——大型企业集团。自己负担医疗费用的大型企业集团，可以构建三方受益的健康管理模式，但随着全民医保的推进，这个市场已逐渐消失。七是成本敏感的大众市场。对成本敏感的大众市场，开发短期效益明显、效用可量化的低端服务项目，面向大众市场。例如，健康管理教育对消费能力有限的普通大众人群，可以通过半公益半有偿的健康管理教育，使他们具备自我健康管理能力，自己使用低成本或者零成本方式（饮食、

运动、戒烟、限酒、睡眠、心理改善等）获得大部分的健康管理收益。

四、我国健康产业发展面临的机遇与挑战

（一）机遇

健康产业是引领 21 世纪全球社会经济发展的"黄金产业"。20 年前，正当 IT 产业如火如荼蓬勃发展之时，美国著名经济学家保罗·皮尔泽在《财富第五波》一书中就预言，健康产业将成为继 IT 产业之后的全球"财富第五波"。健康产业作为新发展格局下我国大力发展的战略性新兴产业，同时也是全球规模最大、增长最快的朝阳产业，已迈入千载难逢的发展黄金机遇期。健康产业充分体现了健康高于一切的新发展理念，预示着以疾病为中心向以健康为中心的理念转变，而且伴随着"健康中国"战略上升为国家战略，健康产业必然成为社会经济发展的重要引擎。

从政策环境体系上看，"健康中国"战略的实施成为健康产业相关公共政策制定和实施的重要助推器，一系列扶持、促进健康产业发展的规划、政策、行动等密集出台，不仅有力推动了产业结构的转型升级，还极大带动了社会资本的竞相加入。

从产业规模预期上看，2020 年，我国健康产业总规模已达 8 万亿元，《规划》预计 2025 年健康服务总规模将达 11.5 万亿元，《"健康中国 2030"规划纲要》预计 2030 年大健康产业将达到 16 万亿元，表明健康产业无疑将成为未来最具吸引力的产业风景线。

从健康需求趋势上看，人民群众的健康需求已经迈入多元化的深度发展阶段，不同年龄人群的健康需求更加多样化、个体化、高端化，以慢性病防治、养生养老保健及全生命周期健康管理为代表的多层次健康受到公众越来越多的青睐，健身、养生、旅游、休闲、保健、按摩、心理疏导等服务需求旺盛，加上疫情期间公众保健意识的增强和健康素养的稳步提高，将刺激未来健康需求市场爆发式增长。

从消费结构变化上看，随着居民以收入水平提高为驱动的购买能力的增长，人民群众的消费结构和消费观念与以往相比发生了根本性的转变，对健康的消费需求已从生存型转变到发展型甚至享受型。例如，2021 年，我国人均医疗保健消费支出 2 115 元，增长 14.8%，占人均消费支出的比重为 8.8%，增速高于全国居民人均消费支出 1.2 个百分点，这也从一个侧面表明居民健康消费购买力将大大提速。

（二）挑战

尽管健康产业正在成为国家社会经济发展的战略性新兴产业和满足人民群众健康需要的朝阳产

业，但当下的健康产业高质量发展还面临着诸多方面的突出挑战。

1. 产业发展仍然粗放且 GDP 占比较低

一方面，健康产业对国民经济的带动作用相对比较薄弱，产品和服务大多属于资源型、劳动密集型，初级品、中间品多，高技术产品、高附加值产品少，加上技术创新能力明显不够，大多产品和服务同质化严重，突出表现为快而不优、大而不强的特征，尚未形成具有明显竞争力的新产业业态。另一方面，尽管近年来我国健康产业呈现蓬勃兴起势头，但所占 GDP 的份额偏低，一直低于6%；而发达国家健康产业占 GDP 份额大多都在 10% 以上，如 2018 年美国占 17.5%，日本和韩国占10% 左右。

2. 政府与市场协调性亟待提高

一方面，健康产业作为集营利性与公益性为一体的新兴产业，规划编制、政策导向、专项基金投入、产业发展要素配置和优化，以及关键技术创新等方面的政策机制尚未完全形成；另一方面，市场主体的积极性有待进一步激活，健康产业关联生物产业、数字产业与新一代信息技术产业，隶属于"十四五"时期战略性新兴产业，但健康产业要实现充分竞争与跨越发展，绝不能一味依赖政府力量，必须摆脱当前低水平重复布局的市场现状。

3. 产业链较为传统且各个环节割裂

一方面，我国健康产业资源主要集中在传统的医疗卫生服务领域，而健康服务管理、康复保健领域、健康金融保险等还处于起步发展阶段——前者通常以基本公共卫生服务为主导，后者的市场集中度较低，导致我国健康产业可持续发展能力较差；另一方面，产业链中的企业链、价值链、技术链、产品链和空间链五个维度分割严重，一定程度上制约了产业集聚效应。

4. 产业发展缺少必要标准和规范

健康产品和服务标准化与规范化发展，不仅是解决当下健康产业"叫好不叫座"现象的前提条件，而且也成为制约健康产业高质量发展的关键因素。目前，健康产业存在不同形式的不规范行为，行业标准及服务水平的优劣难以评判，导致产品质量和服务纠纷事件时常发生。此外，健康产品和服务标准化低，缺少必要的行业规则、产业标准，监管不到位，市场比较混乱，一些产品的安全性、有效性难以得到检验，也在一定程度上降低了消费者的信任度。

5. 地区发展不平衡且城乡差异明显

健康产业近年来整体上推进速度相对迅速，但地区间产业差距却更加明显——总体上看，东部地区健康产业集中度明显高于中部和西部。有研究显示，山东、广东、北京、上海、江苏、浙江等东部地区健康产业发展迅速，但由于社会经济发展相对滞后，地方政府支持力度不够，健康产业区域聚集效应较弱等，使中部和西部地区落后于东部地区。此外，健康产业还存在区域产业同质性程度较高等方面的突出问题，以及健康产品和服务供需不平衡、产业发展人才不完备等方面的困境，尤其是与健康相关的知识密集型、技术密集型产业的创新人才和复合型经营人才严重缺乏。

五、我国健康产业新发展格局

新时期，我国健康产业要深刻把握新发展格局的科学内涵和实践要求，以满足居民健康需求为出发点和落脚点，利用国内国际两种资源，大力推进医药卫生科技创新，着力打通生产、分配、流通、消费等环节，促进产业链提升，构建国内国际双循环相互促进的健康产业新发展格局。

（一）培育壮大健康消费需求，促进内需潜力持续释放

1. 倡导健康消费理念

我国居民人均医疗保健消费支出快速增长，潜力巨大，特别是新冠肺炎疫情发生后，全社会对健康的认识更加深刻，对自身的健康更加关注，保健、防护等产品以及健身、康养、健康管理等消费需求显著增长。以此为契机，在倡导健康消费理念的基础上，应继续深挖居民健康消费需求潜力。

2. 加快健康产品与服务提档升级

针对当前我国多样化和高端化健康消费市场发展相对迟缓，医疗旅游消费等明显落后于日本、韩国等亚洲邻国，消费能力外溢严重等问题，未来可以特大型城市或具有区位优势的城市为依托，加快培育和建设中高端健康消费载体，深入推动健康消费产品及服务差异化、个性化、定制化，强化高端健康产品和服务的资源供给。

3. 完善社会保障体系

切实提高居民消费保障水平，提高居民健康消费意愿和能力，注重发挥健康消费需求释放对扩大居民其他消费需求的作用，有效拉动社会总需求的扩容。

（二）健全和稳定健康产业链，打造健康产业内循环

1. 补短板，实现健康产业链的完整性

一是加快补足卫生健康服务体系和能力建设方面的短板，如重症监护（ICU）病床建设和救治能力，公共卫生基础设施和实验室建设，应急物资供应链体系建设等；二是加强医药产业和高端医疗装备技术创新，提升自主研发能力，加快推进高端医疗装备关键技术、核心零部件、关键材料的自主可控。

2.锻长板，积极推动传统优势产业转型升级和新兴业态快速发展

一是巩固中医药等传统产业优势，强化互联网健康、智能健康应用等优势产业的领先地位；充分发挥现代科技优势，推进中医药现代化、产业化；二是加速推动数字健康服务基础设施建设，加快建设快速精准的智能健康体系。

3.打通产业要素"堵点"，夯实健康产业国内大循环构建基础

从人才、科技、资金、标准和监管体系等方面，补齐国内大循环的要素短板，强化健康产业科技创新体系建设，加快实施健康产业人才发展战略，强化财税支持和深化健康产业"放管服"改革等。

（三）强化健康产业国际贸易韧性，在更高层次上融入国际循环

1.加快"走出去"，以健康产业逆势增长拓宽国际市场

一是抓住相关医疗防护用品和器械需求激增的机遇，出台针对性扶持措施，扩大相关产品出口，促进医药产品国际市场份额不断提高；二是加大中医治疗康复服务以及中药方剂、中成药的推广和出口，培育建设一批中医药国际健康旅游基地，开拓中医药产品和服务出口市场；三是强化产品质量，不断提升我国医药健康产业在全球产业链中的地位。

2.积极"引进来"，以自身超大规模市场优势强化健康产业国内市场对国际循环的吸引力

一是依托我国作为发展最快的世界第二大经济体和最具需求潜力的世界市场优势，积极扩大优质健康产品和服务进口，满足我国居民不断升级的健康消费需求，同时让更多国家分享"中国机遇"，带动健康产业在全球领域的循环畅通；二是多措并举，吸引更多全球健康产业链相关企业落户中国，加入国内区域产业链集群，不断扩大国内健康产业融入全球产业链的交集，推动我国健康产业更快融入全球健康产业链循环圈。

第二节　国内外健康管理产业形势

健康产业是一个散发着青春气息、充满阳光、饱含绿色、孕育生机的蓬勃发展的产业，正以其巨大的商机和市场前景吸引着众多的商家与投资者跻身其中，并获得了丰厚的收益。

一、国外健康产业研究的重点内容

国外健康产业起步较早，于 20 世纪 60 年代就已经兴起。随着社会的发展和人们生活水平的普

遍提高，以及人类生活方式的改变，健康产品的总需求在急剧增加，以生物技术和生命科学为先导，涵盖医疗卫生、营养保健、健身休闲等健康服务功能的健康产业成为 21 世纪引导全球经济发展和社会进步的重要产业。据统计，目前全球股票市值中，健康产业相关股票的市值约占总市值的 13%。特别是在发达国家，健康产业已经成为带动整个国民经济增长的强大动力，美国的医疗服务、医药生产、健康管理等健康行业增加值占 GDP 比重超过 15%，加拿大、日本等国健康产业增加值占 GDP 比重也超过 10%。在发达国家，这一比例普遍超过 15%，健康产业成为带动整个国民经济发展的巨大动力。

国外对健康产业的研究主要集中于健康医疗产业，包括健康服务、药品、医疗设备及健康管理等行业。健康产业成为经济发展与就业增长的动力已得到证实，包括经济与劳动力市场（美国财政政策学院，2002）及从业人口、人员收入及其结构变化（Cynthia Engel，1999），以及竞争、效率和公共政策导向会对健康产业（健康保险、医疗服务市场）发生结构性变化（Martin Gaynor 等，Deborah Haas-Wilson，1998）等。而对健康产业集群方面的研究集中于生物技术及医药制造产业集群。有研究表明，代表性的统计指标可以对产业集群的竞争力水平进行衡量，比如研发投入、风险资本、人力资本、技术员工数等指标（Ross De Vol 等，2004）。另外，大学等研究机构是推进健康产业发展的支撑力量（Christinan HM Ketels，2004）。

国外学者对健康产业集群的研究多为实证分析其产业内部各个细分领域，如药品制造业、生物科技领域等中游产业，试图探究产业集群的内在机制。最初，健康产业集群的形成与健康需求程度密不可分，人们对健康事业的投入加大，推动产业规模随之扩大，同时健康需求也愈发多样化，从而形成了健康产业集群。通过集群方式，不仅能够促进健康产业减少成本，择优发展，延长产业链条，而且能够保障人的健康。利用 TF-IDF 算法，通过实证分析，发现认知距离与创新发现之间的关系，可以解释区域创新战略的政策含义；在健康旅游业方面，对泰国海滩进行组团开发也可以支持"金砖四国"高质量旅游的健康旅游集群发展；在空间上，Boasson 等利用 GIS 方法和各类统计分析方法，对健康产业下的美国县级医疗保健行业集群模式进行了全面分析。

总之，国外学者对健康产业的发展及其对公共政策的影响等作了深度的理论阐释和实证研究，但大多集中于医疗服务业、医药产业、医疗保险等狭义健康产业领域，而对于健康养老、保健品和保健食品等方面的研究则相对较少。

二、国内健康产业研究的重点内容

国内学者于 20 世纪 90 年代初才开始对健康产业问题进行探索，2006 年起逐步掀起了对这一问题的研究高潮：一是国外健康服务业发展经验研究。吴晓隽（2008）通过对美国、欧洲生物医药产业集群的深入分析，剖析了其发展原因、影响要素及其启示；翁媛媛等（2010）以波士顿地区为例，概括总结了该地区健康服务业集群的发展机理；吴晓隽等（2014）以纽约和波士顿为例，梳理了两地健康服务业的产业结构和生态基础。二是我国健康产业发展体制机制和政策环境研究。夏杰长等（2012）以卫生设施人口占比、健康服务消费总量占 GDP 比重等作为健康服务业的衡量指标，对推进我国健康服务业发展进行了分析。另外，有研究者从宏观角度分析了我国健康产业的发展状况，并提出促进我国健康产业发展的政策建议，其中不乏独到之处。

我国健康产业是一个高速发展的产业，在产业经济方面，包括医疗规模和总容量都在不断扩大。据有关专家预测，我国仅保健产品一项，到 2010 年的年销售额将由现在的 500 多亿元提升到 2 000 亿元。

在未来一段时期内，我国健康管理公司的经营模式大致主要有体检主导型、中药调理型、资源整合型、自我服务型、技术服务型和私人医生型六大类型。

我国健康产业的发展十分迅速，市场容量不断扩大，在国民经济中的比重在不断上升，特别是保健品行业，成为推动我国经济发展的又一新兴动力。据相关统计资料，截至 2020 年底，我国共有药品生产企业 7 690 家，药品经营企业 57.33 万家，消费市场巨大。

虽然我国健康产业发展迅速，但由于涉及的领域众多，没有相关比较完善的法律和制度来规范，也没有相关的标准作为发展参照，导致行业发展混乱，尤其是保健品行业。同时，在健康管理和服务上，对核心技术与相关健康服务的整合还有待完善，还无法对客户提供整套解决方案。

目前，国内对健康产业集群的实证分析主要集中于细分产业中的中医药产业。中医药产业是中国的特色产业，并已经在全国范围内形成了产业集群。有学者通过阐述中医养生产业集群的发展现状，对城市内部的中医健康产业如何依托中医院发展形成产业集群进行了探讨，并给出了具体的发展计划。随着中医药创新水平的提升，在药材的生产基地建立研发、生产和集散中心，是中医药种植业集群的普遍发展模式。

产业园区是产业集群和经济聚集的重要载体，各个产业链对产业园区的空间需求有所不同，学术界相继出现了一些围绕健康产业链上不同生产环节在发展上的空间需求和协同关系的研究。很多健康产业园区呈现圈层布局的特征，此类园区如何在后疫情时代满足促进城市健康产业发展的新要求，提高应对疫情的能力，都是值得探讨的新热点。有学者指出，对健康城市的规划，应根据不同地理区位的区位环境、产业选择、规划理念、生态景观等加以规划，并通过理论研究和实地调研，充分考虑园区选址、建设规模、产业体系构建、规划理念、功能布局等规划健康产业园区的几大要素。"特色小镇"的概念是在供给侧结构性改革实践中首次提出的，近年来，在传统的中药种植地和健康旅游地，与健康产业相关的特色小镇逐步兴起，通过浙江富阳富春药谷小镇、东阿阿胶特色小镇等案例分析，能够深入剖析产镇融合空间组织模式的空间组织与规划布局，并提出对策建议。

三、我国健康产业高质量发展的路径

通过关注围绕重点领域和关键环节实施十项重大工程，可以更为清晰地掌握当前国家层面对健康管理和医疗补充的发展路径。

（一）优质医疗健康资源扩容工程建设区域医疗中心

一是依托现有医疗机构，在全国范围内建设一批高水平临床诊疗中心、高水准临床科研创新平台、高层次人才培养基地，提高区域内疑难病症诊治能力，逐步满足群众就近享有高水平医疗服务的需求，力争肿瘤、心脑血管、呼吸、儿科、创伤等重点疾病在区域内得到有效救治；二是促进优质医疗资源下沉，推进高水平医院与基层医院建立责任、利益、服务和管理共同体，组建专科联盟，提升基层医疗管理和服务质量；三是支持优质社会办医扩容，并支持符合条件的高水平民营医院跨区域办医，向基层延伸，实现品牌化、集团化发展；四是进一步发挥社会办医机制灵活、贴近群众的优势，支持社会力量举办全科医疗、专科医疗、中医药、第三方医技服务、康复、护理、安宁疗护等机构，与公立医院协同发展；五是开展诊所改革试点，简化诊所准入程序，完善诊所基本标准，试点诊所备案管理，鼓励医师全职或兼职举办诊所；六是发展优质健康管理，将家庭医生签约服务作为普及健康管理的重要抓手，增加规范化的健康管理供给，重点增加慢性病、职业病高危人群健康体检、健康风险评估、健康咨询和健康干预服务，完善政府购买服务和考核评价机制；七是加强家庭医生签约服务智能化、信息化平台建设与应用，全面对接居民电子健康档案、电子病历，逐步融入更广泛的健康数据；八是在签约提供基本服务包的基础上，根据群众健康管理需求和承担能力，鼓励社会力量提供差异化、定制化的健康管理服务包，探索商业健康保险作为筹资或合作渠道。

（二）"互联网＋医疗"健康提升工程建设全民健康信息平台

一是有序推进省级统筹区域全民健康信息平台建设，逐步将各类医疗卫生机构及健康数据资源接入平台，实现互联互通；二是建立平台数据资源标准和互联互通交互服务标准，重点推进居民电子健康档案和电子病历标准统一，逐步实现连续记录和信息交换，提高区域健康信息共享水平；三是应用健康医疗大数据，建立全国健康医疗数据资源目录体系，建设以居民电子健康档案、电子病历等为核心的基础数据库，与国民体质测定、健康体检以及其他外部数据源加强对接，逐步实现全

人群全生命周期的健康信息大数据管理；四是建立健全健康医疗大数据信息共享、数据安全、隐私保护政策和应急保障机制，推进健康医疗大数据的安全共享，深化健康医疗大数据在医学科研、教育培训、临床诊疗、产品研发、行业治理、医保支付等方面的应用；五是开发中医智能辅助诊疗系统；六是加快发展"互联网＋医疗"，支持依托实体医疗机构独立设置互联网医院，规范开展互联网诊疗活动，提高优质医疗服务的可及度，积极发展互联网健康咨询和健康管理服务，推动线上线下服务一体化；七是以高水平医院为核心，加快建立远程医疗网络和平台，提高面向基层、边远和欠发达地区远程会诊、远程影像、远程病理的覆盖度，完善相关付费机制；八是依托"互联网＋"实施进一步改善医疗服务行动计划，以改善就医体验为中心，应用互联网、物联网技术优化医院服务流程，全面实现分时段预约诊疗、区域内检验检查结果互认，逐步推广智能导医分诊、免（少）排队候诊和取药、移动端支付结算、检查结果自动推送、智慧中药房等服务；九是积极发展"互联网＋药品流通"，建立药品流通企业、医疗机构、电子商务企业合作平台，在药品流通中推广应用云计算、大数据、移动互联网、物联网等信息技术，简化流通层次，优化流通网络，提高供求信息对称度和透明度；十是建立互联网诊疗处方信息与药品零售消费信息互联互通、实时共享渠道，支持在线开具处方药品的第三方配送，并加快医药电商发展，向患者提供"网订（药）店取""网订（药）店送"等服务。

（三）中医药健康服务提质工程规范推广中医养生保健和治未病服务

一是制订促进中医养生保健服务规范发展的政策措施，加强发展指导和行业监督，提高中医养生保健机构规范经营水平，规范服务内容，提高从业人员素质；二是建立和完善常规中医养生保健服务的规范与标准；三是鼓励中医医疗机构在技术上支持中医养生保健机构，并支持中医师依照规定在养生保健机构提供服务；四是推广有科学的中医理论指导、有专业人员负责的健康状态辨识与评估、咨询指导、健康干预等服务；五是支持中医医疗机构发展治未病服务，鼓励基层医疗机构提供治未病服务，在家庭医生签约服务中提供中医治未病服务包，逐步实现每个家庭医生签约服务团队都有提供中医药服务的医师或乡村医生；六是（中医药局、卫生健康委负责）提升中医药疾病诊疗和康复能力，围绕提升重大疑难疾病、慢性病诊疗能力，组织开展中药方剂挖掘，集中优势力量实施中医药防治技术开发、新药研发、中西医临床协作攻关；七是支持中医科研机构、中医医疗机构和企业合作转化中医药研究成果，加快中医健康管理产品和中医诊疗设备商用化，并建立中医药传统知识数据库、保护名录、保护制度；八是支持中医特色突出的康复医院、康复科室发展，发展和应用现代化的中医康复技术；九是支持中医药贸易合作，支持社会力量举办中医药服务贸易机构，巩固中医医疗保健、教育培训等传统服务贸易优势，发展"互联网＋中医药贸易"；十是鼓励有实力、信誉好的企业通过新设、并购、租赁、联合投资等方式，在"一带一路"国家构建中医药跨国营销网络，建设中医药产品物流配送中心和经济联盟，并通过多双边经贸谈判和合作机制，积极推动中医药服务贸易和产品贸易的发展。

（四）健康服务跨界融合工程提高健康养老质量

一是推进健康养老向农村、社区、家庭下沉，推进家庭医生签约服务优先覆盖老年人，建立村医参与健康养老服务的激励机制；二是重点提高长期照护服务能力，通过适当的医院转型、养老机构提升能力和引导社会力量投入，增加具备长期照护能力的康复、护理和养老机构数量，提高长期照护人员和床位的占比；三是发展家庭照护者的技能培训服务，增强家庭长期照护能力；四是试点与推广长期护理保险，完善长期照护等级认定标准、项目内涵、服务标准、质量评价等行业规范和体制机制；五是推动中医医师到养老机构提供中医保健咨询和调理等服务，并推动社会力量建设一批具有中医药特色的医养结合服务示范基地；六是推进智慧健康养老服务试点示范，搭建医养结合信息共享平台，加强智慧健康养老技术推广，并加强对医养结合服务的规范化管理；七是深入推动体医融合，建立、完善和应用运动处方库；八是支持社会力量举办一大批以科学健身为核心的体医结合健康管理机构，围绕慢性病预防、运动康复、健康促进等目标，推广体医结合服务，同时推广太极拳、八段锦等传统运动，丰富和发展中医体医结合服务；九是进一步鼓励和引导社会力量参与健身休闲产业发展，制定和实施以户外运动为重点的发展规划，支持消费引领性健身休闲项目发展；完善健身休闲基础设施网络；十是示范发展健康旅游，加强健康旅游示范基地建设，推进国家中医药健康旅游示范区（基地）建设，打造一批以体检、疾病治疗为主的实体型高端医疗园区，完善对接国际医疗标准的支持政策；十一是开发和推介一批体验性强、参与度广的中医药、康复疗养、休闲养生等健康旅游路线与产品，特别应加强与"一带一路"共建国家的健康旅游合作，开展国际（边境）医疗服务项目。

（五）健康产业科技创新工程提高科研转化能力

一是组织实施好国家科技重大专项和国家重点研发计划，积极布局支撑健康产业发展的基础前沿、社会公益、重大共性关键技术研究等公共科技活动；二是推进国家转化医学重大基础设施和国家临床医学研究中心建设，形成覆盖全国的协同研究网络，加大对各中心组织医研企协同和开展成果转移转化的评价力度，加强评价结果应用；三是开展卫生健康领域科技体制改革试点，在科研院所转制、科技资源开放共享、成果转移转化与推广、科技评价机制等方面取得并推广改革经验；四是深入开展运动促进健康的相关科学研究，推动研究成果产业化应用；五是推进药品和医疗器械提质创新，对临床急需的新药和罕见病用药予以优先审评审批，并改革药品临床试验审评模式，推进由明示许可改为到期默认制，提高临床申请审评效率；六是推进古代经典名方中药复方制剂简化注册审批，持续推进仿制药质量和疗效一致性评价，完善仿制药技术审评标准和指南体系，发布鼓励仿制品种清单，指导企业合理研发申报，将拥有产品核心技术发明专利和具有重大临床价值的创新医疗器械注册申请列入特殊审评审批范围，予以优先办理；七是修订医疗器械标准，提高医疗器械国际标准的采标率，并继续推进高性能医疗器械创新产品的应用示范，加大推广力度；八是支持前沿技术和产品研发应用，发挥部门合力，增强科研立项、临床试验、准入、监管等政策的连续性和协同性，加快新一代基因测序、肿瘤免疫治疗、干细胞与再生医学、生物医学大数据分析等关键技术的研究和转化，推动重大疾病早期筛查、个体化治疗等精准化应用解决方案和决策支持系统的应用；九是加快人工智能技术在医学影像辅助判读、临床辅助诊断、多维医疗数据分析等方面的应用，推动符合条件的人工智能产品进入临床试验，积极探索医疗资源薄弱地区和基层医疗机构应用人工智能辅助技术，提高诊疗质量，促进实现分级诊疗；十是支持企业推广穿戴式、便携式、非接触式采集健康信息的智能化健康管理、运动健身等电子产品，开发和推广康复辅助器具，将配备康复辅助器具产品纳入养老服务设施建设扶持政策，推进康复辅助器具社区租赁试点，提高推广效率并降低使用成本；十一是开展国家康复辅助器具产业综合创新试点，支持试点地区产业集聚、服务网络建设、政产学研用模式创新和业态融合发展，并支持企业开发养老护理类、功能代偿类、康复训练类康复辅助器具，以及具有柔性控制、多信息融合、运动信息解码、外部环境感知等新技术的智能康复辅助器具和中医康复辅助器具；十二是提升癌症防治水平，健全癌症防治机制和服务体系，加强国家癌症中心、国家恶性肿瘤临床医学研究中心能力建设，支持适合我国国情、人群特征、地区特点的综合性肿瘤防治技术研究，制定和推广规范化诊治指南；十三是研究实施攻克癌症相关科技计划，支持医疗机构和企业合作开展癌症早期预防、放化疗协同治疗、患者癌痛管理、康复修复等中医药技术研发与成果转化应用。

（六）健康保险发展深化工程增加新型健康保险供给

一是进一步引导健康保险公司开发覆盖特需医疗、前沿医疗技术、创新药、高端医疗器械应用以及疾病风险评估、疾病预防、运动健身等干预性服务的医疗险产品；二是制定进一步支持商业长期护理保险和照护服务发展的政策；三是加快适用于多机构执业的医生执业责任险产品准入，鼓励医生、医师协会等参与医生执业责任险产品开发；四是促进健康保险与健康服务融合，支持健康保险公司开展管理式医疗试点，建立覆盖健康保险、健康管理、医疗服务、长期照护等服务链条的健康管理组织，推动服务模式变革，促进个人落实健康责任，提高保险资金使用效率，提高对医疗费用的管控约束能力；五是搭建高水平公立医院及其特需医疗部门与健康保险公司的对接平台，促进医、险定点合作，并支持健康保险公司开展基于互联网的保险服务，发展健康数据管理业务，提高精细化管理能力。

（七）健康产业集聚发展工程打造医研产融合的健康产业示范基地

一是选择一批教学科研资源丰富、临床能力强、产业实力雄厚的城市或区域，以高水平医院为基础，集聚医疗服务、医学教育、医学科研、药械研发、审评检验等高端资源，完善具有健康产业特点的医研产综合协同政策，加强公共服务平台建设，加快发展具备一流人才、一流临床、一流创新和一流产业的高端健康产业集群；二是支持依托区域优势单位打造医研产融合的健康产业示范基地；三是鼓励发展健康服务集聚区，对健康旅游、健康养老、健身休闲、中医药等服务集聚建立分类指导机制，坚持以市场为导向，引进社会资本，集聚品牌、人才、资本等要素，加快打造一批发展导向鲜明、服务紧密融合、资源高度集聚、政策衔接配套的专业健康服务集群。

（八）健康产业人才提升工程加强院校教育培养

一是制订健康产业人才培养引导性专业目录，调整优化医学教育专业结构，加强紧缺人才培养，以医学双一流建设院校为基础，加快培养基础医学、药学、医疗器械、医学新材料、医疗信息化等方向的高素质研究型人才；二是加强医教协同，进一步实施好卓越医生教育培养计划，并推进以胜任力为导向的医学教育教学改革，增强医学生预防、诊疗、养生保健、康复等健康服务全过程的知识能力训练；三是扩大全科医生、老年医学、老年护理、康复治疗、中医养生等相关专业人才培养规模，并加强卫生职业教育，引导社会资本举办健康产业相关职业院校（含技工院校），支持增设健康服务相关专业和课程，在护理、养老服务等领域扩大对初中毕业生实行中高职贯通培养的招生规模；四是深入推进产教融合，支持建设培育健康产业实用技术技能人才的产教融合实训基地，引导企业、学校合作建立健康服务职业培训机构、实践基地、创业孵化中心，加强以健康需求和市场应用为导向的人才培训；五是扩大养老护理、公共营养、母婴护理、保健按摩、康复治疗、健康管理、健身指导等人才供给，健全健康服务相关职业技能鉴定机制，完善医学辅助技术人员培训、考核制度和评价标准；六是加强健康产业科技人才激励，制订健康产业科技创新高层次人才目录，在相关科技人才计划中予以重点支持，鼓励地方对紧缺急需的高层次人才配套提供生活和工作便利，引导健康产业企业、科研单位建立以知识贡献、价值贡献为导向的科技人才评价标准，强化科技创新创业、科技成果转化、知识产权收益分配、人事制度改革等政策实施，通过知识产权、无形资产、技术要素入股等方式，加大对骨干人才的激励力度；七是支持社会健康服务人才职业发展，统筹考虑社会对健康服务的人才需求，增加医学类科研项目、高层次培训等名额对社会办健康服务机构的投放力度，让社会办医疗机构专业技术人员与公立医疗机构专业技术人员一样同等参与职称评审，面向社会组建的卫生系列高级职称评审委员会和医疗机构评审委员会中要纳入社会办医行业组织和社会办医疗机构人员，并占有一定比例；八是巩固医师区域注册制度，逐步探索推广护士区域注册制度；九是切实保障医务人员在主要执业机构的非工作时间开展多机构执业的应有权利，并拓展照护服务人员的职业发展空间。

（九）健康产业营商环境优化工程优化行业准入

一是推进落实符合条件的医疗机构设置审批和执业登记"两证合一"；二是完善医疗机构审批工作流程，实行"一个窗口受理、一次性告知、一站式审批"，压缩医疗机构设置审批、执业登记和医师、护士执业注册等审批时限，加快不同业务信息系统间的融合对接，推广在线获取方式核验所需材料；三是实施好中医诊所、养老机构内设医务室和护理站备案管理；四是落实和加强金融支持，支持符合条件的健康产业企业股权融资、同业并购和发行债务融资工具，鼓励金融机构对健康产品和服务出口、健康产业企业跨境并购按市场化原则给予服务支持；五是落实税费政策，落实好健康服务机构按规定享受的税收优惠政策、行政事业性收费减免政策和价格政策，体育场馆等运动健身场所执行不高于一般工商业标准的电、气、热价格，并享受房产税、城镇土地使用税优惠政策；六是增加土地用房供给，规范协议出让供应健康产业发展用地，推动采用长期租赁、先租后让、租让结合、弹性年期出让等方式，增加医疗卫生用地供给——以出让方式供地的，土地价款可以按照合同约定分期缴纳；七是鼓励社区在新增经营性用地供应中，根据区域卫生等规划实施评估情况，支持配建健康服务设施，完善社区健康服务设施配套建设标准和要求，制定监督落实的机制和办法；八是鼓励城市合理利用存量用地，探索转型开发、节余土地分割转让、政府收储等方式，盘活土地资源，建设健康产业所需用房；九是支持社会力量利用边角地、废弃厂房等建设体育场地设施，在不改变用地主体、规划条件的前提下，市场主体利用闲置商业、办公、工业用房经必要改造后用于举办医疗机构的，可执行在5年内继续按原用途和权利类型使用土地的过渡期政策——原土地有偿使用合同或划拨决定书规定不得改变土地用途或由政府收回土地使用权的除外，而且设置的5年过渡期内可暂不办理土地、房屋用途和权利类型变更手续，卫生健康、自然资源、生态环境、住房城乡建设等职能部门要依法依规共同采取有效措施，建立健全既保障安全又方便合理的管理制度。

（十）健康产业综合监管工程加强医疗服务监管

一是加强公立医疗机构综合绩效考核，健全激励约束机制，控制医疗费用不合理增长，强化从业人员执业行为监管，建立便于人民群众获取医护人员执业信息的信息查询公开渠道，加强防范无证行医；二是加大医疗卫生行业行风建设力度，落实医务人员医德考评制度，并强化对营利性医疗机构盈利率的管控，依法公开服务价格等信息；三是开展对医保违规和欺诈骗保的专项治理，对欺诈骗保的机构解除定点协议；四是全面推行医疗保险智能监控，探索将医保监管延伸到医务人员医疗服务行为的有效方式，控制医疗费用不合理增长；五是加强协同监管，研究建立适应健康产业新技术、新产品、新业态、新模式发展的包容有效审慎监管制度，推动由分散多头监管向综合协同监管转变，重点完善对养老、旅游、互联网、健身休闲与医疗卫生跨界融合的监管，每个融合业态的负责部门要依据业态特点合理界定监管边界，建立部门协作机制；六是强化药品安全监管，切实保障人民群众用药安全；七是加强临床研究的伦理审查机制建设，提高违反伦理规范的成本；八是加强诚信治理，将医疗卫生、药品、医疗器械行业行政许可、行政处罚、抽检检查结果等信息纳入全国信用信息共享平台——其中涉及企业的信息推送至国家企业信用信息公示系统并依法公示；九是依法依规建立医疗卫生和药品流通行业黑名单制度，深入开展对无证行医、欺诈骗保等严重失信行为的专项治理，持续加大对虚假违法医药广告的打击力度；十是建立医疗卫生机构和医务人员不良执业行为记分制度，完善以执业准入注册、不良执业行为记录为基础的医疗卫生行业信用记录数据库。

第 二 篇

健康相关基础理论与管理知识

第三章　健康管理的医学理论基础

现代医学，通常根据研究内容、服务对象和服务方式，分为基础医学、临床医学和预防医学。临床医学是研究疾病的病因、诊断、治疗和预后，直接面对患者实施诊断和治疗的一组医学学科，如诊断学、内科学、外科学、妇产科学、儿科学等。

第一节　基础医学

一、基础医学的研究内容

基础医学是研究人体的正常形态结构与功能活动规律，以及疾病状态下生理功能变化及其机制的一门科学，是临床医学和预防医学的理论基础，主要课程有"人体解剖学""组织胚胎学""分子生物学""生理学""生物化学""病原生物学""医学免疫学""病理学与病理生理学""药理学"等。

基础医学的上述各学科虽然都有具体的研究任务，但都以研究人体为中心，只是研究方法和手段、观察认识侧重点不同；同时，由于生命现象的复杂性，需要从不同层面提出问题，进行研究。

（一）人体的正常形态结构

基础医学分别从不同角度、不同水平研究细胞、组织、器官、系统以及人体整体的形态结构。例如，人体解剖学研究人体各器官系统的正常形态结构，而组织学则从微观水平阐明机体的细微结构和相关的功能。学习医学科学必须首先掌握人体各器官系统的正常形态结构，才能正确理解人体的生理功能和病理变化。

（二）人体的功能活动及其机制

机体在正常形态结构基础上所进行的各种功能活动是基础医学研究的重点内容——不仅在组织、器官、系统水平研究各人体器官系统功能活动的规律，还深入细胞、亚细胞结构和分子水平，探讨生命活动的本质和规律。

（三）人体病理变化及其机制

通过研究疾病发生的一般规律与机制，研究患病机体的功能改变、代谢变化及其机制，从而探讨疾病的本质，为临床医学实践提供理论根据。

（四）导致人类疾病的病原生物及其致病机制

通过研究与人体健康有关的病原生物的形态结构、生活活动、生殖繁殖等规律，阐明病原生物与人体和外界环境因素的相互关系。

由于不同水平的研究有不同的科学规律，所以，要全面阐明某一生理功能的机制，必须从分子和细胞、器官和系统以及整体水平进行综合研究。在应用相关知识时，不能简单套用不同的规律，因为完整机体的生理功能不等于局部生理功能在量上的相加，而是有其本身复杂的内在联系。

二、基础医学课程概要

（一）人体解剖学与组织胚胎学

1. 定义与研究内容

人体解剖学与组织胚胎学是研究正常人体形态结构及其发生、发展规律的科学，包括人体解剖学（Human Anatomy）、组织学（Histology）和胚胎学（Embryology）三门学科，属生物科学中的形态学范畴。人体解剖学的分类主要有系统解剖学（Systematic Anatomy）和局部解剖学（Topographic Anatomy）。按人体各功能系统（如运动系统、消化系统、呼吸系统等）来描述正常人体器官形态结构及其相关内容科学的称为系统解剖学，按人体某一局部（如头部、颈部等）或某一器官由浅入深描述人体器官的层次结构、位置、毗邻关系的称为局部解剖学，系统解剖学和局部解剖学主要通过肉眼观察的方法来描述人体的形态结构，故又称为大体解剖学（巨视解剖学）。组织学是解剖学的一个分支，是生命科学的组成部分。组织学包括细胞学、基本组织和器官组织学，是借助光学显微镜或电子显微镜研究人体的微细结构、超微结构甚或分子水平结构及相关功能关系的一门科学，故也称显微解剖学。胚胎学主要是研究人体胚胎发育的形态、结构形成及变化特点或规律，包括生殖细胞发生、受精、卵裂、植入、胚胎发育、胚胎与母体的关系及先天畸形等。医学名词中有1/3以上来源于人体解剖学与组织胚胎学。人体解剖学与组织胚胎学是医学科学中的一门重要基础课程，是基础医学科学中重要的学科之一，是医学生的必修课。

2. 人体的形态与功能

（1）人体是局部与整体、结构与功能的统一。人体是一个完整的机体，虽然人体由许多各自执行不同功能的器官系统构成，并可分为若干个局部，但任何器官系统都是有机体不可分割的组成部分，不可能离开整体而独立生存——局部可以影响整体，整体也可以影响局部。

人体的各个器官都有固有的功能活动特点，如"眼司视，耳司听"等。形态结构是一个器官功能活动的物质基础，而功能的变化又能影响该器官形态、结构的发展，因此，形态与功能是相互依存又相互影响的。一个器官的成型，除在胚胎发生过程中有其内在的因素外，还受出生后周围环境和功能条件的影响。认识和理解形态与功能相互制约的规律，人们可以在生理限度范围内，有意识地改变功能条件或增强功能活动（如加强锻炼可使肌肉发达等），从而促进组织和器官的发展，达到增强体质、促进健康的目的。

（2）人体的组织、器官、系统与分布。人体是由无数微小的细胞有机组合构成的，细胞是构成人体形态结构和执行各种功能的基本单位，是一切生物进行新陈代谢、生长发育和繁殖分化的形态基础。

形态相似和功能相关的细胞借助细胞间质结合起来构成的结构称为组织。构成人体的基本组织有上皮组织、结缔组织、肌组织和神经组织四种。几种组织结合起来，共同执行某一特定功能，并具有一定的形态特点，即构成器官，如心、肺、肝、肾等。若干个功能相关的器官联合起来，共同完成某一特定的连续性生理功能，即形成系统，如口腔、咽、食管、胃、小肠、大肠和消化腺等构成消化系统。食物经口腔进入人体，经受物理性和化学性的消化过程，消化后的营养物质被吸收，食物残渣被排出，这就是消化系统所执行的功能。人体共由九大系统组成，即运动系统、消化系统、呼吸系统、泌尿系统、生殖系统、内分泌系统、脉管系统、神经系统和感觉器。

虽然人体是由许多器官系统构成的，然而却共同组成一个完整统一的整体，而且各系统之间相互联系，相互影响，相互制约和相互依存，彼此协调，而不是彼此孤立。这些器官系统在神经体液调节下既有分工，又有合作，共同完成统一的生命活动。人体按部位可分为头部（又分为颅、面部）、颈部、背部、胸部、腹部、盆会阴部（后四部分称为躯干部）、上肢和下肢（上肢和下肢合称为四肢）。

（3）人体各系统概况。①运动系统：人体的运动系统由骨、关节、肌肉构成。全身共有206块骨，借关节联结而成骨骼，全身骨骼肌有 500~600 块，在神经系统支配下完成各种运动，对身体起着重要的支持和保护作用。②内脏（消化、呼吸、泌尿和生殖）系统：主要位于胸腔、腹腔和盆腔内，消化、呼吸两系统的部分器官则位于头、颈部，泌尿、生殖和消化系统的部分器官位于会阴部。在胚胎发育中，呼吸与消化两系统关系密切，呼吸系统是在消化系统的基础上发生的。泌尿与生殖系统在形态和发生上的关系更为密切，常合称为泌尿生殖系统。消化和呼吸系统分别自外界摄取营养物质与氧，供细胞进行物质代谢，代谢最终产物由泌尿系统、呼吸系统和皮肤排出体外，食物残渣以粪便形式排出。消化系统的胰腺还有内分泌功能。生殖系统的睾丸和卵巢产生生殖细胞，并产生性激素，因此，内脏系统的功能是进行物质代谢与繁衍后代。由于内脏自外界摄取物质或将某些物质排出体外，各系统都有孔道与外界相通。③脉管系统：包括心血管系统和淋巴系统，是人体内一套封闭的管道系统。血液和淋巴在管道内循环流动，不断把消化器官吸收的营养物质、肺吸收的氧和内分泌腺（或组织）分泌的激素等输送到身体各器官、组织和细胞，供其进行新陈代谢，同时又将各器官、组织和细胞的代谢产物如二氧化碳、尿素等运送至肺、肾和皮肤等气管排出体外，这样，就保证了人体内外界环境和身体各部之间的物质交换与运输，以维持生理活动的正常进行。④神经系统：由脑、脊髓以及与其相连并遍布全身各处的周围神经组成，在人体各器官、系统中占有特殊的地位。人体各系统的不同细胞、组织和器官都在进行着不同的功能活动，但这些活动又不是孤立不相关的，而是在时间和空间上严密组合在一起、互相配合的，这样人体才能完成统一的生理功能。人体中把不同细胞、组织和器官活动统一协调起来的一整套调节机构就是神经系统。正是靠这种协调，人体才能适应或驾驭不断变化着的内环境和外环境，维持自身和种系的生存与发展，因此，可以说神经系统是人体内起主导作用的系统。⑤内分泌系统：是机体的重要调节系统，其功能是分泌各种激素，对机体的新陈代谢、生长发育和生殖活动进行体液调节。内分泌系统与神经系统功能活动相辅相成，共同调节和维持机体内环境的稳定。内分泌系统由内分泌腺（如垂体、甲状腺、甲状旁腺、肾上腺等）和分布到其他器官的内分泌细胞（如胰岛细胞、睾丸间质细胞、卵巢内的黄体等）组成。⑥感受器及其附属装置：感受器是机体接受内外界环境各种刺激的结构。不同类型的刺激，首先要经由相应的感受器来接受，并通过感受器的换能作用，把刺激能量变为神经冲动，经感觉神经和中枢神经系统内的传导路径，把冲动传导到中枢神经系统的大脑皮质，产生各种感觉，从而建立机体与内外界环境间的联系。感受器的种类很多，结构简繁不一：有的感受器结构很简单；有的感受器在长期的进化过程中对某种刺激具有高度的敏感性，形态结构变得比较复杂，具有各种对感受器起保护作用和使感受器功能充分发挥作用的辅助装置，如视器和前庭蜗器等。

（二）生理学

1. 定义、研究内容

生理学（Physiology）是一门研究生物体功能活动规律的科学。生理学是生物科学的一个分支，根据研究对象的不同可分为植物生理学、动物生理学、人体生理学等。人体生理学（Human Physiology）是研究人体功能活动规律的科学，其任务是研究构成人体各个系统器官和细胞的正常活动过程，特别是各个器官、细胞功能表现的内部机制，不同细胞、器官、系统之间的相互联系和相互作用，并阐明人体作为一个整体，其各部分的功能活动是如何互相协调、互相制约，从而能在复杂多变的环境中维持正常的生命活动过程的。

2. 生命活动的基本特征

人体生命活动的基本特征表现为新陈代谢、兴奋性、适应性、生殖四个方面。

（1）新陈代谢。新陈代谢（Metabolism）是指机体与环境之间进行物质交换和能量转换的自我更新过程，包括合成代谢和分解代谢两个方面。机体不断从环境中摄取营养物质并合成为自身的物质称合成代谢；同时，机体又不断地分解自身成分，并将其分解产物排出体外，称分解代谢。在新陈代谢过程中，包含了物质代谢和能量代谢两个密不可分的过程。新陈代谢是一切生物体的最基本特征，机体的一切生命现象和功能活动都是在新陈代谢的基础上实现的，新陈代谢一旦停止，生命也随之终结。

（2）兴奋性。周围环境发生改变时机体具有发生反应的能力，称为兴奋性（Excitability）。能引起机体或其组织细胞发生反应的环境变化，称为刺激。刺激引起机体或其组织细胞的代谢改变及其活动变化，称为反应。反应可分为两种：一种是由相对静止变为活动状态，或者活动由弱变强，称为兴奋；另一种是由活动变为相对静止状态，或活动由强变弱，称为抑制。刺激引起的反应是兴奋还是抑制，取决于刺激的质和量以及机体当时所处的机能状态。机体对环境变化作出适当的反应，是机体生存的必要条件，所以，兴奋性也是基本生理特征。

（3）适应性。机体所处的环境千变万化，这些变化都可构成对机体的刺激而影响生命活动。但机体能够随环境的变化不断调整自身各部分的功能和相互关系，使机体与环境取得平衡，以保证生命活动的正常进行。机体这种根据内外环境变化而调整体内各部分活动和关系的功能称为适应性（Adaptability）。适应性分为行为性适应和生理性适应两种。行为性适应常有躯体活动的改变，如寒冷时睡姿的改变，遇到伤害刺激时的躲避活动等；生理性适应是指身体内部的协调性反应，如强光下瞳孔缩小，减少进入眼内的光线以保护视网膜。适应性是在种族进化过程中逐渐发展和完善起来的。到了人类，不只是单纯地依靠生理反应来适应环境的变化，而且能运用客观规律来控制环境，这是更高层次的适应。

（4）生殖。生物体产生与自己相类似的个体的过程称为生殖（Reproduction）。单细胞生物经过分裂形成两个子代细胞，就是生殖。高等动物的生殖过程比单细胞生物要复杂得多，但其生物学意义都是繁衍后代。任何一种生物的个体都有由新生到死亡的过程，不可能长生不老，但可以通过生殖延续种系。如果某种生物丧失生殖能力，不能延续种系，这一种系将在地球上消亡，因此，生殖也是生命活动的基本特征之一。

3. 机体的内环境和稳态

（1）内环境。体内有许多液体，这些液体是内环境的基础。人体内含有的大量液体统称为体液，体液可分为细胞内液和细胞外液。细胞内液是存在于细胞内的体液。组织液、血浆和淋巴是细胞外液的主要部分，共同构成了体内细胞生活的液体环境，这个液体环境叫作人体的内环境。体内的细胞必须通过内环境才能与外界环境进行物质交换。

（2）稳态。对人和高等动物而言，内环境的稳态是细胞维持正常生理功能，乃至机体维持正常生命活动的必要条件。内环境的稳态就是指在正常情况下，机体内环境的各种成分和理化性质只在很小的范围内发生变动。例如，体温维持在 37℃ 左右，血浆 pH 维持在 7.4 左右，动脉血压、血浆中的氧和二氧化碳分压、葡萄糖浓度等也都维持在相对恒定的水平。

细胞的各种代谢活动都是酶促生化反应，因此，内环境中需有足够的营养物质、氧气和水，以及适宜的温度、离子浓度、酸碱度和渗透压等。细胞膜两侧一定的离子浓度及分布，是某些细胞保持正常兴奋性和生物电活动正常进行的必要条件。内环境稳态的破坏将影响细胞生命活动的正常进行，如高热、酸中毒、缺氧、离子浓度改变等都将导致细胞功能的严重紊乱，引起疾病甚至危及生命。

内环境的稳态是一种动态平衡。细胞的代谢会不断消耗氧气和营养物质，同时不断产生二氧化碳和氢离子等代谢产物，外界环境因素的改变也可影响机体内环境稳态，但机体可通过多个器官和系统的活动使内环境维持相对稳定。如代谢需要的氧气和营养物质可由呼吸系统与消化系统进入体内，而代谢产生的二氧化碳和氢离子等则通过呼吸系统与泌尿系统排出体外。这些物质通过血液循环系统运输，在神经、内分泌系统的调节下，使各器官和组织细胞的功能维持相对稳定。

（3）内环境稳态的维持及其重要作用。细胞外液是细胞直接生存的环境，不仅为细胞提供营养物质，同时接受来自细胞的代谢产物，并不断破坏内环境稳态，通过机体调节机制，如神经调节、体液调节等方式，作用于器官功能系统（循环、呼吸排泄），参与维持内环境的稳态，不断恢复平衡。稳态所起的作用是为机体细胞提供适宜的理化条件，以保证细胞新陈代谢中各种酶促反应生理功能的正常进行，是维持正常生命活动的必要条件。

4. 机体功能活动的调节

为维持基本的生命活动，机体必须从外界摄取一定量的氧气、水分、碳水化合物、脂肪、蛋白质、维生素以及钠、铁、钙等无机盐类，并通过排泄器官将各种代谢产物排出体外。如前所述，机体与外环境的这种物质交换是通过内环境实现的，内环境的稳态是机体维持正常生理活动的必要条件。这种稳态是体内各部分器官互相联系、协调运作构成的一种动态平衡，是失衡与平衡两种趋势相互斗争中的平衡，是一种暂时、相对和不稳定的平衡。机体内部的代谢活动每时每刻都在破坏着这种平衡，同时外界环境的变化也每时每刻都在破坏着这种平衡，并要求机体作出相应的反应。在机体处于不同的生理情况时，或当外界环境发生改变时，体内一些器官、组织的功能活动会发生相应的改变，从而使机体能适应各种不同的生理情况和外界环境的变化，最后使被扰乱的内环境重新得到恢复，这种过程即为生理功能的调节。机体对各种生理功能活动的调节方式主要有以下三种。

（1）神经调节。神经调节是人体最主要的调节方式，是通过反射活动来实现调节作用的。所谓反射，是指在中枢神经系统参与下，机体对内外环境刺激产生的规律性应答反应。反射活动的结构基础称为反射弧，由五个基本成分组成，即感受器、传入神经纤维、神经中枢、传出神经纤维和效应器，其中任何一个成分被破坏，都将导致反射活动消失。神经调节的一般特点是比较迅速而且精确。

（2）体液调节。体液调节是指机体的某些细胞能生成并分泌某些特殊的化学物质，后者经由体液运输到达全身或体内某些特殊部位的组织细胞，通过作用于细胞上的相应受体，调节细胞的生理活动。许多内分泌细胞所分泌的各种激素，就是通过血液运送到人体各个部位（或特定的"靶器官"）起某种催化剂的作用，加速或减缓机体的某种生理过程，从而对机体的生理功能起调节作用。例如，胰岛 B 细胞分泌的胰岛素能调节组织、细胞的糖与脂肪的新陈代谢，有降低血糖的作用，使得内环境的血糖浓度能保持相对稳定。体液调节的一般特点是比较缓慢、持久而弥散，并和神经调节相互配合，使生理功能调节更趋完善。

（3）自身调节。自身调节是指组织、细胞在不依赖外来神经或体液调节的情况下，自身对周围环境变化发生适应性反应的过程。例如，血管壁的平滑肌在受到牵拉刺激时，会发生收缩反应。当小动脉的灌注压力升高时，血管壁受到的牵张刺激增加，血管平滑肌收缩使血管口径缩小。因此，当小动脉的灌注压力升高时，其血流量不致增大。这种自身调节对于维持组织局部血流量的相对恒定起一定作用。当全身血压在一定范围内变化时，肾血流量和脑血流量即通过这种自身调节维持不变。又如，碘是合成甲状腺激素不可缺少的原料，甲状腺具有适应碘的供应变化而调节自身对碘的摄取与合成甲状腺激素的能力。在缺乏促甲状腺激素或血液促甲状腺激素浓度不变的情况下，这种调节仍能发生，称为甲状腺的自身调节。血碘浓度增加时，最初甲状腺激素的合成有所增加，但当血碘浓度超过一定限度后，甲状腺摄碘能力开始下降——若血碘浓度继续升高，甲状腺聚碘能力甚至可以完全消失。这种过量的碘所产生的抗甲状腺聚碘作用，称为 Wolff-Chaik off 效应。一般说来，自身调节的幅度较小，也不十分灵敏，但对于生理功能的调节仍有一定意义。

（三）生物化学

1. 定义、研究内容

生物化学是从分子水平探讨人的生、老、病、死等生命现象奥秘的一门学科，是一门古老而又年轻的学科。由于生物化学具有悠久的历史，近年又有许多重大的进展和突破：近 20 年来，几乎每年的诺贝尔生理学或医学奖都是授予从事生物化学和分子生物学的科学家——由此可知该学科在生命科学中的重要地位和作用。

生物化学是研究生物体的化学组成及其在生命活动过程中物质变化规律的科学，主要是运用化学、物理、免疫及生物学的原理和方法，阐明组成生物体的基本物质的化学组成、理化性质、结构与功能关系，及其在生物体内进行化学变化的规律与本质，即从分子水平阐明生命现象与规律，探讨生命奥秘，所以，生物化学又称生命的化学，简称生化。生物化学研究蛋白质、核酸等生物大分子结构、功能及其代谢调控等内容，称为分子生物学。分子生物学是生物化学的重要组成部分，是生物化学的发展和延续。

生物化学的研究对象是生物体，而研究范围涉及整个生物界，按照研究对象可分为动物生物化学、植物生物化学、微生物生物化学和人体生物化学。由于生物化学与医学有着密切的联系，因此而形成了医学生物化学。对于医学专业的学生来说，学习生物化学是以人体为主要研究对象，即人体生物化学；同时，也把微生物生物化学、动物生物化学等的研究成果加以运用，从而为在分子水平上揭示生命奥秘奠定基础，积累宝贵资料。

2. 主要研究内容

（1）人体的化学物质组成。细胞是人体结构和功能单位，而细胞又是由成千上万种化学物质组成的。人体的化学物质组成主要有水（55%~67%）、无机盐（3%~4%）、糖类（1%~2%）、脂类（10%~15%）、蛋白质（15%~18%）等，这些化学物质可分为无机物和有机物（小分子有机物和生物大分子）。无机物主要是水和无机盐；小分子有机物主要包括各种有机酸、有机胺、维生素、单糖、氨基酸、核苷酸等；生物大分子主要是指蛋白质、核酸、多糖、脂类等，是生物体内存在的复杂大分子，与生命活动有着十分密切的关系——由于其具有信息功能，故又被称为生物信息分子。蛋白质是生命活动的体现者，核酸是遗传信息的传递者，这些生物大分子在体内有序运转，执行特定功能，从而构成特定的生命现象。

（2）生物大分子的结构与功能。生物大分子是由许许多多结构简单的小分子有机物聚合而成的，相对分子质量一般大于 10^4。生物大分子种类繁多，结构复杂，功能各异，是各种生命现象的物质基础，如核酸是遗传的物质基础，蛋白质是生命活动的物质基础。结构决定功能，而功能是结构的体现，因此，想要探索生命的奥秘就得学习和研究生物大分子的结构与功能——这也是当今生物化学研究的热点之一。除此之外，生物大分子还可通过分子之间的相互识别和相互作用来实现其功能，在细胞信号转导和基因表达调控中起着重要作用。

（3）物质代谢及调控。生命现象的基本特征是新陈代谢。新陈代谢是生物体进行一切生命活动的基础，是生物最根本的特征，也是生物区别于非生物的最重要特征。新陈代谢包括物质代谢和能量代谢，而物质代谢又包括合成代谢和分解代谢。合成代谢是指由小分子物质合成大分子物质的过程，往往需要消耗能量，也是生物体储存能量的过程。通过合成代谢，生物体将摄取的外界环境中的营养物质转化为自身的组成成分。分解代谢是由复杂的大分子分解为简单分子和不断将代谢终产物排出体外，并伴随能量释放和转移的过程。物质代谢中伴随着能量代谢，物质代谢与能量代谢密切相关，相互依存。

组成生物体的这些物质在生命活动过程中不停地进行着新陈代谢，这些代谢之间既相互联系又相互制约，既复杂多样又具有规律。代谢正常时生物体就正常地生长、发育和繁殖，代谢异常时则表现为疾病，代谢一旦停止，生命即宣告结束。由此可见，代谢对于提高人类的生活质量、健康水平和延年益寿具有十分重要的理论意义与现实意义。

（4）遗传信息的传递、表达及调控。生物体细胞内遗传信息的传递、表达和调控是遗传的过程，也是现代生物化学研究的重要内容。遗传的物质基础是核酸，主要是脱氧核糖核酸（Deoxyribonucleic Acid，DNA）。DNA 分子上携带着生物体的遗传信息，这些遗传信息以基因为单位储存在 DNA 分子中。DNA 可进行复制，复制出和亲代完全相同的子代 DNA，从而完成遗传信息的传递；DNA 可转录生成核糖核酸，即 RNA（Ribonucleic Acid），从而指导蛋白质的生物合成，完成遗传信息的表达。逆转录现象的发现又对遗传信息的传递方向和过程进行补充与完善，也就是对中心法则的补充与完善。生物体的代谢反应、功能的体现等生命特征都是遗传信息最终表达的结果。现代研究表明，遗传信息的储存、传递、表达与调控也与许多疾病的发生、发展相关，如各种遗传病、恶性肿瘤、代谢性疾病、心血管疾病等。随着医学的发展和分子生物学技术的不断深入，从基因水平深入理解疾病的发病机制，将为上述疾病的诊断、治疗及预后提供新的技术手段，也将为医学与生命科学的发展带来革命性的推动。

（四）病原生物与医学免疫学

1. 定义与研究内容

（1）微生物学与病原生物学。微生物学（Microbiology）是研究微生物的种类、分布、结构、生长繁殖与代谢、遗传变异以及与人类、动植物、自然界等相互关系的一门学科，是生命科学中十分重要的学科。随着研究的深入，微生物学又形成了许多分支，如微生物生理学、微生物生态学、微生物遗传学、微生物基因组学等；按研究对象不同，又分为细菌学、病毒学、真菌学；按研究领域不同，分为农业微生物学、工业微生物学、食品微生物学、医学微生物学等。

医学微生物学（Medical Microbiology）是微生物学的分支，是研究病原微生物的生物学性状、致病性与免疫性、微生物学检查、防治原则等的一门学科和重要的医学基础学科。学习医学微生物学的目的在于掌握和运用微生物学的基本知识、基本理论和基本技能，为学习其他基础医学学科、临床医学及预防医学打下坚实基础，并有助于控制和消灭传染性疾病以及与之有关的免疫性疾病，达到保障和提高人类健康水平的目的。

病原生物是指自然界中能对人、动植物造成危害的生物总称，或称病原体，主要包括病毒、细菌、放线菌、衣原体、立克次体、支原体、螺旋体、真菌、寄生虫（医学原虫、医学蠕虫、医学节肢动物）。病原生物学是生命科学的一个分支，是主要研究病原生物的形态、结构、生命活动规律及其与机体和环境相互作用的一门学科，主要包括医学微生物学和人体寄生虫学。

（2）免疫学。"免疫"（immune）由拉丁语"immunis"而来，原意为"免除税收""免除兵役"，也包含"免除疫患"之意。免疫学（Immunology）是研究生物体对抗原物质发生免疫应答及其发生机制的生命医学学科，是一门既古老又新兴的学科。

免疫学的发展是人们在生活和实践中不断探索、不断总结、不断创新的结果。免疫应答是机体对抗原刺激的反应，也是对抗原物质进行识别和排除的一种生物学过程，是机体识别"自己"与"非己"抗原，并对自身抗原形成天然免疫耐受，排除"非己"抗原的一种生理功能。医学免疫学是主要研究机体免疫系统组成、结构及功能，免疫应答发生机制以及在疾病诊断、预防和治疗中应用的一门学科。随着医学免疫学的迅猛发展，已经形成基础免疫学、临床免疫学、免疫病理学、免疫遗传学、移植免疫学、肿瘤免疫学和分子免疫学等分支学科，既是一门医学基础学科，又是一门应用学科，是医药卫生工作者必修的重要学科。

2. 微生物的概念与种类

（1）微生物的概念。微生物是指存在于自然界中的一大群个体微小、结构简单，肉眼不能直接见到，必须借助光学或电子显微镜放大几百倍、几千倍甚至几万倍才能看到的微小生物。但有些微生物人们也可用肉眼观察到，如食用的蘑菇、银耳，药用的灵芝、马勃等。单个微生物经培养，成千上万地堆积在一起后，肉眼则可直接观察到，如细菌菌落、真菌菌落等。微生物具有种类繁多、体积微小、结构简单、分布广泛、代谢强度高、生长繁殖速度快、容易变异等特点，与人类关系密切。

（2）微生物的分类。微生物根据其分化程度、化学组成及结构差异，可分为三大类型：①原核细胞型微生物：细胞的分化程度较低，仅有原始核质，无核仁和核膜，细胞质内细胞器不完整，包括细菌、支原体、衣原体、放线菌、立克次体和螺旋体；②真核细胞型微生物：细胞核分化程度高，有核膜、核仁和染色体，细胞质内有完整的细胞器——真菌即属此类微生物；③非细胞型微生物：无细胞结构，可由一种核酸和蛋白质衣壳组成，有的仅为一种核酸或仅有蛋白质而没有核酸，必须寄生于活的易感细胞中生长繁殖。此类微生物是最小的一类微生物，能通过滤菌器，如病毒、朊病毒（又称朊粒）。

3.微生物的免疫功能与表现

微生物的免疫功能及主要表现见表 3-1。

表 3-1　微生物的免疫功能及表现

免疫功能	正常表现	异常表现
免疫防御	对病原体等非己知抗原识别、清除	超敏反应（高） 免疫缺陷病（低）
免疫稳定	对自身衰老及损伤细胞识别、清除	自身免疫病（失调）
免疫监视	对突变、病毒感染细胞识别、清除	易感染病毒及患肿瘤（低）

（五）病理学与病理生理学

1.定义与研究内容

（1）定义。病理学与病理生理学是研究疾病发生、发展和转归规律的科学，其任务是运用科学方法探讨疾病本质，研究疾病病因、发病机制、患病机体的形态结构和功能代谢的变化，以及这些变化与临床表现之间的联系，为防治疾病提供科学的理论依据。

（2）研究内容。病理学侧重从形态结构角度研究疾病发生、发展规律，阐述不同疾病发生发展的共同病理过程及各系统常见疾病的特殊病变特点；病理生理学侧重从功能和代谢角度研究疾病发生、发展规律，阐释疾病中机体出现的共同功能代谢变化，以及心、肺、肝、肾等疾病过程中基本机制及机体功能代谢的改变。在疾病发生、发展过程中，机体形态结构和功能代谢的变化有密切联系，所以，病理学和病理生理学是密不可分的。

2. 病理学与病理生理学在医学中的地位

病理学与病理生理学在医学中的地位主要体现在以下三个方面。

（1）医学科学研究方面。病理学揭示疾病的规律和本质，从而为疾病的防治提供科学的理论基础；同时，在临床工作中也需要以正确的病理学诊断为依据。

（2）医学教育方面。病理学是连接基础医学和临床医学的桥梁：学习病理学以生物学、解剖学、组织胚胎学、生理学、生物化学、病原生物学和免疫学等学科为基础，而病理学本身又是学习内科学、外科学、妇产科学和儿科学等临床学科的基础。因此，病理学在医学基础课程和医学临床课程之间起着承上启下的重要作用。

（3）临床医疗方面。在疾病诊断中，尽管有各种辅助诊断方法，如内镜检查、影像学检查等，但病理学诊断更具有直观性和客观性，是当今公认的权威性诊断，能为临床确诊提供可靠的依据。

3. 病理学与病理生理学的研究方法

（1）活体组织检查。活体组织检查简称活检，是指根据临床需要，用钳取、穿刺、局部切除、摘除等方法，从患者病变部位取下组织进行病理检查并确立诊断。其目的在于：确定病变性质及范围，明确疾病诊断；定期活检可动态掌握病情变化并判断疗效；在手术中做冷冻切片，还可以协助临床医生选择最佳手术治疗方案。活检是目前诊断疾病最权威、最可靠的方法，在临床中被广泛采用，尤其是对良性与恶性肿瘤的诊断具有重要意义。

（2）尸体解剖检查。尸体解剖检查简称尸检，指对死者遗体进行病理解剖检查，即用肉眼和显微镜系统地检查全身各器官、组织的病理变化，结合临床资料，作出全面的疾病诊断及死因分析。其目的在于：一是确定诊断，查明死因，协助临床医生总结诊断和治疗过程中的经验，有利于提高医疗质量和诊断水平；二是应用于医疗事故鉴定，明确责任；三是及时发现和确诊某些传染病、地方病和新发现的疾病，为采取相关防治措施提供依据；四是积累严重危害人类健康和生命的疾病资料，以便深入研究；五是收集各种典型疾病的病理标本，为病理学教学服务。

（3）脱落细胞学检查。通过采集病变处的细胞，涂片染色后进行细胞学诊断。临床比较常用的有阴道涂片或子宫颈刮片诊断早期子宫颈癌，痰涂片诊断肺癌，胸腔积液、腹腔积液涂片诊断转移性肿瘤等。此法操作简单、方便、痛苦小，主要用于健康体检的普查，特别是对早期发现肿瘤具有重要价值。

（4）动物实验。通过在动物身上复制人类疾病的模型，研究疾病发生的原因以及疾病过程中机体的形态结构和功能代谢变化。动物实验可以弥补人体实验的局限，并可与人体疾病进行对照研究，但动物与人之间存在本质差异，不能将动物实验结果不加分析地套用于人体。

（5）组织培养与细胞培养。应用细胞培养技术，通过改变离体组织、细胞生存条件，观察其形态结构和功能代谢变化，这对于研究肿瘤的生长、细胞的癌变、肿瘤的诱导分化以及病毒的复制等具有重要意义。这种研究方法针对性强，条件易于控制，周期短，被广泛应用于病理学研究领域。

（6）病理学的观察方法。①大体观察：又称肉眼观察，主要用肉眼或借助放大镜、量尺及各种衡器等辅助工具，对病变组织的形状（大小、形态、色泽、重量、质地、表面及切面状态以及周围组织和器官的关系等）进行细致观察和检测。大体观察是病理诊断的第一步。大体观察能力是病理医生必备的基本功，也是医学生学习病理学必须掌握的技能之一。②组织学观察：又称镜下观察，指将病变组织制成厚为数微米的切片，经不同方法染色［通常用苏木素 - 伊红（Hematoxylin-Eosin，HE）］，用光学显微镜观察其细微病变——用光学显微镜可以千百倍提高肉眼分辨能力，是病理学诊断及疾病研究中最常用的观察方法。③超微结构观察：运用透射及扫描电子显微镜对组织、细胞内部和表面超微结构进行更细微的观察，即从亚细胞（细胞器）或大分子水平上认识和了解细胞的病变。这是迄今最细致的形态学观察方法。④组织化学和细胞化学观察：应用某些能与组织细胞化学成分发生特异反应的显色试剂，对病变组织进行特殊染色，以观察组织细胞内各种蛋白质、酶类、核酸、糖原等化学成分的状况，如应用苏丹Ⅲ染色细胞内的脂质成分。⑤免疫组织化学观察：用特定的酶或荧光物质等标记抗原或抗体，再通过抗原—抗体特异性反应来原位识别病变组织细胞中的某些特定成分。

除上述常用方法外，放射自显影技术、显微分光技术、分析电镜技术、流式细胞仪技术、聚合酶链反应技术，以及分子原位杂交技术等一系列分子生物学技术的应用，使病理形态学观察从器官、组织、细胞和亚细胞水平深入到分子水平，使观察结果从定位、定性发展到定量，对疾病研究更加深入和广泛，极大地推进了病理学的发展。

（六）药理学

1. 定义与研究内容

（1）定义。药物是指能够改变或查明机体的生理功能、生化过程或病理状态，用以预防、治疗、诊断疾病的物质。药物与毒物之间没有严格的界限：毒物是指较小剂量即能对机体产生毒害作用的物质，任何药物剂量过大均可产生毒性作用；药物可来源于动物、植物、微生物、矿物质或者人工合成。药品与药物的概念有所不同：药品是指用于预防、治疗、诊断人的疾病，有目的地调节人的生理功能并规定有适应证或者功能主治、用法和用量的物质，包括中药材、中药饮片、中成药、化学原料及其制剂、抗生素、生化药品、放射性药品、血清、疫苗、血液制品和诊断药品等。

（2）研究内容。药理学（Pharmacology）是研究药物与机体（包括病原体）之间相互作用及作用规律的学科，研究内容包括药效学（Pharmacodynamics，又称药物效应动力学）和药动学（Pharmacokin-etics，又称药物代谢动力学）。药效学研究药物对机体的作用及其作用机制；药动学研究机体对药物的处置，包括药物的体内过程及血药浓度随时间变化的规律。

药理学是联结基础医学与临床医学、药学的桥梁，其学科任务是：阐明药物与机体之间的相互作用及作用规律，为发挥药物最佳疗效、防治不良反应提供依据；研究开发新药，发现药物新用途；为其他生命学科的研究提供科学依据。

2. 药物作用的特点

（1）选择性。同一药物在适当剂量时只对某个或某几个组织、器官发生作用，而对其他组织、器官很少或几乎无作用，称为药物作用的选择性。即在一定剂量时，药物对组织器官的作用有差异性。药物作用的选择性决定了药物使机体产生效应的范围，如治疗量强心剂会兴奋心肌，而对骨骼肌肉无影响。选择性高的药物，针对性强，作用范围窄，副作用少；选择性低的药物，针对性不强，作用范围广，副作用多。药物作用的选择性是药物分类的基础，也是临床选药的重要依据，但药物作用的选择性是相对的。例如，用药剂量是影响药物作用选择性的因素之一，随着用药剂量的增大，药物作用的选择性降低，不良反应增多。

药物在体内的分布不均匀，其与组织亲和力不同，组织细胞结构差异及代谢差异等与药物作用的选择性有关。

（2）两重性。药物作用与其他事物一样，也具有两重性，对人体既有防治疾病的作用，也会产生不良反应。①防治作用：可分为预防作用和治疗作用。预防作用是指提前用药防止疾病发生的药物作用，如小儿注射麻疹减毒活疫苗预防麻疹。符合用药目的，达到治疗效果的作用称为治疗作用。根据治疗作用的效果，分为对因治疗和对症治疗。对因治疗指消除原发致病因素的治疗，也称治本，如抗生素杀灭体内致病微生物；对症治疗指改善症状的治疗，也称治标，如利尿药消除水肿、阿司匹林解热。对症治疗不能根除病因，但在某些危重急症如休克、惊厥、心力衰竭、高热、剧痛等时，对维持重要的生命体征，争取时间以采取对因治疗措施至关重要。因此，临床用药时，应根据患者的具体情况，遵循"急则治其标，缓则治其本，标本兼治"的原则。②不良反应：凡不符合用药目的，并给患者带来不适或危害的反应称为不良反应（Adverse drug reaction）。任何药物都有不良反应，多数不良反应是药物的固有效应，可以预知，但不一定可以避免。少数严重的不良反应较难恢复，称为药源性疾病，如庆大霉素引起的耳聋、氯霉素导致的骨髓抑制等。常见不良反应类型为副作用（副反应）、毒性反应、变态反应（过敏反应）、停药反应、后遗效应、继发反应、特异质反应、药物依赖性。

3. 药物剂量

剂量即药物的用量。剂量不同，药物的效应也不同。剂量按其大小可分为以下几种。

（1）无效量。指不能引起药物效应的剂量。

（2）最小有效量。指引起药物效应的最小剂量。

（3）半数有效量（ED_{50}）。指引起 50% 实验动物有效的剂量。

（4）极量。指能够引起最大效应但尚未出现毒性反应的剂量，又称最大治疗量。《中华人民共和国药典》规定，除非特殊情况需要，用药剂量不得超过极量。

（5）治疗量及常用量。治疗量是指最小有效量与极量之间的范围。临床上为了保障用药安全，常采用比最小有效量大些、比极量小些的极量范围作为常用量。

（6）最小中毒量。指引起中毒反应的最小剂量。

（7）最小致死量。指可引起死亡的最小剂量。

（8）半数致死量（LD_{50}）。指引起 50% 实验动物死亡的剂量。

4. 药物的体内过程

药物的体内过程包括药物的吸收、分布、代谢（生物转化）、排泄。

（1）吸收。指药物自给药部位进入血液循环的过程。静脉注射和静脉滴注直接进入血液，没有吸收过程。

（2）分布。指吸入血液的药物被转运至组织器官的过程。药物作用的快慢和强弱取决于药物分布进入靶器官的速度与浓度，消除的快慢取决于药物分布进入代谢和排泄器官（肝脏、肾脏）的速度。

（3）代谢（生物转化）。指药物作为外源性活性物质在体内发生化学结构的改变。代谢的场所为肝、肠、肾、肺。

（4）排泄。指药物及其代谢物被排出体外的最终过程。肾脏是主要的排泄器官，胆汁、乳腺、汗腺、唾液腺、泪腺等也可排泄。

第二节　临床医学

一、临床医学的学科分类和主要特征

（一）临床医学的学科分类

临床医学的一个显著特征是学科分科的不断细化，即专科化。由于人类疾病种类繁多，诊断技术层出不穷，治疗方法也复杂多样，临床医生对日益增长的知识和复杂的技术难以全面掌握，因此，形成了以下几种临床专业学科。

1. 按治疗手段建立的学科

如以药物治疗为主的疾病归在内科学，而以手术治疗为主的疾病归在外科学。此外，按治疗手段建立的学科还有理疗学、放射治疗学、核医学、营养治疗学和心理治疗学等。

2. 按治疗对象建立的学科

传统的妇产科学、儿科学都有特定的治疗对象及治疗特点。此外，老年病学、围生医学、危重病医学、职业病学等，都属于按治疗对象建立的学科。

3. 按人体的系统或解剖部位建立的学科

如口腔科学、皮肤性病学、眼科学、神经病学、耳鼻咽喉科学等。不少以前归于内科和外科（二级学科）的专业，现在逐渐形成独立的学科（三级学科），如心血管内科、呼吸内科、泌尿外科、胸外科等。

4. 按病种建立的学科

这类学科的研究对象往往是具有相同病因或特点的一组疾病，如结核病学、肿瘤学、精神病学等。

5. 按诊断手段建立的学科

如病理学、医学检验学、放射诊断学、超声诊断学等。

（二）临床医学的主要特点

与一般的应用科学相比，临床医学有如下几个显著特点。

1. 复杂性

临床医学研究和服务的对象是人，其复杂性大大超过其他自然科学。

2. 探索性

临床上面对患者，不可能在把未知因素全部搞清楚后再去防治，只能探索性地最大限度缓解患者的痛苦，挽救和延长患者的生命——这是临床医学与许多应用科学的显著区别之一。

3. 启动医学研究

医学发展史上，对疾病的认识通常是从临床上先总结出这些疾病的表现规律，然后才进行基础研究。

4. 检验医学成果

无论是基础医学还是其他学科的医学成果，都必须在临床应用中得到检验，但离体研究的成果不一定适用于整体或在体的情况，动物实验的结果并不能完全取代人体试验的结果。

二、临床医学的主要诊断方法和技术

临床医学的诊断主要是通过问诊采集病史，全面系统地了解患者的症状；通过视诊、触诊、叩诊和听诊等体格检查发现患者存在的体征，并进行一些必要的实验室检查，如血液学检查、生物化学检查、病原学检查、病理学检查，以及心电图、X线和超声等辅助检查，收集这些临床资料后，予以综合分析，作出临床诊断，包括病因诊断（根据致病原因而提出的诊断，说明疾病的本质）、病理解剖诊断（也叫病理形态诊断，即根据病变组织器官的形态改变进行的诊断）、病理生理诊断（也叫功能诊断，即根据器官功能状况作出的诊断）。

（一）病史采集和问诊

1. 病史采集

病史采集是医生诊治患者的第一步。通过问诊，了解疾病的发生、发展、诊治经过，以及既往健康状况和曾患疾病的情况，对诊断具有极其重要的意义，也为随后对患者进行的体格检查和各种诊断性检查的安排提供了最重要的基本资料。

2. 问诊

问诊内容主要包括：一是患者一般情况；二是主诉，即患者感受最主要的痛苦或最明显的症状，也就是本次就诊最主要的原因及其持续时间；三是现病史，即此次患病后的全过程；四是既往史，包括患者既往的健康状况和过去曾经患过的疾病（包括各种传染病）、外伤手术、预防注射、过敏，特别是与目前所患疾病有密切关系的情况；五是个人史和家族史，女性还应包括月经史和生育史。

（二）体格检查

体格检查，是指医师运用自己的感官，或借助传统简便的检查工具，如体温计、血压计、叩诊锤、听诊器、检眼镜等，客观了解和评估患者身体状况的一系列最基本的检查方法。许多疾病通过体格检查再结合病史，就可以作出临床诊断。医师进行全面体格检查后，对患者健康状况和疾病状态提出的临床判断称为检体诊断。通过体格检查发现的客观改变即体征。体格检查的基本方法有以下四种。

1. 视诊

是医师用眼睛观察患者全身或局部表现的诊断方法。视诊可用于全身一般状态和许多体征的检查，如发育、营养、意识状态、面容、步态等。局部视诊可了解患者身体各部分的改变。特殊部位的视诊需要借助某些仪器如耳镜、鼻镜、检眼镜及内镜等进行检查。

2. 触诊

是医师通过手接触被检查部位时的感觉来进行判断的一种方法。触诊可以进一步检查视诊发现的异常征象，也可以明确视诊所不能明确的体征，如体温、湿度、震颤、波动、压痛、摩擦感以及包块的位置、大小、轮廓、表面性质、硬度、移动度等。触诊的适用范围很广，尤以腹部检查更为重要。触诊根据施加的压力轻重，可分为浅部触诊法和深部触诊法。

3. 叩诊

是医师用手指叩击身体表面某一部位，使之震动而产生声响，并根据震动和声响的特点来判断被检查部位的脏器状态有无异常的一种方法。根据叩诊目的和手法的不同，可分为直接叩诊法和间接叩诊法两种。

4. 听诊

是医师根据患者身体各部分活动时发出的声音判断正常与否的一种诊断方法。目前主要采用间接听诊法，即用听诊器进行听诊。除心、肺、腹的听诊外，还可以听取身体其他部位发出的声音，如血管杂音、骨折面摩擦音等。

（三）实验诊断

临床实验室检查主要包括如下内容。

1. 血液学检验

血液学检验指血液和造血组织的原发性血液病，以及非造血细胞疾病所致的血液学变化的检查，包括红细胞、白细胞和血小板的数量，生成动力学、形态学和细胞化学等的检验，止血功能、血栓栓塞、抗凝和纤溶功能的检验，溶血的检验，血型鉴定和交叉配血试验等。

2. 体液与排泄物检验

体液与排泄物检验是指对尿、粪和各种体液以及胃液、脑脊液、胆汁等排泄物、分泌液的常规检验。

3. 生化学检验

生化学检验指对组成机体的生理成分、代谢功能、重要脏器的生化功能、毒物分析及药物浓度监测等的临床生物化学检验，包括糖、脂肪、蛋白质及其代谢产物和衍生物的检验，血液和体液中电解质和微量元素的检验，血气分析和酸碱平衡的检验，临床酶学检验，激素和内分泌功能的检验，药物和毒物浓度检测，肝功能、肾功能检测等。

4. 免疫学检验

主要包括免疫功能检查，临床血清蛋白、抗原、抗体检查，以及肿瘤标志物等的临床免疫学检测检验。

5. 病原学检验

主要包括感染性疾病的常见病原体检查、医院感染的常见病原体检查、传播性疾病的病原体检查、细菌耐药性检查等。

另外，临床遗传学检查、临床脱落细胞学检查等也一般包括在实验室检查范围内。

（四）医学影像检查

临床常用的医学影像检查有超声成像、X 线检查、CT（Computed Tomography，电子计算机断层扫描）成像和 MRI（Magnetic Resonance Imaging，磁共振）成像。20 世纪 70 年代以来，由于单光子发射计算机断层和正电子发射计算机断层技术的发展，核医学显像成为临床医学影像诊断领域中的一个重要组成部分。

1. X 线成像

X 线成像是基于 X 线对人体组织的穿透性，以及不同组织由于厚度、密度差异，对 X 线吸收衰减与不同而形成图像——高密度、高厚度组织在 X 线片呈白色，低密度、低厚度组织则呈黑色。

2. CT 图像

CT 图像不同于 X 线检查所获得组织厚度和密度差的重叠图像，而是 X 线束穿过人体特定层面进行扫描，经计算机处理而获得的重建图像。CT 图像的分辨率由图像像素所代表的对应体素的大小决定，体素由扫描仪的大小、矩阵的行列数及层厚决定——扫描仪越小，矩阵数越多，层厚越薄，其分辨率越高。

3. 超声成像

超声是指振动频率在 20 000 次 / 秒（Hz，赫兹）以上，超过人耳听觉上限阈值的声波。超声检查是利用超声波的物理特性和人体器官组织声学特性间的相互作用，获取信号并处理后，形成图形、曲线或其他数据，以诊断疾病。

4. 磁共振成像

磁共振成像是利用人体氢原子核（质子）在巨大、恒定、均匀磁场中受射频脉冲激动后共振，经接收线圈接收后计算机处理的人体断面图像，按照 MRI 检查时造影剂使用与否分为平扫和强化扫描两种。

此外，还有病理学诊断及心脑电图、内镜、核医学检查等基于器械的辅助检查方法。

三、临床医学在健康管理中的应用

（一）健康管理与临床医学的相互关系

1. 临床医学是健康管理的学科基础

健康管理的学科基础涉及医学、管理学与生物信息学等领域，是相关学科专业基础知识在健康管理理论研究和实践中的概括。临床医学作为现代医学创新体系的重要组成部分，为健康管理奠定了坚实的学科基础。在实施健康管理的全面检测，特别是健康体检过程中，临床医学绝大部分学科为其提供了重要的人才和技术支撑，同时也为进一步开展风险评估、有效干预和连续跟踪打下了牢固的专业基础——如果没有临床医学的支撑，健康管理便失去了学科发展的根基。

2. 健康管理是临床医学的学科延伸

临床医学以患者为中心，以疾病检查、诊断、治疗和康复为服务内容，以药品、诊疗设备和康复器械为服务手段，重点关注疾病的诊断和治疗；而健康管理则以健康为中心，以健康检测、健康评估、健康干预和健康跟踪为服务内容，以健康信息系统、生物医学技术、健康评估模型、健康干预技术、健康监测与移动可穿戴技术为服务手段，更关注和重视临床前期和临床后期的健康问题。由此可见，健康管理充分拓展了临床医学的服务内容，突破了临床医学的服务边界，是临床医学向预防医学和康复医学的大幅延伸。

3. 健康管理与临床医学的融合并存

健康管理与临床医学的相互关系，决定了两者在服务目的、服务内容、服务模式、服务技术和服务手段等方面既有本质的区别，也有科学的融合——健康管理依靠临床医学的人才和技术开展工作，临床医学需要健康管理来弥补自身服务方面的缺陷和不足。随着健康管理与临床医学的不断融合发展，以健康管理为核心的健康管理学与临床医学并存，构成了现代医学创新体系的重要组成部分。

（二）健康管理与临床医学的主要区别

1. 服务目的不同

健康管理以人的健康为中心，以健康风险因素检测预防或"零级预防"为重点，将预防的关口前移，以维护和促进个体或群体身心健康为目的；而临床医学以患者为中心，以研究疾病的病因、诊断、治疗和预后为重点，以提高治疗水平、缓解病人痛苦、促进疾病治愈或病情稳定为目的。

2. 服务对象不同

健康管理服务的对象是健康人群、亚健康人群、慢性病风险人群和慢性病早期康复人群，而临床医学服务的对象为患有各种疾病的人群。

3. 服务模式不同

健康管理服务的主要模式是全面检测、风险评估、有效干预和连续跟踪；而临床医学服务的主要模式是通过病史采集、体格检查和辅助检查确定诊断结果后，采用药物、手术、介入、放射和物理疗法等技术与手段实施治疗。

（三）临床医学在健康管理中的实际应用

1. 临床医学诊断方法在健康管理中的应用

临床医学中的诊断问诊、体格检查、实验室检查和辅助检查为健康管理信息采集提供了基本方法，健康管理从业人员运用临床医学诊断的基本方法，对健康管理对象开展问卷调查、体格检查、实验室检查和辅助检查，从而全面了解健康管理对象的各种病史、行为生活方式、目前健康状况，以及是否存在疾病或其他健康问题等，为进一步开展健康风险评估与健康干预提供依据。

2. 临床医学非药物疗法在健康管理中的应用

临床医学非药物疗法主要是针对某些疾病所提出的辅助治疗方法，如针灸、推拿、康复理疗、营养治疗、运动疗法和心理干预等，这些方法为健康管理方案的制订和实施提供了更多的选择，已被健康管理领域大量用来针对慢性病早期康复人群和亚健康人群开展健康干预活动。

3. 临床医学指南或共识在健康管理中的应用

临床医学疾病诊疗指南或共识为健康管理实施方法与路径提供了循证医学支持。目前，慢性病是全球的公共卫生问题，与各种慢性病相关的诊疗指南或共识不断出台或更新，为临床医师诊治慢性病提供了科学的临床路径；同样，慢性病的各种诊疗指南或共识，也为健康管理从业人员对院外慢性病人群实施健康管理提供了重要的参考和依据。

4. 临床医学思维方法在健康管理中的应用

临床思维是临床医生根据患者病情，理论联系实际进行分析、综合、类比、判断和鉴别诊断，并最终作出正确的决策，对健康管理从业人员有一定的启示和借鉴作用。在健康管理过程中，健康管理从业人员可借鉴临床思维方法，对管理对象的所有信息进行综合分析和判断，从而明确健康风险因素和评估健康风险程度，并制订科学合理的健康干预方案，以指导健康管理活动。

第三节　预防医学

一、卫生统计学基础知识

（一）统计学、医学统计学与卫生统计学

统计学是一门处理数据中变异性的科学与艺术，内容包括数据的收集、分析、解释和表达。

医学统计学是用统计学的原理和方法研究生物医学现象的一门学科。

卫生统计学则是把统计学的理论和方法应用于居民健康状况研究、医疗卫生实践、卫生事业管理和医学科研的应用学科。

（二）统计学中的几个基本概念

1. 总体与样本

总体（Population）指根据研究目的所确定的同质的观察单位的全体。更确切地说，总体是同质的所有观察单位某种观察值的集合，可分为有限总体和无限总体——总体中的所有观察单位都能够标识的为有限总体，反之为无限总体。

从总体中抽取部分观察单位，其观测结果的集合称为样本（Sample）。样本应具有代表性。所谓有代表性的样本，是指用随机抽样方法从总体中获得的样本，也称随机样本。

2. 同质与变异

（1）同质。一个总体中有许多个体，其之所以汇集起来成为人们的研究对象，必定存在共性，即具有同质性。医学研究中常见的同质总体有"正常人"总体、同性别总体、同年龄组总体、同职业总体等。没有同质性，就构不成一个总体供人们研究。

（2）变异。个体差异是生物医学研究领域普遍存在的现象，即使是同质总体的个体观察值之间也存在差异，这种现象称为变异。总体内没有变异就无须统计。

统计学的任务就是描述同一总体的变异规律，揭示不同总体之间存在的差别。

3. 随机变量

随机变量（Random variable）指取值不能事先确定的观察结果，通常称为变量（Variable）。如某地 8 岁男童的身高、体重，又如一次动物实验后动物的存活情况（存活或死亡）。变量可分为定性变量（如人类的血型）和定量变量（如正常人血红蛋白含量）两种类型。定性变量又可分为分类变量

和有序变量，而分类变量又可分为多分类变量和二分类变量。

4. 资料类型

变量的实际观测结果构成资料。资料按其性质可分为三种类型。

（1）计量资料（又称定量资料、测量资料）。对每个观察单位用定量的方法测定某项指标量的大小，所得的资料称为计量资料。计量资料的变量值是定量的，表现为数值大小，一般有度量衡单位，如患者的身高（cm）、体重（kg）、红细胞计数（10^{12}/L）、脉搏（次/分）、血压（kPa）等。

（2）计数资料（又称定性资料或分类资料）。将观察单位的观察结果按某种属性或类别分组，分别统计各组观察单位数所得的资料称为计数资料。计数资料的观察值是定性的，表现为两个或多个互不相容的类别或属性。例如，某地某时新生儿的男、女人数，一批少数民族居民的 A、B、AB、O 四种血型的人数等。

（3）等级资料（又称有序资料）。将观察单位的观察结果按某种属性的程度或等级分组，分别统计各组观察单位数所得的资料称为等级资料。例如，患者的治疗结果可分为治愈、好转、有效、无效或死亡，分别统计各种治疗结果的人数所得的资料即为等级资料。这里的各种结果既按属性分类，又有顺序和等级差别，但这种差别却不能准确测量。等级资料与计数资料不同，其属性分组有程度或等级差别，各组按大小顺序排列。等级资料与计量资料也不同，每个观察单位的观察结果未确切定量，故亦称为半计量资料。

5. 参数与统计量

（1）参数。参数（Parameter）是反映总体特征的统计指标，如总体均数、总体率等。总体参数是固定的常数。多数情况下，总体参数是不易知道的，但可通过随机抽样抽取有代表性的样本，用算得的样本统计量估计未知的总体参数。

（2）统计量。统计量（Statistic）是指与参数对应、通过样本计算的统计指标，如样本均数、样本率等。样本统计量可用来估计总体参数——总体参数是固定的常数，统计量是在总体参数附近波动的随机变量。

6. 抽样误差

抽样误差（Sampling Error）是指由抽样引起的样本统计量之间，以及样本统计量与总体参数之间的差别。在总体确定的情况下，总体参数是固定的常数，统计量是在总体参数附近波动的随机变量。在抽样研究中，抽样误差是不可避免的，但可通过适当的统计方法进行估计。产生抽样误差的根本原因是生物个体间存在的变异性。

7. 概率与频率

概率（Probability）又称几率，是度量某一随机事件 A 发生可能性大小的一个数值，记为 P（A）

［0＜P（A）＜10］。在相同条件下，独立重复做 n 次实验，事件 A 出现了 m 次，则比值 m/n 称为随机事件 A 在 n 次实验中出现的频率（Frequency）。当实验重复很多次时，行越大，m/n 越接近概率 P（A）。频率是就样本而言的，而概率总是从总体的意义上说。当 A 发生的概率小于或等于 0.05 时，统计学上称 A 为小概率事件。在一次实验中小概率事件发生时，应特别引起注意。

（三）统计工作的步骤

1. 统计设计

统计设计的内容包括对资料收集、整理和分析全过程的总体设想和安排。设计是整个研究中最关键的一环，是今后工作应遵循的依据。

2. 收集资料

按照设计要求收集数据，使获得的原始数据准确可靠。

3. 整理资料

简化数据，使其系统化、条理化，便于进一步分析计算。

4. 分析资料

计算有关指标，反映事物的综合特征，阐明事物的内在联系和规律。分析资料包括统计描述和统计推断。

（四）卫生统计学的基本内容

卫生统计工作的基本步骤为研究设计、资料收集、资料整理、资料分析，各步骤基本内容如下。

1. 研究设计

研究设计主要包括实验设计和调查设计。

2. 资料收集

卫生统计资料有以下三个来源：一是统计报表，如法定传染病报表、职业病报表、医院工作报表等，这些报表由卫生部门统一设计、逐级上报；二是经常性工作记录，如卫生监测记录、健康检查记录、门诊病历、住院病历等；三是专项实验或专题调查。

3. 资料整理

资料整理也称数据处理。医学数据的统计处理涉及医学专业知识、统计专业知识、处理数据的经验和技巧，是一门高超的艺术。在资料整理过程中，原始数据的录入、数据的管理、统计软件的使用都是必须重视的关键环节。

4. 资料分析

（1）统计描述。可用统计表与统计图，包括定量资料的统计描述、分类变量资料的统计描述和参考值范围等。

（2）统计推断。①参数估计：主要内容有总体均数的估计、总体率的估计、回归模型的参数估计等；②假设检验：主要内容有假设检验的基本概念、两样本均数比较的 t 检验、多组样本均数比较的方差分析、重复测量资料均数间的比较、分类变量资料的统计推断、秩和检验、回归方程的假设检验、相关系数的假设检验。

（五）统计表和统计图

统计表（Statistical table）和统计图（Statistical graph）是常用的统计描述方法，也是科研论文中数据表达的主要工具。统计表是以表格形式来描述统计分析结果中的数据和统计指标，可避免冗长的文字叙述，从而使数据条理化、系统化，便于理解、分析和比较；统计图是用点、线、面等各种几何图形来表达统计数据和分析结果，可更加直观生动地反映出事物间的数量关系，但统计图只能提供大概情况，不能获得确切数值。因此，在实际工作中，统计表和统计图常一起使用。

1. 统计表

（1）统计表的基本结构与要求。统计表通常由标题、标目、线条、数字四部分组成。表中数字区不插入文字，也不列备注项，必须说明者标"*"号等，在表下方说明。①标题：标题是统计表的名称，高度概括了表的内容，必要时还应包括研究的时间、地点。标题左侧加表序号，置于表的上方。②标目：标目用以说明表内数字的含义，分为横标目和纵标目。横标目位于表的左侧，代表相应行的研究对象，一般指分组指标，如年龄、性别、实验组等；纵标目位于标目线上端，说明同列数字的意义，一般指频数、率均数等统计指标。③线条：不宜过多，一般采用三条线，即顶线、底线、纵标目下横线，需要时可加上一条合计线或用短横线将纵标目分成两层，其他竖线和斜线一概省去。④数字：表内数字一律用阿拉伯数字表示。同一指标的小数点应对齐且位数一致。表内不留空格，无数字用"—"表示，缺失数用"…"表示，数值为 0 者记为"0"。

（2）制表原则。①重点突出、简洁明了：一张表一般只包括一个中心内容，使人一目了然，一切文字、数字和线条都宜从简。内容较多时，则用多个表格表达不同指标和内容。②主次分明、层次清楚：主语、谓语应明确，通常主语位于表的左边作为横标目，宾语位于右边作为纵标目，由左向右读，构成完整的一句话。

（3）统计表的种类。①简单表：研究对象只按一个标志或特征分组的统计表称为简单表，形式如下；②复合表：按两个或两个以上主要标志分组的统计表称为复合表，形式如下。

表号 标题（包括何时、何地、何事）

表头	纵标目	纵标目	合计
横标目	XXX	XXX	XXX
（表体）	XXX	XXX	XXX
...	...	...	...
合计	XXX	XXX	XXX

表号 标题（包括何时、何地、何事）

横标目 总标目	总标目		总标目		合计
	纵标目	纵标目	纵标目	纵标目	
横标目	XXX	XXX	XXX	XXX	XXX
（表体）	XXX	XXX	XXX	XXX	XXX
...	...	...	...	...	...
合计	XXX	XXX	XXX	XXX	XXX

2. 统计图

（1）统计图的结构，通常由标题、标目、刻度和图例四部分组成。

（2）常用统计图的分类，包括条图、线图、圆图、直方图、散点图和统计地图等。

（3）制图的基本要求。①根据资料的性质和分析目的，选择合适的图形；②标题扼要说明图的主要内容，位于图的下方，必要时注明时间和地点；③建立在直角坐标系上的统计图，其纵轴尺度自下而上，横轴尺度从左到右，数字一律由小到大，某些图还要求纵轴尺度从 0 开始（如直条图、直方图）。纵横两轴一般应有标目，注明单位；④图的长宽比例（圆图除外）一般以 7:5 或 5:7 为宜。⑤可用不同的线条或颜色表示不同的事物，但需用图例说明，一般放在图的右上角或图的下方。

（4）常用统计图的定义和制图要求见表 3-2。

表 3-2 常用统计图的定义和制图要求

名 称	定 义	制图要求
条 图	用等宽直条的长短来表示相互独立的各统计指标的数值大小	纵轴起点为 0 的等宽直条，条间距相等，按高低顺序排列

续表

名 称	定 义	制图要求
普通线图	适用于连续型资料。用线段的升降来表示一事物随另一事物变化的趋势	纵横两轴均为算术尺度，相邻两点应以折线相连，图内线条不宜超过3条
半对数线图	用线段的升降来表示一事物随另一事物空化的速度（与指标的数量级有关）	横轴为算术尺度，纵轴为对数尺度，其余同普通线图
圆 图	用圆面积表示事物的全部，用扇形面积表示各部分的比重	以圆面积为100%，将各构成比分别乘以360度得圆心角度数后再绘扇形面积。通常以12点为始边依次绘图
直方图	用矩形的面积来表示某个连续型变量的频数分布	常以横轴表示连续型变量的组段（要求等距），纵轴表示频数或频率，尺度从0开始，各直条间不留空隙
散点图	用点的密集程度和趋势表示两种事物的相关关系	绘制方法同线图，只是点与点之间不连接

二、流行病学基本知识

流行病学是人类与疾病抗争过程中形成的一门医学基础学科，是疾病防治的基础科学，也是卫生政策和卫生体系发展与评估的重要方法学。临床医学研究的对象是患者，尤其是出现症状的患者，将患者治愈是临床医生的目的；而流行病学研究的对象是人群，关心产生患者的人群，干预疾病在人群中的发生与流行是流行病学工作的重点。

（一）流行病学的概念

流行病学是研究人群中疾病与健康状况的分布及其影响因素，以及防止疾病发生和促进健康的策略与措施，并不断对方法和措施进行评价的一门学科。简言之，流行病学的定义概括为揭示现象——找出原因——提出策略和措施。

（二）流行病学的用途

流行病学是研究人群中疾病与健康状态的分布及其影响因素，防止疾病发生，促进人群健康的一门医学学科。随着流行病学原理的发展和流行病学研究方法的迅速进步，流行病学的用途也越来越广泛，已深入到医药卫生领域的各个方面。

1. 描述疾病和健康状态的分布

流行病学研究的起点即"三间分布"，通过疾病或健康状态在不同人群、不同地区、不同时间的分布特点和规律，提供疾病病因线索，阐明与疾病或健康状况发生和流行有关的因素，以发现高危人群，合理配置卫生资源，有效采取防控措施，从而促进人群健康。

2. 研究疾病的病因和危险因素

流行病学关心疾病形成的原因，以及引起疾病流行的致病因子、环境因素与宿主特征。对疾病发生和流行原因的深入了解是有效控制疾病的前提。流行病学研究的病因具有广义的概念，凡能引起疾病流行的致病因子、环境因素与宿主特征都列入疾病相关病因研究的范畴。

3. 评价疾病防治措施效果

流行病学可用于制订疾病的防治措施和评价防治措施的效果。如观察儿童接种某种疫苗后是否阻止相应疾病的发生，可用实验流行病学的方法比较受试儿童和对照儿童的发病情况。在评价人群有关疾病、健康诸问题时，个体测量是办法之一，实验室检验也是办法之一，但归根结底要看在人群中的效果，看是否降低了人群发病率，是否提高了治愈率和增加了健康率等。只有人群中的结果才能最终说明人群中的问题，显然，只有流行病学才能承担此任务。

4. 促进疾病的干预与控制

流行病学的根本任务之一就是预防疾病。预防是广义的，包括无病时预防使其不发生，发生后使其得到控制或减少直至消除，这就是多年来形成的疾病三级预防的指导思想。这一用途在传染病和寄生虫病预防上成果累累。例如，用麻疹疫苗免疫来降低麻疹发病，用杀灭钉螺来消灭血吸虫病。在非传染性慢性病方面，流行病学对危险因素的研究促进了针对目前危害人们最严重的疾病，包括癌症、心血管病和糖尿病等的预防措施的制订。如提倡以戒烟为主要措施防治肺癌，以控制高血压、戒烟、调节饮食等综合措施来预防冠心病等。

5. 疾病监测

疾病监测是贯彻预防为主方针的一项重要措施，指长期而连续地在一个地区范围内，收集并分析疾病及其影响因素的动态，以判断疾病及其影响因素的发展趋势，并评价预防对策的效果或决定是否修改已制定的预防对策。

6. 研究疾病的自然史

流行病学对疾病自然史的研究致力于了解人类疾病和健康的发展规律，并进一步应用于预防疾病和促进健康。疾病在人体中有自然发展过程，如亚临床期、症状早期、症状明显期、症状缓解期、恢复期等。传染病有潜伏期、前驱期、发病期和恢复期，有隐性感染和显性感染，这是个体的疾病自然史。疾病在人群中也有发生的自然规律，称为人群的疾病自然史，简称疾病自然史。如研究正常人群中葡萄糖耐量试验，过一段时间后重复检验，根据其转归可判断糖尿病的亚临床状况，有助于早期发现和早期预防糖尿病。

（三）流行病学的基本特征

1. 群体特征

流行病学的着眼点是一个国家或一个地区人群的健康状况，所关心的常常是人群中的大多数，而不仅仅注意个体的发病情况。

2. 以分布为起点的特征

流行病学是以疾病的分布为起点来认识疾病的，即通过收集、整理并考察有关疾病在时间、空间和人群中的分布特征，去揭示疾病发生和发展的规律，为进一步研究提供线索。

3. 对比的特征

在流行病学研究中自始至终贯穿着对比的思想。对比是流行病学研究方法的核心，只有通过对比调查、对比分析，才能从中发现疾病发生的原因或线索。

4. 概率论和数理统计学的特征

在描述某个地区或某个特定人群发生疾病或死亡的情况时，常常用相对数（率）而不是绝对数来表示。率体现的是某个事件发生的平均水平，这有助于人们认识疾病的严重程度。

5. 社会医学的特征

人群健康同环境有着密切的关系。疾病的发生不仅仅同人体的内环境有关，还必然受到自然环境和社会环境的影响与制约，在研究疾病的病因和流行因素时，应全面考察研究对象的生物、心理和社会生活状况。

6. 预防为主的特征

作为公共卫生和预防医学的一门分支学科，流行病学始终坚持预防为主的方针，并以此作为学科的研究内容之一。与临床医学不同的是，流行病学面向整个人群，着眼于疾病的预防，特别是一级预防，保护人群健康。

（四）流行病学的主要研究方法

流行病学的研究方法按照设计类型可分为三大类，即观察性研究、实验性研究和理论性研究。

1. 观察性研究

观察性研究是指研究人员在不对研究对象施加任何影响的情况下，对获得的调查资料进行分析研究的一类方法。观察性研究主要包括描述性研究和分析性研究。描述性研究主要描述疾病或健康状况的分布，揭示现象，为病因研究提供线索，即提出假设，因此，是流行病学调查的第一步，也是分析流行病学研究的基础。描述性研究最常用的方法有个案调查、病例报告、现况调查、生态学研究等，其中个案调查和现况调查应用最为广泛。而病例对照研究和队列研究则是分析流行病学的两种主要研究方法。病例对照研究是选定患有某特定疾病和不患有该病但具有可比性的两组人，通过调查既往可能的危险因素的暴露史，并进行比较，从而推断暴露因素与疾病有无关联和关联大小的研究方法；队列研究是选定暴露与未暴露于某因素的两组人群，随访观察一定时间，比较两组人群患某疾病的结局，从而判断该因素与发病或死亡有无关联及关联大小的研究方法。

2. 实验性研究

实验性研究是指在研究人员的控制下，把研究对象随机分为对照组和实验组，对实验组施加或消除某种因素或措施，随访观察一定时间，比较两组人群的结局，以判断此因素或措施对研究对象的影响。根据研究对象的不同，实验性研究可分为临床试验、现场试验和社区干预试验三种试验方法。

3. 理论性研究

理论性研究又称为数学模型研究，指将流行病学调查所得到的数据，通过运用不同的数字符号来代表疾病的多个病因以及机体与环境的各项危险因素，然后抽象地通过数学公式来模拟疾病的发生和流行，以探讨疾病流行的规律。该方法可以定量反映出病因、机体与环境因素变化对疾病发生的影响及其动态的变化。

第四章　生理健康基础理论

第一节　疾病治疗基础知识

一、疾病治疗概述

（一）疾病

疾病是人体在一定病因作用下自我调节功能紊乱而发生的异常生命活动过程，并引发一系列代谢、功能、结构的变化，表现为症状、体征和行为异常。

（二）症状

症状是疾病过程中，机体内一系列机能、代谢和形态结构异常变化所引起的患者主观感受到不适或痛苦的异常感觉或某些客观病态的改变。症状表现有多种形式，有些只有主观才能感觉到，如疼痛、眩晕等；有些既有主观感觉，客观检查也能发现，如发热、黄疸、呼吸困难等；也有主观无异常感觉，是通过客观检查才发现的，如黏膜出血、肝脾肿大等；还有些生命现象发生了质量变化（不足或超过），如肥胖、消瘦、多尿、少尿等，需通过客观评定才能确定。凡此种种，广义上均可视为症状，即广义的症状，也包括一些体征。

（三）体征

体征是指医师或其他人客观检查到的改变。

体征与症状不同：症状是病人自己向医生陈述（或是别人代述）的痛苦表现，而体征是医生给病人检查时发现的具有诊断意义的征候。

（四）诊断与鉴别诊断

1. 诊断

现代医学的诊断，主要是通过问诊采集病史，全面系统地了解患者的症状，并通过视诊、触诊、叩诊和听诊等体格检查发现患者存在的体征，以及进行一些必要的实验室检查，如血液学检查、生物化学检查、病原学检查、病理学检查，以及心电图、X线和超声等辅助检查，收集这些临床资料后，予以综合分析，得出临床诊断。诊断包括：病因诊断，即根据致病原因而提出的诊断，说明疾病的本质；病理解剖诊断（病理形态诊断），即根据病变组织器官的形态改变进行的诊断；病理生理诊断（功能诊断），即根据器官功能状况作出的诊断。

2. 鉴别诊断

鉴别诊断是指根据患者的主诉，与其他疾病进行鉴别，并排除其他疾病可能的诊断。在临床上，疾病是千变万化的，症状表现也是错综复杂的，只有认真研究各种常见症状、症候和病机，才能对不同病症出现的相同症状加以鉴别。症状鉴别是从相类似的症状中，研究疾病不同的病因病机，以探求疾病的本质，这是正确进行辨证论治的关键步骤。因此，症状的鉴别，是疾病与证候诊断中的重要环节之一。

二、疾病治疗方法

（一）药物治疗

药物治疗是最常用和最主要的治疗方法。我国药品管理部门对药品的定义为："用于预防、治疗、诊断人的疾病，有目的地调节人的生理机能并规定有适应证或者功能主治、用法和用量的物质，包括中药材、中药饮片、中成药、化学原料药及其制剂、抗生素、生化药品、放射性药品、血清、疫苗、血液制品和诊断药品等。"根据药物的性质、剂型、组织对药物的吸收情况及治疗需要，药物给药途径有口服、舌下含化、吸入、外敷、直肠给药、注射（皮内、皮下、肌肉、静脉、动脉注射）等。在使用药物治疗时，需了解药物治疗的作用及不良反应，遵循药物选择的原则，合理用药。

（二）手术治疗

手术是外科治疗中的重要环节，是指用各种器械和仪器对机体组织或器官进行切除、修补、重建或移植等，以解除患者痛苦，达到治疗目的——有时也作为检查、诊断的方法。

手术除治疗作用外，也对机体有不利的影响，主要有两方面：一方面是局部损伤，包括出血、组织破损、炎症及感染、瘢痕形成等；另一方面是对全身各系统的影响，如能量代谢增强，内分泌系统活跃，循环系统负担加重，腹部手术使消化系统和免疫系统受到抑制等。手术后的常见并发症有切口感染、切口裂开、肺不张及感染、尿潴留及感染等。近几十年来，微创外科手术，如显微外科手术和内镜手术逐渐发展和普及，越来越多地取代了传统手术。

（三）介入治疗

介入治疗是指在医学影像或内镜的导向下，利用经皮穿刺和导管技术，通过药物、物理、化学等手段直接消除或减轻局部病变，从而达到治疗目的。介入治疗具有微创、可重复性强、定位准确等特点，对有些疾病，其疗效优于传统内、外科治疗。目前，介入治疗技术主要有血管性介入技术、非血管性介入技术、内镜下的介入技术。

（四）放射治疗

放射治疗是利用放射线如放射性同位素产生的 α、β、γ 射线，以及各类 χ 线治疗机或加速器产生的 χ 线、电子束、质子束及其他粒子束等治疗疾病，是治疗肿瘤的常用方法之一。

（五）物理治疗

物理治疗是应用自然界和人工的各种物理因子作用于机体，达到预防、治疗疾病和康复目的的方法。现代物理治疗很多，包括电疗、超声治疗、磁疗、生物反馈、音乐电疗、光疗、冷热治疗、水疗、高压氧疗法等。

三、生活方式管理与疾病管理

慢性病的发生、发展，有从正常健康人→低危人群→高危人群（亚临床状态）→疾病→并发症的自然规律。从任何一个阶段实施干预，都将产生明显的健康效果，干预越早，效果越好。健康管理工作者所面对的可以是没有疾病的健康人，但可能有一些不健康的生活习惯；更多的对象是亚临床状态的人，即所谓的高危人群，有一项或几项（血压、血脂或血糖）指标异常，但还没有明确和可诊断的疾病；也可能面对的是病伤残者，已经有明确诊断的疾病，如糖尿病或冠心病等。临床医生是用临床手段开展诊断和治疗；而健康管理工作者主要是用非临床手段，对一般人、高危人群或病伤残者进行健康评估和健康管理，主要是生活方式管理，干预和管理饮食、运动以及心理。对于病伤残者来说，健康管理应将就医和治疗纳入管理，同时管理生活方式，配合、辅助临床治疗，提高依从性，加强治疗效果——后一项内容也称为疾病管理。

健康管理的基本策略，根据管理对象分为生活方式管理和疾病管理。

（一）生活方式管理

生活方式管理是健康管理策略的基础成分。由于健康管理理念传入我国的时间较短，健康管理的实践也只有两年多时间，加上大部分从事健康管理的专业人员是临床医生或护士出身，习惯于药物或手术等临床干预，对生活方式管理、生活习惯干预的重要性认识不足；而有些人虽然认识到了生活方式管理的重要性，但缺乏技能和有效手段。在实践中，四种主要方法常用于促进人们改变生活方式：一是教育，即传递知识，确立态度，改变行为；二是激励，即通过正面强化、反面强化、反馈促进、惩罚等措施进行行为矫正；三是训练，即通过一系列的参与式训练与体验，培训个体掌握行为矫正的技术；四是营销，即利用社会营销技术推广健康行为，营造健康的大环境，促进个体改变不健康的行为。

单独应用或联合应用这些方法，可以帮助人们朝着有利于健康的方向改变生活方式。实践证明，行为改变绝非易事，形成习惯并终身坚持是健康行为改变的终极目标。在此过程中，亲朋好友、社区等社会支持系统的帮助非常重要，可以在传播信息、采取行动方面提供有利的环境和条件。

广义的健康管理是全过程的管理，既包括对健康人群、高危人群、疾病早期或 / 和轻度病伤残者（如轻度高血压或血脂异常病伤残者）的管理，也包括对中度病以及有合并症病伤残者的管理。在健康管理过程中，始终贯穿着一个共同的理念，那就是将管理学理念运用于健康监测、健康维护、疾病预防和疾病治疗，即有计划、有目标地开展这四项工作，并定期监测、评估其效果，不断修正、完善健康管理措施。

在健康管理过程中，生活方式管理是贯穿始终的基本方法。对于健康人群和高危人群，我们提倡以生活方式的管理为唯一方法；对于疾病早期或 / 和轻度病伤残者，主张首先通过生活方式干预来改善病伤残者的健康状况，经过一定时间的生活方式干预，如病伤残者的指标（如血压或血脂）仍无明显改善，应增加药物干预。但即使采用了药物治疗，仍然不能轻视乃至放松生活方式的管理，因为健康的生活习惯，如合理的饮食、运动和心身的休养本身能加强并巩固药物治疗效果，一旦病伤残者的指标稳定地恢复正常，可以逐渐减少药物剂量，最终停药而以生活方式干预来维持。对于中度以及有合并症的病伤残者，我们也提倡在进行药物等临床治疗的同时，积极开展生活方式干预以配合治疗，加强、巩固临床干预效果。

慢性病的发病既受遗传因素的影响，又与个人的生活方式有关，是由多个遗传基因和各种不健康生活方式的负荷长期相互作用引起的，其中个人的生活方式起主要作用，因此，在种族、遗传因素无法改变的情况下，建立健康的生活方式是慢性病预防与健康管理唯一有效的手段。

生活方式与习惯对健康或疾病的影响，不仅体现在高血压、肥胖、糖尿病等慢性病上，而且与大部分肿瘤发生有密切关系，如吸烟与肺癌，饮食因素与结肠癌，性生活与子宫癌等。虽然在肿瘤发生过程中，个体的遗传因素比生活方式有着更复杂、偶然、特异的关系，但仍然与生活方式有密切的联系，所以，建立健康的生活方式对于肿瘤的预防也有很大的意义。

冠心病、脑卒中、糖尿病、慢性呼吸系统疾病等常见慢性病及肿瘤虽然有各自的特点和重点危险因素，但也有很多共同的因素，都与吸烟、过量饮酒、不健康饮食、运动和体力不足、长期过劳、精神紧张或心情郁闷等几种生活方式有关，因此，这几种生活方式的管理是慢性病预防与健康管理的基本内容。如何改变这几种不健康的生活习惯，是健康管理工作成败的关键。

（二）疾病管理

疾病管理是生活方式管理外健康管理的又一主要策略，其历史发展较长，具有三个主要特点：一是目标人群是患有特定疾病的个体，如糖尿病管理项目的管理对象为已诊断患有 1 型或 2 型糖尿病的病伤残者。二是不以单个病例和 / 或其单次就诊事件为中心，而关注个体或群体连续性的健康状况与生活质量——这也是疾病管理与传统单个病例管理的区别。三是医疗卫生服务及干预措施的综合协调至关重要。疾病本身使得疾病管理关注健康状况的持续性改善过程，而大多数国家卫生服务系统的多样性与复杂性，使得协调来自多个服务提供者的医疗卫生服务与干预措施的一致性和有效性特别艰难。然而，正因为协调困难，才显示了疾病管理协调性的重要性。

第二节　疾病康复与护理基础知识

一、疾病康复与护理概述

（一）康复

"康复"一词产生于 19 世纪，原意指"复原""恢复"，即"恢复原来的地位和状态"。通常医学领域内的康复是指机体功能的复原，包括身体、心理、社会等功能方面。世界卫生组织医疗康复专家委员会把康复定义为："综合地应用医学的、教育的、职业的与社会的各种措施，对伤病后可能出现或已经出现的功能障碍，进行以功能训练为主的干预，尽可能提高病伤残者的功能，提高生活质量，帮助其回归社会。"对于病伤残者而言，当病理变化无法完全消除时，其局部与整体功能还存在着提高的潜力，经过各种康复措施，仍可以达到个体最佳生存状态。康复是使病伤残者恢复功能和权利的过程，不仅是训练其提高功能，使之适应周围环境，同时也需要环境和社会作为一个整体来参与，帮助他们重返社会。由此可见，康复的目的是提高病伤残者的生活质量，尽最大努力恢复独立生活、学习和工作的能力，使其在家庭和社会中过有意义的生活。

（二）全面康复

由于功能障碍广泛涉及身体、心理、语言、精神、家庭、教育、职业和社会等诸多方面，必须在现代康复理论指导下，采取综合的康复措施，才能使病伤残者在身心、社会、职业和经济能力等方面获得最大程度的恢复。全面康复主要是指医学、教育、职业与社会四大方面的康复。

1. 医学康复

医学康复是指利用各种医疗（如物理疗法、作业疗法、康复工程等）手段，帮助病伤残者最大限度地改善或恢复功能，为其重返社会创造必要条件。因此，医学康复既是康复综合措施中的首要措施，也是基础措施。

2. 教育康复

教育康复是指通过教育和训练手段来提高病伤残者的文化素质与社会能力，即实现受教育的权利，包括文化教育、特殊教育、劳动技能和职业技术教育等。教育康复的主要内容应根据病伤残者的特点而定。

3. 职业康复

职业康复是指通过对病伤残者就业前的咨询、职业能力的评价、职业教育、技能训练、就业安置及就业后的随访，使病伤残者最终能切实可行地具备适应某项工作的能力，即为病伤残者创造就业条件并实现自食其力。职业康复对实现康复目标具有十分重要的意义，也是帮助病伤残者自立于社会的根本途径。

4. 社会康复

社会康复是指在适应社会的层次上采取各种措施，减少或消除不利于病伤残者重返社会的各种障碍。社会康复涉及保障病伤残者合法权益，帮助其解决各种困难，改善生活福利条件等诸多方面，如建筑物无障碍设施，制订和宣传法律法规，提供其参与社会活动的各种机会等，创造一个有利于使病伤残者重返社会的社会环境，是实现康复目标的最终保证。

（三）康复护理

1. 康复护理的概念

康复护理是指护理人员针对病伤残者的身心障碍，以"提高功能，全面康复"为原则，以"重返社会"为最终目标而进行的一系列护理活动。康复护理是康复医学的一个重要分支，也是护理学的重要组成部分。

（1）康复护理目的。不仅仅是通过给药、处置、观察、急救等护理方法来实施治疗，达到减轻病痛和缩短病程的目的，更重要的是通过实施各种康复护理技术，减轻康复对象的痛苦，促进康复，提高生活自理能力，提高生活质量，使其尽早回归家庭与社会，恢复如同健全人的权利和地位。

（2）康复护理介入时间。康复护理人员是康复团队中的重要成员之一。康复护理既不是医疗后的简单延续，也不是临床护理的重复。康复护理始于病人入院之际或之前，但伤病的任何阶段都需要介入康复护理。现代康复观念认为，对早期伤病者应尽早进行康复医疗和康复护理，以减少并发症和后遗症的发生；当残疾无法避免时，尽量减少或减轻残障的发生；当残障无法恢复时，教育和训练他们学习日常生活活动，使之"残而不废"，提高生活质量，重返社会。

2. 康复护理的原则

（1）早期介入。即预防在先。康复护理应与临床护理同步，做好伤病急性期及恢复早期的康复护理，是促进功能恢复和预防继发性残疾的关键。

（2）自我护理。通过教育和训练，激励病伤残者的主动性，变被动护理为主动护理，即由"替代护理"到"自我护理"及"协同护理"，以替代或补偿残损的部分，并指导与鼓励其家属积极参与，引导、鼓励和帮助病伤残者自我护理，恢复生活自理的信心和能力。

（3）注重实用。按照复原、代偿和适应的原则重建功能，激发康复对象的潜在能力，保持和强化其残余功能。功能训练应注意与日常生活活动相结合，以提高其生活自理能力。

（4）心身并举。在帮助病伤残者康复训练过程中，要重视心理康复，注意了解病伤残者的需要并提高其自信心，避免过分保护或疏忽。

（5）全程参与。应根据病伤残者疗程的不同，完成早期、恢复期与后遗症期三级全程的康复护理。

（6）互相协作。康复护理人员需要与小组其他成员保持密切联系，遇到问题及时沟通和解决，良好的协作关系是取得最大康复疗效的关键。

3. 康复护理的内容

除一般疾病的常规护理内容（基础护理、给药急救、观察病情等）以外，康复护理的主要内容如下。

（1）康复病房的管理。康复病房与一般病房略有不同，要为康复对象提供安全的环境，如无障碍设施和安静舒适的治疗性环境。

（2）预防继发性残疾和并发症。观察残疾情况，发现和了解功能障碍的程度，以及潜在的护理问题（如预防感染、压疮、挛缩、萎缩），避免后遗症和并发症的发生，防范残障的形成与加重。

（3）康复评估和康复计划制订。护理人员与康复治疗组的其他康复人员一起，共同制订切实可行的康复计划，包括康复目标和措施，并在实施过程中定期评估、调整和修改。

（4）帮助掌握有关功能训练技术。护理人员应配合康复医师及其他康复技术人员，运用科学方法，指导和帮助康复对象进行训练，并采取相关护理措施，增强其自护能力，使其功能发挥到最佳状态。此外，护理人员还要与小组其他成员、康复对象和家属一起落实训练所需的简单自助具和设备等。

（5）协助完成自我独立照顾的训练。积极发挥病伤残者的主观能动性，鼓励其由被动接受他人护理变为自我护理，作好回归家庭和社会的准备，以适应新的生活。

（6）重视心理康复。由于病伤残者具有特殊而复杂的心理活动，常易出现心理障碍和行为异常，护理人员应保持与病伤残者及其家属间的良好沟通，及时了解其心理感受，理解和同情他们，时刻关注他们的心理动态，耐心细致地做好心理护理，帮助他们接受身体残疾的现实。

（7）提供健康教育。向病伤残者及其家属介绍疾病过程，教会病伤残者及其家属观察病情和自我护理技术，指导日常生活活动能力训练及康复辅助用具的使用等，并为其不断变化的需求提供资源。

4. 康复护理的程序

康复护理程序与一般护理程序相似，包括康复护理评估、作出护理诊断、确立康复目标、制订和实施康复护理计划等，所不同的是护理人员必须参与对病伤残者的功能障碍情况进行详细的初期、中期及后期评估，包括对病伤残者身心存在的各种问题的评估。在制订计划时，不仅包括制订住院期间的计划，还要考虑病伤残者回归家庭和社会后的问题，根据总的康复医疗计划，采取各种康复治疗护理措施，帮助病伤残者最大限度地实现康复目标。

（四）康复医疗的服务方式

世界卫生组织提出的康复医疗服务有以下三种方式。

1. 机构康复

机构康复指康复独立机构或相对独立的附属机构，如康复中心、康复医院和综合性医院中的康复医学科等，具有较大的规模和完善的康复设施，以及较高的专业技术水平。除康复治疗外，机构康复还承担着康复医学科研与教学任务，通常收费较高，服务覆盖面有限，且需要病伤残者登门求医。

2.上门康复服务

上门康复服务是指具有一定水平的康复专业人员走出康复机构，到病伤残者家庭或社区进行康复服务和指导。

3.社区康复

社区是指范围较小的人群居住的地区，如乡镇、街道、居委会等。社区康复是指依靠社区本身的人力和基础资源，以及专业机构的信息和技术，以简便实用的方式向病伤残者提供最基本的康复服务。社区康复费用低，服务面广，实用易行，有利于病伤残者回归家庭和社会，是整个康复过程的重要组成部分，也是三级康复医疗网络的基层终端。

目前，我国主要的康复医疗服务形式是机构康复和社区康复。机构康复主要解决疑难的康复问题，并为社区康复培养人才；社区康复则是一种新型、覆盖广、效益高、更经济的康复服务途径，不仅是临床早期康复治疗的延续，也是病伤残者回到社区内继续得到康复服务的保证。此外，我国还有中间设施（如社会福利院、老年护理院、护理之家等）和专门的康复中心（如脑舞康复中心、精神病康复中心）等。

二、康复医学

（一）概述

康复医学是指以促进病伤残者康复而进行的功能障碍预防、评估、治疗和训练的一门医学分支学科。康复医学以功能为导向，以全面康复为目的，与预防医学、保健医学、临床医学共同构成现代医学的四大支柱。因此，康复医学既是一门独立的学科，又与预防、保健、临床医学等学科相互整合、相互渗透和相互交叉，是现代医学体系中重要的组成部分。

康复医学着眼于整体康复，具有多学科性、广泛性、社会性，充分体现生物—心理—社会的医学模式。病伤残者康复目标的实现与康复医学密切相关，但康复与康复医学并非等同概念：康复医学是应用医疗措施来改善功能障碍，提高病伤残者的生活自理能力，这是康复措施中首要和第一位应用的措施。

1.康复医学的对象

康复医学对象主要是指先天发育障碍和后天所致的功能障碍者，主要涵盖病伤残者、年老体弱者、慢性病病伤残者、急性创伤及手术后患者四种人群。

2.康复医学的工作内容

康复医学的工作内容主要包括康复预防、康复评估和康复治疗。

（二）康复预防

康复预防是指在伤、病、残发生前后采取措施，防止残疾及功能障碍的发生、发展或减轻其程度。康复预防分为三级，即一级预防、二级预防和三级预防。

1. 一级预防

一级预防又称初级预防，是指预防各种致残性疾病、损伤、发育畸形、精神创伤的发生。一级预防是康复预防的基础和关键，做好一级预防，可减少 70% 的残疾发生率。一级预防的主要措施有以下几个方面。

（1）进行健康教育，增强防病意识，建立良好的生活习惯，选择适宜的运动，促进心理健康。

（2）预防接种，防止某些传染病的发生。

（3）预防先天性疾病，防止近亲结婚，做好优生优育的宣传工作和围生期保健。

（4）减少慢性病及老年病的致病因素，及时诊治与康复，开展老年保健活动。

（5）防止意外事故的发生，制订安全措施，进行安全教育。

（6）合理用药，控制药物的副作用。

（7）合理营养，防止营养不良。

（8）限制或禁止吸烟、饮酒。

（9）改善社会环境，减少理化因素对机体的影响。

2. 二级预防

二级预防又称次级预防，指在发生伤病后及早发现、早期治疗，将疾病的损害控制在最低水平，防止残疾的发生。二级预防需要许多学科的临床工作者共同参与。做好二级预防可使残疾的发生率降低 10%~20%，其措施有以下几个方面。

（1）早发现。定期、早期进行各种检查，做到早发现、早诊断。

（2）早治疗。健全各级医疗卫生网络，在早发现、早诊断的基础上，尽早采取相应的治疗措施，防止残疾的发生。

（3）控制危险因素。改良生活方式，有效控制各种危险因素，遏制疾病发展和恶化。

（4）预防并发症。在治疗原发病的基础上，预防并发症，避免继发性残疾出现。

（5）早期康复治疗介入。早期介入有利于促进身心功能恢复，防止功能障碍。

3. 三级预防

三级预防指在残疾出现后采取措施防止发生严重残疾。三级预防措施主要包括以下几个方面。

（1）开展康复治疗。尽早而正确地选择和开展物理治疗、作业治疗、功能训练、心理治疗等康复治疗。

（2）提高日常生活活动能力。在开展康复治疗过程中，重视提高日常生活活动能力训练，增加康复治疗的实用性，帮助病伤残者回归家庭和社会。

（3）开展职业康复。通过职业咨询、指导、评价、训练、安置等措施，帮助病伤残者重返工作岗位。

（4）开展教育康复。为病伤残者提供各种合适的教育机会，使其获得受教育的权利。

（三）康复评定

1. 康复评定的概念

康复评定是对病伤残者功能状态和潜在能力的判断，也是收集评定对象的病史和相关资料，通过检查和测量，对结果进行比较、综合、分析、解释，最后形成结论和障碍诊断的过程。通过康复评定，可以客观、准确地发现和确定障碍发生的原因、性质、种类、特征、范围、程度以及预后，为康复预防和制订康复目标、康复治疗计划提供科学依据，是康复目标得以实现和康复治疗得以实施的先决条件。

康复评定和临床诊断具有同样重要的意义，但却有本质的不同：临床诊断是对病人疾病及病理的判断，而康复评定的对象是所有需要接受康复治疗的功能障碍者。康复评定是把评定对象作为一个完整的社会人，全面评估其躯体功能、活动能力和参与能力等情况，确定其生存状况和质量。因此，障碍的性质、种类、部位、程度、发展趋势、预后和转归等判断就成为康复评定的核心，是制订康复治疗计划的基础。

2. 康复评定的目的与作用

（1）目的。康复评定是康复医学的重要组成部分，贯穿于康复治疗始终。康复治疗过程中，需要通过定期的康复评定来制订、实施、修改和完善治疗方案。

（2）作用。康复评定在残疾判断和治疗过程中起着如下几个方面的重要作用：①明确功能障碍情况：通过康复评定，明确病伤残者功能障碍的原因、性质、种类、特征、范围、程度、功能的代偿能力，以及家庭环境、社会环境对病伤残者的影响。②确定康复目标：康复目标分为近期目标和远期目标。近期目标是实现远期目标的基础和具体步骤，是康复治疗过程中的阶段性结果；远期目标是康复治疗结束或出院时所达到的效果。③制订康复治疗计划：制订康复治疗计划包括确定治疗原则、具体措施和选择治疗方法。治疗方法有运动疗法、理疗、作业疗法、语言疗法、心理治疗、文体治疗、康复工程疗法、社会康复等，根据病伤残者实际需要选择。④判定康复疗效：在阶段性治疗后进行再次评定，通过与初期评定的结果和正常值进行比较，可以判断疗效的优劣，治疗方法是否正确，下一治疗阶段中是否需要修改治疗计划等。⑤判断预后：通过对障碍进行全面评定，治疗人员可以对病伤残者的恢复进行预测判断，为制订更加切实可行的康复目标和治疗计划提供依据，使病伤残者及其家属对未来有恰当的预期值和心理准备，能够更积极地配合康复治疗。⑥预防障碍的发生和发展：通过康复评定，及早发现问题，并据此判断今后可能发生的问题和安全措施，阻止功能障碍或残疾的发生和进展。⑦疾病等级的划分。通过评定病伤残者治疗后临床症状稳定时的器官损伤、功能障碍，及其日常生活、工作、学习、社会交往能力和对医疗、护理依赖的程度等情况，划分残疾程度等级。

3.康复评定的内容

康复评定是评定病伤残者躯体、精神、言语、社会和职业等多方面内容。

（1）躯体方面，包括循环系统等主要脏器功能、关节活动度、肌力、肌张力、肢体运动功能、协调与平衡能力、感觉、反射、日常生活活动能力等。

（2）精神方面，包括智力测验、性格测验、情绪测验、神经心理功能测验等。

（3）言语方面，包括失语症和构音障碍。

（4）社会方面，包括社会活动能力、就业能力、生存质量等。

（5）职业方面，包括职业适应能力、职业前评定等。

4.康复评定的方法

（1）定性分析。定性分析是对评定对象进行"质"的方面的分析，以便从整体上把握评定对象的特性，包括观察法和调查法。观察法是观察者凭借感觉器官或其他辅助工具，对病伤残者进行有目的、有计划的考察的一种方法；调查法是以提出问题的形式收集被检查者的有关资料的一种方法。

定性分析的优点是不受场地限制，不需要昂贵的仪器设备，短时间内就可以对病伤残者的情况作出大致的判断；缺点是有一定的主观性。

（2）半定量分析。半定量分析是将定性分析中所描述的内容分等级进行量化的方法。半定量分析比定性分析准确，但量化不够精确。半定量分析常用的方法是量表法。量表法是运用标准化的量表对病伤残者的功能进行测定的一种方法，分等级量表法和总结量表法。等级量表是将功能按某种标志排成顺序，常采用数字或字母将功能情况进行定性分级；总结性量表由一系列技能或功能活动组成，根据被试者的表现，对每一项技能或功能活动进行评分。

（3）定量分析。定量分析是通过测量获得并以数量化的方式说明其分析结果。定量分析的结果精确，可发现事物的规律和关系，把握本质，预测发展趋势。定量分析有视觉模拟尺法和仪器测量法等。视觉模拟尺法是通过使用一条标有刻度的直线来定量判定某种障碍或症状的一种方法；仪器测量法是利用仪器设备，对被试者的某一生物或功能性变量进行直接测量，以获得绝对值的量化记录方法。

（四）康复治疗

康复治疗是康复医学的主要内容，是康复医学与其他临床医学治疗特征的区别之处。康复治疗是以康复评定的结果为依据，制订康复目标和康复计划。全面的康复治疗方案包括协同、合理使用各种可能的治疗手段和措施。目前常用的康复治疗方法有以下几种。

1. 物理疗法

物理疗法包括运动疗法和理疗。

（1）运动疗法。是指通过徒手或借助器械改善病伤残者各种功能的运动方法，包括体位变换，姿势改善，关节活动度和肌力的维持与增强，改善或增强运动的协调性，改善机体平衡等。运动疗法能有效、有针对性、循序渐进地改善丧失或减弱的运动功能，同时可以预防和治疗肌肉萎缩、关节僵直、骨质疏松、局部或全身畸形等并发症。另外，运动疗法还可以改善不正常的运动模式，增强肌肉力量，改善机体的协调性和平衡性以及对运动的耐力等。

（2）理疗。是指利用电、光、声、磁、冷、热和力等物理因子治疗的方法，对炎症、疼痛、痉挛、防止瘢痕增生和改善局部血液循环障碍具有较好的效果。

2. 作业疗法

作业疗法是为了使病伤残者的功能尽快恢复，从日常生活活动、手工操作劳动、文娱活动和认知活动中，选择一些有一定针对性并能恢复病伤残者功能和技巧的作业内容进行训练，使病伤残者缓解症状、改善功能的治疗方法。作业训练项目应根据病伤残者的性别、年龄、兴趣、原来的职业和障碍的情况等进行选择。

作业疗法的内容包括功能性作业疗法、心理作业疗法、日常生活活动训练、就业前评价和就业前训练，常用的方法有进食、梳洗、穿衣、各种转移和移乘等日常生活活动，木工、纺织、刺绣、制陶、手工艺品制作等手工操作，以及使用套环、七巧板、书法、绘画和各种有价值的游戏等文体活动。作业疗法人员还要通过制作一些自助具和简单夹板，帮助病伤残者克服肢体功能障碍，训练装配假肢、矫形器和轮椅等的正确使用。对于有心理和认知能力障碍的病伤残者，要对其进行心理素质和认知的作业训练。

3. 言语疗法

言语疗法是对脑卒中、颅脑外伤后或小儿脑瘫等引起语言交往障碍的人进行评定与治疗的方法。常见言语障碍的种类有听觉障碍、语言发育迟缓、失语症、言语失用、运动障碍性构音障碍、器质性构音障碍、功能性构音障碍、发音障碍和口吃等。言语治疗建立在言语功能评定的基础上，通过评定，明确诊断，确定康复治疗的方针和具体的计划。常用的评定方法包括听觉检查、语言能力检查、口语检查等。根据评定结果，针对性地选用相应的康复治疗方法，恢复其交流功能。

4. 心理治疗

心理治疗是通过观察、谈话、实验和心理测验（性格、智力、意欲、人格、神经心理和心理适应能力等）对病伤残者进行心理学诊断后，再进行心理咨询和心理治疗的方法。常用的心理治疗有精神支持疗法、暗示疗法、行为疗法、松弛疗法、催眠疗法和音乐疗法等。

5. 文体治疗

文体治疗是通过文娱和体育方式，改善病伤残者各种功能状态的方法。体育和文娱活动不但可以增强肌力和耐力，改善平衡和运动协调能力，还能增强病伤残者的信心，使其得到娱乐，从而改善心理状态。可根据病伤残者的功能情况，选择一些力所能及的文体活动进行功能训练，使病伤残者在娱乐和竞争中得到功能恢复。

6. 康复护理

康复护理是用护理学方法照料病伤残者，在一般的治疗护理基础上，采用与日常生活活动密切相关的运动治疗、作业治疗方法，以帮助其进行自理生活功能训练。康复护理不同于治疗护理，其突出的特点是使病伤残者从被动接受他人护理转变为自我护理。康复护理内容有在病房中训练病伤残者利用自助具进食、穿衣、梳洗、排泄，并做关节的主动、被动活动等，目的是把整体康复治疗效果转变为适用性动作，方便病伤残者生活。

7. 中国传统治疗

中国传统治疗指利用中国传统的治疗方法来达到防病、治病目的。中国传统治疗方法在康复治疗中有其自身特点，可将中药、针灸、推拿按摩、气功、武术、五禽戏、八段锦等治疗手段合理地应用于治疗，促进功能恢复。

8. 康复工程

康复工程是指应用现代工程学的原理和方法，研制康复器械，以减轻、代偿或适应病伤残者残疾的科学，内容包括康复评定设备、功能恢复训练器械、假肢、矫形器、支具的制作和无障碍建筑改造等，以恢复、代偿或重建病伤残者的功能，为回归社会创造条件。

9. 社会服务

社会服务是指从社会的角度，采取各种有效措施，为病伤残者创造一种适合其生存、创造、发展与实现自身价值的环境，并使其享受与健全人同等的权利，达到全面参与社会生活的目的。

10. 职业康复

职业康复是指提供职业服务，如职业指导、职业训练和有选择地安置工作，使精神或躯体残疾者能够有适当职业。通过对病伤残者致残前的职业史、职业兴趣、工作习惯、作业速度、工作功能、作业耐久性，以及辅助器具应用的可能性等职业适应能力的评定，制订出康复治疗、训练、安置、随访等一系列工作目标和计划，为病伤残者选择一种能够充分发挥其潜能的最适宜项目，进行职业康复治疗，为回归社会打下基础。

三、康复目标与康复计划

康复目标和康复计划是在康复评定的基础上制订的，指根据康复评定结果，对病伤残者存在的问题作出客观判断，制订出符合病伤残者实际的康复目标和与之相应的康复计划。

（一）康复目标

康复目标要以病伤残者为中心，致力于病伤残者身体功能和日常生活能力的提高，使其能够回归家庭和社会。康复目标因病伤残者障碍的情况和程度不同而有差异，确定康复目标也受病伤残者年龄、性别、身体状况、职业等的影响。需要注意的是各专业的康复目标要与整体的康复目标相一致，不能将恢复职业和经济自立作为康复的唯一目标，也不要因为康复目标的多样化而不去确立具体的康复目标，应尊重客观实际，制订合理的康复目标和治疗计划，争取最好的治疗效果。

康复目标的分类有两种方法，即两期分类法和四期分类法。目前，我国常用的是两期分类法。

两期分类法分为长期目标和短期目标。长期目标是经过治疗上的最大努力，病伤残者达到最好功能水平时的一个标准；短期目标是在完成长期目标过程中某一阶段的治疗标准。

四期分类法分为近期目标、中期目标、出院目标、远期目标。近期目标是康复治疗初步阶段应达到的目标，中期目标是康复治疗过程中分阶段应达到的目标，出院目标是病伤残者治疗结束时应达到的目标，远期目标是病伤残者出院后回归家庭和社会所能达到的水平。

（二）康复计划

前已述及，障碍分躯体、心理、社会等方面，制订康复计划要在针对上述问题进行全面评定的基础上，根据病伤残者的年龄、性别、身体基础情况、交流能力、理解能力、文化水平、心理适应能力、家庭及社会构成等多方面情况进行设定，一般有以下几个原则：一是评定过程是制订治疗计划的基础；二是治疗计划因每位病伤残者的实际情况不同而不同；三是治疗计划要周密、严谨；四是治疗计划要与实际技术水平相一致，治疗要有科学性；五是治疗计划要进行阶段性修订；六是治疗计划要围绕一定的目标进行。

四、社区康复

社区康复是利用和依靠社区的各种资源进行的，包括病伤残者本身，这样就决定了社区康复的特点和内容。

（一）社区康复的特点

与机构康复相比，社区康复有以下几个特点。

1. 以社区为主体

社区康复在社区范围内进行，是社区经济和社会发展事业的一个组成部分。社区康复医疗服务应以社区为基地，由社区组织领导，社区成员全面参与，依靠社区人力、物力、财力资源开展。

2. 多部门合作

社区康复既是社区的卫生保健工作，又是社区的社会福利和社会服务工作，要求社区的卫生、民政、社会服务等部门共同参与，形成卫生保健、社会保障、社会服务网络，共同开展康复服务工作。

3. 全面康复

全面康复指为社区病伤残者提供医疗、教育、职业、社会等方面的康复服务。要想完成全面康复任务，应充分利用社区的资源，为病伤残者进行身心的功能训练，帮助其上学和就业，促使其回归社会、融入社会；同时，要充分发挥当地康复机构、学校和各级残疾人康复服务指导中心等康复技术资源中心的技术支持作用，保证病伤残者全面康复的顺利进行。

4. 方便、实用

社区康复就近开展康复服务，方法简单易行，技术实用有效，器材因陋就简、就地取材，费用低廉，有利于残疾人、老年人、慢性病病伤残者等能够长期康复治疗。

5. 全员参与

社区康复需要病伤残者本人、病伤残者人家庭、病伤残者组织等多方面人员共同参与，在康复服务中发挥各自的作用，完成社区康复工作，提高康复效果。

6. 投入少，效果好

病伤残者绝大多数住在社区，社区康复的投资少，服务覆盖广，使得更多的病伤残者能够得到康复，有利于提高康复的整体效果，是实现"人人享有康复目标"的根本办法。

（二）社区康复的内容

1. 残疾预防

一是依靠社区力量，落实各项有关残疾预防的措施，如为社区内居民举办基础知识讲座，开展康复咨询活动，发放普及读物，传授残疾预防知识和康复训练方法，增强残疾预防和康复的自我意识与群体意识；二是通过预防接种等加强疾病的防治工作；三是搞好优生优育和妇幼卫生工作，并开展环境卫生、营养卫生、精神卫生、保健咨询、安全防护等工作，预防残疾的发生。

2. 残疾普查

动员社区力量，在社区范围内挨家挨户进行调查，掌握本社区病伤残者及其分布情况，做好登记，进行病伤残者总数、分类、疾病原因等的统计分析，为制订残疾预防和残疾康复计划提供资料。

3. 康复医疗服务

要为康复对象提供诊断、功能评定、制订康复目标和治疗计划、进行康复治疗、康复护理、指导使用辅助器具、家庭康复等服务。

4. 教育康复

利用社区资源，帮助残疾儿童解决上学问题，或组织社区内残疾儿童特殊教育学习班。

5. 职业康复

依靠社区力量，对社区内还有一定劳动能力和就业潜力的青壮年病伤残者提供就业咨询与辅导，或介绍到各级职业辅导和培训中心进行就业前的评估与训练，指导其学会自谋生计的本领和方法。

6. 社会康复

建设和维护社区无障碍环境，方便病伤残者生活，并利用社区条件，组织病伤残者开展各种形式的文娱、体育和社会活动，使其融入社会生活中。

7. 独立生活指导

为各类病伤残者提供独立生活的咨询和服务，使他们懂得维护各种权益，增强他们独立生活的能力，与正常人一样生活在社会中。

8. 心理疏导服务

通过了解、分析、劝说、鼓励和指导等方法，帮助病伤残者树立康复信心，正确面对自身残疾，克服残疾所致的不利影响，并鼓励病伤残者亲友理解、关心他们，支持、配合康复治疗。

9. 用品用具服务

根据病伤残者的需要，提供用品用具的信息、代购、租赁、出借、使用指导等服务。

10. 转介服务

转介服务是指向医疗、就业、教育、养老等机构转送康复对象的过程，是维持社区康复生存和发展不可缺少的内容。如病伤残者遇到难以在社区解决的医疗问题时，必须向专业医疗机构转送，同时也可以接收专业医疗机构转入的病伤残者。康复对象完成社区康复后需要就业、劳动、教育、养老等，应得到相关的转介系统支持，完成转介工作。

（三）社区康复的目标和原则

1. 社区康复的目标

（1）使病伤残者和慢性病人、老年人的身心得到康复。通过康复训练和辅助器具的使用，使他们日常生活活动能够自理，并能够在社区内活动，与他人互相沟通和交流。

（2）使病伤残者在社会上能享受正常的公益服务机会，平等地享受入学和就业机会，为社区和社会作出积极的贡献。

（3）使病伤残者能融入社会，通过社区内部改变方式促进和保护他们的权利，消除其参与社会活动的障碍，真正回归社会。

2. 社区康复的原则

（1）社会化管理。在政府的统一领导下，卫生、民政、教育等相关部门履行各自的职责，密切配合，制定政策，采取措施，挖掘和利用社会资源，发动和组织社会力量，共同落实社区康复服务计划，完成社区康复服务任务。

（2）以社区为本。社区康复服务要适应社区特点，满足社区需要，立足于社区内部力量，使社区康复服务做到社区组织，社区参与，社区支持，社区受益。以社区为本体现在：①以社区病伤残者需求为导向提供服务；②社区、政府应当把社区康复服务纳入社区建设和发展之中；③实现社区资源利用一体化；④社区内所有相关人员参与，包括病伤残者及其家属；⑤根据本社区伤病残的发生和康复问题，采取相应对策。

（3）低成本、广覆盖。以较少的人力、物力，为更多的康复对象提供服务，这是普及康复知识和方法，整体提高康复医疗水平，使更多的病伤残者受益，解决因残疾导致社会问题的基本原则。

（4）因地制宜。社区康复应根据各个国家或地区的政治、经济、文化等情况进行。发达国家或地区与欠发达国家或地区在经济发展水平、文化习俗、康复资源、康复需求等方面有很大的差异，只有因地制宜采取适合本地区的社区康复方式，才能解决好当地的康复问题。发达国家或地区经济状况和社会保障好，技术和设备先进，可采取以社区康复机构为主、家庭指导训练为辅的方式开展社区康复；欠发达国家和地区则要采取低成本、广覆盖，以康复技术人员指导、康复对象主动训练为主的方式进行。

（5）技术实用。社区康复的特点决定了必须采用能让大多数康复人员、康复对象本人及其家属能够学会的简易实用的康复技术，才能满足社区康复服务的需要。因此，必须完成现代康复技术向简单、实用方向转化，机构康复技术向社区、家庭方向转化，城市康复技术向广大农村方向转化，外来康复技术向本地传统康复技术转化，建立起适合社区康复的实用技术。

（6）康复对象主动参与。康复对象是社区康复训练的主体，只有康复对象主动参与康复训练，才能取得理想的效果。康复对象在康复过程中要做到树立自我康复意识，积极配合康复训练，参与社区康复服务工作，学习文化知识，掌握劳动技能，贡献社会。

第三节　疾病预防基础知识

一、疾病的分布

疾病的分布是指疾病的人群现象，是描述疾病事件（发病、患病、死亡等）在什么时间、什么地区（空间）、哪些人群（人间）中发生及发生多少的现象，在流行病学中简称"三间分布"。这是流行病学研究的起点和基础。每种疾病都有各自特有的分布特征，而且疾病的分布是一个经常变化的动态过程，受病因包括遗传因素与环境因素的影响而变化。

（一）描述疾病分布的常用指标

1. 发病率

（1）定义。发病率是指一定时期内一定范围人群中某病新病例出现的频率。计算公式为：

$$发病率 = \frac{一定时期内某人群中某病新病例数}{同期该人群暴露人口数} \times K（K=100\%、1\,000‰或100\,00‰）$$

（2）计算发病率时的注意事项。①新发病例数：即观察时间内的新发病例总数。若在观察期间内一个人多次发病，则应计为多个新发病例数，如流感、腹泻等疾病在一年中可多次罹患。对难以确定发病时间的一些疾病，可将初次诊断的时间作为发病时间，如恶性肿瘤、精神疾病等。②观察时间：可以确定一定的观察时间，多以一年为主，也可确定较短的时间，如几个月，但也可观察更长的时间，如三年、五年。③暴露人口数：指在观察期内某地区人群中有可能发生该观察疾病的人数。对于那些因患病或接受预防接种而在观察期内不可能患该病的人不应计入暴露人口。如在计算麻疹的发病率时，已患麻疹者或有效接种麻疹疫苗者不能计入分母。

（3）应用。可用于描述疾病的分布，反映疾病对人群健康的影响，探讨发病因素，提出病因假说，评价防治措施的效果。

2. 罹患率

罹患率也是测量某人群某病新病例发生频率的指标，多用于暴发，通常指在某一局限范围和短时间内的发病率。其计算公式与发病率相同，但观察时间较短，可以日、周、旬、月为单位，使用比较灵活。罹患率的优点是能根据暴露程度较精确地测量发病频率，在食物中毒、职业中毒或传染病的暴发及流行中，经常使用该指标。计算公式为：

$$罹患率 = \frac{观察期间某病新病例数}{同期暴露人口数} \times K \quad （K=100\%、1\,000‰或100\,00\,‰）$$

3. 续发率

续发率也称二代发病率，指在传染病最短潜伏期到最长潜伏期之间，易感接触者中发病人数占所有易感接触者总数的百分比。计算公式为：

$$续发率 = \frac{潜伏期内易感接触者中发病人数}{易感接触者总人数} \times 100\%$$

续发率常用于家庭、病房、集体宿舍、托儿所、幼儿园班组中发生传染病时的流行病学调查。第一个病例发生后，在该病最短与最长潜伏期之间出现的病例称为续发病例，又称二代病例。

在进行续发率计算时，须将原发病例从分子及分母中去除。对那些在同一家庭中来自家庭外感染并短于最短潜伏期或长于最长潜伏期者，均不应计入续发病例。

续发率是反映传染病传染力强弱的指标，可用于分析传染病流行因素及评价卫生防疫措施的效果。

4. 患病率

（1）定义。患病率也称现患率，是指某特定时间内总人口中某病新旧病例所占的比例。患病率可按观察时间的不同，分为时点患病率和期间患病率两种。通常，时点患病率的观察时间一般不超过一个月；而期间患病率所指的是特定的一段时间，通常为数月，但调查时间应尽可能短。计算公式为：

$$时点患病率 = \frac{某一时点某人群中某病新旧病例数}{该时点人口数} \times K$$

$$期间患病率 = \frac{某观察期间某人群中某病新旧病例数}{同期平均人口数} \times K$$

（K=100%、1 000‰或100 00 ‰）

（2）影响患病率的因素。影响患病率升高的主要因素包括新病例增加（即发病率增高），病程延长，未治愈者的寿命延长，病例迁入，健康者迁出，易感者迁入，诊断水平提高，报告率提高；影响患病率降低的主要因素包括新病例减少（发病率下降），病死率升高，病程缩短，治愈率提高，健康者迁入，病例迁出。

患病率与发病率、病程的关系：当某地某病的发病率和该病的病程在相当长时间内保持稳定时，患病率取决于两个因素，即发病率和病程。三者之间的关系是：

$$患病率 = 发病率 \times 病程$$

（3）应用。患病率通常用来表示病程较长的慢性病的发生或流行情况，用于估计某病对居民健康危害的严重程度，可为医疗设施规划，估计医院床位周转，卫生设施及人力的需要量，以及医疗质量的评估和医疗费用的投入等提供科学依据。

（4）患病率与发病率的比较。如表 4-1 所示。

表 4-1　患病率与发病率比较

比较内容	患病率	发病率
资料来源	现况调查	疾病报告、疾病监测、队列研究
分子	调查期间新发病例和现患病例之和	观察期间新发病例数
分母	调查人数（时点患病率） 平均人口数（期间患病率）	平均人口数或暴露人口数
观察时间	较短，一般为一个月或几个月	一般为一年，或更长时间
适用疾病种类	慢性病或病程较长疾病	各种疾病
特点	静态描述	动态描述
用途	疾病现患状况或慢性病流行情况	疾病流行强度
影响因素	较多，如发病率、病死率、病程、治愈率、生存率等	相对较少，如疾病流行情况、诊断水平和疾病报告质量等

5. 感染率

感染率是指在某时间内被检人群中某病原体现有感染者人数所占的比例，通常用百分率表示。计算公式为：

$$感染率 = 受检者中感染人数 \times 100\%$$

感染率的性质与患病率相似。感染率常用于研究某些传染病或寄生虫病的感染情况和评价防治工作的效果，为估计某病的流行势态和制订防治措施提供依据，也是评价人群健康状况的常用指标。

6. 死亡率

（1）定义。死亡率表示一定期间内某人群中总死亡人数在该人群中所占的比例，是测量人群死亡危险最常用的指标。其分子为死亡人数，分母为该人群年平均人口数，观察时间常以年为单位。计算公式为：

$$死亡率 = \frac{某人群某年总死亡人数}{该人群同年平均人口数} \times K（K=100\%、1\ 000‰或100\ 00\ ‰）$$

根据上式计算得出的死亡率也称粗死亡率。对不同地区死亡率进行比较时，由于不同地区人口性别、年龄构成不同而存在人口构成差异，为消除人口构成不同对死亡率造成的影响，需将死亡率进行标化后才可进行比较。标化后的死亡率称为标化死亡率或调整死亡率；按疾病的种类、年龄、性别、职业、民族、种族、婚姻状况及病因等特征计算的死亡率，称死亡专率。

（2）应用。死亡率是反映一个人群总死亡水平的指标，用于衡量某一时期某一地区人群死亡危险性的大小。死亡率既可反映一个地区不同时期人群的健康状况和卫生保健工作的水平，也可为该地区卫生保健工作的需求和规划提供科学依据。死亡专率可提供某病死亡在人群、时间、地区上变化的信息，用于探讨病因和评价防治措施。

死亡率还可作为疾病发生风险的指标，在两种情况下可以反映人群的发病率：一是病死率高的疾病，如未治疗的狂犬病；二是病程或存活时间短的疾病，如胰腺癌，一经确诊后几个月死亡即发生，长期存活很罕见，因此，胰腺癌死亡率可以代替其发病率，了解人群该病的发病水平。

7. 病死率

（1）定义。病死率表示一定时期内因某病死亡者占该病患者的比例，即某病患者因该病死亡的危险性。计算公式为：

$$病死率 = \frac{某时期内因某病死亡人数}{同期某病患者数} \times 100\%$$

（2）应用。病死率表示某个疾病确诊患者的死亡概率，既可反映疾病的严重程度，也可反映医疗水平和诊治能力，常用于急性传染病，较少用于慢性病。一种疾病的病死率受疾病严重程度、疾病诊断及治疗水平和病原体毒力的影响，随医疗水平、病因、环境和宿主之间的平衡发生变化而变化，所以，用病死率作为评价不同医院的医疗水平时要注意可比性。

8. 生存率

（1）定义。生存率是指接受某种治疗的患者或某病患者中，经 n 年随访尚存活的患者数所占的比例。计算公式为：

$$生存率 = \frac{随访满\ n\ 年尚存活病例数}{随访满\ n\ 年病例数} \times 100\%$$

（2）应用。生存率反映疾病对生命的危害程度，可用于评价某些病程较长疾病的远期疗效，常用于癌症、心血管疾病、结核病等慢性疾病的研究。

（二）疾病的流行强度

疾病的流行强度指在一定时期内，某病在某地区某人群中发病率的变化及其病例间的联系程度，常用散发、暴发、流行及大流行表示。

1. 散发

散发是指发病率呈历年的一般水平，各病例间在发病时间和地点上无明显联系，表现为散在发生。散发一般是相对于范围较大的地区而言。确定散发时多与当地近三年该病的发病率进行比较，如当年发病率未明显超过既往平均水平称为散发。

当疾病预防与控制有效时，会呈现散发，常见于如下情况：一是病后免疫力持久的疾病，或因预防接种使人群维持一定免疫水平的疾病常呈散发，如麻疹；二是有些以隐性感染为主的疾病，常以散发形式存在，如脊髓灰质炎、乙型脑炎等；三是有些传播机制不容易实现的传染病也可出现散发，如斑疹伤寒、炭疽等；四是某些长潜伏期传染病也以散发形式存在，如麻风。

2. 暴发

暴发是指在一个局部地区或集体单位中，短时间内突然发生很多症状相同的患者。这些患者多有相同的传染源或传播途径，常同时出现在该病的最短和最长潜伏期之间，如幼托机构的麻疹、手足口病、腮腺炎、甲型病毒性肝炎等疾病的暴发。

3. 流行

流行是指在某地区某病发病率显著超过该病历年发病率水平，一般为3~10倍。散发与流行是表示流行强度的指标，用于某病在同一地区不同时期发病率的比较。相对于散发，流行出现时各病例之间呈现明显的时间和空间联系，如2009年甲型H1N1流感的流行表现出明显的人与人间的传播关系和地域间的播散特征。当某地出现某种疾病的流行时，提示当地可能存在共同的传播因素。

4. 大流行

某病发病率显著超过该病历年发病率水平，疾病蔓延迅速，涉及地区广，在短期内跨越省界、国界甚至洲界，形成世界性流行，称为大流行。疾病世界大流行的危险始终存在，如流行性感冒、霍乱就有过多次世界性大流行。2009年，甲型H1N1流行性感冒形成世界大流行，是近30年来流行规模最大的。其原因是甲型H1N1流行性感冒病毒变异。随着世界经济的快速发展，交通日益便捷，人群与物资流动的频度和速度是空前的，病原体和传染源的快速移动会使某种疾病短时间传遍全球，如 2003 年发生的严重急性呼吸综合征（Severe Acute Respiratory Syndrome，SARS）和 2019 年年底发生的新型冠状病毒感染的疫情。疾病大流行的危险始终存在，要提高认识，警钟长鸣。

（三）疾病分布的形式

疾病在人群、时间、地区上的三间分布特征，是病因的外在表现与形成病因假设的重要线索，是探索流行因素和制订防治对策的前提。

1. 人群分布

人群的年龄、性别、职业、种族、婚姻状况、家庭情况以及行为生活方式等特征，常影响着疾病的分布，有时也可成为疾病的危险因素。研究疾病的人群分布有助于探讨疾病病因，为防治工作提供依据。

（1）年龄。在研究疾病的人群分布中，年龄是最重要的因素之一，几乎各种疾病的发病率或死亡率均与年龄有密切的关系。大多数疾病在不同年龄组发病率不同：一是一般各种慢性病随年龄的增加而发病率增高，如心脑血管疾病、恶性肿瘤、糖尿病等；二是白血病在儿童期和老年期均较多见；三是发病后有持久免疫力的传染病，如麻疹、百日咳、水痘等，大多在儿童中发病率高，尤其学龄前儿童发病率最高；四是有一些传染病如脊髓灰质炎、流行性乙型脑炎、流行性脑脊髓膜炎等，人群中普遍存在隐性感染，成人多已获得免疫，发病率以儿童年龄组为高。

（2）性别。许多疾病存在着性别差异，主要是由于男女接触致病因子的机会、遗传特征、内分泌代谢、生理解剖特点和内在素质不同所致。例如，血吸虫病、钩端螺旋体病往往是男性高于女性，应该是男性参加农田劳动时接触疫水机会较多的缘故。我国癌症死亡率除乳腺癌、宫颈癌外，一般是男性高于女性。男性的膀胱癌、胃癌、肝癌明显高发，可能与男性接触致癌因子机会较多有关。如肺癌，男女发病率不同，可能是由于男性吸烟者所占比例高于女性。胆囊炎、胆石症则以中年肥胖女性较多，可能与女性的生理特点有关。

（3）职业。许多疾病的发生与职业密切相关，是由于机体所处职业环境中的致病因素，如紧张程度、物理因素、化学因素、生物因素等不同所致。如煤矿工易患硅沉着病（曾称矽肺），脑力劳动者易患冠心病，炼焦工人易患肺癌，售货员易患静脉曲张等。同一职业，如工种不同，发病率也不同。传染病的发生与职业也有密切关系，如皮毛厂工人易患炭疽病，农牧场工人易患布鲁氏菌病，我国江浙及四川农民易患钩虫病，北方伐木工人易患森林脑炎。

（4）种族和民族。由于不同种族、民族人群所处的自然环境、风俗习惯、生活方式、宗教信仰及遗传等因素不同，所患疾病也不同。如马来西亚居住有三种民族，马来人患淋巴瘤较多，印度人患口腔癌较多，而中国人以患鼻咽癌和肝癌较多。我国回族、哈萨克族，男性胃癌死亡率高于其他民族，提示与饮食习惯有关；牧区少数民族农民的冠心病发病率高于同地区的汉族农民，与少数民族的高脂饮食有关。美国黑人多死于心脏病、脑血管意外、结核、梅毒等，而白人死亡率较高的是自杀和白血病等。

（5）家庭。家庭的年龄结构、文化水平、经济及卫生状况、风俗习惯、嗜好等均与疾病的发生密切相关。家庭成员之间接触的密切程度与某些传染病的传播相关，如病毒性肝炎、细菌性痢疾等。许多慢性病存在家族聚集性。婚姻状况、妊娠、分娩、哺乳等对女性健康有明显影响——已婚妇女宫颈癌发病率明显高于单身妇女，未婚女性和高龄分娩者易患乳腺癌。

（6）行为生活方式。不良行为和不良生活方式与许多疾病，尤其是慢性病的发生密切相关，如吸烟、酗酒、吸毒、不洁性行为、久坐等可增加某些疾病发生的危险。据世界卫生组织报告，在发达国家和部分发展中国家，危害人类健康和生命的主要原因是恶性肿瘤、冠心病、脑卒中、高血压、糖尿病等慢性非传染性疾病，而这些疾病的发生与发展 60%~70% 是由社会因素和不健康的生活方式与不良行为习惯造成的。

2. 地区分布

疾病的发生往往受地区自然环境和社会条件的影响。地区差异反映了不同地区致病因子的差别，因此，研究疾病地区分布常可对疾病的病因、流行因素等提供线索，制订防治对策。

（1）疾病在国家间的分布。疾病在世界各国的分布并不均衡，如乳腺癌在北美洲、北欧、西欧发病最多，东欧次之，亚洲和非洲各国较少；肝癌多见于亚洲、非洲；胃癌死亡率日本和智利等国家较高，澳大利亚、美国较低；霍乱在印度高发；病毒性肝炎在我国和亚裔人群中高发；黄热病的分布与埃及伊蚊的分布一致，主要流行于南美洲和非洲；登革热流行于热带、亚热带。

（2）疾病在国家内的分布。疾病在一个国家内的不同地区分布也有差别，如血吸虫病在我国长江以南曾广泛流行，长江以北则未见此病——北方干燥、寒冷，缺乏钉螺滋生繁殖条件；食管癌在我国北方多于南方，而北方又以太行山脉地区的山西、河南、河北三省交界处为圆心，死亡率以同心圆向周围扩散，逐渐降低；鼻咽癌主要分布于华南，而以广东省广州地区为高发区；大骨节病主要分布于东北、华北、西北等地，南方则无此病；地方性甲状腺肿（缺碘性）则以山区最多，流行地区的土壤、水和食物中碘含量均低于一般地区；原发性肝癌主要分布于东南沿海各地，以上海、福建、江苏、广西、浙江等省、市、自治区死亡率最高；高血压患病率北方高于南方，主要原因可能为北方人盐的平均摄入量多，超重和肥胖的比例高于南方。

（3）疾病的城乡分布。城乡在经济发展、自然环境、卫生条件、风俗习惯、人口流动等方面有较大差异，导致疾病在城乡间分布不同：城市交通方便，人口稠密，居住拥挤，因此，呼吸道传染病如流行性感冒、流行性脑脊髓膜炎、百日咳等经常有散发和流行；在偏僻农村，交通不便，人口稀少，居住分散，呼吸道传染病往往不易发生流行，但一旦有患者或携带者传入，也可以引起大规模流行；城市工业集中，排放烟尘及有害气体，加之汽车尾气排放，致使呼吸系统疾病和交通事故高于农村，尤其肺癌死亡率城市高于农村。

3. 时间分布

描述疾病分布的时间单位因病种而不同，其变化的形式主要有短期波动、季节性、周期性和长期变异。

（1）短期波动。有时又称时点流行，指人群中某种疾病在较短时间内发病数突然增多的现象。其含义与暴发相近，区别在于暴发常用于少量的人群，而短期波动常用于较大数量的人群。

疾病的短期波动或暴发一般具有比较明确的原因，是由于人群中大多数人在短时间内接触或暴露于同一致病因素所致，常见于因食物或水源被污染而引起的食物中毒、麻疹、伤寒、痢疾等。由于潜伏期不同，发病有先有后。先发病者为短潜伏期患者，后发病者为长潜伏期患者，大多数病例发生日期往往在最短潜伏期和最长潜伏期之间，即常见潜伏期。发病高峰与该病的常见潜伏期基本一致。因此，可从发病高峰推算暴露日期，从而找出引起暴发的原因。

（2）季节性。疾病在每年一定季节内呈现发病率升高的现象，为疾病的季节性特征。疾病呈现季节性变化的原因受气象条件、媒介昆虫、人群风俗习惯、生产条件等诸多因素的影响。研究疾病的季节性不但可以探讨流行因素、传染源，还可为防治对策的制定提供依据。季节性有两种表现形式，即严格的季节性和季节性升高。如流行性乙型脑炎在我国北方 8 至 10 月为发病高峰季节——在此前后很少发生，而南方稍早。其主要原因与乙型脑炎病毒在媒介昆虫体内的繁殖特性及蚊虫滋生条件有关，也与猪的病毒血症时间密切相关。

（3）周期性。疾病依规律性的时间间隔发生流行的现象，为疾病的周期性特征。呈现周期性流行的疾病主要是呼吸道传染性疾病，如流行性感冒每隔 10~15 年就会出现一次世界性的大流行。

（4）长期变异。在一个相当长的时间内（通常为几年或几十年），疾病的病原体、临床表现、发病率、死亡率等，会随着社会生活条件改变、医疗技术的进步和自然条件的变化而发生显著变化，与原来有很大不同，称为长期变异，或长期趋势。

经过长期变异，我国疾病情况发生了显著变化，非传染性疾病如心血管疾病、肿瘤等有所上升；传染性疾病的种类也发生了很大变化，性传播疾病在不断上升，出现了艾滋病等。

二、疾病预防和疾病监测

疾病预防控制工作包括两部分内容：一是预防控制的策略和措施，二是疾病监测。制订预防控制的策略和措施需要以疾病监测提供的信息为依据，而控制的策略和措施是否有效则要通过疾病监测来评价。

（一）制订预防控制策略和措施

1. 卫生工作方针

卫生工作方针是在总结卫生工作实践经验并吸收国内外先进科学基础上形成的，随着政治、文化、经济和医学科学技术的发展而不断充实和完善。

在 2016 年 8 月 19 日至 8 月 20 日召开的全国卫生与健康大会上，习近平总书记指出："新形势下，我国卫生与健康工作方针是：以基层为重点，以改革创新为动力，预防为主，中西医并重，把健康融入所有政策，人民共建共享。"在这个新的卫生工作方针指导下，我国的卫生事业定能取得新的更好的成绩，人民的健康水平定会越来越高。

2. 全社会参与的大卫生观

早在 1981 年，第 34 届世界卫生大会通过的《2000 年人人健康全球战略》强调，全球人人健康策略只靠卫生部门是不可能实现的，需要社会各部门协调一致，并将此作为八大基本原则之一。社会参与程度直接影响着卫生工作的实施效果，21 世纪初，世界卫生组织总结提出，社会各部门间在卫生行动方面不协调是实施全球卫生策略进程的主要障碍之一。2003 年，非典在全球流行的教训以及随后中国政府主导的全社会行动，是大卫生观的最好注释。2016 年，《"健康中国 2030"规划纲要》确立了"以人民健康为中心"的大健康观和大卫生观，提出要将促进健康理念融入公共政策制定实施的全过程，统筹应对广泛的健康影响因素，共同构筑全民健康之路。

3. 现代医学模式

医学模式是人们观察和处理医学问题的思想与方法，反映了人们在某个特定历史时期对健康和疾病现象的认识，也是对医学理论的高度概括。随着社会的发展、疾病谱的改变和科学技术的进步，医学模式已由传统的生物医学模式发展为现代的生物—心理—社会医学模式，现代医学模式为宏观决策提供了最佳的思维方式和处理方式。

4. 影响健康的因素

影响健康的因素可概括为：一是不健康的行为因素和生活方式，包括嗜好（吸烟、饮酒等）、性行为、营养、风俗习惯、体育锻炼、生活节奏以及心理压力等；二是环境因素，包括自然环境、社会环境和心理环境，即除了生物因素外，同时还有物理、化学、社会、经济、文化等因素；三是生物遗传因素，包括生物、遗传、生理、免疫等；四是现有卫生保健系统的缺陷。

（二）疾病的自然史与预防

疾病预防不仅研究疾病未发生前减少危险因素的方法，而且还研究疾病发生后，如何阻止病情进一步发展并尽量减少疾病带来的严重后果所采取的一系列策略和措施。任何疾病的发生、发展都有自身的规律，必须掌握这些规律，才能达到预防控制疾病，最终消灭疾病，促进健康的目的。

疾病的自然史是指在不给予任何治疗或干预措施的情况下，疾病从发生、发展到结局的整个过程。不同疾病的自然史差异很大，了解疾病的自然病史，对早期诊断和预防及判断治疗效果等都有重要意义。疾病的自然史包括生物学发病期、亚临床期、临床期、结局四个时期。

随着生产力的发展和医疗条件的改善，传染病的危害明显下降，在绝大部分发达国家和相当一部分发展中国家，预防疾病的重心开始从传染病向非传染病转移，朝着使轻症就医、避免发病或杜绝发病、促进人群健康的方向发展。疾病的预防从采用某种措施对某一疾病的预防，发展到采用健康生活方式、改变不良卫生行为等主动预防。

基于疾病自然史的几个阶段，从危险因素作用于机体到疾病临床症状的出现有一个发展的时间过程。根据危险因素的性质和接触量，这个过程导致疾病发生的时间有长有短，为疾病的预防提供了机会。Leavell 等（1953）根据健康状态自然过程提出的疾病预防"五阶段划分"和"三级预防"概念，与 Robbins 等（1970）根据慢性病特点提出的"六阶段理论"，尽管划分方法稍有不同，但在预防疾病的本质上有共同的特点，即根据疾病的自然史把预防和保健的概念扩大到生命的全程，同时把医疗和预防紧密结合，提倡预防为主，我们习惯称之为"三级预防"。

（三）疾病预防

1. 一级预防

一级预防又称病因预防，是指通过个人和社会努力达到增进健康的目的，包括在无特定病因作用时促进健康与针对病因采取相应的预防措施。世界卫生组织提出的人类健康四大基石"合理膳食、适量运动、戒烟限酒、心理平衡"是一级预防的基本原则，包括两方面的内容。

（1）健康促进。健康促进是一级预防的基础，指在人群基础上采取信息传播、行为干预等多种手段，提高全体居民的自我保健意识和能力，消除或减轻影响健康的危险因素，不断改善生活方式，增强体质。健康促进作为预防措施，不是针对某个疾病，而是要避免产生和形成能够增加发病危险的因素，而这些因素广泛地存在于社会、经济和文化生活等各个方面。机体对大多数疾病都缺乏特殊的保护措施，健康促进是在机体暴露于病因之前就采取措施，所以，被认为是一级预防的基础。事实证明，采取积极的健康促进方式，可以有效预防和降低多种疾病的发生率。健康促进包括社会健康教育、自我保健、环境保护、优生优育、卫生立法等主要内容。

（2）健康保护。对于病因明确的疾病或者对暴露于危险因素的高危人群来说，健康保护是预防控制疾病的主要措施。对于不少传染病来说，已经有了较好的预防措施，如用疫苗可预防麻疹、脊髓灰质炎、乙型脑炎等，对疾病流行的三个环节采取切断传播途径来预防传染性疾病的流行等。非传染病的控制必须找出主要的危险因素，采取综合的预防措施。控制吸烟是预防肺癌发生的关键，不少发达国家肺癌发病率的下降和我国近年来肺癌发病率的上升就说明了这一点。在我国的几个肝癌高发区，针对藻类毒素、黄曲霉毒素、乙型肝炎三个主要的危险因素，采用"管水、管粮、防肝炎"的预防方针就取得了很好的效果。

开展一级预防通常有双向策略，即对整个人群的普遍预防和对高危人群的重点干预，两者互相补充，可以提高效率。对整个人群的普遍预防称为全人群策略，旨在降低整个人群对疾病危险因素的暴露水平，通过健康促进实现；对高危人群的重点干预称为高危人群策略，旨在消除具有某些危险因素的人群的特殊暴露，通过健康保护实现。

2. 二级预防

二级预防又称为"三早预防"，通过早期发现、早期诊断和早期治疗，防止和减缓疾病的发展。传染病的早期发现和早期诊断，不仅可以通过早期治疗来防止发展成慢性病患者或病原携带者，而且可以通过早期隔离和报告来防止疾病的蔓延。对于非传染病，由于病因复杂，有效开展一级预防还存在不少难度，但通过普查、筛检和定期的健康检查做到"三早预防"是可行的，并且可以明显改善预后；对于传染病，除了"三早"，还要做到疫情早报告及患者早隔离，即"五早"。二级预防的核心是早期诊断，在疾病早期阶段进行诊断和治疗，可以控制疾病的进一步发展，提高治疗的效果，减少治疗的费用，改善疾病的预后，同时也有利于合理利用卫生资源。

早期发现可以从无症状者中发现早期患者：一是通过简单检查可发现的疾病，如原发性高血压的发现、乳腺癌的早期自查等，然后可以进行复查，对疾病进行早期诊断、控制和治疗；二是通过主动的人群筛检发现早期病例，对某些预后严重而病程较长的疾病如胃癌、宫颈癌患者，有效的筛检可以早期发现病例，提高治疗效率并减轻患者痛苦；三是对正常人群进行体检，如入学、入伍、就业与就业前的健康检查，能及时发现健康问题；四是对有血缘关系的婚配或有遗传性疾病先证者的家庭成员应进行产前检查，以减少遗传病。

3. 三级预防

三级预防是指针对患者、为减少疾病危害而采取的措施，内容包括为防止病残而进行的对症治疗和康复医疗，目的在于提高生存质量，延长寿命和降低病死率。

（1）对症治疗。对患者进行合理及时的治疗，改善症状，减轻病痛，防止继发症、并发症和后遗症以及疾病的复发和转移，争取病而不残，保护患者的劳动能力。对症治疗主要在医疗机构内完成。

（2）康复治疗。经过治疗后，患者可能留有器质性或功能性缺损，除了应给予患者必要的治疗外，还应帮助和鼓励患者发挥残存的功能或者借助机械力量的补充，进行有针对性的身体锻炼以及心理和职业方面的训练，使其能够充分发挥才干，实现其恢复社会生活的愿望。

在三级预防策略中，最重要的是一级预防。一级预防是积极、有效、主动、经济的预防措施。对不同类型的疾病应采取不同的三级预防策略。慢性病的预防控制要从源头抓起，以一级预防为主，同时兼顾二级预防、三级预防。以糖尿病为例，糖尿病的一级预防，主要针对糖尿病的易感人群，以健康教育为主，使易感人群及早改变不良行为和生活方式，通过降体重、降血压和降血脂，减少糖尿病的发生。糖尿病的二级预防应在社区开展高危人群的筛检，及早发现无症状的糖尿病以及糖耐量减低者，及时给予干预治疗，降低糖尿病的发病率，减少并发症的发生。加强对糖尿病患者的治疗，使其血糖、血脂和血压等达标，也可以减少其并发症的发生。糖尿病的三级预防主要是保护糖尿病患者的劳动能力，提高其生活质量，延长其寿命。

（四）疾病监测

详见第五章第三节疾病监测部分，此处略。

第五章　心理健康基础理论

第一节　心理学基础

一、心理学的概念

心理学是研究心理现象发生、发展规律的科学。

心理学是一门既古老又年轻的学科，几千年来，中外有许多哲学家和思想家都在探索心理现象，但由于历史的局限性和科学技术水平低，在漫长的年代里，心理学并未成为真正的科学；直到 19 世纪后半叶，在自然科学和实验技术迅速发展的影响与带动下，心理学才从其母体学科——哲学中独立出来，成为一门科学。

二、心理现象

心理现象是心理活动的表现形式，分为心理过程和人格（或个性）两个统一不可分割的方面。

心理过程包括认知过程——感觉、知觉、记忆、思维、想象、注意、语言等，情感过程——情绪、情感等，意志过程——目的性、果断性、坚持性、自制性等。

人格指的是人格倾向性——需要、动机、兴趣、理想、信念等，人格特征——气质、性格、能力，人格的自我调节系统——自我意识。

（一）心理过程

心理过程指人心理活动的发生、发展过程。具体地说，是指在客观事物的作用下，在一定的时间内，大脑反映客观现实的过程。这个过程包括三个方面，即认知过程、情感过程和意志过程。

1. 认知过程

认知过程是接受、加工、贮存和理解各种信息的过程，也就是人脑对客观事物现象和本质的反映过程。认知过程是从感觉开始的，感觉、知觉、记忆、思维、想象、注意、语言等都是认知过程的有机组成部分，都是通过反映事物的性质和规律而产生的心理现象。感觉、知觉、注意、记忆、思维、想象等构成了人的认知过程。

2. 情感过程

人在认识客观事物的时候，由于客观事物的不同特点及其与人之间的不同关系，使人对客观事物采取一定的态度并产生某种主观体验，如满意或不满意，愉快或不愉快等，这种主观体验过程就是情绪情感过程。

3. 意志过程

在认识和改造世界的活动中，人不仅能认识事物并产生一定的情绪情感，而且还能有意识而自觉地确定目的，并根据目的调节支配自身行为——这种克服困难、去实现预定目标的心理过程就叫意志过程。

（二）人格

1. 人格的概念和特点

（1）人格的概念。人格也称个性，是指一个人的整体精神面貌，即具有一定倾向性的心理特征的总和。

（2）人格的特点。尽管对人格的理解不尽一致，但都强调了人格概念所具有的重要特点，即独特性与共同性、社会性与生物性、稳定性与可塑性、整体性。

2. 人格的结构

人格结构是多层次、多侧面的，主要包括以下三个部分。

（1）人格倾向性。倾向性是人进行活动的基本动力，是活动倾向方面的特征，如需要、动机、兴趣、观点、信念等。这些内部倾向会使人以不同的态度和不同的程度组织自己的行为，并对行为进行调节和控制。①需要：按需要对象的性质，需要可分为物质需要和精神需要两类。美国心理学家马斯洛认为，需要的满足是人的全面发展的一个最基本原则，需要可划分为五个不同的层次，即生理需要、安全需要、爱和归属需要、尊重需要和自我实现需要（理想、抱负）。生理需要是其他各种需要的基础，只有当人的一些基本需要得到满足后，才会有动力促使高一级需要的产生和发展。自我实现是人类需要发展的顶峰。不同年龄阶段需要的主题是不同的，如婴儿期主要是生理需要占优势，而后这种需要逐渐减弱，安全的需要、归属与爱的需要依次递升，到了青少年初期尊重的需要日渐强烈，到青年晚期自我实现的需要开始占优势。这是一种波浪式的递进，低一层的需要不一定完全满足才产生高一层需要。②动机：动机是为满足某种需要使行为驱动的心理活动。根据动机的内容可分为生理动机和社会动机，根据动机的社会后果可分为正确动机和错误动机，根据动机的作用可分为主导动机和辅助动机，根据产生动机的原因可分为内在动机和外在动机。激发动机有两个条件，一个是诱因，另一个是内驱力。

（2）人格特征。人格特征是指一个人所表现出的稳定的典型特征，包括能力、气质和性格。①能力：能力是人格的一个组成部分，是直接影响人们成功地完成某种活动的个性心理特征，可分为一般能力和特殊能力。一般能力是指能够顺利完成各种活动的基本能力，如注意力、记忆力、观察力、想象力、思维能力、语言能力等；特殊能力是指能够完成某些专项活动所具备的能力，如音色分辨力、色彩辨别力、电脑操作能力等。与能力有关的一个概念是智力。这两个概念有时很难区别，不同之处是能力概念的范畴更大，包含了人的整体的功能；而智力则更多地偏重于脑的功能，注重获得知识和技能的能力。智力的衡量通常采用智力商数（intelligence quotient，IQ）。智商是通过智力测验得出的结果，是对智力水平间接的推测和评估。由于取样和测量等因素可能造成误差，由智商推测智力不是绝对的，一般来说，个体的智力水平在一生中是发展变化的，而智商却保持在一个相对稳定的水平。能力和智力是个性心理特征的重要方面，在一定程度上决定了一个人的成就，但智力并不是决定一切的因素。人作为一个整体，心理的诸方面互相影响，同时心理因素还与生物及社会因素相互制约，一些非智力因素（如意志、性格、动机等）对个体取得的成就也有很大的影响。②气质：气质是一个人情感发生速度与强度方面的外部表现，以及活动灵活性等特点的总和。强度指神经细胞承受较强刺激并能持久工作的特性即平衡性，也就是兴奋和抑制之间的强度对比——强度相等即平衡性高，强度不一即平衡性低或者是不平衡。灵活性指兴奋和抑制相互转化、相互替代的速度。按照以上特点，人的气质可相应地划分为黏液质、多血质、胆汁质和抑郁质四种类型。平静和淡漠是黏液质人最明显的特征；多血质的人容易兴奋和激动，但事情一过也能较快地平静下来；果断、坚毅、坦率和倔强是胆汁质人的特征；抑郁质人的最大特点是感受性高，耐受性低。总之，气质是人心理活动和行为动作方面动力特点的综和，并非有积极或消极、好或坏的含义。了解自己气质的意义在于把握、控制自己特性的情感和行为活动。③性格：性格是一个人在社会实践活动中形成的对人、对事、对自己的稳固态度，以及与之相应的习惯化了的行为方式。性格又是由多种特征组成的有机整体，主要特征包括对现实态度的性格特征、性格的意志特征、性格的情绪特征、性格的理智特征。性格的分类一般有三种方法：一是按心理功能的优势分为理智型、情绪型和意志型，二是按心理活动的指向性分为内向和外向两种，三是根据独立性的程度分为独立型和顺从型。一般来说，影响性格形成和发展的因素很多，主要有生物学因素、家庭因素、学校教育、社会风气和生活重大事件五个。

（3）自我意识。自我意识是人格结构中的组成部分，是一种自我调节系统和意识的形式，是一个人对自己本身的一种意识，由自我认识、自我体验和自我调控等方面构成，如对自己的心理特点、人格品质、能力和自身社会价值等方面的自我认识与自我评价，对自我情绪情感的体验如自豪、自爱、自卑和自暴自弃等，对自身心理和行为主动的掌握和调控。自我意识的产生和发展过程是个体不断社会化的过程，也是人格特征形成的过程。

第二节　心理发展与心理健康

一、心理发展

（一）人的发展与生命周期

人的发展有两层含义：一是指人类种族在地球生物种系发展中的有关过程；二是指个体从生物学受孕到生理死亡所经历的一系列生命阶段，即从婴幼儿、童年、少年、青年、中年、老年到死亡的发展过程。这种从生到死的过程也被称为生命周期，其中包括生物学意义上的成熟和变化过程、个体年龄结构的过渡，以及不同年龄阶段社会经历的变化过程。对于每个健康发展的个体来说，随着其生物意义上的成熟，每一阶段都有不同的心理上的任务和心理特征。

（二）心理发展的生物学基础

1. 遗传

遗传为心理的发展提供可能性。新的生命开始于精子和卵子结合成受精卵时刻，受精卵包含全部生物遗传的 46 个染色体。染色体的主要成分 DNA 是遗传信息的携带者，决定着生物体的各种性状和生物功能。每个人的 DNA 分子在结构上都是有差异的。基因是遗传物质的最小功能单位，父母的生物特征就是通过基因传递给下一代的。由于基因的传递，子女都继承了父母的某些遗传特征，个体的性别、容貌、肤色、头发颜色和眼睛等都是由遗传基因决定的，个体的智力、个性和气质等在很大程度上也受遗传基因的影响。

2. 生理发展

生理发展是心理发展的物质基础。个体从出生到衰老，心理和生理经历了漫长的发展变化过程，而心理是脑的功能，神经系统的发展为心理的发展提供物质前提。

（三）个体不同时期心理发展的特点

（1）婴儿期心理发展的特点。婴儿期是指个体0~3岁的时期。这个阶段，心理发展的特点是：①动作发展对心理发展的意义重大；②感知觉迅速发展，且在很多方面接近成熟水平。婴儿期是语言发展的重要时期——2~4岁是语言发育的关键期，9~24月（2岁）是理解语言的关键期，2~4岁是表达（口头）语言发育的关键期，这一时期学习语言效果最佳，而且获得的语言习惯最容易长期保持下去。另外，这一时期的社会依恋发展是情绪情感发展的重要标志。

（2）幼儿期心理发展的特点。幼儿期的范围是3岁到6~7岁，是学龄前儿童。这个阶段，儿童心理发展的主要特点是：①游戏是这一时期的主导活动；②在语言发展上，幼儿期作为婴儿期的延续仍然是口头语言发展的关键期；③思维活动以具体形象思维占主导地位，具有自我中心性的特点，个性倾向性开始形成。

（3）童年期心理发展的特点。童年期是指6~7岁到11~12岁，属于小学阶段。7~8岁是儿童智力发展的关键期，对儿童智力的开发极为重要。童年期儿童心理发展的特点主要表现在认知能力和社会能力发展两个方面。认知能力发展的主要特点是思维过程的具体运算性，是从形象思维到逻辑思维的过渡；社会能力发展的特点主要表现为逐渐摆脱对父母的依赖，转向朋友指向——突出表现为重视伙伴关系，并以同伴的评价为依据形成自我评价，在同伴交往中增进社会化的发展。

（4）青少年心理发展的特点。青少年期是从童年期向成人期过渡的时期。整个青年期（包括少年期）年龄的区分大体为11~12岁到25~28岁。少年期即为初中阶段，年龄范围为11~12岁到14~15岁；青年初期即为高中阶段，年龄范围为14~15岁到17~18岁；而青年晚期的年龄范围为17~18岁到22~23岁，大致属于大学阶段——有些学者把青年晚期延长到28岁，世界卫生组织把青年期定为45岁。

青少年期是个体从不成熟走向成熟的过渡时期。这个时期，个体的生理成熟水平显著提高，心理发展具有如下特点：①少年期生理和心理均有发展加速的现象，并由此产生心理发展的矛盾和偏差。②青少年期认知能力发展主要表现在：概括化观察力高度发展，思维具有抽象逻辑性，形成理论性的抽象思维能力，辩证思维发展，可形成活跃的创造性思维；进入记忆的最佳时期，具有成熟的记忆力；自我意识发展，自我意识形成；个性成熟，兴趣、性格趋于稳定，能力提高，道德意识和道德行为水平提高。③青少年情绪和情感已趋向成熟和稳定，但与成人相比显得波动较大；意志发展迅速，自制力和自控能力提高。

（5）中年期的心理变化特点。中年期一般指35岁（或45岁）到60岁之间，是生理的成熟期与稳定期，又是从青年期向老年期转化的过渡时期。中年期前期，心理特点多以成熟和旺盛为主，同时伴有新的变化特征；后期以变化为主，同时还维持着某些生理成熟和心理发展平稳的特点。中年期的感知觉开始衰退，中年后期各种感觉能力都开始减退。40岁以后，视敏度和视觉感受性逐渐下降，听觉阈限也随年龄的增长逐步提高。中年期流体智力随年龄增长而缓慢下降，晶体智力随年龄增长而继续上升，但人格结构保持着相对稳定性。

（6）老年期的心理变化特点。老年期一般是指60岁的人生阶段。老年期认知老化，感知觉减退，记忆随年龄的增长而减退；同时，智力减退，智力变化呈现不平衡性。老年人的人格随着年龄增长虽发生了多方面的变化，但基本人格仍具有持续稳定的特点。

二、心理健康

（一）心理健康的概念

心理健康也称心理卫生，指根据不同年龄特点，通过各种形式的教育和培训，使人们形成健全的人格和正常的心理过程，以适应社会环境，预防精神疾病、心身疾病和不良行为，使心理、生理和社会生活都处于完美的状态。

（二）心理健康的标准

马斯洛等学者提出，心理健康有十项标准：有充分的适应能力；能充分了解自己，对自己的能力能作适度的评价；生活的目标能切合实际；与现实环境保持接触；能保持人格的完整和谐；具有从经验中学习的能力；能保持良好的人际关系；适度的情绪发泄和控制；在不违背集体利益的前提下能作有限度的个性发挥；在不违背社会规范的情况下对个人的基本需要能作适当满足。

我国心理学家还从适应能力、耐受力、控制力、意识水平、社会交往能力、康复力、愉快胜于痛苦的道德感等方面，阐述了心理健康的标准。其中，有五条标准值得重视，这就是智力正常、情绪良好、人际和谐、社会适应、人格完整，具体内容如下。

1. 智力正常
包括分布在智力正态分布曲线之内者及能对日常生活作出正常反应的智力超常者。

2. 情绪良好
包括能够经常保持愉快、开朗、自信的心情，善于从生活中寻求乐趣，对生活充满希望。一旦有了负性情绪，能够调整并善于调整，具有情绪的稳定性。

3. 人际和谐

包括乐于与人结交，既有稳定而广泛的人际关系，又有知己的朋友；在交往中保持独立而完整的人格，有自知之明，不卑不亢；能客观评价别人，取人之长补己之短，宽以待人，乐于助人等。

4. 社会适应

包括有积极的处世态度，与社会广泛接触，对社会现状有较清晰正确的认识，具有顺应社会改革变化的能力，勇于改造现实环境，达到自我实现与社会奉献的协调统一。

5. 人格完整

心理健康的最终目标是培养健全的人格，包括：人格的各个结构要素不存在明显的缺陷与偏差；具有清醒的自我意识，不产生自我同一性混乱；以积极进取的人生观作为人格的核心，有相对完整的心理特征等。

心理健康与不健康之间并没有绝对的界限，因为心理健康是一个动态、开放的过程，心理健康的人在特别恶劣的环境中，可能也会出现某些失常的行为。判断一个人的心理是否健康，应从整体上根据经常性的行为方式作综合性的评估。

（三）心理健康与疾病的关系

研究与临床观察已经一致证明，心理和社会因素在健康与疾病中具有十分重要的作用，不健康的心理可导致疾病的发生。例如，长时间紧张工作与经济压力、家庭矛盾等慢性应激，产生情绪压抑，可引起体内内啡肽、儿茶酚胺等激素的分泌增加，导致胃肠道运动功能紊乱与胃黏膜供血不足，胃酸分泌增加，最终导致胃黏膜腐蚀、溃烂，形成胃十二指肠溃疡。躯体的疾病和痛苦又可影响个体的情绪，从而影响心理健康。心身的交互作用是影响心理健康的一个重要因素，保持健康的心理，建立积极的应对方式和健康的行为方式，是保持心身健康的重要条件。

（四）心理健康的维护和促进

环境的变化和来自社会各方面的压力，都会使个体出现心理紧张，严重时甚至会出现心理障碍。由于生活中的需要不能得到满足，目的不能实现，个体会出现挫折感或各种心理冲突，心理失去平衡甚至于精神崩溃，因此，心理健康需要维护和促进。一般来说，心理健康维护的目标有两个方面：一个方面是一般目标，即治疗心理疾病及处理适应不良行为，并设法尽早发现疾病的倾向，及时矫正或预防疾病的发生；另一个方面是高级目标，即保持并增进个人和社会的心理健康，发展健全人格，使每个人都有能力适应变动的环境，并改善社会环境及人际关系，以防止或减少心理不健康的发生。健康促进是目前一种普遍的观点，既是个人的成就，也是集体的成就，是使人们增强自我控制感并改善健康的一个过程。健康促进可以通过个人的努力，也可通过与医疗系统的配合，还可通过制定某些健康保健政策来实现。

（五）心理健康的意义

心理健康的意义在以下几个方面越来越显现出来。

1. 有助于心理疾病的防治

随着社会变革、社会价值观的急速改变，人们的心理矛盾和冲突以新的内容与形式表现出来，心理疾病的发生呈上升趋势。对心理健康的关注，可以帮助人们更好地适应社会，减少心理疾病的发生。

2. 有助于心理健康的发展

心理卫生知识的普及，有助于促进个体的心理健康。一般说来，心理健康的人，学习成绩优于心理不健康者，工作效率高于心理不健康者。更为重要的是，心理健康的人更能耐受挫折和逆境，更容易稳妥地度过社会变故和灾难。

3. 有助于推动精神文明建设

心理健康事业是精神文明建设的重要组成部分，是建设精神文明的基石，没有心理健康事业的蓬勃发展，就不会有真正的精神文明。

（六）不同年龄阶段的心理健康

1. 儿童心理健康

（1）胎儿期心理健康。生理发展是心理发展的物质基础。人的生命是从胎儿期开始的，个体是否心理健康，其先天素质和胎儿期的发育起重要作用。有研究证明，胎儿期营养不良与终生患精神病的风险相关，怀孕母亲的健康状况、情绪状态、习惯嗜好等对胎儿的健康，乃至胎儿一生的健康都会有影响，因此，胎儿期应当注意以下几个方面：①营养与保健：胎儿期是大脑发育的关键时期，而胎儿的营养完全依赖于母体的供养，因此，孕期的营养状况将严重影响胎儿的健康。有研究表明，孕妇营养不良，食物中蛋白质、维生素、钙、磷及其他微量元素的缺乏会影响胎儿脑的发育，使婴儿易患克汀病、身体矮小及智力低下等；而营养过剩或者不平衡也会影响胎儿的发育，如孕妇过多地进食动物肝脏，体内维生素A含量过高，可能会影响胎儿大脑和心脏发育。②严禁烟酒：据美国卫生、教育、福利部报告，吸烟的孕妇产下体重不足孩子的比率大致是不吸烟孕妇的两倍。孕妇吸烟过多还可导致自然流产、死胎、早产及胎儿畸形，吸烟可使胎儿宫内窘迫及新生儿窒息率增加。不仅如此，据日本学者调查证实，丈夫吸烟也会影响胎儿健康，婴儿畸形发生率与父亲每日吸烟数量成正比。孕妇大量饮酒与药物的使用是影响胎儿的重要因素之一，孕妇大量饮酒可造成"胎儿酒精中毒综合征"：胎儿出生时矮小，体重轻，长大后智力低下，动作迟缓；有的还会出现畸形，如小头、心脏缺陷、关节骨骼变形、脊髓脊膜膨出等。③使用药物应特别谨慎：不少药物可致胎儿畸形，如四环素可致胎儿骨骼发育障碍，牙齿变黄；某些抗组胺药、抗癫痫药、抗精神病药及激素类药等都有可能致畸；链霉素、卡那毒素、磺胺可致耳聋等。孕妇妊娠 2~6 周受 X 射线辐射也会影响胎儿发育导致畸形，应特别注意。许多临床研究表明，妇女妊娠头 3 个月感染风疹、流行性感冒、腮腺炎、猩红热等病毒或弓形虫等，容易造成胎儿发育畸形或死胎；孕妇内分泌失调、甲状腺机能低下，易使新生儿患痴呆症。孕妇患肺结核或尿路感染、糖尿病等疾病也会影响胎儿发育，生下的孩子有更多的先天畸形或缺陷，孕妇应特别重视保持身体健康。④保持稳定愉快的情绪：孕妇情绪的好坏，不仅直接影响其自身的健康，对胎儿的健康也有很大的影响。现代科学研究表明，情绪波动可影响内分泌功能，减少大脑的供血量。孕妇情绪过度紧张，可使与应激有关的激素水平明显增高，包括肾上腺髓质和皮质激素分泌的增加——肾上腺髓质激素分泌增加，可使孕妇心跳加快，血压升高，从而影响胎儿脑的发育，影响小孩出生后的智力；而肾上腺皮质激素分泌增高，会影响胎儿上颌骨发育，容易导致胎儿腭裂、唇裂等。另外，情绪不稳定孕妇发生难产及子痫的比率较高，孕妇应保持稳定、愉快的心情。

（2）婴儿期心理健康。婴儿时期的心理健康，不仅影响婴儿的生长发育，对其今后的成长也有着重要影响。婴儿期的心理健康被认为是心理健康的起点，儿童时期出现的心理疾病包括发育迟缓、情绪不稳定、睡眠障碍等，多数是因为在婴儿时期抚养不当所致。许多有关心理健康素质的因素都是在婴儿时期奠定的，婴儿所经历的事情或者会直接表现在其心理活动中，或者会留下"痕迹"对成年以后的生活产生深远的影响，而婴儿时期是极易受外界影响的年龄阶段。因此，提高对婴儿期心理健康的认识，有助于对婴儿心理健康的培养，对其以后的发展具有至关重要的作用。婴儿期应当注意以下几个方面。①母乳喂养：有人把物质营养、信息刺激和母爱称为婴儿期的三大营养。母乳营养充足，适合消化吸收，含有抗体和胱氨酸，可增加乳儿的免疫力和智力发展；而且通过哺乳可增加母亲与孩子视、听、触摸、语言和情感的沟通，使孩子获得心理上的满足，有助于神经系统的发育和健康情感的发展。②增进母爱：母亲的爱抚对婴儿的心理健康发展至关重要，而帮助婴儿建立依恋关系，减少分离焦虑是婴儿期心理卫生的重要内容。依恋是指婴儿与主要照顾者之间的情感联结，这也包括对他人或宠物甚至是一个物体如毯子、浴巾等的情感联系。婴儿形成对母亲依恋的关键期是出生 24 小时到 3 个月。很多研究表明，孩子与父母早期的依恋关系与其将来人生及情绪发展的顺利与否有直接的关系。分离焦虑是指婴儿离开了熟悉的环境，或其所依恋的人时所经历的紧张感和安全感，这在 8~12 个月时更明显，有的可延续到更大的年龄。婴儿尚未发展到能预见未来的认知阶段，无法预测在新的环境会发生什么且无求助对象，对分离充满了焦虑。帮助婴儿减轻分离焦虑的方法有：玩捉迷藏游戏，让婴儿逐渐适应照顾者的暂时消失，并学会认识到照顾者会再次出现；在安全环境下与婴儿保持适当距离，观察婴儿的行为；在必须分离时，可给婴儿一两件柔软的玩具或小毯子，让婴儿将依恋感转移到寄托的物品上，使婴儿适应与母亲的分离。③保证充足的睡眠：新生儿大脑正在快速发育之中，充足的睡眠是保证大脑发育和心理健康的重要条件。④促进运动与智力的发展。适宜的信息刺激能促进婴儿运动、感觉器官和智力的发展，应有意识地为孩子提供适量的视、听、触觉刺激。婴儿动作发展顺序是口、头、四肢、躯干，故此，2~3个月的婴儿可助其做被动体操，空腹时可训练俯卧和渐渐俯卧拍头；4~5个月的婴儿可在俯卧的基础上训练爬行——爬行不仅是一项全身运动的好方法，还能促进大脑发育，可利用玩具引导其学爬行，或帮助其学翻身。半岁以后应训练其用手握东西，10个月以后可训练其站立和迈步走路。

（3）幼儿期心理健康。3~6岁称幼儿期。3岁幼儿脑重已达成人的3/4，7岁时已接近成人。这一时期，幼儿的神经纤维髓鞘已基本形成，神经兴奋性逐渐增高，睡眠时间相对减少，条件反射比较稳定，语言进一步发展，掌握的词汇量增多，大脑的控制、调节机能逐渐发展。幼儿的语言发展经过了单字时期、称呼时期、构句期和好问期。幼儿的感知觉迅速发展，能有意识地进行感知和观察，但不持久，容易转移。其记忆带有直观形象性和无意性，且无意想象主题多变，喜欢以形象思考问题。五六岁后喜欢提问题，开始出现逻辑思维，但由于知识经验和认识能力有限，判断推理能力还有限。幼儿的情感强烈、易变，容易受外界事物感染，别的孩子笑，他也笑，别人大声叫嚷，他也大声叫嚷。到六七岁时，情感的控制调节能力有一定发展。幼儿意志行为也进一步发展，活动的目的性、独立性逐步增强，能使自己的行动服从成人或集体的要求，但自觉性、自制力仍较差。幼儿个性初步形成，自我意识逐渐发展，3岁左右开始出现自主行为，表现为不听话，对事物的评价常带有极大的主观性。同时性别认同也开始发展，已能区分男孩、女孩。

幼儿期的心理健康，应当注意以下几个方面。①促进幼儿言语的发展：对幼儿提供言语辅导有助于幼儿语言的发展，如父母可为幼儿提供良好的语言示范，但要注意语音正确、语速适中，尽量使用各种不同的词汇，不要再使用婴儿期的儿语，并提供幼儿会话的机会，培养幼儿良好的语言习惯，同时鼓励儿童多讲话，不厌其烦地回答儿童提出的各种问题。②对幼儿的独立愿望因势利导：这一时期的儿童有强烈的好奇心和独立的愿望，无所不问，常常自行其是，很不听话，学会了不论是对是错都说"不"——心理学上称之为"第一反抗期"。其实，这是儿童自我意识发展的表现，有积极的意义，应因势利导，培养其自我管理能力。例如，引导幼儿自己起床、穿衣、吃饭、系鞋带和大小便等，做得好时立即予以肯定和表扬，以便好的行为得到强化；同时不要对孩子求全责备，不要因孩子完不成自己的设想而加以责备或讥笑。③让孩子尽情玩耍与游戏：玩耍与游戏是幼儿的主导活动，也是儿童身心健康发展的重要途径，可以帮助幼儿走出自我中心的世界，学会与人交往，与人合作，建立群体伙伴关系。玩具和游戏是幼儿增长知识、诱发思维和想象力的最好途径，小孩子在一起愉快地玩耍，有利于社会交际、道德品质、自觉纪律、意志、性格和语言表达能力等的培养。④正确对待孩子的无理取闹和过失：幼儿偶尔无理取闹，动机常常是为了引起大人的注意，以达到某个目的。对此，父母应很好地说明道理，不能无原则地迁就或哄劝，否则会对哭闹行为起到强化作用。⑤言谈举止起到表率作用：家庭的气氛、父母的言谈举止对幼儿心理发展有重要影响，幼儿评判是非对错常常以父母或老师的言行作标准，父母及老师应给幼儿作好表率。

（4）儿童期心理健康。儿童期指6~12岁，这个时期正是小学阶段，故也称为学龄期。这个时期，儿童除生殖系统外其他器官已接近成人，脑的发育已趋成熟，感知敏锐性提高，感知逐渐具有目的性和有意性；有意注意发展，注意稳定性增长；口头语言迅速发展，开始掌握书写言语，词汇量不断增加；形象思维逐步向抽象逻辑思维过渡，大脑皮质兴奋和抑制过程更为协调，行为自控管理能力增强。其言语、情感、意志、能力和个性也得到不同程度的发展，表现为对事物富于热情，情绪直接，容易外露，波动大，好奇心强，辨别力高，个性得到全面发展，自我意识与社会意识迅速增长，道德观念逐步形成，喜欢模仿。

儿童期的心理健康应当注意以下几个方面。①科学合理安排学习：这是一个由游戏活动为主导转变为学习主导活动的时期，需要一个适应的时期。根据这一时期儿童的特点，老师和家长对新入学儿童应多给予具体的指导与帮助，要重视新生各项常规训练，如课堂学习常规、品德行为常规等，但学习时间不宜过长。内容上应生动活泼，注意教学的直观性与趣味性，并注重培养和激发儿童好学的动机、兴趣和坚强的意志。②组织社会劳动：儿童在劳动中不仅能增加对周围事物的认识，而且能增加与家人以外的成人和小朋友相处的机会，从中学会人际交往，发展友谊和责任心，培养热爱劳动、助人的人格。③培养创造性思维：成年人容易把多年积累的经验和知识灌输给小孩，容易出现说教式教育，对小孩的行为加以干预，诸如"这是对的，那是错的"，这样会影响小孩探索心理和创造性思维的发展。比如，小孩用茶杯盖子喝水，大人会说"这是盖子，不能用来装水喝"——其实，这是孩子的探索心和好奇心的表现。儿童的教育不但要强调传授文化知识，还应注意儿童思维的灵活性、多向性、创造力和想象力的培养。④注意情商的培养：情商即非智力因素，也就是良好的心理品质，应着重从三个方面培养：良好的道德情操，即积极、乐观、豁达的品性；良好的意志品质，即困难面前不低头的勇气，持之以恒的韧性；同情与关心他人的品质，善于与人相处，善于调节控制自己的情感，并给人以好的感染。

2.青少年期心理健康

青少年期一般是指12~18岁，是介于儿童与成年之间的成长时期，是从不成熟走向成熟的过渡时期。这一阶段的个体在生理上和心理上都要经历很大的变化。

（1）青少年期主要的生理心理发展特点。青少年时期是生长和发育的快速阶段，生理方面发生了巨大的变化，身高、体重快速改变，同时在内分泌激素的作用下，男女少年第二性征相继出现，性功能开始成熟：男性表现为喉结的出现，声音变粗，长出胡须，出现遗精等；女性表现为声音变尖，乳房发育，月经来潮。这个时期，脑和神经系统发育基本完成，第二信号系统作用显著提高。

青少年期的认知活动具有一定的精确性和概括性，青少年意义识记增强，抽象逻辑思维开始占主导，思维的独立性、批判性有所发展，逐渐学会了独立思考问题，但自我意识尚存在矛盾：一方面，青少年逐渐意识到自己已长大成人，希望独立，强烈要求自作主张，不喜欢老师、家长过多管束，好与同龄人集群。另一方面，由于阅历还浅，实践少，在许多方面还不成熟，经济上不能独立，出现了独立性与依赖性的矛盾。同时青少年想象力丰富，思维活跃，容易理想化，产生理想与现实的矛盾，并且可塑性大，易受外界影响，情绪容易波动。这一时期，青少年性意识开始觉醒，产生了对异性的好奇、关注和接近倾向，性意识与社会规范之间出现矛盾。

（2）青少年期心理健康的特点与促进。①发展良好的自我意识：学校应开展青春期自我意识教育，使青少年能够认识自身的发展变化规律，学会客观地认识自己，既看到自己的长处，也看到自己的不足，能客观地评价别人，学会面对现实，从自己的实际出发，确立当前的奋斗目标。②保持情绪稳定：青少年的情绪容易受外界影响，容易冲动，易从一个极端走向另一个极端，应帮助他们找到适合自己对付挫折的方法。父母与老师应以中立态度接受他们的倾诉和宣泄，让他们学会在遭遇挫折或失败时怎样去获得社会支持，以缓解应激。③预防性意识困扰：性是青少年最为困扰的问题之一，特别是青春发育期。应及时对青少年进行性教育，包括心理和生理两个方面，让青少年对性器官及第二性征有正确的认识，消除他们对其产生的神秘、好奇、不安、恐惧感；同时应培养他们高尚的道德情操，提高法制观念，自觉抵制黄色影视书刊的不良影响，正确认识和理解性意识与性冲动；此外，还应增进男女的正常交往，通过心理健康教育解决一些特殊的问题，如手淫、性梦、失恋等。④消除心理代沟：代沟是指两代人之间心理上的差异和距离，一般是指父母与子女在思维、行为上尤其是看待事物的差异。若处理不当，可能引起相互之间的隔阂、猜疑、苦闷，甚至是青少年离家出走等。代沟具有两重心理意义：一方面，意味着中学生自我意识的发展，心理已趋向成熟，具有积极的社会化倾向；另一方面，使得家庭关系紧张，会影响两代人的身心健康，导致个别子女离家出走甚至产生更为严重的后果。因此，对于严重的代沟应予重视，应设法通过心理咨询等方式促进双方及早进行心理调适，指导子女尊重、体谅父母，理解父母时有的唠叨啰嗦；同时指导父母尊重、理解和信任孩子。

3.青年期心理健康

青年期是介于青少年与中年期之间的阶段，是人生中最宝贵的黄金时期。这个时期，青年人的生理与心理都已成熟，精力充沛，富于创造力，开始走向完全独立的生活。

（1）青年期的生理与心理特点。①生理特点：青年在22岁左右生长发育已经成熟，各种生理功能已进入青壮年的最佳状态。身体素质包括机体在活动中表现出来的力量、耐力、速度、灵敏性和柔韧性等进入高峰，脑的形态与功能也趋成熟。②心理特点：青年期的个体在心理的各个方面得到了全面发展，主要表现在：一是认知能力趋于完善，青年人的词汇已很丰富，口语及书面表达趋于完善，抽象逻辑思维能力和注意的稳定性日益发达，观察的概括性和稳定性提高，并且富于幻想。二是情绪情感丰富、强烈但不稳定，情感的内容越发深刻且带有明显的倾向性，自我控制能力在逐渐提高。三是意志活动控制力日渐增强，表现在自觉性与主动性的增强，遇事常常愿意主动钻研，而不希望依靠外力。随着知识与经验的增加，行为的果断性也有所增强。四是人格逐渐成熟：其一表现为自我意识趋于成熟，一方面对自身能进行自我批评和自我教育，做到自尊、自爱、自强、自立；另一方面也懂得尊重他人，评价他人的能力也趋于成熟。其二表现为人生观、道德观已形成，对自然、社会、人生和恋爱等都有了比较稳定而系统的看法，对自然现象的科学解释、对社会发展状况的基本了解、对人生的认识与择偶标准的逐步确定，表明其社会化进程已大大加快。这个时期，青年人各种能力发展不一，但观察力、记忆力、思维能力、注意力等均先后达到高峰。

（2）青年期心理健康。①培养良好的适应能力：青年期是自我摸索、自我意识发展的时期，而且必须走入社会独立生活，常常会遇到各种挫折与人际关系的矛盾。当个人对客观事物的判断与现实相统一时，就能形成自我认同，否则就会产生心理冲突。有些青年由于种种原因导致人际交往失败时会感到苦闷、自卑，以致影响了身心健康。因此，应让青年寻找到相应的对策来应对，使其正确地认识自己，了解自己的长处与不足，正确地进行自我评价；同时，要帮助青年人树立恰当的奋斗目标，以避免不必要的心理挫折和失败感的产生。②及时解决情绪情感问题：青年人富有理想，但容易在客观现实与理想不符时遭受挫折，出现强烈的情绪反应，会怨天尤人，自尊也可能会转化为自卑、自弃。青年人虽然懂得一些处世道理，但却不善于处理情感与理智之间的关系，不能坚持正确的认识和理智的控制而成为情感的俘虏，事后又往往追悔莫及，苦恼不已。长期或经常的情绪情感困扰会严重影响个体的心理健康和事业发展，可采取以下对策来及时调整好情绪情感，尽早摆脱困扰：一是期望值适当，根据自己的能力调整期望值在自己的能力范围之内，同时对他人的期望也不宜过高；二是增加愉快生活体验，可以多回忆积极向上、愉快生活的体验；三是寻找适当机会及时宣泄自己的情绪，特别是在情绪不安与焦虑时，不妨找好朋友说说，或去心理咨询，甚至可以一个人面对墙壁倾诉胸中的郁闷。此外，还可以采用行动转移法或者升华法，用新的工作、新的行动去转移不良情绪的干扰。③防止性的困扰：青年时期是发生性及相关心理卫生问题的高峰期，与婚姻、家庭的幸福密切相关。如何处理性及随后遇到的问题是有一定难度的，但首先应对性有科学的认识，对性有正确的知识与态度是性心理健康的首要问题。性既不神秘、肮脏，而是自然与合理的，但也不能自由、放纵，违反伦理和法律法规，应增进男女正常交往，两性正常、友好交往后，往往会使青年男女更稳妥、更认真地择偶，减少因空虚无聊而恋爱的比例，美满婚姻的成功率也会更高。

4. 中年期心理健康

中年期又称为成年中期，一般是指35~60岁这一阶段。随着生活和医疗条件的改善，人类的平均寿命不断延长，因此，对中年期的年龄划分是相对的，对不同个体来说应因人而异。由于中年期时间间隔较长，约20余年，研究者又将35~50岁称为中年前期，50~60岁称为中年后期。在中年前期，个体处在生命的全盛时期，体力好，精力旺盛，工作能力强，效率高，知识经验和智力水平都处于高峰期；而在中年后期，个体的体力和心理发展状态开始呈下降趋势，但随年龄增长，个体的经验越来越丰富，知识面更宽广、深厚，工作能力和效率依然较高。

（1）中年期的生理心理特点。①生理功能逐渐减退：中年期的生理发展介于青年期和老年期之间，进入中年期后，人体的各个系统器官功能逐渐从完全成熟走向衰退，身体发胖，体重增加，头发逐渐变白变疏，颜面部皮肤渐显粗糙；同时各种感觉器官的功能开始减退，大脑和内脏器官系统也逐步走向退化，多种疾病正偷偷袭来。②心理功能继续发展，并呈现如下特点：一是中年人的智力发展模式是晶体智力继续上升，流体智力缓慢下降，智力技巧保持相对稳定，实用智力不断增长；二是中年人情绪趋于稳定，较青年人更善于控制自己的情绪，做事具有更强的目的性，自我意识明确，意志坚定，个性稳定，是事业上最容易成功的阶段。

（2）中年期的心理健康问题。人到中年，大致走完人生旅途的一半，不论在社会还是家庭，都处于一个承上启下的中坚地位。他们经历了半生奋斗，闯过了人生的风风雨雨，在事业上已有一定成绩，但肩上仍继续承担着事业的重担，在家庭中既要抚育尚未完全独立的儿女，还要赡养年迈的父母，有"操不完的心""做不完的事"，成为负荷最大的人群，往往心力交瘁，容易产生心理健康问题，可以从以下几个方面进行调控：①合理安排时间：中年人要合理安排自己的时间，注意劳逸结合，避免超负荷工作和心理疲劳，充分运用这一年龄阶段特有的智慧，设法取得智力和体力之间新的平衡与协调。②保持平和心态：注意保持心态的平和，学会心胸开阔地面对现实，凡事要有所为有所不为，量力而行；同时，不要凡事都和人比较，学会适当放弃，不要为眼前利益而牺牲身心的健康。③学会缓解压力：中年人有诸多压力，学会自我调整和缓解压力显得尤为重要，特别是当压力过大时，要学会适当地宣泄和放松自己，定期参加体育运动，保持身心的健康。

5. 老年期心理健康

老年期也称成年晚期，是指 60 岁至死亡这段时期。进入老年，个体的生理、心理和社会诸方面都会出现一系列变化。根据联合国教科文组织的规定，在一个国家或地区人口的年龄构成中，60 岁以上者占 10% 或 65 岁以上者占 7%，则成为人口老龄化的国家或地区。我国于 20 世纪 90 年代进入老龄化人口结构，60 岁以上的老年人已经超过 1.2 亿，是世界上老年人口最多的一个国家。不断提高老年人的心理健康水平，使老年人幸福、愉快地欢度晚年，已成为我国的一个重要卫生课题。

（1）老年期的生理心理特点。①生理功能衰退：步入老年后，身体各系统机能趋向衰退，脑细胞减少，细胞功能减弱，心血管功能下降，心脏病、高血压等疾病的发病率增多，主要表现为：一是肺的肺泡部分相对减少，由 20 多岁时占肺的 60%~70% 下降至 50% 以下，肺活量下降；二是肾脏重量减轻、老化，控制能力下降，前列腺肥大现象增多；三是甲状腺重量减轻，功能减弱，肾上腺重量也减轻，男性激素的合成能力明显下降；四是甲状旁腺分泌功能下降，性腺萎缩，分泌功能下降；五是骨的含钙量减少，脆性增加，容易骨折；六是皮肤的组织萎缩，弹性下降；七是皮脂腺萎缩，汗液分泌减少，皮肤干燥，无光泽，皱纹多；八是肌肉萎缩，弹性减弱，肌力下降。②心理特征发生变化：一是感知觉功能下降。感知觉是个体心理发展过程中最早出现的心理机能，也是衰退最早的心理机能；同时视力减退，出现老花眼，听力跟着下降。二是记忆发生变化。记忆力下降，无论是识记还是再认、重现能力均不如中青年；近期记忆差，易遗忘，常忘事；远期记忆保持效果好，常能对往事准确而生动地回忆；理解记忆尚佳，但机械记忆进一步衰退。三是情绪和人格改变。情绪趋于不稳定，表现为易兴奋、激动，喜欢唠叨，情绪激动后需较长时间才能恢复。人格上表现出以自我为中心且情绪性、内倾性和顺从性明显等特点。两性出现同化趋势——男性爱唠叨，变得女性化；女性更爱唠叨，变得更加女性化。

（2）老年期的心理健康问题。①适应退休生活，享受老年生活：离退休后，老年人的工作、生活环境和社会角色都发生了一系列变化，从为生活奔波的谋职者变成了旁观者，从以工作为中心转为以闲暇为中心，从工作单位为核心转为家庭为核心，从紧张的生活转为清闲的生活，从接触的人多事多转为接触的人少事少，从关怀子女者变成接受子女赡养者，从经济比较富裕者变成收入微薄者，从而思想上也会由积极状态变为消极状态，精神上由有依赖感变为无依赖感，思想、生活、情绪、习惯、人际关系等方面产生了不适应，出现了"退休综合征"，即多数退休老年人存在着或多或少的失落感和自卑感。老年人对退休后的现实有一个逐渐适应的过程，帮助他们进行自我调节十分重要。老年人可从以下几个方面进行自我调节：一是把退休看作一个人成功生活历程的一部分。对于老年期出现的各种衰退现象，要有思想准备，要改变认知，以乐观的态度面对人生中"有钱有闲"的这段时间，尽情地享受退休后的时光。二是坚持学习，活到老，学到老。进"老年大学"一类的学习场所，不仅可以改善老年人的心理活动能力，特别是记忆力和智力，延缓和推迟衰老；还可以使老年人紧跟时代的车轮前进，放宽眼界，生活于集体之中，将学习所得加上自己过去的知识和经验，做些有益于集体和公众的事情，体现个人的价值，同时使生活过得有意义，减少孤独感和失落感。三是培养和坚持各种兴趣爱好，做到"老有所乐"，既可丰富生活，激发对生活的兴趣；又可以协调、平衡神经系统的活动，使神经系统更好地调节全身各个系统、各个器官的生理活动，对推迟和延缓衰老起积极作用。四是保持必要的人际交往。积极投身社会生活，对生活中的各种问题积极面对，以切实的方法解决，不退缩，不逃避；同时参加体育锻炼，保持身体健康，并学会寻找快乐，学会享受老年生活。②正确面对疾病和死亡：步入老年期，个体常患有一种或多种老年疾病，越来越深刻地意识到死亡的临近，并由此产生心理波动。研究表明，老年人出现死亡念头的频率较高，特别是那些患有一种或多种慢性疾病给晚年生活带来痛苦和不便的老年人，常会想到与"死"有关的问题，并不得不随时作出迎接死亡的准备。老年人生死观的一个重要方面是希望"暴死"，不希望卧病不起，给别人添麻烦。死亡也是生活的一个部分，只有对死亡有思想准备，不回避，不幻想，才能克服对死亡的恐惧心理，从容不迫地生活。同时，子女应在生活上积极照料老人，对老人多关心多体贴，多进行情感上的交流，老人有病及时送医，使老人感觉温暖和安全。

第三节　常见的心理问题

一、异常心理的概念

近代学者对心理异常的一般解释是，指个体的心理过程和心理特征发生异常改变，或指人对客观现实反映的紊乱和歪曲。从此概念上理解，异常心理既包括个人自我概念和某些能力的异常，也包括社会人际关系和个人生活上的适应障碍。

二、异常心理的分类

国内医学心理学领域主要根据心理偏移常态的程度不同，将心理异常从轻到重大致分为以下几大类。

1. 轻度心理障碍

轻度心理障碍是一类与心理社会因素密切相关、程度较轻的心理障碍，如各种神经症、创伤后应激障碍等。之所以说这类疾病较轻，是因为这些病人虽然有着程度不同的身心不适感，但生活能力和社会功能基本完好，可以照常生活、工作，从表面上看与正常人区别不大。这部分病人往往需要采用心理和药物的联合治疗。

2. 严重心理障碍

严重心理障碍是因各种因素，使人的精神活动功能严重受损而导致的一类精神疾病，如精神分裂症、反应性精神病、情感性精神病等。这类疾病既可表现为自身精神活动诸方面的不协调，也可表现为人与外部现实环境之间不能正常地接触和反应，无法进行正常的社会生活。

3. 心理生理障碍

心理生理障碍是由于心理社会因素作用而导致的躯体功能性障碍和躯体器质性病变的一类疾病。这类疾病在发生、发展以及转归过程中，都与心理社会因素的刺激有关，如各种心身疾病。

4. 躯体器质性疾病伴发的心理障碍

躯体器质性疾病伴发的心理障碍指由大脑损害或一些躯体疾病伴有的精神障碍，如内分泌紊乱导致的心理障碍等。这类障碍以治疗躯体疾病为主，同时辅以心理治疗。

5. 人格障碍和性心理障碍

人格障碍指人格特征明显偏离正常，并形成了一贯的反映个人生活风格和人际关系的异常行为模式；性心理障碍是指对常人不引起性兴奋的某些物体或情境有强烈的性兴奋，或采用与常人不同的异常性行为方式满足性欲，或有变换自身性别的强烈欲望。

6. 有害健康行为和不良行为习惯

不良行为习惯是指影响健康的行为习惯。对身体、心理、社会各方面带来危害和常见的不良行为有烟瘾、酒瘾、药物依赖、厌食和贪食、网络成瘾等。

7. 特殊条件下产生的心理障碍

特殊条件下产生的心理障碍包括在药物、催眠、航空等特殊条件下产生的心理障碍，如受海洛因、烟草和酒精等影响状态下的精神障碍。

三、常见的心理问题

1. 幻觉

一种虚幻的知觉，指在客观现实中并不存在某种事物，患者却感知其存在。根据感觉器官的不同，幻觉可分为幻听、幻视、幻嗅、幻味、幻触和内感受性幻觉。如无人在场时，可听到有人在讨论和批评其缺点。

2. 妄想

一种在病理基础上产生的歪曲信念、病态推理和判断，虽然不符合客观现实，也不符合所受教育水平，但患者对此深信不疑，无法说服，也不能以亲身体验和经历加以纠正。临床上常见的妄想类型有关系妄想、被害妄想、影响妄想和内心被揭露感。此外，还有夸大妄想、罪恶妄想、疑病妄想、嫉妒妄想、钟情妄想等。

3. 自知力缺陷

自知力是指病人对其精神病状态的认识能力，即能否察觉和识辨自己精神状态是否正常，能否指出自己既往和现在的表现哪些属于病态。精神障碍者一般都有程度不等的自知力缺陷。

4. 兴奋状态

所谓兴奋，指整个精神系统活动增强，有言语、动作及行为的显著增多。因疾病性质不同而表现各异：有的以情感失调为中心，伴言语和活动增多；也有的以动作行为的异常为主。因病因不同，分为躁狂性、青春性、紧张性及器质性兴奋。

5. 木僵状态

木僵指病人精神活动全面抑制，轻者言语、动作、行为显著减少及缓慢；重者运动完全抑制，缄默不语，不吃不动，保持一个固定姿态僵住不动。可根据原因，分为紧张性、心因性、抑郁性及器质性木僵。

6. 抑郁性障碍

抑郁性障碍以情绪低落为主要临床特征，伴有相应思维和行为改变，症状轻重不一，发作呈间歇性，间歇期精神症状缓解后达到病前状态。

7. 心境恶劣障碍

心境恶劣障碍是以持久的心境低落状态为主的轻度抑郁，从不出现狂躁，常伴有焦虑、躯体不适感和睡眠障碍，并伴有明显精神运动性抑制或精神病性症状，生活能力不受严重影响，有求治欲望。

8. 神经症

神经症以前称神经官能症，是一组精神障碍的总称。根据突出症状，可分为多种类型，有多种躯体或精神上的不适感：自觉痛苦但经检查缺乏可解释的客观病理改变，无持久精神病性症状，现实检验能力未受损害，行为保持在社会规范允许范围内，有自知力，求治心切。起病多与素质、人格特征或精神应激有关，且病程多迁延，进入中年后症状常常缓解。

9. 恐惧症

恐惧症是以对某特殊物体、活动或情境产生持续而不合理的恐惧和紧张为特征的神经性障碍，常有回避行为。恐惧症状的共同特征包括：对某种客体或情境有强烈恐惧，伴有明显的自主神经功能亢进症状，对恐惧的客体和情境极力回避，明知这种恐惧是过分的或不必要的，但无法控制。

10. 强迫症

强迫症是以不能控制主观意志而反复出现的观念意向和行为为临床特征的一组心理障碍。患者体验到这些观念或冲动来源于自我，但又违反自己意愿，故极力抵抗和排斥，然终究无法摆脱和控制，这种尖锐冲突常引起焦虑和痛苦。强迫症基本症状有强迫观念、强迫怀疑、强迫性穷思竭虑、强迫性对立思维和强迫意向等，以及强迫动作或行为。强迫观念多表现为统一观念的反复联想，患者明知多余，但欲罢不能。这些观念可以是毫无意义的，如"为什么云是白色的"，对常识或自然现象强迫性穷思竭虑。强迫怀疑是强迫观念中的常见表现，反复怀疑自己的言行是否正确，怀疑内容多为个人生活细节，明知没有必要却又无法控制，并担心是否安全，如担心是否将门窗锁好，是否将电视机关好，是否将煤气关好等。强迫性对立思维是其感知到某一概念同时产生的一个与之对立的概念，如看见"原因"二字，马上想到"结果"；一见到"水"，便想到"火"，内心十分紧张。强迫意向是一种尚未付诸行动的强迫性冲动，使其感到一种强有力的内在驱使，如站在岸边上就有"跳下去"的冲动，抱起小孩便出现"掐死他"的冲动，这些冲动反复出现，使其焦虑不安。

11. 躯体形式障碍

躯体形式障碍主要特征是反复陈述躯体症状，不断要求给予医学检查，无视反复检查的阴性结果，不相信医生无疾病的再三保证；有时确实存在某种躯体障碍，但无法解释症状性质、程度或痛苦与先占观念，这些躯体症状故而被认为是心理冲突和个性倾向所致。临床表现以多种多样、经常变化的躯体症状为主，且具有非系统性，最常见为各种疼痛，如头部、腹部、肩背部、四肢、关节、胸部等疼痛；胃肠道不适症状，如疼痛、恶心呕吐、打嗝、饱胀、反酸及腹泻等；假性神经系统症状（又称转换症状），如肢体麻痹无力、癫痫发作、吞咽困难或喉部异物感、失明、失聪管状视野等；呼吸系统症状，如气急、胸闷等；泌尿生殖系统症状，如尿频、尿急、排尿困难、排尿疼痛等，症状可以涉及身体任何系统或器官。

12. 分离性障碍

分离性障碍是由心理因素引起但没有以器质性病变为基础的躯体症状和某些精神症状。分离是指内心冲突导致自我身份的认知与过去经历、当今环境完全或部分不相符合。

13. 睡眠障碍

睡眠障碍指各种心理社会因素引起的非器质性睡眠与觉醒障碍，通常可分为失眠、睡眠过度、睡眠中有异常运动或行为、睡眠觉醒节律障碍。非器质性睡眠障碍大多属于心身障碍范畴。

14. 进食障碍

进食障碍是指与心理社会因素相关的进食行为异常，如神经性厌食症和神经性贪食症，是一类典型的心身障碍。该病与一定的社会文化现象有关，生物易感性和特殊的文化应激相互作用，以致产生行为与心理症状。如神经性厌食与神经性贪食更多地与工业化社会相关：一方面是丰盛的食物，另一方面是女性对苗条身材的追求。神经性贪食症的特征为反复发作和不可抗拒的摄食欲望及暴食行为，由于病人有担心发胖的恐惧心理，常采取呕吐、导泻、禁食等方法以消除暴食引起的发胖。神经性贪食症可与神经性厌食症交替出现，多数是神经性厌食的延续，多发生于女性，发病年龄较神经性厌食晚，往往具有不可抗拒的摄食欲望，常有周期性发作，发作时进食量远超过正常。暴食可暂时缓解紧张心理，但紧接着会后悔和憎恨，继而采取不恰当的补偿措施以防止体重增加。

15. 神经性呕吐

神经性呕吐又称为心因性呕吐，是一种反复不自主或故意诱发的呕吐发作。呕吐多与心理社会因素有关，可发生于任何年龄。本症不影响食欲，呕吐后仍可进食，多数体重无明显减轻，内分泌素乱现象也较少见。呕吐一般发生在进食后，呕吐物为刚进食的食物，不伴有明显恶心及其他明显症状，在一段时间内反复发作。大多与一定心理社会因素有关。和神经性厌食症不同的是，大多数患者没有怕胖或减轻体重的想法，无明显的体重减轻。

16. 人格障碍

人格障碍是指在没有认知过程障碍或智力障碍的情况下，人格明显偏离正常，并由此引起较严重的痛苦状态或冲突。人格障碍通常开始于童年或青少年，并一直持续到成年——18岁以前诊断为儿童行为障碍，18岁以后诊断为人格障碍。

人格障碍的发病与遗传因素有部分关系，出生时脑损伤、脑炎、颞叶癫痫等为促发因素；心理社会因素与人格障碍形成关系密切，婴幼儿时期母爱被剥夺，父母离婚，家庭不和睦，父母有不良行为或父母对子女遗弃、虐待、专制或溺爱、放纵，均易于形成儿童异常人格；不良伙伴与文化熏陶，接受大量淫秽、凶杀等文化媒介诱惑，是形成和发展异常人格的重要环境。

第四节　心理评估

一、心理评估概述

（一）心理评估的概念

心理评估指运用心理学方法和技术评估人们的心理状态、心理差异及行为特征，以确定其性质和程度。在医学心理学中，最常用的心理评估方法和技术是心理测验，包括智力测验、投射测验、人格评估、临床神经心理学检查等。

（二）心理评估的常用方法

常用的心理评估方法有观察法、晤谈法和心理测验法。

（三）心理测验的分类

1. 按测验功能分类

（1）智力测验。用于测量人的智力，评估智力水平，如 Biner-Simon 智力量表、Wechsler 智力量表等。

（2）特殊能力测验。检查人的某一特殊的能力倾向，如测量人的音乐能力、特殊操作能力等。

（3）成就测验。测量人的学习效果及教育、培训目标实现的程度，如对有关知识的理解、分析、应用等。

（4）人格测验。通过测验对个体的人格特征进行评估。

2. 按测验目的分类

（1）描述性测验。对人的能力、性格、兴趣、知识水平等进行描述、分析和评估。

（2）诊断性测验。对人的某种心理功能或行为特征及障碍进行评估。

（3）结果性测验。测验结果将提示被测验者未来可能出现的心理倾向。

3. 按测验材料分类

（1）文字测验。即用文字进行测验，如 Eysenck 问卷及 Wechsler 智力量表中的言语量表部分属于文字测验。

（2）非文字测验。即多用实物、图片或模型等直观材料进行测验，如 Wechsler 智力量表中的操作量表即属于非文字测验。

4. 按测验方法分类

（1）问卷测验。将文字组成各种问卷项目作为刺激呈现给被测验者，以了解分析其应答反应结果。

（2）投射测验。用较模糊的照片、图片或其他没有明确意义的评估项目，观察被评估者的反应特点。

（3）操作测验。用实物或模型工具构成评估项目，观察被评估者完成动作的速度及准确性。

5. 按测验形式分类

（1）个别测验。在每次测验中以一对一的方式进行，是临床心理诊断测验中常用的形式。

（2）团体测验。可由一个或多个评估者对数量较多的被评估者进行测验，用于广泛的心理健康调查。

二、心理测验的原则和条件

（一）标准化心理测验的条件

心理测验量表必须标准化，并具备以下条件。

1. 效度

指一个测验工具能够测量出其所要检测对象的真实程度，以反映测量工具的有效性和正确性。

2. 信度

指一个测验工具对同一对象几次测验所得结果的一致性程度，以反映工具的可靠性和稳定性。

3. 常模

是测验取样的平均值，即正常或平均的成绩。要获取代表性强的结果，测验的样本量应该大。

（二）心理测验的原则

一是要有固定和较好的测验环境与条件；二是严格按照标准的测验指导语实施；三是实施方法有效、正确；四是采用统一的计分方法；五是与受试者保持协调的关系；六是严格为受试者保密。

三、常用的心理测验与评定量表

（一）智力评估

智力指潜在的、非单一的能力，是一种知觉、分析和理解信息的复杂的混合体。智商是智力的量化单位，其计算公式为：

$$智商\ IQ = （智龄\ MA / 实龄\ CA）× 100$$

智力水平可用智商值来分级：70~85为边界智力，70以下为智力低下，85~115为平常智力，115~130为高常智力，130以上为超常智力。国际上通用的智力量表有比奈量表、韦氏量表和Kaufman儿童能力成套测验等。

（二）人格测验

人格测验主要是对人格进行特征或划分类型的描述，没有量化单位。人格测验在临床中主要应用于诊断、咨询和心理治疗。

临床中常用的人格量表有明尼苏达多相人格调查表（MMPI）、艾森克人格（个性）问卷（EPQ）、十六项人格因素问卷（16PF）、洛夏测验和主题统觉测验等。

（三）评定量表

心理评定是对自己情感等主观感受和对他人行为的客观观察作出分级与量化评定的活动。心理评定活动的工具是评定量表。临床评定量表是标准化、定量化的临床检查，其用途很广，主要可用于病理现象的筛选、症状程度的描述以及协助诊断、疗效观察和追踪观察等方面。其分类有三种：按评定者可分为自评或陈述和他评，按实施方法可分为个别评定和团体评定，按功能可分为筛选量表、比较心理状况偏离程度量表及症状量表。

常用的临床评定量表有简易精神状态检查（MMSE）、大体评定量表、90项症状清单（SCL-90）、汉密尔顿抑郁量表（HAMD）、汉密尔顿焦虑量表（HAMA）和Achenbach儿童行为量表（CBCL）等。

第五节　心理干预

心理干预是医学心理学重要手段之一，其目的就是根据一定的科学原理，采用特定的手段，帮助人们增进心理健康，消除或缓解各种心理障碍和心理烦恼。

一、心理干预的概念

心理干预是指在心理学理论指导下，有计划、按步骤地对一定对象的心理活动、个性特征或行为问题施加影响，使之发生朝向预期目标变化的过程。一般认为，心理干预的主要方法是心理治疗，但随着医学心理学的发展，心理干预的内涵和范围在不断变化和扩展。我们至少可以从两个角度理解心理干预的内涵：一方面，心理干预是各种心理学干预手段的总称，包括心理治疗、心理咨询、心理康复和心理危机干预等；另一方面，随着社会生活的发展和对心理服务需求的增长，心理干预的思想、策略和对象越来越社会化，逐渐深入到文化传播、公共卫生、保健、疾病控制等领域，甚至成为制定公共卫生政策的重要内容。因此，心理干预的形式已经从早期单纯的个体治疗领域，进一步扩展到针对团体或特殊群体的多层次干预，具体包括对普通人群进行健康促进教育，对心理障碍的高危人群进行预防性干预，运用心理治疗手段对已患有心理障碍的人进行临床干预。

二、心理干预的内容与方式

一般情况下，个体有了较明显的病感后才去医院求治，但从疾病发生发展的全过程看，很多严重的心理障碍如果在症状爆发前有机会得到治疗，可能效果要好得多。研究表明，对某些疾病的高危人群进行预防性干预，能够显著降低发病率。我国中医理论早就提出"不治已病，治未病"的思想，如《黄帝内经》说："是故圣人不治已病治未病，不治已乱治未乱，此之谓也。夫病已成而后药之，乱已成而后治之，譬犹渴而穿井，斗而铸锥，不亦晚乎？"过去，医学界以预防为主来概括治未病的思想，但实际上这种观点强调的是"治"，即通过预防性治疗达到"防"的目的。显然，这也可作为心理干预的指导原则，如遵循健康的生活方式，就可能预防高血压、冠心病等疾患。因此，随着社会的发展，人们健康意识的提高，医学心理学需要认真思考应该对哪些群体进行心理干预，何时进行干预以及采取何种措施干预。

从整体上看，要想有效地预防和解决心理疾患，至少应对各类人群实行三个层次的干预措施，即健康促进、预防性干预和心理治疗，详见图5-1。

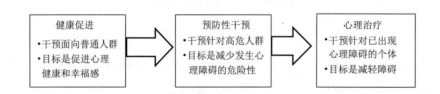

图 5-1 三层次干预措施

（一）健康促进与预防

健康促进是指在普通人群中建立适应良好的行为、思想和生活方式，也称一级干预；对高危人群的干预称为二级干预或预防性干预——在防止心理障碍出现的各种措施中，预防性干预是最有效的手段；三级干预是对全部或部分已经产生心理问题的人进行心理治疗。

在健康促进层面上，可通过促进积极的行为模式和促进健康来预防心理问题的发生。因此，健康促进包含着一些重要的概念，如积极的心理健康、危险因素和保护因素，以及与这些因素相应的预防性干预措施。

积极的心理健康对个体具有保护功能，主要包括两个方面：一是保护个体免遭应激损伤的能力。学习正确应对急、慢性应激的方法，可增进积极的心理健康，如应激管理就是一种主要的方法。二是个体为增强自我控制感和促进个人发展而有意识地培养自己参与各种有意义活动的能力，包括培养积极的信念或认知方式，如对生活的控制感及自我效能感。在应激时，这些生活态度和认知模式会促使个体产生更积极的情感反应，从而有利于身体健康。

危险因素是指导致某一类个体较一般人群易感某种障碍的人格因素或环境因素。危险因素存在于各种情况中，如在药物滥用的案例中，危险因素可能来自个体本身、家庭环境、教育经历、同伴或社会环境的影响。研究发现，如个体所处环境中有多种危险因素，其心理障碍的发病率高于那些接触单一因素人群发病率的总和，说明各种危险因素之间存在协同作用。此外，某一特定的危险因素会增加多种心理障碍发生的可能性，如父母经常吵架不仅可能导致子女抑郁障碍的发生率增高，而且也可导致其他行为问题增多。

保护因素与危险因素相反，是指能使个体发生某种心理障碍的可能性低于一般人群的人格因素、行为方式或环境因素。保护因素的存在使个人对损害心理健康的抵抗力增加，从而降低个体发生心理障碍的发生率。研究表明，多种个体和环境因素具有保护作用，使心理障碍发生的危险性减少，如维持良好的社会支持资源就有可能减少心理问题发生的风险。养成健康的生活方式是增强保护因素的重要方式。生活方式是个体处理日常生活的外在行为模式，具有一定的选择性和控制性，个体日常行为模式综合在一起，就形成了个人独特的生活方式。增进健康的生活方式包括有利于健康、适应良好及竞争力强等一系列行为模式。

从健康促进的具体措施上看，医学心理专业人员的任务是如何帮助人们养成健康的生活方式，如普及有关营养学的知识，使人们养成健康的饮食习惯；采用系统的行为矫正原理和方法对不良饮食习惯进行干预；制订促进儿童青少年心血管系统健康的干预措施，包括改善学校的学生饮食，加强学校体育锻炼的效果，开展对学生的禁烟活动等，这些活动能明显促进学生健康生活方式的形成。

（二）预防性干预的方式

预防性干预是指有针对性地采取降低危险因素和增强保护因素的措施。预防性干预可以起到拮抗危险因素的作用，促进保护性因素的形成，从而阻断心理障碍形成和暴发。预防性干预有普遍性干预、选择性干预和指导性干预三种方式。

三、心理咨询与心理治疗的关系

心理咨询是心理干预的重要组成部分，是实行健康促进、心理教育和心理指导的常用手段。从学科角度看，心理咨询是咨询心理学的重要研究内容。所谓咨询，意为商谈、征询。心理咨询是指受过专业训练的咨询者依据心理学理论和技术，通过与来访者建立良好的咨询关系，帮助其认识自己，克服心理困扰，充分发挥个人潜能，促进其成长。从这个定义看，心理咨询与心理治疗似乎没有本质的区别，但两者之间还是有一定的差异：心理咨询的对象主要是有现实问题或心理困扰的正常人，着重处理一般的情绪不快、人际关系问题、职业选择和教育求学问题、恋爱婚姻问题、子女教育问题等；心理治疗主要针对有心理障碍的病人，如神经症、性变态、人格障碍、心身疾病及康复中的精神病人等；心理咨询主要遵循发展与教育的模式，侧重于对来访者的支持、启发、教育、指导；而心理治疗则遵循生物—心理—社会医疗模式，侧重于分析与矫正，消除症状，重建人格。

四、心理治疗

（一）心理治疗的概念

心理治疗是由受过专业训练的治疗者，在一定的程序中，通过与患者的不断交流，在构成密切治疗关系的基础上，运用心理治疗的有关理论和技术，使其产生心理、行为甚至生理变化，促进人格发展和成熟，消除或缓解其心身症状的心理干预过程。

心理治疗是心理干预的重要手段之一，其应用对象主要是那些已经发生了心理障碍的患者。心理治疗与临床上内科或精神科的药物治疗一样，都是常用的治疗手段，所不同的是内科或精神科依靠药物干预人体的病理生理过程取得疗效，而心理治疗的工具主要是语言。

（二）心理治疗的基本过程

实际的心理治疗过程会因不同的患者而千变万化，但不管什么样的心理治疗都会按照一定的程序进行。虽然基于不同心理治疗理论的目标，方法等有所不同，但实际操作的基本过程大致相同，包括初期、中期和后期阶段，而且每个阶段各有不同的任务：初期的主要任务是建立治疗同盟，收集信息，评估和确认问题及制订治疗方案；中期主要是帮助患者改变不良认知、情绪和行为，建立新的适应性认知、情绪和行为模式；后期主要是处理结束治疗所产生的问题，以及帮助迁移和巩固治疗所获得的成果。

（三）心理治疗的基本原则

心理治疗是一项专业性很强的技术，其有效发挥受到很多因素的影响和制约，实施心理治疗必须严格遵循心理治疗的基本原则，否则很难收到预期效果。虽然治疗者对心理治疗的实践和认识各自有所不同，但治疗的基本原则却大同小异，主要有信赖性原则、整体性原则、发展性原则、个性化原则、中立性原则和保密性原则六个原则。这六个原则既有技术方面的，也有伦理方面的，每个治疗者要以患者的最大利益为前提，在遵守伦理道德规范的基础上，根据这些原则采取合理措施来解决问题。

五、心理治疗的基本技术

所谓心理治疗技术，是指为了实现心理治疗目标而使用的具体方法和程序。要想进行有效的心理治疗，治疗者需要掌握一系列基本的技术。这里介绍几种基本的治疗技术。

（一）倾听技术

倾听是心理治疗的第一步，不仅是了解情况的必要途径，也是建立良好治疗关系和给予患者提供帮助的手段。倾听并非仅仅是用耳朵听，更重要的是要用心去听，设身处地地感受患者的体验。倾听不但要听懂患者通过言语、行为所表达出来的东西，还要听出患者在交谈中所省略的和没有表达出来的东西，甚至患者本人都没有意识到的心理倾向。由于患者在叙述人和事时所使用的词语、结构、语气等有时往往比事件本身更能反映出一个人的特点，所以，倾听技术要求治疗者注意患者的言行，注意患者如何表达自己的问题，如何谈论自己及自己与他人的关系，以及对所遇问题如何作出反应；同时还要注意患者在叙述时的犹豫停顿、语调变化以及伴随言语出现的各种表情、姿势、动作等，从而对言语作出更完整的判断。

倾听不单是听，还要注意思考，要及时而迅速判断患者的谈话是否符合常理，是否符合逻辑。比如，患者说："我感觉活得没意思。有一次领导批评我，我差点从七楼跳下去……"领导批评就跳楼，这种事不合常理。倾听最重要的是听出不合常理和逻辑的关键点在哪里。另外，倾听不是被动地听，还要有参与，有适当的反应。如治疗者常用某些简单的词、句子，比如"是的""噢""说下去""我明白了"等或像点头这样的简单动作，应促使患者把谈话继续下去。

在倾听过程中，治疗者要以理解的心态去对待患者并以患者为参考框架，设身处地地体会和接受患者在问题发生时的感受及其痛苦的情绪。不要轻视患者的问题，因为患者的问题可能对大多数人来说不算什么，但却困扰着患者；也不要干扰、转移患者的话题，急于下结论或作出道德性的判断。治疗者耐心的倾听可以帮助患者宣泄情绪，当患者哭泣、指责甚至谩骂，或者情绪激动地讲述自己的烦恼、委屈、焦虑和痛苦时，治疗者要鼓励患者释放出不良情绪，对其心情或某些失态表示理解——当然，对患者过度或过分的反应也可作适当的引导或制止。

总之，治疗者要把自己置于患者的位置，对患者的方方面面都有深刻、切实的设身处地的理解，而不是表面、片面的了解。可以说，倾听是治疗过程的基础，是一个主动引导、积极思考、澄清问题、建立关系、参与帮助的过程。

（二）提问技术

提问是心理治疗最常用的方法。但提问是一件比较复杂的事情，问题提得是否妥当，关系甚大：问题提得好，可以增进交流，促进同盟关系；提得不好，会破坏交流，伤害同盟关系。通常提问方式有两种：一种是封闭式提问，另一种是开放式提问。

所谓封闭式提问，是事先对患者的情况有一种固定的假设，而期望得到印证这种假设正确与否的回答，通常使用"是不是""对不对""要不要""有没有"等词，而回答"是"或"否"。这种提问常用来收集资料并加以条理化，澄清事实，获取重点，缩小讨论范围。在患者的叙述偏离正题时，用来引导其叙述进入正题。

封闭式提问不宜过多使用，因为它会压制患者自我表达的愿望和积极性，让患者置于被动状态，甚至会导致压抑感和被讯问的感觉。因此，为了让患者参与其中，治疗者应主要使用开放式提问。开放式提问通常不能简单作答，而是需要作出解释、说明或补充材料，通常使用"什么""如何""为什么""能不能""愿不愿意"等词来发问。不同的提问方式可导致不同的结果：一般带"什么"的询问往往能获得一些事实、资料，如"你有什么问题？"带"如何"的询问往往牵涉到某一件事的过程，如"你如何看待这件事？""为什么？"的询问则用于对原因的探讨，如"你为什么不喜欢上学？"以"愿不愿""能不能"起始的提问，可促进患者作自我分析，如"能不能告诉我，你为什么害怕母亲？"开放式提问应以良好治疗关系为基础，不然也可能使患者产生一种被询问、被窥探、被剖析的感觉从而产生抵触。另外，提问要注意问句的方式和语气语调，要循序进行。

（三）鼓励技术

鼓励的作用是表达治疗者对患者的接纳和对所叙述的事情感兴趣，希望按此内容继续谈下去。

所用的技巧就是直接重复患者的话或说出一些肯定、赞许的话，如"嗯""好，讲下去""还有吗？"等，并点头微笑强化患者叙述的内容。

治疗者对患者所述内容的某一点、某一方面作选择性关注，可引导患者朝着某一方向作进一步深入的探索，这是鼓励的另一个功能。比如，一位患者说："我谈恋爱已经一年多了，女朋友提出要结婚，否则就分手，可现在我既不打算结婚又不想和她分手，为此很烦恼，不知怎么办好？"这段话中，有多个主题，治疗者可选择任何一个予以关注。一般患者长篇大论地描述其困惑的最后一个主题，可能最为重要。比如，治疗者选择"不知怎么办才好"作为重复，一方面抓住了患者现状的核心，展现出对患者的理解；另一方面又鼓励患者对其困扰的问题作更进一步的描述并加以分析。

（四）内容反应技术

内容反应，也称释义或说明，是指治疗者把患者的主要言谈、思想加以综合整理后，再反馈给患者。治疗者选择患者所表达的实质性内容，用自己的语言将其表达出来，最好引用患者言谈中最有代表性、最敏捷、最重要的词语，使患者有机会再次剖析自己的困扰，重新组合那些零散的事件和关系，深化谈话的内容。使用内容反应技术要掌握三个要领：一是认真注意患者的基本信息；二是提纲挈领地向患者复述或概括系统化的信息；三是观察患者的反应，客观评估患者肯定、否定和怀疑的反应。

（五）情感反应技术

情感反应是治疗者用词语表达患者所谈到和体验到的感受，与内容反应很接近，不同的是内容反应着重于患者言谈内容的反馈，而情感反应则着重于患者的情绪反馈。其作用是澄清事件背后隐藏的情绪，推动对感受及相关内容的讨论。情感反应的有效方式是针对患者现在的情感而不是过去的情感。情感反应有力的功用就是捕捉患者瞬间的际遇，而要想捕捉到患者的情感并作出准确的反应，关键在于治疗者要真正进入患者的内心世界，与其情感产生共鸣，由此进一步厘清患者的真实思想和情感，从而帮助患者更加了解自己。

（六）面质技术

面质是对患者身上存在的矛盾当面提出质疑——常见的矛盾有患者的言行不一致、理想与现实不一致、前后言语不一致以及治疗者和患者意见不一致等。面质的目的在于：一是协助患者对自己的感受、信念、行为及所处情境进行深入了解；二是激励患者消除有意或无意的防御、掩饰心理，面对自己，面对现实，并进行富有建设性的活动；三是促进患者实现言语与行为、理想自我与现实自我的统一；四是使患者明白自己潜在的能力、优势并善加利用。

虽然面质是一种必要的治疗技术，但因其具有一定的威胁性，使用时务必谨慎和适当。治疗者要根据具体情境，选择适当的用词、语气、态度：过分小心、害怕使用面质，对患者的成长不利；而过分使用，则可能伤害患者的情感，影响同盟关系。一般来说，面质与支持结合使用，效果要好一些。

（七）解释技术

解释即依据某一理论、某些方面的科学知识或个人经验对患者的问题、困扰、疑虑作出说明，使患者从一个新的、更全面的角度来审视自己和自己的问题，并借助新的观念和思想加深对自身行为、思想和情感的了解，进而产生领悟，促进改变。

解释是治疗技术中最复杂的一种，要求治疗者凭借自己的理论和人生经验，对不同患者的不同问题作出各种能让患者接受并信服的解释。要做到这一点，首先要了解患者的情况并准确把握，否则解释会不到位；其次要明确自己解释的内容，如果模糊不清或前后矛盾，就达不到预期的效果；再者要把握对什么样的人，在什么时候，运用什么理论，怎样解释才好。解释的效果是由多种因素决定的，不仅取决于治疗者知识经验和理论水平的高低，还取决于能否在实践中灵活、熟练和创造性地运用。

（八）非言语性技巧

心理治疗除了言语表达以外，还有非言语交流。非言语交流的途径包括身体姿态、肢体运动、目光接触、面部表情、皮肤接触、言语表情等。治疗者运用该技巧，主要是以此影响患者，并通过对患者非言语行为的观察和分析获得有用的信息。

非言语行为通常伴随着言语内容一起出现，对言语起着加强或削弱的作用。例如，声音所传递的信息与语言所表达的信息一致，则肯定、加强言语所传达的意思，反之则起削弱、否定作用。因此，治疗者要学会辨别患者的言语表情，通过其声音的轻重缓急来判断所表达的错综复杂的思想和感情；而且还要善于运用言语表情，强调自己所表述的内容及情感。作解释、指导时，应尽量保持平和的语气、中等的语速，给患者以稳重、自信、可靠的感觉；作情感反应和情感表达时，应用与内容相吻合的情感语气。

治疗者和患者双方对各自的非言语行为通常是不自觉的，是态度和情绪的反应，比理性的言语表达更能传递真实信息。比如，治疗者说"我对你说的很感兴趣"，而他的眼睛却东张西望，这很难让患者相信治疗者的话。治疗者的非言语行为受其价值观念、品德修养、信念等诸多因素影响，治疗者要提高内在修养，改变平时的一些不良习惯动作，让自己的非言语行为对患者产生积极的影响。患者的非言语行为也是治疗者搜集信息的重要渠道，治疗者要仔细观察患者的体态行为、面部表情、声音特征、自发的生理反应、个人的生理特征及个人的总体印象，才能了解非言语行为的含义，准确把握患者的真实思想和感情。然而，准确把握非言语行为并非易事，需要多观察、多比较、多思考。同一种行为在不同的文化背景下有不同的含义，在不同的人身上，不同的时间和地点所表达的含义可能也不同，因此，治疗者对患者的关注是综合性、言语或非言语、公开或隐蔽、瞬间或经常性的，最终形成综合印象。

六、心理治疗的范围

（一）综合医院临床各科的心理问题

1. 急性疾病的病人

此类病人的特点是起病较急，且一般病情较重，往往存在严重的焦虑、抑郁等心理反应，有时在给予临床医疗紧急处置的同时，需要同时进行一定的心理治疗。例如，给予精神支持疗法、松弛疗法等，以帮助病人认识疾病的性质，降低心理应激反应水平，增强治疗疾病的信心。但有针对性的心理治疗一般应在疾病得到控制以后进行。

2. 慢性疾病病人

这类病人病程一般较长，由于无法全面康复以及长期病人角色的作用，往往存在较多的心理问题，并因此而导致疾病症状的复杂化，进一步影响机体的康复过程。心理支持治疗和行为治疗等手段往往对他们有很大的帮助，例如慢性疼痛病人的行为矫正治疗、康复疗养病人的集体支持治疗等。

3. 心身疾病病人

由于病人发病过程中有明显的心理社会因素参与，心理治疗是必不可少的，这包括两个方面：首先，针对致病的心理因素，通过帮助病人消除或缓解心理应激反应，以减轻疾病症状，改变疾病发展过程，并促进康复，如矫正冠心病病人的 A 型行为，紧张性头痛病人的认知治疗等；其次，直接针对疾病的病理过程而采取的心理矫正措施，如对原发性高血压病人进行的松弛训练，对瘫痪病人进行的生物反馈治疗等。

（二）精神科及相关的病人

精神科是心理治疗在临床医学中应用较早和较广泛的领域，包括各类神经症性障碍，如神经衰弱、焦虑症、抑郁症、强迫症、恐惧症、癔症、疑病症等，以及其他精神科疾病，如恢复期精神分裂症病人等。

（三）各类行为问题

各种不良行为的矫正，包括人格障碍、过食与肥胖、烟瘾、酒瘾、口吃、遗尿、儿童行为障碍等，可选择使用认知行为矫正疗法和正强化法等各种行为疗法。

（四）社会适应不良

正常人在生活中有时会遇到难以应对的心理社会压力，从而导致适应困难，出现自卑、自责、自伤、攻击、退缩、失眠等心理行为和躯体症状。此时，可使用某些心理疗法，如支持疗法、应对技巧训练、环境控制、松弛训练、认知改变及危机干预等给予帮助。

（五）其他问题

包括儿童行为问题、神经性厌食症和神经性贪食症、精神发育不全的技能训练等。

第六章　社会健康基础理论

第一节　医学模式与健康观

一、医学模式

模式（Model）是指从事物中抽象出某些特征构成某种事物的标准形式。模式最初是一个数理逻辑概念，即系统中存在的逻辑关系，用公式来表达事物的内在联系。

医学模式（Medical model）是在医学科学发展和医学实践活动过程中，逐渐形成的观察与处理医学领域中有关问题的基本思想和主要方法，是人类在与疾病斗争和认识生命自身规律过程中得出的对医学总体的认识。医学模式的核心是科学发展的医学观，是人们考虑和研究医学问题时所遵循的总的原则和总的出发点，即人们从总体上认识健康和疾病及其相互转化的哲学观点，包括健康观、疾病观、诊断观、治疗观等，其运用科学发展的观点研究医学的属性、功能、结构和整体发展规律。

医学模式是医学科学研究和医学实践的认识论与方法论，为医学理论的发展和临床实践提供思路与主攻方向，指导防病治病方法和目标的选择。医学理论是在医学实践中产生的，而医学实践又是在特定的医学理论指导下付诸实施的行动。随着社会生产力水平的进一步提高，生产关系的转换，社会政治文化观念的转变，以及科学技术的不断发展，新的医学理论和医学观念必将形成，在此基础上总结概括出新的医学模式，并进一步应用于实践，指导人们全方位把握医学的发展方向，认识现代医学观念的实质，以保护和促进人类健康、预防和控制疾病。这也是促进医学科学进步，推动医疗、疾病控制实践活动以及提高卫生事业管理水平的重要哲学思想基础。

（一）历史上经历的主要医学模式

医学模式不是一成不变的，随着社会的发展、科学技术的进步，医学模式经历了一个漫长而曲折的演变过程。实践是检验真理的唯一标准，医学模式在人类医学实践中不断充实、深化与完善。总体上，医学模式的转变经历了以下几个阶段。

1. 神灵主义医学模式（Spiritualism medical model）

在古代，生产力水平低下，科学思维尚未建立，人们对客观事物的认识能力非常有限，对健康和疾病的认识只能是超自然的。人们认为生命和健康是神灵所赐，疾病和灾祸是遭受神灵惩罚，因此，人们对健康的保护和疾病的防治主要依赖求神问卜和符咒祈祷，以求神灵的宽恕与保佑。如中国古代的炼丹术、"跳大神"、烧香求佛等，都是人们对自我力量认识不足和对自然力量顶礼膜拜的表现。虽然人们也采用一些自然界中有效的植物和矿物作为药物使用，但其主要观念和思想受神灵思维的主宰，当时盛行的巫医形成了人类最早期的疾病观与健康观。5~15 世纪，基督教的宗教思想占统治地位，与宗教神学自然观相适应，确立了"神灵主义医学模式"。

"神灵主义医学模式"所指导的医学，虽然对防治疾病也起到一定的作用，但主要是心理暗示所起的健康效应，对于严重的生理性疾病往往会贻误诊治。"神灵主义医学模式"随着医学的发展已经淡出历史，但有些落后地区的群众甚至一些高学历或医务工作者，也时常会陷入"神灵主义医学模式"不能自拔，这是值得研究的问题。

2. 自然哲学医学模式（Nature philosophical medical model）

随着社会生产力的发展和科学技术水平的提高，人们对健康和疾病的认识发生了转变，人们通过对宏观世界和宇宙万物的初步观察与了解，产生了朴素辩证的整体医学观念。

公元前数百年间，在西方的古希腊和东方的中国等地相继产生了朴素辩证的整体医学观，对疾病有了较为深刻的认识，形成了自然哲学医学模式。《内经》及其以后的中医学理论，继承并发展了"阴阳学说"，建立了阴阳五行病理学说及外因（风、寒、暑、湿、燥、火）、内因（喜、怒、忧、思、悲、恐、惊）等病因学说。

古希腊人认为，自然物质是由空气、水、火、土这四种元素配以热、干、湿、冷等四种性质所组成的。与四种元素和四种性质相对应，古希腊人认为人体也有相应的四体，即血液、黄胆汁、黑胆汁和黏液、体液，健康就是各种体液和谐混合的结果，如果体液混合错误就会生病，而医疗要领就是使体液恢复和谐的状态。

"阴阳学说""四体液说"都开始把健康与疾病和人类生活的自然环境与社会环境联系起来观察、思考。在欧洲，中世纪虽然出现了宗教统治的经院哲学和僧侣医学的逆转，但在中亚细亚兴起的阿拉伯医学，仍然继承了朴素的辩证整体医学观念，发展了自然哲学医学模式。

自然哲学医学模式具有一种天然的整体观和朴素的系统观，其优点是重视人的整体性，并重视人与宇宙的相互关联性；其缺点是对系统内部（人体）缺乏必要的分析。因此，这种医学模式没有对系统进行剖析，而是通过对系统信息输入、输出的变化（如中国传统医学的天人合一、四诊合参的诊断方法）来判断机体的病因、病机，未免显得过于粗糙，其中有一些主观臆测的成分，但其适应了当时的科学发展水平。

3.机械论医学模式（Mechanistic medical model）

15世纪以来，欧洲文艺复兴推动了自然科学技术的进步，带来了工业革命的高潮和实验科学的兴起。随着牛顿古典力学理论体系的建立，形成了用力和机械运动去解释一切自然现象的形而上学机械唯物主义自然观。著名的实验科学家培根（France Bacon，1561—1626）提出用实验方法研究自然。在实验方法思想的影响下，机械学与物理学有了长足的进步，代表机械论思想的著作有笛卡尔（R.Descartes，1596—1650）的《动物是机器》和拉美特利（Lamettrie，1709—1751）的《人是机器》。他们把人当作是自己发动自己的机器，认为生命活动是机械运动，而疾病是机器出现故障和失灵，需要修补和完善。在这种思想影响下，医学取得了一定进步。

机械唯物论医学模式认为，生命活动是机械运动，保护健康就是保护机器，这就忽视了人类机体的生物复杂性及社会复杂性，从而产生了观察人体的片面性与机械性。正如恩格斯所说，机械唯物论在四百年中使我们的科学建立了一定基础，但遗留下了将世界看作孤立的、静止的习惯。

（二）生物医学模式（Biomedical model）

19世纪以来，科学实验思潮的掀起大大推动了生物医学的发展。在欧洲，社会化进入高峰，城市化进程加快，一些工业化国家卫生问题特别是传染病流行越来越严重，医学家开始对细菌进行大量研究，从而开始了微生物学时代。从巴斯德发现微生物到弗来明发现青霉素，从琴纳（Edward Jenner，1749—1823）人体接种牛痘预防天花成功，到俄国医生梅奇尼科夫（Ilya Ilyich Mechnikov，1845—1916）提出噬菌细胞免疫学说，百余年的时间里医学取得了令人瞩目的成果，尤其是对传染病斗争的重大胜利。生物医学模式是建立在生物科学基础上，反映病因、宿主和自然环境变化规律的医学观与方法论，认为每种疾病都必须并且可以在器官、组织、细胞或分子水平上找到可以测量的形态学改变，可以确定生物和理化的特定病因。医学的作用就是通过精密的技术来测量这些变化，解释病人的症状和体征，并且能够找到治疗的手段，达到恢复健康的目的。

生物医学模式奠定了实验医学的基础，促进了人们对人体生理活动及疾病的定量研究，并推动了特异性诊断及治疗的发展：过去外科手术依靠快速开刀，麻醉剂的发明与应用攻克了疼痛这一难关；蒸汽消毒灭菌的应用，进一步扩大了无菌手术的开展；抗生素的发现及灭菌药的应用，有效防止伤口感染、控制败血症、降低死亡率，相继克服了临床手术中的感染、疼痛和失血三大难关，大大提高了手术成功率。疾病预防领域采用杀菌灭虫、预防接种和抗菌药物三大武器，取得了第一次卫生革命的伟大胜利。

在生物医学模式观念影响下，人们认为健康是宿主（人体）、环境与病因三者之间的动态平衡，如果这三者之间保持相对的动态平衡，则机体处于良好的健康状态；如环境改变，致病因子的致病能力加强，人群中易感者增加或抵抗力下降等，均可使三者间的平衡受到破坏，导致机体组织结构的改变和生理、生化功能的异常，带来疾病的发生。

生物医学模式是医学发展的重大进步，其贡献在于两个方面：一是保证了第一次卫生革命的胜利。在生物医学模式的指导下，针对特定的病因，开展有效和特异性方法的研究，促进了科学的巨大进步。人们采用预防接种、杀菌灭虫和抗菌药物三大手段，使流行猖獗的急慢性传染病和寄生虫病得到控制，人类健康水平大大提高，取得了第一次卫生革命的伟大胜利。二是奠定了现代医学发展的基础。生物医学模式从人体结构与功能相统一的原则出发，通过仪器等物化手段了解人体结构及功能的变化，客观而定量地揭示了机体的多种生理、病理指标，建立了大量可靠的诊断、治疗方法，促进了现代医学的发展。

生物医学模式在医学史上发挥了巨大作用，为人类的健康事业作出了伟大贡献，但随着社会的发展、科学技术的进步，逐渐暴露出一定的局限性：一是生物医学模式只注重生物体的诊治，忽视了社会心理因素的作用；二是生物医学模式用静态的观点考察人体，常常不符合人体实际；三是生物医学模式重视疾病，轻视病人。

（三）生物—心理—社会医学模式

社会在进步，疾病谱和死因谱在改变，人们的卫生服务需求在不断变化和提高，医学技术在进步和发展，对疾病的认识也在深化，生物—心理—社会医学模式正是在这种变化中逐渐形成并被接受的。

美国医学家恩格尔首先指出，生物医学模式的缺陷是疾病完全可以用偏离正常的可测量生物（躯体）变量来说明，在其框架内没有给疾患的社会、心理和行为方面留下余地。事实上，仅用生物医学解决不了诸如结核病和性病尤其是艾滋病等疾病的发生、流行和预防问题。正如艾滋病等性病在生物医学技术发达的国家仍无法控制，因为这些疾病更多地决定于人们的生活方式和行为及经济条件、文化水平等社会因素。经历了一系列的探讨和实践后，恩格尔于 1977 年提出了"生物—心理—社会医学模式"（又称为"恩格尔模式"）。恩格尔指出，为理解疾病的决定因素，以及达到合理的治疗和卫生保健模式，医学模式必须考虑到病人及其生活在其中的环境，以及由社会设计来对付疾病破坏作用的补充系统，即医生的作用和卫生保健制度。因此，生物—心理—社会医学模式基于系统论的原则指出，认识、了解疾病和健康需要从疾病、病人和环境（包括自然环境和社会环境），以及医疗卫生机构和制度等方面综合考虑。

生物—心理—社会医学模式对生物医学模式的取代是一种继承性的发展。该模式在整合的水平上，将心理作用、社会作用同生物作用有机结合起来，揭示了三种因素相互作用导致生物学变化的内在机制，形成了一个适应现代人类保健技术的新医学模式。

生物—心理—社会医学模式的作用有四个：一是运用系统论作指导，形成了整体的医学观，强调影响人类健康和疾病的层次性与多元性，全方位探求影响人类疾病和健康的因果关系；二是确立了社会、心理因素在医学系统中的地位；三是更加准确地肯定了生物因素的含义和生物医学的价值；四是在医学实践中由以疾病为中心转到以人为中心，注重关心人、尊重人，进行人性化服务。

由此可见，生物—心理—社会医学模式是一种更科学、更系统、更符合人性需要的医学模式。

（四）其他医学模式

随着我国政治制度的不断完善和社会管理的日趋进步，我国提出了建立和谐社会、人文社会的理念，高度关注民生。与此相适应，很多社会医学工作者探索出了如下几种新的医学模式。

1. 人本医学模式

著名预防医学专家王均乐教授提出了"人本医学模式"，强调在人、健康、疾病这三者关系中，人是主体；强调预防为先；强调社会人在健康和疾病中的经济学地位；强调卫生服务的质量，尤其重视医学工作质量中的种种安全保障问题；强调人在健康和疾病问题上的美学问题。

2. 大生态医学模式

山西中医学院陶功定教授提出了"大生态医学模式"，其独特的含义在于将人视为一个整体系统。该系统进一步扩大、包含了人与自然的方面；对流感、SARS 等传染病提出了更好的解释，拓展了社会医学模式的解释功能；丰富了健康的概念和内涵，认为健康是人的身体和精神心理与其生存环境的和谐适应与良性互动，即医学必须首先建立在人与其生存环境和谐适应、良性互动的基础之上。

"大生态医学模式"是针对目前环境污染、生态破坏、新型传染病出现等现状提出来的，突破了生物—心理—社会医学模式的局限性，对于当前的医学发展、医学实践、医学教育以及卫生政策的制定有着现实的指导意义。

3. 心身—自然—社会医学模式

潍坊医学院郭继志教授从回归自然的角度提出了"心身—自然—社会医学模式"。该模式强调以系统科学作为指导，将自然、心身、社会要素纳入医学系统中，包括自然人与社会人的统一，自然因素与社会因素的统一，人与自然的统一，人与社会的统一；强调以预防和保健为中心，以病人的需求为导向，尊重患者，发展高效、低耗的医学。

此外，还有学者提出了"循证医学模式""四面体医学模式""全息医学模式"等。

随着社会的发展和进步，新的医学问题的不断出现，医学科学自身的发展以及相关学科的相互融合，对医学模式的认识也逐渐呈现开放式和多元性。在生物—心理—社会医学模式的基础上，学者们仍在不断探索，积极追寻新的适合现代社会的医学指导思想和方法，最终达到更好地预防疾病，保护和促进健康，实现社会进步和人类健康的目标。

二、健康观

健康观是人们对健康和疾病的认识与看法，其与医学模式相互影响、相互促进，并随着医学模式演变而相应转变。

世界卫生组织提出，健康是指身体、心理和社会的完美状态，而不仅仅是没有疾病或虚弱。根据这个定义倡导形成的积极的健康观，健康可以理解为生物学、心理学和社会学三维组合的共同作用结果。

随着医学模式的发展，健康观也在不断发展，其主要类型如下。

（一）传统健康观

20世纪50年代之前，人们对健康的认识就是疾病与健康是相互排斥的，健康就是身体没有病残，没有病残就等于健康。按这种思维模式，健康可定义为体格强健，没有疾病，也就是躯体没有疾病。看一个人是否健康，首先看其是否有病——有病就是病人，无病就是健康人。如果确定某一人群的健康状况，只要识别出其中的病人，余下的就是健康人。这是一种非此即彼的思维方法，使得人们忽略了那些身体有病但个体尚未觉察，或者在早期通过医学检查尚不能确诊的疾病，将那些没有发现疾病的人定义为健康人，健康被扩大化，削弱了人们主动促进健康的积极性。这种无病等于健康的观念随着人们对健康认识的深化已被证明是不科学的，人们逐渐认识到，机体并非仅仅存在非疾病即健康，或非健康即疾病。

（二）现代健康观

1."三维健康观"

1948年，世界卫生组织提出了著名的"三维健康"概念，即健康不仅是没有疾病或不虚弱，而且是身体、心理和社会的完美状态。这一健康观兼顾了人的自然属性和社会属性，既包含了作为生物有机体的人的生理健康，又纳入了作为社会人所特有的心理和社会两方面的健康。身体健康不仅指身体无病，而且还包括体能——一种满足生活需要和有足够能量完成各种活动任务的能力。心理健康的含义主要包括两个方面：一是指心理健康的状态，即没有心理疾病，心理功能良好。也就是说，能以正常稳定的心理状态和积极有效的心理活动，面对现实和发展变化着的自然环境、社会环境和自身内在的心理环境，具有良好的调控能力、适应能力，保持着切实有效的功能状态。二是指维护心理的健康状态，亦即有目的、有意识、积极自觉地按照个体不同年龄阶段身心发展的规律和特点，遵循相应的原则，有针对性地采取各种有效的方法和措施，营造良好的家庭环境、学校环境和社会环境，通过各种形式的宣传、教育和训练，预防心理疾病，提高心理素质，维护和促进心理活动的这种良好的功能状态。上述两个方面即构成了心理健康这一概念的基本内涵。社会适应能力良好是指人们进行社会参与时的完好状态，包括三方面的含义：一是每个人的能力应在社会系统内得到充分的发挥，二是作为健康人应有效地扮演与其身份相适应的角色，三是每个人的行为与社会规范相一致。

2. "四维健康观"

1990 年，世界卫生组织进一步定义了"四维健康"概念，认为健康除了身体健康、心理健康、社会适应良好外，道德健康也应纳入健康的范畴。即从道德观念出发，每个人对自己的健康负有责任的同时，也对社会健康承担着义务，不能通过损害他人的利益来满足自己的需要；应按照社会公认的道德行为来约束或支配自己的思想和行为，并具有辨别真伪、善恶、荣辱的观念和能力。

第二节　社会影响因素与健康

随着社会经济的发展和生物医学技术的突破，人类的主要疾病谱和死因谱发生了明显的改变，主要的死亡原因已由过去的急、慢性传染病和寄生虫病及营养缺乏等疾病，逐步转变为心脑血管疾病、恶性肿瘤和意外事故。这一转变驱使人们把视角由单纯考虑生物因素转向综合考虑生物、心理和社会因素。

人类健康不仅受生物学因素、自然环境和生态因素的影响，而且与社会因素息息相关。社会因素对健康的影响非常广泛，在疾病的发生、转归和防治过程中都起着极其重要的作用，并随着社会的发展逐渐居于主导地位。分析社会因素对人群健康的作用及规律，从而认识病因，防治疾病，增进健康，这是社会医学最基本的研究内容。

一、社会因素

（一）概念和内涵

社会因素是指社会的各项构成要素，包括环境、人口、文明程度三个方面（政治、经济、文化等）。但社会医学所讨论的社会因素主要包括人口中的社会属性、物质资源和精神文明，以及环境中的社会环境，具体来讲，有人口的结构、素质、数量，经济水平，营养状况，教育水平，宗教，风俗，以及家庭、社会关系等内容。

（二）对健康影响的基本特点

由于社会因素与健康的因果联系不如生物学因素那样直接，以致长期以来人们对社会因素的作用未给予足够的重视。事实上，只有认清社会因素作用的规律和特点，才能更好地发现和控制社会因素对健康的影响。

1. 非特异性

社会因素对健康的影响不同于生物因素，具有非特异性。即疾病作为一种社会现象，是由多种因素综合作用的结果，一种疾病很难找出某一种特定的社会因素来解释其病因。

2. 恒常性

由于社会因素广泛存在于人们的现实生活中，而人类具有强大的社会属性，因而，社会因素必然会对人类产生紧密和持久的作用，即作用的恒常性。

3. 积累性

社会因素是以一定的时间顺序作用于人体的，可形成应答累加、功能损害累加和健康效应累加作用。

4. 交互作用

社会因素对人类健康的作用通常是以交互作用的方式产生效应的，这是由其因果关系的多元性所决定的。一种社会因素可以直接影响人群健康，也可以作为其他社会因素的中介，或以其他社会因素为中介作用于健康。

（三）对健康影响的机制

社会因素对健康的影响经常是通过感知觉系统影响人的心理，产生心理反应及行为、社会适应和躯体功能的变化。

1. 感知觉系统——门户

来自外界社会因素的刺激被人体的感知觉系统所感知和接受，才能作用于人体，引起生理方面的变化。充分利用感知觉系统的功能特点，避免社会因素的有害刺激，对保护人体健康有重要的实用价值。

2. 神经系统—内分泌系统—免疫系统——中介

人体感受社会因素的刺激并产生心理反应后，神经系统、内分泌系统、免疫系统会启动调节机制，通过生物电、神经递质和激素分泌的变化，最终引起躯体功能的变化。

3. 中枢神经系统——调节器

社会因素从被人感知到产生效应的整个过程，都受大脑中枢神经系统的控制，中枢神经系统根据神经、内分泌、免疫三大系统反馈的信息，迅速启动调节功能，保护机体。同样，社会因素对不同的人可能产生不同的健康效应，持久、强烈的不良社会心理因素刺激才会产生各种疾病。

二、健康的社会决定因素

健康的社会决定因素是指对健康产生影响的社会因素，包括人们生活和工作的全部社会条件，这被称为人们生活的社会环境特征。按照世界卫生组织给出的定义，健康的社会决定因素是指在那些直接导致疾病的因素之外，由人们居住和工作环境中社会分层的基本结构与社会决定性条件产生的影响健康的因素，包括贫穷、社会排斥、居住条件、工作环境及全球化等不同方面。健康的社会决定因素反映了人们在社会结构中的阶层、权力和财富的不同地位。各国经验表明，这些因素是导致疾病原因的原因，是全球大部分疾病和健康问题的根源。研究健康的社会决定因素，就是针对影响健康的原因采取相应的社会政策。

（一）健康的社会决定因素的概念框架

为了阐明影响健康的各项社会决定因素之间存在的因果关系，世界卫生组织健康社会决定因素委员会提供了一个社会决定因素概念框架。这个框架不仅详细列举了影响健康的各种社会因素，而且进一步区分了各种重要程度的差异，分为潜在影响因素和直接影响因素。

这个概念框架将健康的社会决定因素分解为三种不同层次的变量，即社会经济和政治背景、健康不平等的结构性决定因素、影响健康的中间变量，这三个不同层次变量包含的各类因素构成了影响健康的主要社会因素。

1. 全球化

在全球化背景下，国家与国家之间的联系和相互影响日益加强，这种影响覆盖到文化与社会规范、商业贸易、跨国金融流通甚至国家决策等方方面面。全球化的影响是双刃剑，对健康既有正向的作用，也有负面的影响。公平的全球化倡导在发展经济的同时，保证发展中国家公平发展的权利，以降低国家内部和国家之间的健康不平等。

2. 健康治理

卫生保健系统是健康的社会决定因素的一个重要方面。健康治理说明，健康不仅仅是卫生部门的责任，需要全社会各个部门行动起来，包括全世界有责任共同促进健康和健康公平。

3. 社会背景

社会背景包括社会、经济、政治、文化和环境的不同条件，这些条件共同组成了国家制度和社会文化规范的体系。社会背景影响了社会分层的形式和程度，而社会分层造成了不同的疾病风险，并最终影响了健康状况。社会背景将影响整个社会的福利保障制度及教育、卫生和金融等资源的分配方式。

4. 社会分层

任何社会都存在分层现象，但不同社会的分层形式和程度及其所导致的资源分配方式是不同的。种族、居住地、性别、教育程度、职业或者收入都是划分社会分层的重要因素。

5. 健康风险差异

不同社会阶层的个人和群体在物质因素、精神因素、行为因素和生物因素等方面面临着不同的健康风险。按照健康的社会决定因素观点，强调个体行为及个体遗传的生物属性固然非常重要，但这些只是直接原因，我们需要考虑这些因素的社会背景，追溯一些更根本的影响健康的因素。

6. 健康产出

按照概念框架，基本的社会环境和经济条件会影响到社会分层，进而影响到人们获取物质资源和社会心理资源的不同途径，最终形成了健康产出。这种途径关系是起循环作用的，也就是说，健康产出反过来会影响到社会分层的过程，从而形成一个循环。因此，要打破社会不平等和健康不平等的恶性循环圈，就需要从一切可能影响健康的因素入手采取行动。

（二）健康的社会决定因素的基本内容

世界卫生组织提出的健康的社会决定因素概念框架，包含了一些健康的社会决定因素。下面八个因素可能是导致健康不平等的关键性社会因素。

1. 优先发展公共卫生

健康社会决定因素委员会与世界卫生组织的其他相关机构密切合作，将健康的社会决定因素整合纳入多个国际项目中。2007年初，世界卫生组织成立了优先发展公共卫生知识网络。

2. 食品与营养

在当今全球经济飞速发展的背景下，人类面临着两类营养问题——营养不良和营养过度，这成为全球营养失衡的双重负担。全球儿童和成人营养不良的比率虽呈下降态势，但下降趋势缓慢，绝对数字仍然较高，并且在非洲营养不良的人口还有所增加；而与此同时，超重和肥胖症患者人数显著上升。一些经济发达国家，例如美国，有30%的肥胖人口，肥胖症消耗着社会资源，在2000年超过110亿美元的卫生保健费用与肥胖症有关。世界范围内的肥胖问题是一种社会现象，富裕社会的超重现象更为普遍；而低收入国家情况正相反，处于绝对贫困的低社会经济收入群体较少发生肥胖症。要改变营养不平等状况，必须改变世界和各国影响食品与营养体系的社会政治及宏观经济格局，改变社会结构，从而改变食品的可用性、可获得性和可接受性。

3. 劳动力市场、雇佣、工作条件

西方国家的雇佣条件受到法律约束，雇佣关系受到强大的合同责任制的支持。然而，很多发展中国家雇佣关系普遍没有合同保证，存在着大量非正式交易和非正式雇佣关系。在非正式的雇佣状态下，劳动者普遍得不到劳动权益保障，一旦发生经济结构快速调整，失业率的增长和随之产生的雇佣关系的动荡会影响到普通劳动者的生存状况，即导致物质资源匮乏，从而产生巨大的社会心理压力，直接影响到劳动者的健康状况。

尽管每个国家都制定了限制工作条件的最低标准，但仍然有大量劳动者无法受到劳动保护措施的保护，特别是一些小公司的员工和女性员工，存在着物理、化学、环境、生物等危险的工作条件及社会心理的风险因素。

4. 性别问题

性别的健康差异是广泛存在于世界各国的事实。性别的健康不平等，其核心是权利关系和产生这种不平等的社会结构与制度。性别的健康不平等，特别是对女性权利的侵犯，导致女性面临更大的健康风险，使得女性在健康问题上处于更为弱势的地位。在全球化带来经济收益和女性社会权利增长的同时，仍然伴随着全球劳动力市场的性别歧视，女性可以获得的往往是没有经济保障的工作。由于社会缺少对这种潜在的性别不平等的重视，这种性别差异给女性带来的风险和弱势地位依旧存在。

5. 城市化

大量农村人口涌入城市以及农村的城市化使得城市化进程迅猛发展，这种人口统计学的、经济和社会的变化趋势没有得到有效管理，使得贫民窟数量激增，社会、经济环境使得城市的条件不利于健康居住。

从城市化视角来看健康问题，需要强调针对不同人群采取不同的有利于健康的措施。随着大量农村人口向城市迁移，城市已有的卫生系统无法覆盖到这部分人口，很多人口无法享用清洁水和卫生设施，制定卫生政策就需要考虑到这类人群的需求。城市的不断发展将对健康和疾病产生更多的影响，并将在以下几个方面对健康的不平等问题产生影响：一是过度城市化带来的各级政府治理负担；二是城市规划和住房问题；三是城市化、女性贫困及其与城市经济的相互影响；四是非正式移民的增加、恶劣的居住条件和贫民窟数量的增加；五是城市贫困人口增加，社会歧视现象凸显。

6. 儿童早期发展

儿童早期发展是指从胎儿到 8 岁这段时期内儿童的发展。这一时期的发展是儿童健康成长的关键时期，会影响到儿童一生的健康风险。儿童早期的经历可影响个体 10~20 岁期间，在学校的表现、被社会接纳或者排斥、早期犯罪行为、青少年行为过失和向成人的成功转变等，影响个体在 30~40 岁期间的精神健康、身体健康和社会经济活动，以及 50 岁之后慢性病的发生和老年期的健康状况。

在这一时期，身体、社会情感和语言认知等方面的发展互相联系，每项都非常重要。社会分层对健康的影响在这一阶段充分显现出来。儿童早期发展对成年后的健康和福利状况有重要影响，健康的儿童早期发展所需要的环境的社会差异，会对不同的国家和社会产生不同的影响。

7. 社会排斥

社会排斥是指个体所处的一种相对贫困的状态，是个人在社会和社区生活的各个方面被边缘化的状态。1994 年出版的《欧洲社会政策白皮书》指出，失业、低收入、居住条件简陋、教育程度低下、健康状况较差、歧视等都可能引起社会排斥，并对个体的社会、经济和健康产生不良影响。社会排斥包括两种：一种是某一特定群体受到过度剥削；另一种是存在一种相对的剥夺，即不同社会群体之间的差距产生了对于较低社会地位群体的不利影响。

要解决社会排斥问题，首先要明确是什么原因导致了社会排斥，并且要重视挖掘受到社会排斥群体的自身潜能，不仅要为这些人群提供支持和帮助，更重要的是要激发他们的潜能，为其提供发展机会。

8. 环境变化

人类正在消耗大量自然环境资源。全球气候的变化导致了健康风险的增加，未来情况还将进一步恶化。这些风险包括温室效应等气候变化、疾病谱的改变、生态系统的衰竭、食品和淡水等物质生活资源的匮乏。恶劣的气候带来了不利于健康的因素，疾病的传播和营养不良将广泛影响贫困人口，特别是生活在热带和亚热带地区的人们。非洲的疟疾流行超过 11 亿人口，并且由于气候的变化，这个数字还在继续增加。控制疟疾已经消耗了非洲国家的大量资金，而疟疾的流行又加剧了这些国家的贫困，不利于联合国"千年发展目标"的实现。如果这种环境恶化趋势进一步发展，将加剧人群的健康不平等，特别是贫困人口、生活在地理条件恶劣地区的人口、社会政治地位较低的人群和其他弱势人群是最容易受到影响的。所以，从引起环境变化的社会因素入手，解决环境变化引起的健康不平等，有助于经济和人口健康的持续发展。

第三节　健康监测与疾病监测

一、健康监测概述

健康监测是指对特定人群或人群样本健康状况进行定期观察或不定期调查及普查。健康管理过程中的健康监测，指对特定目标人群或个人的健康危险因素进行定期和不间断的观察，以掌握其健康及疾病状况。健康监测是获取健康相关信息的主要途径，可为健康风险评价提供基础数据和科学依据。因而，健康监测是健康管理的工作基础，对健康危险因素的早期干预和疾病的早期发现具有重要意义。健康监测可采用日常健康监测、健康调查和专项调查形式。

（一）健康监测的目的

一是获取健康管理对象的健康相关信息及动态变化情况。二是为分析健康相关危险因素和健康风险评估提供依据。三是根据健康风险评估结果，制订有计划的个性化健康指导方案。四是对健康危险因素实施早期干预。五是评价早期干预和健康改善效果。

（二）健康监测的基本内容

1. 建立健康档案

个人健康档案的建立应符合卫生行政主管部门的规范要求，包括个人信息、个人健康信息、疾病家族史（如有可能，应包含个人或家族的疾病基因组和疾病易感性信息）、个人疾病相关信息（就诊、检查、诊断等）、生活方式（膳食、运动、饮酒、吸烟等）等内容。

2. 动态健康监测

通过健康体检和健康咨询等多种健康管理服务形式，或通过健康管理服务机构指导下的健康自我管理，对健康状态进行动态监测，保证健康管理服务机构和管理对象之间健康相关信息及疾病相关信息的及时、有效沟通，做到全面掌握健康状况，及时干预健康危险因素并控制疾病进展。

3. 干预效果评价

健康管理的健康监测、风险评估和健康干预是一个周而复始的动态连续过程，上一个周期健康管理过程中的干预措施及健康指导计划的实际效果如何，可以通过健康监测的相关数据来验证，使健康指导计划不断得到改善。

4. 专项健康管理和疾病管理服务

健康监测也可用于专项健康管理和疾病管理服务。与常规健康监测有所不同的是，监测对象是特殊群体或病人群体，监测指标依据专项内容或特定疾病的特点来设计，监测频率和形式也根据管理需要决定。除了健康管理机构提供的管理服务外，自我管理、群组管理和管理手册也是有益的健康监测和健康管理手段。

二、不同群体类型的健康监测方式

（一）一般人群的健康测量

各类个体健康相关信息的收集，是健康管理服务流程的起始环节，也是健康管理的基础。健康信息的收集离不开健康的测量。随着生理—心理—社会医学模式的建立，人们对健康的理解越来越立体而全面，因此，对健康的测量也可从生理、心理和社会医学等方面进行。

1. 生物学方面

体格检查是目前监测居民健康状况最简单易行的方法，也是建立、完善、更新和维护居民健康档案信息的重要途径。医师乃至居民个人均可运用自己的感官，借助一些简单工具，了解被检查者（自身）的身体状况，以发现有意义的阳性体征。

（1）常规体格检查项目。体格检查一般从常规项开始，在此基础上，结合居民的年龄、性别及常规检查中发现的问题，再实施进一步检查。①儿童：一般检查（包括体重、身长/高）、坐高、头围、胸围、腹围、上臂围、皮下脂肪厚度（皮褶厚度等）、血常规、尿常规、听力筛查、视力筛查、智力筛查。②成人：一般检查（包括身高、体重、体质指数等）、内科（包括血压、心脏、肺部、腹部等）、外科（包括甲状腺、淋巴结、乳腺、脊柱、四肢、男性生殖器官及前列腺等）、眼科（包括视力、色觉、眼睑、结膜等）、耳鼻喉科（包括外耳道、鼓膜、鼻中隔等）、口腔科（包括唇、口、腭、牙齿等）、妇科（包括外阴、阴道、子宫颈、子宫等）、乳透（即电脑红外线乳腺扫描）、血常规、血生化（包括空腹血糖、丙氨酸氨基转氨酶、天冬氨酸氨基转氨酶等）、血免疫（包括乙型肝炎表面抗原、乙型肝炎表面抗体、甲胎蛋白、癌胚抗原等）、血型、尿常规、粪便（即粪便潜血试验）、心电图、超声波（包括肝脏、胆囊、胰腺等）、胸部 X 线。

（2）特定人群检查项目。①适龄妇女孕前体检：包括体格检查、血常规、血型、尿常规、血糖、肝肾功能、生殖道分泌物、TORCH（弓形虫、风疹病毒、巨细胞病毒、单纯疱疹病毒）检测等实验室检查，以及妇科 B 超等影像学检查。②60 岁及以上老人：基本项目包括内、外科检查，尿常规、大便隐血、血脂、空腹血糖及肝、肾功能实验室检查，心电图检查，腹部超声检查，胸部数字摄影片等，主要筛查呼吸、泌尿、心血管、内分泌等系统的急、慢性疾病，同时开展健康教育、健康问卷调查等。性别项目针对老年妇女，主要筛查女性生殖系统及乳腺疾病，包括乳腺手法检查、妇科检查、阴道分泌物检查、宫颈脱落细胞学检查、红外线乳腺检查、阴道超声检查等；特殊项目包括肿瘤标志物甲胎蛋白或癌胚抗原、血清前列腺特异性抗原以及消化道内镜、宫颈活检、阴道镜、乳腺彩超或钼靶；对易患肿瘤的高危老人进行有针对性的进一步筛查，以明确诊断。

2. 行为学方面

（1）生活节奏规律性。科学安排作息时间；睡眠充足，不熬夜；会识别疲劳，及时休息。

（2）膳食平衡适量性。

（3）合理、适度运动性。

（4）健康行为持久性。

（5）家庭用药科学性。

3. 心理学方面

（1）增强健康心理，寻求心理平衡。

（2）培养乐观情绪。

4. 社会学方面

社区健康自我管理小组（社区自助小组）是目前社区家庭保健的重要组织。这些小组由具有相同问题和愿望的社区居民组成，如高血压健康自我管理小组、糖尿病健康自我管理小组、健康自我管理小组等。居民可通过参与社区健康自我管理小组活动，在社区卫生服务人员的指导下，通过交流经验、相互鼓舞和帮助，解决自身实际的健康问题。

（二）高危人群的筛查

根据疾病的自然史，疾病大致可分为易感期、临床前期、临床期和结局四个阶段。如果疾病在临床前期出现一些可以识别的异常特征，如肿瘤的早期标识物、血压升高、血脂升高等，则可使用一种或多种方法查出，并对其作进一步的诊断和治疗，以延缓疾病的发展，改善预后。筛检正是在此背景下提出的。

筛查或筛检（Screening）是针对临床前期或更早期的疾病阶段，运用快速、简便的试验、检查或其他方法，在未察觉或未诊断疾病的人群中，将可能有疾病或缺陷但表面健康的个体，同可能无疾病者鉴别开来的一系列医疗卫生服务措施。筛查所用的各种手段和方法称为筛查试验（Screening test），包括问卷调查、体检、内镜与 X 线等影像学检查，也可以是细胞学或生物大分子标志物检测技术。

1. 筛查的目的

（1）早期发现健康管理重点人群或可疑患者，做到早诊断、早干预，提高治愈率，实现疾病的二级预防，如乳腺癌、宫颈癌、结直肠癌的筛查。

（2）发现健康管理高危人群，从病因学的角度采取生活方式管理等相应的干预措施，降低人群的发病率，实现疾病的一级预防。如在中老年人群，尤其是有危险因素的人群中开展脑卒中风险评估成为疾病一级预防的重要手段，为开展脑血管健康管理提供了有利条件。

（3）了解疾病自然史。通过筛查，可以观察到疾病发展过程的各个阶段，包括临床前期、临床期及临床后期的症状和体征。

（4）进行疾病监测。如可通过筛查进行传染病和食源性疾病的病原学监测，以发现隐性感染者。

（5）合理分配卫生资源。如根据高血压的危险因素、靶器官损害等情况，制订阶梯式筛查路径，将问卷评估作为一级筛查，常规体检作为二级筛查，高血压专项检查（针对靶器官损害和临床并发症）作为三级筛查，这样既便于分层评估和管理，又有利于卫生资源的合理分配。

2. 筛查的分类

筛查有多种分类形式：按筛查对象的范围，可分为整群筛查和选择性筛查；按筛查组织的方式，可分为主动性筛查和机会性筛查；按筛查项目的数量，可分为单项筛查和多项筛查；按筛查的目的，可分为治疗性筛查和预防性筛查。

整群筛查是对整个目标人群进行筛查，也称普查。当某病患病率很高时，对该目标人群进行普查，找出其中患病可能性较大的人即整群筛查，如乳腺癌和宫颈癌的普查；选择性筛查是在高危人群中进行筛查，如对具有乙型肝炎病毒和 / 或丙型肝炎病毒感染、长期酗酒、非酒精脂肪性肝炎、食用被黄曲霉毒素污染食物、各种原因引起的肝硬化，以及有肝癌家族史等的人群进行肝癌的筛查。

主动性筛查是指通过有组织的宣传介绍，动员群众到筛查服务点进行检查。如某地区动员40~60 岁妇女到医疗机构进行彩色超声检查乳腺及腋下淋巴结以筛查乳腺癌，25~65 岁妇女到医疗机构通过妇科检查和宫颈细胞学检查以筛查宫颈癌。机会性筛查属于被动筛查，是指将日常性的医疗服务与目标疾病的患者筛查联合，在健康体检中或进行其他疾病诊疗时对高风险因素进行筛查，如目前在各级医院门诊给首诊患者和在体检中心给受检者测血压以发现隐匿的高血压患者。

单项筛查是使用某一种检查方法筛查某一种疾病，如用低剂量螺旋 CT 筛查肺癌；多项筛查是同时使用多种检查方法筛查一种或多种疾病，如在乳腺癌和宫颈癌高危人群中，用乳腺 X 线检查、乳腺超声检查、乳腺体检、妇科检查、传统巴氏涂片和液基薄层细胞技术的宫颈细胞学检查等，以筛查乳腺癌和宫颈癌。

治疗性筛查是以早发现、早诊断和早治疗某些疾病为目的进行的筛查，如乳腺癌、宫颈癌、结直肠癌等的筛查。预防性筛查是以发现某疾病的高危人群，以便进行预防为目的的筛查，如筛查高血压、糖尿病和血脂异常预防心脑血管疾病的发生。在健康管理领域，此类筛查更常见，便于风险评估和制订个性化的干预方案，从而实现早期预防的目的。

3. 筛查的原则

（1）本地区危害较大的慢性病，如高血压病、糖尿病等应列入首选。

（2）选择以高危人群为重点进行筛查，如肝癌的高危人群包括肝硬化患者、HBsAg 阳性患者和有肝癌家族史者。

（3）所筛查的疾病在无症状期诊治可大大减少发病率和病死率，如子宫颈刮片检查查出早期宫颈癌，可显著降低宫颈癌的发病率和病死率。

（4）所筛查的疾病在无症状期治疗可有更好的效果，如体检查出乳腺肿块后证实为乳腺癌，治愈率很高。

（5）尽可能采用价廉可得的无创伤检查方法，如用大便潜血试验筛查 40~50 岁人群中的结肠癌。

此外，筛检试验应符合快速、简便经济、安全及真实可靠的标准。从方法学上评价一项筛检试验时，要考虑到真实性（效度）、可靠性（信度）和效益（经济效益与社会效益）等。

4. 筛查的内容和异常结果处理（以慢性病筛查为例）

（1）内容。①个人健康史：个人健康史的询问是仅以筛查慢性病危险因素或潜在健康问题为目的，花费最少却能获得许多重要的健康信息。询问的内容应围绕我国死亡谱前列的脑血管疾病、心脏病、恶性肿瘤等慢性病的危险因素，也可围绕当地发病率高、严重危害当地人群健康的慢性病的危险因素。询问提纲是：吸烟、体力活动、日常饮食、酗酒、口腔卫生、职业与环境因素、精神卫生状态、家庭疾病史、近期体格检查结论或接受预防性检查频度、本人疾病史，以及已采取的治疗和预防措施。对于精神卫生状态、性生活史、药物（毒品）依赖、意外伤害的危险因素，可在易发生这类问题的人群中选择进行。②体格检查：慢性病的临床预防中，体格检查侧重于发现重点防治的慢性病及一些可用体格检查发现的恶性肿瘤。③实验室检查：实验室检查可以获得询问和体检所不能得到的危险因素信息，而且实验室检查比体格检查更能引起医生和被服务人群的关注。但用于筛检的方法不同于临床检验项目，至少应具有以下特点：检测速度快，易于操作，耗费低，适用人群筛查；检测方法应灵敏地发现处于早期阶段的疾病；较少假阳性和假阴性，可用真实性和可靠性两项指标来选择。

（2）筛查异常结果的处理。通过慢性病的筛查，可以从看似健康的人群中筛查出不少异常结果，包括健康史、体征或实验室的异常。这些异常既可以是不良行为和生活方式方面的，也可以是心理和社会适应方面的，还可以是生物医学方面的。针对这些异常结果，采取健康教育、医学咨询和进一步诊断、治疗，达到临床预防的目的（见表6-1）。处理原则包括：一是提供包括生物、心理和社会适应能力方面的全面咨询与支持；二是根据需要可选择进一步筛查，特别是实验室或仪器检查；三是列入随访，对已确诊的患者按医嘱要求进行随访；四是分发与筛查疾病有关的健康教育资料，使人群了解疾病筛检的意义，以及早期处理的重要性和必要性；五是根据需要和可能，对一些有共性的异常结果实施临床预防项目。

表 6-1　常见慢性病筛查异常结果处理

异常筛查结果	进一步诊断研究	可供参考的治疗方案	可咨询者	随访
根据诊断标准提示高血压	全血细胞计数、眼底镜检查、尿液常规、血液生化（血胆固醇、空腹血糖血肌酐、血钾）、心电图、心超、胸片、肾图、危险因素评定、危险因素分层	非药物治疗：低钠饮食、控制能量摄入、控制酒的摄入、锻炼、控制体重、异常结构的手术治疗（如肾动脉狭窄）药物治疗：利尿剂、β受体阻断剂、血管紧张素转化酶抑制剂、钙拮抗剂	心内科医生、肾病科医生、眼科医生、内分泌科医生、营养师、药剂师	血压测定，患者依从性，药物不良反应，药物服用剂量与方法
空腹血糖升高≥7.1 mmol/L 提示糖尿病	空腹血糖检测、葡萄糖耐量试验、糖化血红蛋白检测、血脂检测、血清肌酐检测、尿液分析、甲状腺功能试验、心电图	糖尿病饮食，锻炼，口服降糖药，注射胰岛素	内分泌科医生、眼科医生、神经科医生、肾病科医生、心内科医生、营养师、家庭护理、社会服务	体检，空腹血糖，糖化血红蛋白，尿液分析，肌酐清除率，自我监测血糖、尿糖，尿酮测定
大便性状改变，大便隐血（+），直肠指检触及肿块，乙状结肠镜筛检发现息肉或块物，提示结肠、直肠癌	结肠镜、气钡灌肠造影、活检、血常规、肝功能、胸片盆腔CT、CEA（癌胚抗原）	息肉手术切除，辅助放疗，辅助化疗	胃肠病医生、普外科医生、放疗科医生、咨询和支持组织、营养师、家庭护理、社会服务	结肠镜，气钡双重造影，大便隐血试验，CEA

（三）患病人群的疾病监测

详见本节疾病监测部分，此处略。

三、疾病监测

疾病监测是长期、连续、系统地收集疾病及其影响因素的资料，经过分析，及时反馈信息，以便采取干预措施并评价其效果。

最早的监测活动是对疾病的发生和死亡进行观察，故称疾病监测。但随着监测内容的扩大，也有人称之为流行病学监测——西方一般都称之为公共卫生监测。我国由于约定俗成，仍称为疾病监测，但内涵已经改变。

（一）公共卫生监测的概念和发展

公共卫生监测是连续、系统地收集疾病或其他卫生事件的资料，经过分析、解释后及时将信息反馈给所有应该知道的人（如决策者、卫生部门工作者和公众等），并利用监测信息的过程。公共卫生监测是流行病学实践的重要特征，是制订、实施和评价疾病预防控制策略与措施的重要信息来源。

公共卫生监测始于人们与传染病的斗争，初期主要是观察疾病的发生和死亡，对"法定报告传染病"进行监测，因此，被称为疾病监测。公共卫生监测是公共卫生实践的一个组成部分，随着疾病谱和医学模式的转变，公共卫生监测的范围不断扩大，包括传染病、慢性非传染病、突发公共卫生事件、生殖健康、伤害、环境和职业危害、药物不良反应监测，以及行为监测等方面。

从公共卫生监测的定义看，其具有三个特征且缺一不可：一是连续、系统地收集疾病或其他卫生事件资料，才能发现其分布特征和发展趋势；二是必须对原始监测资料进行整理、分析、解释后，才能转化成有价值的信息；三是只有及时将信息反馈给所有应该知道的人，才能利用这些信息来制订或者调整防治策略和措施。

（二）公共卫生监测的目的

1. 了解公共卫生问题的分布和趋势

公共卫生监测通过系统、连续地收集疾病或者其他卫生事件的资料，可以反映疾病或者其他卫生事件的分布和流行趋势，可以应用于以下几个方面。

（1）确定当前主要的公共卫生问题。当监测系统发现疾病或卫生事件增加时，可建议卫生部门进行深入的调查研究。通过比较历史的监测资料，可以评价疾病或者卫生事件发生率改变的重要性。

（2）确定疾病或其他卫生事件的高危人群。20 世纪 80 年代初，美国对艾滋病的监测资料显示，艾滋病主要发生在静脉吸毒者和同性恋者中。结合监测和流行病学调查资料，在发现艾滋病病毒（Human Immunodeficiency Virus，HIV）之前就确定艾滋病的传播途径主要是血液和性传播，有助于早期采取干预措施，并有效平息公众对艾滋病的恐慌。

（3）识别判断暴发疾病发生频率是否超过预期水平。1983 年，美国明尼苏达州实验室沙门菌感染监测发现纽波特沙门菌（Salmonella Newport）感染的病例明显增加，出现了暴发。调查发现，暴发的原因是畜农为了促进牛的生长，给牛喂了低剂量的抗生素，导致产生耐药纽波特沙门菌，从而感染人类。

（4）采取针对性的干预措施。如监测发现，美国东南部宫颈癌死亡率最高，这提示需要收集该地宫颈癌危险因素的详细资料，开展预防工作；并应在宫颈癌高死亡率的南部各州妇女中进行宫颈癌筛检，以早期发现和治疗病人，减少死亡。

2. 提出假设，开展研究

虽然有时监测数据不能提供足够的资料来验证流行病学假设，但公共卫生监测为研究者提供了进行深入研究的线索和研究对象。1979 年，监测资料显示，中毒性休克综合征（Toxic Shock Syndrome，TSS）流行，主要发生在月经期的妇女。病例对照研究结果揭示，卫生棉条，尤其是某一品牌的卫生棉条与妇女中毒休克综合征有关。

3. 评价干预措施效果

监测能够提供疾病和其他卫生事件的动态趋势，通过比较采取干预措施前后的情况，可以评价干预措施的效果。例如，美国于 1963 年开始接种麻疹疫苗，接种后，麻疹报告病例数显著下降，然后维持在较低水平，这说明麻疹疫苗是预防麻疹的有效措施。

4. 预测疾病流行

观察疾病发病率的趋势，结合高危人群的其他信息，可以预测疾病流行趋势，为预防和应对疾病发生提供依据。

5. 制订公共卫生策略和措施

通过监测，可以了解疾病（健康）发生的规律，为制订疾病预防及健康促进策略和措施提供依据。比如，在全球消灭天花过程中，公共卫生监测起到了重要作用。

（三）公共卫生监测种类

1. 根据监测范围分类

（1）传染病监测。传染病是各国法定报告的一类疾病，传染病监测是重要疾病防治的常规工作之一。各国法定报告和监测的传染病病种有所不同，如美国法定报告传染病为49种，我国的《中华人民共和国传染病防治法》报告传染病40种——各省、自治区和直辖市还可以把对本地区危害较大的传染病列为当地的法定报告传染病。

世界卫生组织规定的国际监测传染病为流行性感冒、脊髓灰质炎、疟疾、流行性斑疹伤寒和回归热等5种，我国根据国情增加了登革热。

传染病监测的内容主要有：人口学资料，传染病发病和死亡及其分布，病原体型别、毒力、抗药性变异情况，人群免疫水平的测定，动物宿主和媒介昆虫种群分布及病原体携带状况，传播动力学及其影响因素的调查，防治措施效果的评价，疫情预测，专题调查（如暴发调查、漏报调查等）等。

（2）非传染病监测。包括恶性肿瘤、心脑血管疾病、职业病、糖尿病、伤寒、出生缺陷等多种疾病和卫生事件。

非传染病流行病学监测的内容主要有：人口学资料，非传染病发病和死亡及其分布，人群生活方式和行为危险因素的监测，地理、环境和社会人文（包括经济）因素的监测，饮食、营养因素的调查，基因型及遗传背景因素的监测，高危人群的确定，预防和干预措施效果的评价。

国际著名的非传染病流行病学监测，包括美国国立癌症研究所（National Cancer Institute，NCI）进行的癌症监测和世界卫生组织资助的"多国心血管疾病趋势及其影响因素监测（Multinational Monitoring of Trends and Determinants in Cardiovascular Diseases，MONICA）"，于1984—1993年在27个国家、39个中心和113个报告单位，开展心血管病发生、死亡及其影响因素（包括危险因素、卫生服务和社会经济等）的监测。我国部分地区也开展了对恶性肿瘤、心血管疾病、出生缺陷、伤害等非传染病的监测。

（3）行为危险因素监测。由于疾病的发生与个体的行为有着密切关系，越来越多的国家意识到行为危险监测对于预防和控制疾病的重要性，行为危险监测已经成为公共卫生监测的一个组成部分。如美国行为危险因素监测系统在40多个州进行了电话调查，按照随机抽样获得电话号码后，打电话询问调查对象的吸烟、饮酒、汽车安全带使用和体育锻炼等情况。

（4）其他公共卫生监测。包括环境监测、营养和食品安全监测、药物不良反应监测、计划生育监测等，监测内容根据各相关监测目的而定。例如，2001年"9·11"事件发生后，美国卫生局就及时对事发现场的环境和有关医院死伤发生情况进行了监测。

2. 根据监测方式分类

（1）被动监测与主动监测。下级监测单位按照常规上报监测资料，而上级监测单位被动接受，称为被动监测。我国法定传染病报告属于此类监测。上级监测单位专门组织调查或者要求下级监测单位严格按照规定收集资料，称为主动监测。传染病漏报调查以及对性病门诊就诊者、暗娼、吸毒者等艾滋病高危行为人群的监测属于主动监测，其准确性明显高于被动监测。例如，传染病漏报调查可以评估各级医疗单位法定传染病的报告质量，并对报告的传染病发病率起校正作用。但主动监测的费用比较高。

（2）常规报告与哨点监测。国家法定传染病报告系统由法定报告人上报传染病病例，属于常规报告。对能够反映总人群中某种疾病流行状况并有代表性的特定人群（哨点人群）进行监测，了解疾病的流行趋势，属于哨点监测。如1995年，我国开始进行艾滋病哨点监测，截至2005年底，全国已设立国家级监测哨点329个，监测对象包括7类人群，即性病门诊就诊者、暗娼、吸毒者、长途卡车司机、男性同性恋者、嫖客和孕产妇。哨点监测花费少，效率高。

（四）公共卫生监测的程序

1. 建立监测组织和监测系统

开展监测工作必须首先建立监测组织和监测系统。监测组织是专门的机构，应具备相应的行政职能、技术条件和运作经费。世界卫生组织除了在总部设有负责全球监测的部门外，还在世界各地设置了专门机构，如虫媒病毒中心、流行性感冒中心等。中国疾病预防控制中心是负责管理全国公共卫生监测系统的机构。监测系统是指有组织、有计划的操作系统。目前，公共卫生监测系统大体有三种：一是以人群为基础的监测系统，即以人群为现场进行监测，如法定传染病报告系统、全国疾病监测点监测系统；二是以医院为基础的监测系统，即以医院为现场进行监测，如我国的出生缺陷监测系统、医院内感染监测系统等；三是以实验室为基础的监测系统，主要是采取实验室检测手段对病原体或其他致病原因开展监测，如我国的流行性感冒监测系统等。

2. 公共卫生监测的基本过程

公共卫生监测包括资料收集、资料分析和解释、信息反馈和信息利用四个基本过程。

（1）资料收集。①确定收集资料的内容：根据监测目的确定监测对象和收集资料的内容，明确病例的定义。一般来说，资料收集越全面、系统，提供的信息就越丰富。例如，如果既有心血管病死亡的监测资料，又有危险因素的监测资料，对于资料的分析就更有价值。但收集的资料越多，收集的难度就会增加，从而影响监测资料的质量。因此，要权衡资料多少与资料质量之间的关系，综合考虑各方面的因素后决定监测内容。②选择收集资料的方式：监测资料的来源有多种渠道，可以来自以人群、医院或者实验室为基础的监测系统。从多个系统收集资料，可以提高监测效果，当对某传染病发病变化趋势进行监测时，同时收集实验室该病病原体变异情况资料，可以更加全面地了解该病的流行规律。收集不同来源的资料，将其联系起来分析，这种方法称为记录链接。例如，联合使用出生证和婴儿死亡证的资料，可以获得新生儿（出生至出生后28天内的婴儿）出生低体重死亡专率。出生证上有出生体重但缺乏未来的生死资料，婴儿死亡证提供了死亡信息但没有记录出生体重，结合两种来源的资料，可以了解新生儿出生低体重的死亡情况。③提高收集资料的质量：在收集资料过程中，漏报和错报难以避免，为了降低漏报率和错报率，除了完善监测手段，提高监测工作人员专业技术水平外，定期或不定期组织漏报调查，估计漏报率，也是控制监测质量的重要措施。当一个地区的漏报率相对稳定时，即使监测资料不够完整，仍然能够获得有用的信息；当监测人群是一个相对固定的人群时，可以采用捕获——再捕获的方法来估计漏报率。

（2）资料分析和解释。指对监测的原始资料进行正确的分析和解释，提炼成有价值的信息，其步骤包括：①资料核实：对原始资料进行认真仔细的核查，了解资料来源和资料收集方法，剔除错误资料或无法补救的不完整的资料，保证资料的真实性；②资料分析：采用统计分析方法，把经过核实整理的原始数据转化成有关的指标；③解释这些指标的意义和内涵。

（3）信息反馈。建立反馈信息的渠道，把资料分析结果和解释及时反馈给应该了解此信息的人，以便对疫情迅速作出反应。信息反馈分为纵向和横向两个方向：纵向包括向上反馈给卫生行政部门及其领导，向下反馈给各级监测机构及其工作人员；横向包括反馈给有关医疗卫生机构、科研单位及其专家、社区及其社会公众。信息反馈要根据反馈对象选择适当的反馈内容和形式：对决策者，应重点反馈该地区近一个时期出现了什么公共卫生问题，严重程度多大，有哪些高危人群，已经采取或建议采取什么预防控制措施等信息和措施的效果等；对监测机构工作人员和专家，应反馈人群的疾病或卫生事件情况、统计图表、资料处理方法及存在问题，明确下一步的工作方向；对公众，则应通过适当的媒体形式，简明易懂地介绍社区发生的主要卫生问题，并宣传自我保健的措施。监测信息可以定期发放，如世界卫生组织的 *Weekly Epidemiological Record*（《疫情周报》）、美国 CDC 的 *Morbidity and Mortality Weekly Report*（《发病和死亡周报》）、中国疾病预防控制中心的《全国传染病与突发公共卫生事件监测日报》和《全国传染病与突发公共卫生事件监测周报》。通过互联网反馈信息，实现对疾病或者其他卫生事件的快速分析和快速反馈。

（4）信息利用。充分利用监测资料是公共卫生监测的最终目的。利用监测资料可以描述卫生问题的分布特征和变化趋势，进行流行预测。如果同时有危险因素监测资料，可以进行流行病学生态分析，以确定高危人群，评价干预措施效果，为制订公共卫生策略和措施提供科学依据。

3. 公共卫生监测系统的评价

为了提高公共卫生监测系统的质量，完善公共卫生监测体系，需要对公共卫生监测系统进行评价。公共卫生监测系统可以通过以下七个方面的指标进行评价。

（1）敏感性。指监测系统识别公共卫生问题的能力，主要包括两个方面：一是监测系统报告的病例占实际病例的比例，二是监测系统判断疾病或其他卫生事件暴发或流行的能力。

（2）及时性。指监测系统从发现公共卫生问题到将信息反馈给有关部门的时间，反映监测系统的信息反馈速度。

（3）代表性。指监测系统发现的公共卫生问题在多大程度上能够代表目标人群的实际情况——缺乏代表性的监测资料可能导致决策失误和卫生资源的浪费。

（4）阳性预测值。指监测系统报告的病例中真正病例所占的比例。

（5）简便性。指监测系统的收集资料、监测方法和运作简便易行。

（6）灵活性。指监测系统能针对新的公共卫生问题及时改变或调整。

（7）可接受性。指监测系统各个环节的工作人员对监测工作的参与意愿，反映工作人员能否提供有效的信息。

（五）我国公共卫生监测系统简介

1950年，我国首先建立了传染病监测系统。20世纪80年代，建立了全国疾病监测点系统，在13个省设立了30个疾病监测点。目前，这个监测系统已经发展成一个由31个省（市、自治区）的145个疾病监测点组成，通过随机抽样获得有代表性的全国样本。每个监测点有3万~10万监测人口，覆盖1 000万监测人口，收集1 000万监测人口的出生、死亡（含死因）、法定传染病（37种）等情况。此后，我国陆续建立了一些全国性的监测系统，监测内容不断扩大，涵盖传染病疫情、死亡病例报告、行为危险因素、重大疾病主动监测、国家重点控制疾病等专病/单病监测、健康危害因素、食品营养、妇幼卫生、儿童免疫接种、自然灾害疫情等。2003年，SARS的暴发暴露了传染病监测和报告存在的问题，国家将突发公共卫生事件纳入监测范围，并提出建立疫情信息网络。2004年，"中国疾病预防控制信息系统——公共卫生监测信息报告管理系统"全面实行网络直报。

目前，我国公共卫生监测包括中国妇幼卫生监测、救灾防病系统信息报告系统、食品污染物和食源性公共卫生监测网络、食品营养监测系统、中国疾病预防控制信息系统、中国行为因素监测系统、药物不良反应监测系统、环境监测系统和计划生育监测系统等。这里简单介绍疾病预防控制信息系统和行为因素监测系统。

1. 中国疾病预防控制信息系统

中国疾病预防控制信息系统包括公共卫生监测信息报告管理系统、突发公共卫生事件报告管理信息系统、健康危害因素监测信息系统、疾病预防控制信息系统、鼠疫防治管理信息系统、结核病管理信息系统、艾滋病网络直报信息系统、重点传染病监测自动预警信息系统、专病/单病监测信息报告管理系统、中国流感/禽流感监测信息系统、救灾防病信息报告系统、死因监测系统、儿童免疫接种信息管理系统。

2003 年，国家公共卫生监测数据中心机房建成，于次年起陆续启动了基础疫情报告系统、医院死因报告系统、结核病专病报告系统和艾滋病专病报告系统，使传染病报告、死因报告、结核病和艾滋病通过网络直报快速收集信息。

2. 中国行为因素监测系统

中国行为危险因素监测系统于 1996 年依托中国世界银行第七次卫生贷款项目——健康促进子项目建立，覆盖全国七市一省（上海、北京、天津、成都、洛阳、柳州、威海、云南省）的 2 500 万人口，是以城市为单位的入户调查监测系统。目的是通过每月连续性的入户调查，收集监测覆盖地区人群（16~69 岁）行为危险因素的分布情况，动态观察行为危险因素的自然变化趋势以及干预后的变化趋势，从而评价干预措施的效果。主要危险因素包括吸烟、不参加体力活动、酗酒、不健康饮食、不安全性行为、对高血压和高血脂缺乏认识、交通事故涉及的危险因素等。

第四节　卫生政策

卫生政策是推动卫生事业发展的重要手段，是实现基本卫生保健的重要支柱，对于提升国家整体健康水平具有重要意义。卫生政策作为公共政策的一个重要分支，与其他公共政策既有共性，又有基于卫生服务的特点，受经济发展水平、社会价值取向、人群健康状况、卫生发展战略、医药卫生体制以及全球卫生治理环境等因素影响。

一、卫生政策的特征和构成要素

（一）特征

1. 价值取向或政治性

政策主体包括政党、政府和社会团体。政策主体的价值取向必然影响政策的制定，政策主体的行动代表政策主体的利益。卫生政策与公众利益密切相关，对保护人民健康、维护社会公平正义，促进社会和谐与政治稳定，实现人民幸福等具有重要意义。健康权是公民的基本权利，卫生政策不仅关系着国民健康，也关系着经济社会发展和执政者政治目标的实现。

2. 合法性、权威性和强迫性

政策的制定必须经过一定的严格程序方可出台实施，任何一项政策都必须具有合法性，否则就不能成为政策；同时，政策必须具有权威性，作为对社会、团体和个人行为的规范与指导，必须得到所涉及对象的认可和接受，不管是出于自愿还是被迫。

3. 公益性

卫生政策以保障人民健康为根本目的，而人民健康水平的改善具有极强的公益性。卫生服务体系建设、医疗保险筹资、政府职责等方面都应充分体现公益性，努力减轻公众尤其是弱势群体的疾病经济负担，提高居民健康水平，不应以追求经济利益为目标。

4. 系统性

卫生政策的系统性体现在政策层级和执行体系两个方面。政策层级的系统性表现为卫生政策通常是在统一框架内，从总体政策到具体政策发展形成的；卫生政策的执行体系包括中央政府及其相关部门和机构、各级地方政府及其相关部门和机构，二者构成了政策执行的完整体系。

5. 阶段性

卫生政策的制定和执行与当时的经济社会发展水平、公众健康状况和主要卫生问题等因素密切相关，当环境变化时，卫生政策的内容、手段甚至政策本身等都需要相应调整。

6. 复杂性

卫生政策的制定实施涉及卫生体制、卫生筹资、服务提供、卫生人力、监管规制等复杂因素，还隐含着政治导向、价值观念、文化习俗等诸多深层次影响。通常这些复杂因素交织在一起，使卫生政策成为世界各国都面临的难题。

（二）构成要素

卫生政策作为整个卫生事业的核心部分，构成要素主要包括四个方面。

1. 卫生政策目标

卫生政策目标是形成卫生政策的基础和前提，卫生政策是为了达到一定目标而制定的，没有目标的卫生政策是没有任何实际意义的。

2. 卫生政策价值

卫生政策价值包括卫生政策对卫生或卫生相关部门的价值分配和卫生政策执行将会带来的价值，

归根到底，卫生政策是对卫生或有关部门某种价值的调整和再分配。

3. 卫生政策效果

通常把卫生政策效果归纳为社会效益和经济效益两个方面。不同的卫生政策会带来不同的效果，效果的大小、好坏是判断和评价卫生政策成败的根本依据，并可作为修正卫生政策和判定卫生政策的标准。

4. 卫生政策的主体与客体

卫生政策的主体是卫生政策在实际运行过程中的决策者、参议者和参与者等的统称，是政策运行过程中不可或缺的要素，是政策制定及运行过程的基础和前提条件；卫生政策的客体是指卫生政策实施的对象，是卫生政策的受益者或相对受损者。没有主体和客体的卫生政策是不存在的。

二、卫生政策的主要功能

政策存在的意义就在于它的重要功能。卫生政策作为公共政策的具体体现，一般具有以下四种基本功能。

（一）规制功能

卫生政策的规制功能就是通过各种规范化的手段，将与卫生相关的各种行为规范制约在法律、法规及道德伦理许可范围内，并最大限度地保证各种卫生服务供给与分配的公平性、可及性与效率，最终确保政策目标的有效实现。由于卫生工作专业性强，卫生服务信息不对称等，需要对卫生服务机构和人员的准入、卫生服务的质量安全、服务行为等进行规制。

（二）引导功能

政策能够引导组织及个人的行为和事物的发展方向，卫生政策的制定和实施会引导卫生人力、物力、财力等资源在空间和流向上的变动，这些变动影响人们的预期和行为，进而影响卫生政策目标的最终实现。卫生政策的导向功能可分为正导向和负导向。正导向是政策能够最大限度地符合人民群众的健康利益，有助于保障和提升健康水平；而负导向则与保障人民群众健康利益、提升健康水平的政策目标背道而驰。

（三）协调功能

卫生政策的制定与实施有很多利益相关者，包括政府、公众、服务提供者、保险组织、企业、社会组织等。不同利益相关者在价值取向、目标和利益等方面不同，利益相关者之间的关系既有协调一致的方面，也有可能发生冲突。卫生政策的一项重要功能就是要协调不同方面的利益关系，使政策过程中的各个环节、各个利益相关者尽可能协调一致，充分发挥各自能力，形成政策合力，实现政策既定目标。

（四）分配功能

卫生政策的基本目的之一就是将有限的卫生资源进行公平合理的分配。卫生政策的分配功能体现在价值和技术两个方面。价值意义上的分配要求政策制定时的价值理念和执行过程要遵循公平、合理的原则；技术意义上的分配是通过有效的机制设计和监督保障，实现分配的合理与公平。卫生资源有限，但人们健康需求不断提高，如何实现卫生资源的公平合理分配，对卫生政策的制定和实施提出了很高要求。

第五节　卫生保健制度

卫生保健制度是政府对卫生事业实行宏观管理的重要形式和卫生政策导向的体现，是国家文化、经济和政治特征的综合反映。一个国家的卫生保健制度恰当、完善与否，直接影响着卫生服务的质量和效益及国民健康水平，对国民经济和社会发展也具有基础性作用。

不同政治制度、经济水平、文化背景的国家，卫生保健的特点不同，对卫生保健制度的称谓也不同，如医疗保健制度、医疗保险制度、健康保健制度、健康保险制度、疾病保险制度等。一般认为，卫生保健制度是指一个国家或地区为满足居民健康需求和防病治病的综合性政策与措施，包括卫生费用筹集、分配与支付方式、卫生服务提供方式和管理措施等基本要素。

一、卫生保健制度的基本模式

（一）自费医疗模式

自费医疗模式是指向卫生服务需求者提供医疗服务，由卫生服务接受者自己支付费用的形式。这一制度有以下特点：一是不公平性，可能直接降低了最需要服务的人群对卫生服务的可得性，因为最需要服务的人群支付能力可能最低；二是缺乏风险分摊机制；三是低效率，卫生服务提供者不承担经济风险，服务行为缺乏约束，过分提供医疗服务会导致资源浪费；四是预防工作容易被忽视。

目前，世界上很少有国家实行完全的公费医疗模式，大多数国家都会或多或少地存在自费医疗人群。由上述特点可以看出，自费医疗不利于较好地实现"人人享有卫生保健"的全球战略目标。因此，在初级卫生保健实施过程中，推行农村健康保障形式一直是一个重要的指标。

（二）国家税收模式

国家税收模式指政府通过国家税收方式来筹集卫生费用，通过财政预算分配到卫生保健领域，并建立相应的卫生机构提供卫生保健服务的健康保障制度形式。英国的国家保健服务制度就是由政府通过税收筹资的卫生保健制度，是典型的国家税收模式。这是一种公共筹资方式，无论职业、社会地位、经济水平和健康状况，均可获得健康保健服务。目前，除英国外，澳大利亚、加拿大、俄罗斯、新西兰、瑞典、丹麦、挪威、芬兰、葡萄牙、西班牙、冰岛、爱尔兰等国家也采取国家税收模式。这一制度的最大优点是由政府投入保健经费，在卫生服务利用方面可获得较高的公平性，但低效率则是这类制度的一大弊端。

（三）社会医疗保险

保险是通过保险机构由参保人按照合同规定向保险机构缴纳一定数量的保险费，而保险机构则按照合同规定向参保人提供保险服务。保险是通过风险分摊的办法，在风险发生时，被保险者的风险损失得到一定的补偿。

社会医疗保险是政府通过法律强制实施，将社会利益与个人利益相结合，由雇主和雇员按一定比例缴纳保险费，建立社会健康保险基金，再给雇员及其家属以一定比例补偿的筹资形式。社会医疗保险是对市场机制失灵的一种补救方式，同时也是社会为促进卫生保健的公平性和保护弱势群体利益愿望的体现。在组织管理上，多通过契约方式与医疗机构建立定点服务关系，向参保人群提供医疗保健服务；失业者、低收入人群、退休人员等则可通过社会保险基金获得医疗保障，但其保险费多来源于政府部门的有关基金，如失业基金、养老基金等。

（四）商业医疗保险

商业医疗保险是按照市场规则，通过商业保险公司运作、参保者自愿参加医疗保险来筹集卫生保健费用的一种模式，由雇主和雇员共同提供医疗保险基金，一般情况下雇主承担大部分保险费用。与社会医疗保险不同的是，参保是完全自愿的，雇主和雇员出资的比例也不是强制性的。这种筹资方式的最大优点是自由、灵活、多样化，适应社会不同层次的需求；而且由于保险机构之间互相竞争，消费者自由选择，促使医疗保险机构在医疗市场上提供价廉质优的医疗服务。弊端是保险和医疗服务享有的不公平性——由于商业医疗保险的非强制性，中小业主不愿意为雇员投保，保险费用全由个人承担，制约了一部分中低收入人群参保。美国是商业医疗保险的代表性国家。

（五）储蓄型保险

目前，国际上储蓄型保险的代表性国家是新加坡，于 1977 年实行"保健储蓄"医疗保险模式，面向全体公民，根据年龄来确定卫生费用的比率，并以银行储蓄的方式进行管理。不同年龄的费用水平缴交费总额的比例不同，年龄越大，比例越高，由个人和雇主各承担一半。储蓄账户只限于支付一般的住院费用和大额门诊费用，一家三代共同使用。高额住院费用则由 1990 年开始实施的另一项补充保险项目"健保双全"支付。该保险项目的资金主要来自政府、雇主、慈善机构。这一模式的良好运行，在保证新加坡较好地保障人群健康需要的前提下，卫生费用得到了有效控制。

二、西方发达国家卫生保健制度

在一个国家内，往往不只存在一种医疗保健制度，而是多种医疗保健制度并存的互为补充的复合体。现将英国、德国、美国、日本等代表性国家卫生保障制度的基本情况作简要介绍。

（一）英国国家卫生服务制度

英国与其他西方国家在卫生保健制度上的最大区别是国家推行福利政策，实行国家卫生服务制度（National Health Services，NHS）。英国早在 1911 年就通过了《全国保险法》，对健康保险及失业保险作了法律规定，并正式建立了全科医师制度。1948 年正式颁布的《国家卫生服务法》规定，凡英国居民均享受免费医疗服务，卫生服务经费全部或大部分从国家税收中支出。

英国国家卫生服务制度的主要特点体现在四个方面：一是国家卫生服务的资金绝大部分来自公共基金，包括中央和地方的卫生经费（约占全部资金的 87%）、营利与非营利的自愿保险，以及一些基金会、财团、宗教团体等捐赠的慈善经费，也有少量来自卫生服务的直接收费；二是全科医生是卫生保健服务的"守门人"，按规定，病人可以选择自己的全科医生，但选择专科服务或医院的余地很小，因为专科服务需经全科医生同意和推荐才能获得，非急救服务需要预约；三是医师的报酬在国家卫生服务中按月薪支付，其中全科医生服务的报酬由人头费（签约居民数）、行医补贴、定额目标费用和少量有偿服务等组成；四是居民保险覆盖范围广，全英国有近 5 700 万人选择国家卫生服务，服务以免费为主，政府主办的医疗机构是服务的主要提供者，大约 12% 的人口拥有其他特殊专科服务的私人保险。

英国国家卫生服务制度存在的主要问题如下：一是医务人员工作积极性不高，医疗服务效率较低；二是医疗服务供需矛盾较大，医院服务严重不足，医院服务不及时的问题严重，如非急诊手术经常要等待半年以上；三是私人医疗机构和私立医疗保险事业的发展对国家卫生服务制度的冲击越来越大。

（二）德国医疗保健制度

德国是现代社会保障制度的起源地，是世界上第一个建立医疗保险制度的国家，于1883年首次通过了《国家疾病义务保险法》，随后又制定了工业事故保险、老年人和长期残疾保险、失重风险等，建立了比较完善的社会医疗保险模式。

德国的社会健康保险按经营方式可分为国营和私营两种，保险金由投保者、雇主和国家三方承担。按保险对象分类，其形式包括疾病保险、工伤事故保险、养老金保险、失业和失业救济保险、儿童津贴保险、农民养老金保险等；按强制性程度分类，可分为法定强制性医疗保险和自愿医疗保险两种——前者主要是社会疾病保险、工伤事故和养老保险，后者主要是私人疾病保险。

（三）美国医疗保险制度

美国医疗保险制度是在高度自由的市场经济体制下建立并以自由医疗保险为主的多元医疗保险制度。美国的医疗保险公司大多是私营的，医疗保险内容多，居民自愿参加，政府不干预，也不补贴。政府仅负担特殊人群（退伍军人、老年人、残疾人、低收入者等）的医疗保险费用，没有全面的国家医疗保险制度，政府支出占卫生总费用的47.1%（2013年），而发达国家的政府支出占比一般都在65%~85%。

美国医疗保险制度以市场机制为法则，大多以盈利为经营目的，存在明显的贫富差距。那些健康条件差、收入较低的居民，既无能力参加医疗保险，也得不到政府的医疗补贴，其公平性较差。美国的医疗保险具有如下特点：一是医疗保险组织多，有公立非经营性的，更多的是私立经营性的；二是医疗保险内容多，有单项保险，也有多项保险和全面的综合保险；三是医疗保险支付方式多，有预先支付后扣除险、合作保险，也有限额保险和最高额保险等。

（四）日本医疗保健制度

日本医疗保险制度始建于20世纪20年代初，随着1922年《健康保险法》的颁布，日本首先建立了以受雇者为对象的医疗保险制度，其后又于1938年颁布了《国民健康保险法》，建立了以自营业者、农民、森林工人等为对象的国民健康保险制度。1961年，日本全面修订了《国民健康保险法》，提出所有国民都有义务加入国民健康保险，从而实现了全民保险，目前参保人数占总人口的99.5%。

日本的医疗保险种类繁多，构成复杂，从医疗保险制度本身来看，分为国家健康保险和受雇者保险两大类。国家健康保险又称为地区保险，是依照《国民健康保险法》而建立的——之所以被称为地区保险，是由于适用于日本所有的行政区和特区。该制度的组织管理机构是全国3 249个市、村（特区）和166个国民健康保险组织。

日本医疗保险的运行机制为：在筹资方式上，主要来自两部分：一是个人能时保险费（按工资比例的8.5%，个人和单位各负担50%），二是国家和地方政府财政税收的补贴；在卫生服务的提供上，凡参加健康保险的人员有权凭证任意选择就诊医院或门类，但并非均可到开业医生处就诊；在卫生费用的支付上，除了国民健康保险只负担一般国民医疗费的70%、退休人员住院费的80%、门诊费的70%外，其他制度都规定只要在社会保障指定医院看病，诊疗费本人只负担20%，医疗保险负担80%，受雇者医疗保险参保的家属均可享受住院费的80%、门诊费的70%由医疗保险支付的待遇，国民健康保险的参保者不存在家属医疗的问题。此外，对无工作能力、无收入来源无法缴纳保险者，经核实可划为生活保障范围，免交保险费，享受免费医疗服务；低收入农民和自营业者可享受免交一半保险费的待遇。

日本医疗保险制度存在的主要问题有：一是医疗费用增长趋势明显，其中增长幅度最大的是老年医疗费——国民医疗费每年增长2%~3%，而老年医疗费增长6.2%；二是医疗保险的公平性差，特别是以农民和低收入者为主参加的国家健康保险基础比较薄弱；三是医疗保险体制难以满足病人的多种需求，即医生收入和医药费由政府定价、全国统一，每个公民接受的是同样的医疗服务，在这种体制下，即使愿意多付钱也很难享受到额外服务。

三、中国健康保障制度

中华人民共和国建立初期，即建立了以就业人群为主体、同时惠及其亲属的公费医疗制度和劳保医疗制度，后又逐步建立起了覆盖农村居民的农村合作医疗制度。农村合作医疗制度的建立与运行，加上农村乡村医生队伍和县、乡、村三级医疗预防保健网，共同形成了我国农村卫生工作的成功经验，为改变农村卫生面貌、提高农村居民健康发挥了积极作用，受到了世界卫生组织等国际组织的肯定和推崇。农村合作医疗也是我国农村初级卫生保健的重要指标之一。目前，我国健康保障制度主要有职工基本医疗保险、公费医疗、劳保医疗、新型农村合作医疗、城镇居民医疗保险、商业医疗保险等。

（一）公费医疗

1952 年，政务院发布《关于全国各级人民政府、党派、团体及所属事业单位的国家工作人员实行公费医疗预防的指示》，建立了我国公费医疗制度。其对象是政府机关、党派、人民团体及文化、教育、科研、卫生等事业单位的工作人员，以及二等以上革命残废军人和高等学校在校学生。公费医疗的待遇包括：门诊、住院的医药费，经批准转诊治疗、疗养的就医路费；定点就医；离、退休后，待遇不变。公费医疗经费由各级财政预算安排。

（二）职工基本医疗保险

公费和劳保医疗制度在中华人民共和国成立后的 40 多年时间里，有效保障了城市地区大约 90%以上的人群，在改善健康、保障公平方面起到过积极作用。进入 20 世纪 80 年代后，随着我国经济体制改革的不断深入，传统的公费、劳保医疗制度不再适应社会化保障体系建设的需要，于 1994 年开始了职工基本医疗保险改革的试点工作，即"两江"试点。2000 年起，这一新型的医疗制度逐步取代传统的公费、劳保医疗制度，在全国推广。

职工基本医疗保险属于社会医疗保险范围，由国家、用人单位和职工本人共同筹集资金，为全体劳动者提供基本的医疗保健服务。城镇职工基本医疗保险的基本原则是：保障的水平要与社会主义初级阶段生产力发展水平相适应；城镇所有用人单位及其职工都要参加基本医疗保险，实行属地管理；基本医疗保险费用由用人单位和职工双方共同负担，基本医疗保险金实行社会统筹与个人账户相结合。

城镇职工基本医疗保险实行多层次医疗保障体系，即以基本医疗保险为基础，通过补充医疗保险、公务员医疗补助、重大疾病医疗补助和社会医疗救助等实现多层次保障，同时还鼓励有能力的单位和个人参加商业医疗保险与职工医疗互助。与过去公费劳保医疗不同的是，职工基本医疗保险要求一般以地市为单位统筹，提高了统筹层次和抗风险能力。

（三）新型农村合作医疗

合作医疗是我国农村独创的一种集资医疗形式，指农村居民在互助共济的基础上，通过政府组织引导，由国家、集体、个人共同筹集基金，为参保者提供基本的医疗预防保健服务，属于社会保险范畴，具有社区筹资性质。合作医疗创建于 20 世纪 50 年代中期，随农业合作化的发展而出现并得到发展。中国农村合作医疗曾在改善农村卫生状况、保障农村居民基本卫生服务方面发挥过重要作用，受到国际社会的推崇。

在 2002 年 10 月召开的全国农村卫生工作会议上，中共中央、国务院发布《关于进一步加强农村卫生工作的决定》，明确要在我国广大农村地区建立新型农村合作医疗制度，到 2010 年实现基本覆盖农村居民，并首次明确中央和地方政府在新型农村合作医疗制度建设中的主导责任，同时承担主要的筹资责任。2003 年起，在中西部农村地区人均 20 元的筹资总额中，各级政府共承担全部筹资责任；2008 年起，人均筹资额增加到 100 元，政府承担 80 元。到 2008 年上半年，参加新型农村合作医疗的人口已占农村居民的 85% 以上，提前实现了基本覆盖的目标，这是我国建立覆盖城乡居民医疗保障制度的重要步骤。

（四）城镇居民医疗保险

我国城镇居民过去实行的是以就业为基础的医疗保障制度，即公费医疗、劳保医疗和城镇职工基本医疗保险，而那些未就业人群和灵活就业人群，除了自己承担全部筹资责任参加职工医疗保险或商业保险外，就没有其他保险制度覆盖。因此，中央决定从 2007 年起，在全国开展试点建立覆盖城镇未就业居民的医疗保险，政府和个人共同筹资，以大病保险为主，兼顾门诊服务；并计划到 2010 年覆盖全体未就业居民。这一目标的达成，基本实现了我国城乡居民医疗保健制度的全覆盖。

（五）补充医疗保险制度

补充医疗保险是指在国家和社会建立的基本医疗保险制度以外的所有医疗保险形式，包括职工个人在参加基本医疗保险之后再缴费投保商业性质的医疗保险，企业行业在参加基本医疗保险之外又为本单位职工建立的其他形式的医疗保险，以及儿童、农民工等未被基本医疗保险涵盖的特殊群体所实行的医疗保险形式等。补充医疗保险既可由社会医疗保险机构承办，也可由商业医疗保险机构经营，具有补充性、非福利性、自愿性和多样性等特点。由于医疗费用快速上涨，大病风险不断增加，有必要大力发展补充医疗保险。

第七章 个体健康管理知识

第一节 个体行为与行为改变理论

一、个体行为

（一）行为的概念

行为是指有机体在各种内外部刺激影响下产生的活动。这里所说的活动，既包括生理反应，也包括心理反应。人的行为是指具有认知、思维能力、情感、意志等心理活动的人，在内外界环境因素刺激下所作出的能动反应。这种反应可能是外显的，能够被人观察到的，如语言、动作、表情等；也可能是内隐的，不能够被直接观察到的，如思想、意识等。内隐一般要通过测量和观察其外显行为来进行推测。

人的行为由如下五个基本要素组成：行为主体——人，行为客体——行为的指向目标，行为环境——主体与客体发生联系的客观环境，行为手段——主体作用于客体所应用的工具或使用的方法，行为结果——主体预期的行为与实际完成行为之间的符合程度。

行为的形成与发展是指个体出生以后，随着生理的发育、心理的成熟以及社会交往的不断扩大，个体行为逐渐形成、不断变化和发展的过程。可分为四个阶段：一是被动发展阶段（0~2岁）：主要依靠遗传和本能的力量驱使发展行为；二是主动发展阶段（3~11岁）：行为开始有意识地发展；三是自主发展阶段（12岁到成年）：通过对自身、他人、环境和社会的认识与适应，通过自我调整发展成稳定的行为；四是巩固发展阶段（成年以后）：为了适应社会或环境的改变，行为会被不断强化或减弱。

（二）行为发生、发展的规律及影响因素

1. 个体行为发生的心理机制

条件反射与学习理论有两个著名的行为形成理论，即"经典条件反射理论"和"操作性条件反射理论"。"经典条件反射理论"认为，人的行为的形成是外在条件刺激的结果。比如，婴儿第一次见到护士时，因为打针遭受疼痛而哭泣，反复几次以后，只要一见到护士就会哭泣。哭这个行为的形成与受到的外在条件刺激（护士的出现）有关。"操作性条件反射理论"认为，人的行为并非先天形成，而是一个试错的过程，行为的形成决定于行为的后果或对行为后果的期待。比如，一个男孩抽烟，女朋友赞美说吸烟很有男人味，真帅，那么这种表扬和鼓励就会促使吸烟这种行为持续下去；相反，如果女朋友对他进行批评，说他吸烟很不文明，那么吸烟的行为就可能会终止。再如，儿童如果因为不小心打破了一只杯子而被批评，他就会在下一次见到杯子时很小心。

"经典条件反射理论"和"操作性条件反射理论"奠定了行为学习理论的基础，即人的行为是习得的，并受到环境条件刺激和行为后果的影响，也是可以通过改变条件刺激和行为后果而改变的。条件反射理论构成了健康教育和健康促进的行为改变理论基础，在心理治疗领域得到了广泛的应用，如对恐惧症的系统脱敏疗法、对精神病的代币疗法、对抑郁症和焦虑症的认知疗法、对高血压等身心疾病的生物反馈疗法等。

2. 人类行为的影响因素

人的行为由内因和外因共同决定，即受到人自身因素和环境因素的影响。行为的形成和改变是人类自身遗传因素、环境因素和学习因素相互作用的结果。在遗传因素相同的情况下，同卵双生子可能因为生活环境不同而形成不同的行为习惯和生活方式；相反，在环境因素基本一致的情况下，人们也可能因为遗传因素不同而表现出不同的行为。

对于预防医学和健康教育工作来说，重要的是要研究影响行为和生活方式发生及持续的环境因素，通过改变环境因素反过来促使人们的某些行为发生改变。

行为的环境影响因素又可以分为自然环境和社会环境两种。

自然环境指人类行为会受到诸如气候、地理特征、居住状况等物质环境的影响，如居住在城市地区的人们生活方式与居住在农村地区的人们生活方式不同；居住在北极高寒地区的人们与居住在赤道热带地区的居民生活方式也会截然不同；生活在澳大利亚的居民因为强烈的阳光照射，会采取遮阳措施而避免被阳光灼伤或引发皮肤癌，而居住在北欧地区的居民会蜂拥到野外晒太阳；居住在中国东北地区的居民因为冬季漫长缺少蔬菜而形成吃腌菜的习惯，居住在西北干旱缺水地区的居民认为洗手是很浪费的行为。

人的行为同样受到社会环境因素的深刻影响。社会环境因素又分为小环境和大环境两种。小环境包括家庭、学校、工作单位等，行为的形成和改变主要受到人际环境的影响。比如，在家庭，如果父亲有吸烟的习惯，很可能使其儿子耳濡目染，也养成吸烟的习惯；如果母亲有跑步健身的运动习惯，子女也可能会养成喜爱运动的习惯；在学校，如果老师都有良好的个人卫生习惯，对学生也会产生好的影响。大环境包括文化、社会制度、经济状况、就业、道德、法律法规、教育、社会风气等。比如，当众亲吻在西方文化背景的美国被认为是表示亲昵的行为，而在中国则被认为是一种不雅的行为；经济状况较好的中国南方地区的居民生活方式与经济状况较差的西部省份的居民生活方式会迥然不同。

PRECEDE-PROCEED 模式把影响行为的因素归纳为三大类：一是倾向因素。指为行为改变提供理由或动机的先行因素，这些因素通常先于行为，是产生某行为的动机或愿望，或是诱发产生某行为的因素，包括知识、信念、价值观、态度及自信心，以及现有技能、自我效能等。二是促成因素。指促使行为动机或愿望得以实现的因素，即实现或达到某行为所必需的技术和资源，包括干预项目、服务、行为和环境改变的必需资源、行为改变所需的新技能等，如健康食品的供应情况、保健设施、医务人员、诊所等资源，医疗费用、诊所距离、交通工具、个人保健技术，政府的重视与支持、法律、政策等。三是强化因素。指促使行为维持、加强或减弱的因素，这类因素主要来自社会支持，如配偶、亲属、医生、教师、同伴、长辈等；也包括行为者自己对行为后果的感受，如社会效益（如得到尊重）、生理效益（如通过体育锻炼后感到舒展有力、经治疗后痛苦缓解）、经济效益（如得到经济奖励或节省开支）、心理收益（如感到充实愉快）等。

3. 行为的可改变性

健康教育与健康促进的目的是要改变人们的行为和生活方式。根据行为的可改变程度，人的行为分为高可改变行为和低可改变行为。高可改变行为指与人的本能、文化习俗关系不大而行为刚刚发生、环境不支持的行为，低可改变行为指与人的本能、文化习俗密切相关、持续较久已形成习惯且没有成功改变的先例的行为。

（三）行为的分类

人类行为与其他动物的根本区别在于人既有生物性，又有社会性。人类的行为除了受本能的支配以外，还受到社会规范的制约。按照人类行为的属性，可将行为划分为本能行为和社会行为。

1. 本能行为

人类的本能行为是与生俱来的，由其生物属性决定，是满足人类生理需求的最基本行为。人类的本能行为包括生存本能、种族保存本能、自我防御本能、好奇和追求刺激。

2. 社会行为

人是社会人，不能脱离社会而存在，人类的社会属性决定了人的行为的社会性，即在成长过程中受到各种社会因素，如法律、文化、道德、科学、艺术、宗教、风俗等和所处环境的影响而形成一定的意识形态和关系，如家庭关系、人际关系、政治关系等。人类行为的社会性是人与动物的本质区别。

（四）行为的特征

1. 目的性

动物的行为多出于本能的驱使，而人大多数的行为是有目的、有计划的，不但能够适应环境，还可以把环境改造得更适合人类的生存与发展。

2. 可塑性

人的行为不是一成不变的，是在不断变化的，而这种变化是受到其生活环境和所受教育的影响。行为的可塑性在年幼时表现得更为明显，尤其是父母的教育可以影响其一生，特别是家庭健康教育尤为重要。

3. 差异性

不同的人由于先天遗传因素和后天生活环境等因素的影响，在面对同一刺激时会作出不同的反应。所以，进行健康教育的方式要因人而异，不同的人员应采用不同的教育方式。

4. 适应性

人为了更好地生存，会从生理、心理、行动等方面作出改变，从而与环境达到和谐统一。

二、行为改变理论

健康相关行为的发生、发展和改变有着自身的规律。多年来，各国学者通过对健康相关行为及干预效果的研究，发展出了多个理论模式，成为开展健康相关行为干预的理论指导。相关理论能帮助解释和预测健康相关行为的演变，分析内外部影响因素对行为的作用，探索行为改变的动力和过程，并帮助评价健康教育干预的效果。因此，适用的相关理论有助于确定健康教育活动最佳的目标，制订有效的干预策略和措施，设计效果评价方案等。

在健康教育实践中，常用的健康相关行为理论可分为三个水平：一是应用于个体水平的理论或"模式"，包括知—信—行模式、健康信念模式、阶段变化理论、合理行为理论和计划行为理论；二是应用于人际水平的理论，即社会认知理论；三是应用于社区和群体水平的理论，包括社区组织、创新扩散理论。

一项实际工作往往不只运用某一种行为理论或模式，因为没有哪个理论或模式能适用于所有的情况。应根据关注对象和关心行为类型的不同，需要应用不同的理论或同时运用多个理论。

（一）应用于个体水平的理论或模式

1. 知—信—行模式

"知—信—行模式"是用来解释个人如何通过知识和信念促使健康行为改变的最常用模式。该理论将人类行为的改变分为获取知识、产生信念及形成行为三个连续的过程。知识是行为改变的必要条件（但不是充分条件），通过学习来获取健康知识和技能。信念和态度是人们对自己生活的信仰和应遵循的原则，与人们的情感和意志一起支配人的行为。信念和态度是在对知识进行积极思考的基础上逐渐形成的，当知识上升为信念和态度时，人们就可以将已掌握并且相信的知识付诸行动。知—信—行模式直观明了，但如果只把工作简单地放在知识的传播上，实际效果往往不明显，会出现"知而不行"的情况。以吸烟有害健康为例，健康教育者通过多种途径和方式将烟草的有害成分、吸烟的危害、戒烟的好处以及如何戒烟的知识传递给群众，群众对接收的信息积极思考，加强维护自身和他人的责任感，逐步形成吸烟有害健康、有必要戒烟的信念时，戒烟就可能成功。

2. 健康信念模式

健康信念模式是基于信念可以改变行为的逻辑推理，是心理动力学理论在健康相关行为干预和改变中的应用。该模式认为，人们要接受医生的建议而采取某种有益健康的行为或放弃某种危害健康的行为，需要具有以下几方面的认识：一是知觉到某种疾病或危险因素的威胁，并进一步认识到问题的严重性。这包括两个方面：一方面是对疾病严重性的认识，指个体对罹患某疾病的严重性的看法，包括人们对疾病引起的临床后果的判断，如死亡、伤残、疼痛等，以及对疾病引起的社会后果的判断，如工作烦恼、失业、家庭矛盾、社会关系受影响等；另一个方面是对疾病易感性的认识，指个体对自己罹患某种疾病或陷入某种疾病状态的可能性的认识，包括对医生指导的接受程度和自己对疾病发生、复发可能性的判断等。二是对采取某种行为或放弃某种行为结果的估计，包括既认识到该行为可能带来的好处，也认识到采取行动可能遇到的困难。对行为益处的认识，指人们对于实施或放弃某种行为后，能否有效降低患病的危险性或减轻疾病后果的判断，包括减缓病痛、减少疾病产生的社会影响等。只有当人们认识到自己的行为有效时，人们才会自觉地采取行动。对实施或放弃行为的障碍的认识，指人们对采取该行为有困难的认识，如有些预防行为花费太大，可能带来痛苦，与日常生活的时间安排有冲突、不方便等。对这些困难的足够认识，是使行为巩固持久的必要前提。三是效能期待，指对自己实施或放弃某行为的能力的自信，也称为自我效能。具体而言，指一个人对自己的行为能力有正确的评价和判断，相信自己一定能通过努力成功地采取一个导致期望结果（如戒烟）的行为。自我效能的重要作用在于，当认识到采取某种行为会面临的障碍时，需要有克服障碍的信心，才能完成这种行为。

3. 阶段模式

行为改变的阶段模式将行为变化解释为一个连续、动态和由五个阶段逐步推进的过程，此过程又包括十个认知和行为步骤：在行为变化阶段，行为改变的阶段模式认为，人的行为变化通常需要经过以下五个阶段：一是无转变打算阶段，指在未来六个月中没有改变自己行为的考虑，或有意坚持不改；二是打算转变阶段，即在未来六个月内打算采取行动，改变疾病危险行为；三是转变准备阶段，即将于未来一个月内改变行为；四是行动阶段，指在过去六个月中目标行为已经有所改变；五是行为维持阶段，指新行为状态已经维持长达六个月以上并已达到预期目的。在变化过程中，该模式认为，行为改变中的心理活动包括认知层面和行为层面共十个步骤，即认知层面有提高认识、情感唤起、自我再评价、环境再评价、自我解放和社会解放六个步骤，行为层面有反思习惯、强化管理、控制刺激和求助关系四个步骤。

行为改变阶段理论模式具有三个局限性：一是对环境的影响作用考虑较少；二是对行为变化进行描述性解释，而不是原因性解释；三是各阶段间的划分和相互关系不够明确。

4. 合理行动与计划行为理论

合理行动与计划行为理论是"合理行动理论"和"计划行为理论"的整合。

（1）合理行动理论。该理论的两项基本假设有二：一是人们大部分的行为表现在自己的意志控制下，而且合乎逻辑；二是人们的某一行为意向是某一行为是否发生的直接决定因素。在决定某行为的改变是否发生的心理过程中，最直接的因素是行为意向，即人们是否打算实施这个行为。决定行为意向最重要的因素是个人对此行为的态度和主观行为的规范。其中，态度由个人对预期行为结果的相信程度和对这个结果的价值判断来决定，主观行为规范由个人的信仰决定。合理行动理论建立了动机、态度、信仰、主观行为规范、行为意向等各种因素和行为之间的逻辑关系。

（2）计划行为理论。该理论是在合理行为理论的基础上，加上一个"自觉行为控制"因素。自觉行为控制是指个人对完成某行为的困难或容易程度的信念，包括对自我洞察力和控制力的信念。该信念来自过去的经验和预期的障碍，当一个人认为其拥有的资源与机会越多，所预期的障碍越小时，自觉行为控制因素就越强。

由此可见，合理行动与计划行为理论由对行为的态度、主观行为规范和自觉行为控制三部分组成，三者决定了行为的意向和随后的行为改变。

5. 社会认知理论

"社会认知理论"是有关理解行为改变的认知、情感和行为本身等影响因素的理论模型，认为行为的改变是环境、人和行为之间相互作用的结果。社会认知理论解释人们如何养成并维持一定的行为习惯，为干预策略提供了理论基础，为健康教育的行为研究提供了新的思路，也为健康教育与健康促进行为干预项目的设计、实施和评价提供了一个理论框架。

社会认知理论中的环境是指影响行为的外部因素，包括社会环境和物质环境。社会环境包括家庭成员、亲朋好友、同事等，物质环境包括居住状况、环境温度或饮食条件等。

环境为行为提供模板。当一个人看到别人的行为时会观察学习，经过强化就成为自己的行为。行为能力是指如果一个人准备实施某个行为，他必须充分理解这个行为意味着什么，并且具有实施这种行为的技能。

社会认知理论认为，一个人之所以产生或维持某种行为，主要受到以下因素的影响：一是环境，即影响人们行为的外在因素，为人们实施行为提供机会和社会支持。二是情境，即人们对环境的主观心理感受——正向的心理感受促使人们纠正错误观念，促进有益于健康的行为习惯。三是行为能力，即实施某种行为的知识和技能，可通过知识传播和技能训练促使其掌握有关实施某种行为的能力。四是期望，即对行为结果产生的心理预期——对行为结果的良好心理预期可促使健康行为的积极性。五是效能预期，即一个人对自己是否有能力实施某种行为的心理预期。教育和引导会使一个人产生能够成功改变行为的自信和积极的效能预期。六是自我控制，即一个人为了实现目标行为所进行的自我调节，如果帮助其提供自我监测的技能、分析和确定行为目标、解决问题和自我奖励的机会，将有利于行为的最终实施。七是观察学习，即一种新的行为会通过对他人的行为和行为结果的观察与学习而形成。八是强化，即增加或减少行为再发生可能性的措施，如促进个人进行自我奖励，并提供外部激励等。九是自我效能，即一个人实施某种特定行为的自信心，为此，分步骤并逐步实施某种行为，可以较好地保证最终行为改变的成功。十是情感应对反应，即当一个人作出行为改变的决定或实施某种行为后，很可能产生负性的情感反应，从而产生心理压力，阻碍行为的改变或维持。为此，应为个人提供用于解决不良情感反应的策略，必要时为个人改变行为提供训练和压力管理。十一是交互决定机制，即人们在实施某种行为时，个人、行为和环境之间会产生相互作用与影响，为使人们的行为发生变化，应考虑采用环境、技能和个人改变的各种措施。

第二节　健康相关个体行为

从行为的产生来看，可把人们的行为分为本能行为和习得（社会）行为两大类。摄食行为、性行为、睡眠行为和防御行为是人类与生俱来的行为，可以称为本能行为；而工作行为、人际交往行为等是人们为了适应不同的社会环境通过学习而形成的行为，可以叫社会行为。无论是本能行为还是社会行为，均会对人们的健康产生显著的影响，这些与健康相关并能对健康产生影响的行为统称为健康相关行为。在健康相关行为中，良好的行为与生活方式可以促进健康，这种对健康有益的行为称为健康促进行为；不良的生活方式与行为会危害健康，而对健康有危害作用的行为又称为健康危害行为，而能直接导致疾病的行为又称为致病性行为。

一、健康促进行为

健康促进行为是指人们为了保护和促进自身及他人健康所主动采取的行为与生活方式，如忠于婚姻和家庭、坚持平衡膳食、适量运动、作息规律、保持充足的休息、晒太阳、讲究个人卫生、定期体检、主动接受免疫规划等，这些行为对个体而言起到了预防疾病、保护和促进健康的作用，也是健康教育与健康促进所倡导的行为和生活方式。

（一）健康促进行为的特点

1. 有利性

指个体行为有益于自己、他人和全社会的健康。

2. 规律性

指个体行为有规律地重复发生，而不是偶然行为。

3. 和谐性

指个体行为表现与其所处的环境相和谐。

4. 一致性

指个体外在行为表现和内在心理情绪一致，不冲突。

5. 适宜性

指个体行为强度在常态水平和有利方向上。

（二）健康促进行为的类别

1. 基本健康行为

基本健康行为是指日常生活中有益于健康的基本行为，如平衡膳食、积极锻炼、合理作息等。

2. 预警行为

预警行为指事件发生之前的预防和事件发生以后的正确处理，如驾车使用安全带、意外事故预防等。

3. 戒除不良嗜好

戒除不良嗜好指戒除日常生活中对自己或他人健康有害的个人偏好，如戒烟、戒酒、戒毒、戒除药品滥用等。

4. 避开环境危害

避开环境危害指通过各种方式避开环境带来的危害，如离开污染环境，采取措施减轻环境污染，积极应对各种引起心理应激的生活事件等。

5. 合理利用卫生保健服务

合理利用卫生保健服务指通过正确、合理的方式，利用卫生保健服务来促进身心健康的行为，如定期体检、预防接种、遵从医嘱、积极康复等。

二、健康危害行为

健康危害行为是指偏离个人、他人乃至社会的健康期望而不利于自身和他人健康的一组行为，如吸烟、酗酒、吸毒、性乱、缺乏体力活动、高脂膳食习惯、不良饮食习惯、不良就医行为、自杀、不遵守交通法规等——而这些行为正是健康教育行为干预的目标行为。

（一）健康危害行为的特点

1. 危害性

指个体行为对自己、他人和全社会的健康有害。

2. 潜伏期长

长指个体行为形成以后，要经过很长一段时间才会有明显的致病作用。

3. 习得性

指危害健康的行为是个体在后天的生活经历中学会的。

4. 广泛性

指危害健康的行为广泛存在于人们的日常生活当中，对健康的危害也是广泛的。

（二）健康危害行为的类别

1. 不良生活方式与习惯

指一组在日常生活中形成并对健康有害的行为习惯，如吸烟、酗酒、不规律作息、不良饮食习惯、缺乏运动等——这些都是心脑血管疾病、早衰、癌症的高危因素。

2. 不良疾病行为

指发生在个体从疾病感知到痊愈过程中的不良行为，表现形式有疑病、恐病、不及时就诊、讳疾忌医、不遵医嘱等。

3. 违规行为

指违反法律法规、道德规范并危害健康的行为，如药物滥用、性乱等。

（三）致病性行为模式

致病性行为模式指导致某种特异性疾病发生的行为模式，通常比较多见的是 A 型行为模式和 C 型行为模式。

A 型行为模式是一种冠心病的易患行为模式，其特征是：脾气急躁，走路办事匆忙；有时间紧迫感，缺乏耐心；说话又快又急而且声音响亮，会爆发性讲话；争强好胜，有时会独断专行。

C 型行为模式是一种容易引起癌症的行为模式，其特征是：情绪压抑，特别隐忍，把怒火压抑在心里，不善于发泄自己的情绪；性格上过分克制自己，过分谦虚，处处依从，回避矛盾。研究发现，C 型行为模式的人肿瘤发生率比非 C 型行为模式的人高 3 倍以上，并可促进癌细胞的转移，使癌症病情恶化。

三、健康素养基本知识与技能

健康素养是指个人获取与理解基本健康信息和服务，并运用这些信息和服务作出正确决策，以维护和促进自身健康的能力。健康素养是衡量健康教育的一项重要指标，而健康教育则是提高健康素养的一种主要方法。提高公民健康素养已在世界各个国家引起高度重视，实现这一目标不仅需要政府作出努力，同时更需要个人对健康负起责任，除了健康素养知识的学习以外，关键要知行合一，认真遵循，才可以终身受益，最终达到提高国民健康素养和健康素质的目标。《中国公民健康素养——基本知识与技能》（2015 年版）列出了我国居民应该知晓和掌握的基本健康知识与技能，共有 66 条。

（一）基本知识和理念

（1）健康不仅仅是没有疾病或虚弱，而是身体、心理和社会适应的完好状态。

（2）每个人都有维护自身和他人健康的责任，健康的生活方式能够维护和促进自身健康。

（3）环境与健康息息相关，保护环境，促进健康。

（4）无偿献血，助人利己。

（5）每个人都应当关爱、帮助并不歧视病残人员。

（6）定期进行健康体检。

（7）成年人的正常血压为收缩压 $\geq$ 90 mmHg $<$ 140 mmHg，舒张压 $\geq$ 60 mmHg $<$ 90 mmHg；腋下体温 36℃ ~37℃；平静呼吸 16~20 次 / 分；心率 60~100 次 / 分。

（8）接种疫苗是预防一些传染病最有效、最经济的措施，儿童出生后应当按照免疫程序接种疫苗。

（9）在流感流行季节前，接种流感疫苗可减少患流感的机会或减轻患流感后的症状。

（10）艾滋病、乙肝和丙肝通过血液、性接触和母婴三种途径传播，日常生活和工作接触不会传播。

（11）肺结核主要通过患者咳嗽、打喷嚏、大声说话等产生的飞沫传播。出现咳嗽、咳痰两周以上，或痰中带血，应当及时检查是否得了肺结核。

（12）坚持规范治疗，大部分肺结核患者能够治愈，并能有效预防耐药结核的产生。

（13）在血吸虫病流行区，应当尽量避免接触疫水；接触疫水后，应当及时进行检查或接受预防性治疗。

（14）家养犬、猫应当接种兽用狂犬病疫苗；人被犬、猫抓伤、咬伤后，应当立即冲洗伤口，并尽快注射抗狂犬病免疫球蛋白（或血清）和人用狂犬病疫苗。

（15）蚊子、苍蝇、老鼠、蟑螂等会传播疾病。

（16）发现病死禽畜要报告，不加工、不食用病死禽畜，不食用野生动物。

（17）关注血压变化，控制高血压危险因素——高血压患者要学会自我健康管理。

（18）关注血糖变化，控制糖尿病危险因素——糖尿病患者应当加强自我健康管理。

（19）积极参加癌症筛查，及早发现癌症和癌前病变。

（20）每个人都可能出现抑郁和焦虑情绪，正确认识抑郁症和焦虑症。

（21）关爱老年人，预防老年人跌倒，识别老年期痴呆。

（22）选择安全、高效的避孕措施，减少人工流产，关爱妇女生殖健康。

（23）保健食品不是药品，正确选用保健食品。

（24）劳动者要了解工作岗位和工作环境中存在的危害因素，遵守操作规程，注意个人防护，避免职业伤害。

（25）从事有毒有害工种的劳动者享有职业保护的权利。

（二）健康生活方式与行为

（26）健康生活方式主要包括合理膳食、适量运动、戒烟限酒、心理平衡四个方面。

（27）保持正常体重，避免超重与肥胖。

（28）膳食应当以谷类为主，多吃蔬菜、水果和薯类，注意荤素、粗细搭配。

（29）提倡每天食用奶类、豆类及其制品。

（30）膳食要清淡，要少油、少盐、少糖，食用合格碘盐。

（31）讲究饮水卫生，每天适量饮水。

（32）生、熟食品要分开存放和加工，生吃蔬菜水果要洗净，不吃变质、超过保质期的食品。

（33）成年人每天应进行 6 000~10 000 步的身体活动，动则有益，贵在坚持。

（34）吸烟和二手烟暴露会导致癌症、心血管疾病、呼吸系统疾病等多种疾病。

（35）"低焦油卷烟""中草药卷烟"不能降低吸烟带来的危害。

（36）任何年龄戒烟均可获益，戒烟越早越好，戒烟门诊可提供专业戒烟服务。

（37）少饮酒，不酗酒。

（38）遵医嘱使用镇静催眠药和镇痛药等成品性药物，预防药物依赖。

（39）拒绝毒品。

（40）劳逸结合，每天保证 7~8 小时睡眠。

（41）重视和维护心理健康，调理心理问题时应当主动寻求帮助。

（42）勤洗手，常洗澡，早晚刷牙，饭后漱口，不共用毛巾和洗漱用品。

（43）根据天气变化和空气质量，适时开窗通风，保持室内空气流通。

（44）不在公共场所吸烟、吐痰，咳嗽、打喷嚏时遮掩口鼻。

（45）农村使用卫生厕所，管理好人畜粪便。

（46）科学就医，及时就诊，遵医嘱治疗，理性对待诊疗结果。

（47）合理用药，能口服不肌注，能肌注不输液，在医生指导下使用抗生素。

（48）戴头盔，系安全带，不超速，不酒驾，不疲劳驾驶，减少道路交通伤害。

（49）加强看护和教育，避免儿童接近危险水域，预防溺水。

（50）冬季取暖注意通风，谨防煤气中毒

（51）主动接受婚前和孕前保健，孕期应当至少接受 5 次产前检查并住院分娩。

（52）孩子出生后应当尽早开始母乳喂养，满 6 个月时合理添加辅食。

（53）通过亲子交流和玩耍促进儿童早期发展，发现心理行为发育问题要尽早干预，避免网络成瘾和过早性行为。

（54）青少年处于身心发展的关键时期，要培养健康的行为生活方式，预防近视、超重与肥胖，避免网络成瘾和过早性行为。

（三）基本技能

（55）关注健康信息，并能够获取、理解、甄别、应用健康信息。

（56）能看懂食品、药品、保健品的标签和说明书。

（57）会识别常见的危险标识，如高压、易燃、易爆、剧毒、放射性、生物安全等，远离危险物。

（58）会测量脉搏和腋下体温。

（59）会正确使用安全套，减少感染艾滋病、性病的危险，防止意外怀孕。

（60）妥善存放和正确使用农药等有毒物品，谨防儿童接触。

（61）寻求紧急医疗救助时拨打 120，寻求健康咨询服务时拨打 12320。

（62）发生创伤出血量较多时，应当立即止血、包扎；对怀疑骨折的伤员，不要轻易搬动。

（63）遇到呼吸、心搏骤停的伤病员，会进行心肺复苏。

（64）抢救触电者时，要首先切断电源，不要直接接触触电者。

（65）发生火灾时，用湿毛巾捂住口鼻，低姿逃生，并拨打火警电话 119。

（66）发生地震时，选择正确避震方式，震后立即开展自救互救。

第三节　个体健康危险因素评价

人类生存环境中存在许多健康危险因素，并与健康和疾病形成各种复杂的关联关系。研究健康危险暴露水平与疾病及死亡之间的因果关系，确定健康危险因素对健康的危害程度，能够对个体或群体进行健康危险因素评价，从而进行有效的健康干预，降低健康危险因素暴露水平，达到提高个体和人群健康水平的目的。

一、健康危险因素的概念

健康危险因素是指能使疾病或死亡发生可能性增加的因素，或者是能使健康不良后果发生概率增加的因素，包括环境、生物、社会、经济、心理、行为诸因素。预防疾病和伤害发生的关键在于控制健康危险因素，拥有可靠、可比较和不同人群健康危险因素暴露程度与危害程度等方面的信息，对决策者制订重点干预策略并指导卫生政策和医学实践具有重要意义。

二、健康危险因素的分类

健康危险因素有多种形式，既有直接健康危险因素和间接健康危险因素，也有群体健康危险因素和个体健康危险因素等。引起人类疾病和死亡的危险因素包含极其广泛的内涵，概括分为以下四类。

（一）环境危险因素

由于人类对自然环境的过度改造，不仅严重破坏了人们赖以生存的生态系统，而且导致大量人为的危险因素进入人们的生存环境，各种环境健康危险因素对人类的整体生存带来了极其严重的影响。

1. 自然环境危险因素

（1）生物性危险因素。自然环境中影响健康的生物性危险因素有细菌、病毒、寄生虫、生物毒物等，是传染病、寄生虫病和自然疫源性疾病的直接致病源。

（2）物理、化学危险因素。自然环境中的物理性危险因素有噪声、振动、电离辐射、电磁辐射等，化学性危险因素有各种生产性毒物、粉尘、农药、交通工具排放的废气等；理化污染是工业化、现代化带来的次生环境危险因素，正成为日益严重的健康杀手。

2. 社会环境危险因素

一个社会的政治、经济、社会秩序以及社会成员思想情绪的稳定程度构成了社会环境的稳定性。如果社会发展失衡，社会的稳定性被破坏，社会矛盾加剧乃至引起社会冲突，将直接影响社会成员的生活质量、幸福感和健康状况。社会环境因素对人类健康的影响越来越大，国家间、地区间、群体间的健康差距呈现加大趋势。由于贫困使得一些群体受教育机会减少，在一定程度上被剥夺了发展能力，由此导致社会地位低下，引起精神压抑、社会隔离、就业困难及生存压力。这些健康危险因素相互叠加、互为因果，最终落入贫困影响健康、不健康又导致更贫困的恶性循环。

（二）心理、行为危险因素

心理因素以情绪为中介变量影响人的神经、内分泌和免疫调节平衡，进而导致健康损害和疾病。现代研究表明，长期情绪压抑是所有肿瘤的重要危险因素。此外，心理因素还通过影响人的行为生活方式危害健康，现代社会竞争日益加剧、职业紧张和生活压力加大等因素所导致的心理与精神疾患不断增加。

行为危险因素又称自创性危险因素，是由于人类不良行为生活方式而造成的健康危害。随着疾病谱的改变，与不良行为生活方式密切相关的慢性病越来越成为人类健康的主要威胁。据统计，排在前四位的死亡原因是心脏病、肿瘤、脑血管病和意外伤害，占总死亡数的70%以上，表明死亡危险与人类的行为生活方式密切相关；在北美、欧洲和亚太地区工业化程度高的国家，全部疾病负担中至少有1/3归因于烟草、酒精、高胆固醇和肥胖——仅烟草就导致每年将近500万人早死。

（三）生物遗传危险因素

随着医学的发展和对疾病认识的不断深入，人们发现，无论是传染病还是慢性病的发生，都与遗传因素和环境因素的共同作用密切相关。随着分子生物学和遗传基因研究的发展，遗传特征、家族发病倾向、成熟老化和复合内因学说等，都已经在分子生物学的最新成果中找到客观依据。

（四）医疗卫生服务中的危险因素

医疗卫生服务中影响健康的危险因素，是指医疗卫生服务系统中存在各种不利于保护并增进健康的因素。例如，医疗行为中开大处方、诱导过度和不必要的医疗消费；医疗程序中院内感染，滥用抗生素和激素；医疗服务质量低下、误诊漏诊等都是直接危害健康的因素。广义上讲，医疗资源的不合理布局，初级卫生保健网络的不健全，城乡卫生人力资源配置的悬殊，重治疗轻预防的倾向和医疗保健制度不完善等，都是可能危害人群健康的因素。

三、健康危险因素的特点

了解健康危险因素的共同特点，对危险因素的分析和评价及慢性病的预防有着非常重要的意义。

1. 潜伏期长

在危险因素暴露与疾病发生之间常存在较长的时间间隔，人们一般要经过多次、反复、长期接触后才会发病。潜伏期因人、因地而异，并且受到很多因素的影响。例如，吸烟导致肺癌一般要经历数十年时间，高盐、高脂肪、高热量饮食更是要长年累月地不断积累才会引发心脑血管疾病。潜伏期长，使危险因素与疾病之间的因果联系不易确定，对病因判断和疾病预防工作是不利的。但也正由于潜伏期长，可在其间采取有效的防治措施，这又为阻断危险因素的危害提供了时机。

2. 特异性弱

由于许多危险因素广泛分布并起混杂作用，在一定程度上削弱了危险因素的特异性作用。特异性弱，使一种危险因素与多种疾病相联系，如吸烟既是患肺癌的危险因素，又是患支气管炎、心脑血管疾病和胃溃疡等疾病的危险因素。特异性弱也可以表现为多种危险因素引起一种慢性病，如高脂、高热量饮食、盐摄入量过多、吸烟、紧张、久坐的工作方式和肥胖等，都对导致冠心病的发生起着重要作用。由于危险因素与疾病之间特异性弱，加上存在个体差异，容易引起人们对危险因素的忽视，针对这些危险因素的健康促进显得尤为必要。

3. 联合作用

随着大量危险因素越来越多地进入人们的生产和生活环境，导致健康危险因素的多重叠加。一因多果、多因一果、多因多果、因果关系链和因果关系网络模型的提出，提示多种危险因素联合作用的大量存在，如高血压、高血脂和吸烟等危险因素的联合作用，可以数倍甚至数十倍地增加冠心病的发生概率。

4. 广泛存在

危险因素广泛地存在于人们日常生活和工作环境之中。同样，各种社会环境因素相互作用，广泛地影响着全体居民的身心健康。各种危险因素紧密伴随、相互交织，对健康的危害作用往往是潜在的、不明显的、渐进的和长期的。这无形中增加了人们对危险因素发现、识别、分析和评价方面工作的难度，尤其是当不利于健康的价值观念已内化为人们的文化习俗和行为习惯后，对这种危险因素的干预将非常困难，因此，深入、持久、灵活、有效的危险因素干预策略变得非常重要。

四、健康危险因素的作用过程

了解危险因素对人体健康的作用过程，能有效促进对慢性非传染性疾病危害因素和前驱症状采取有效的预防与控制措施。疾病尚未形成前，采取积极的预防措施，可减少危险因素的危害，防止疾病的发生；在疾病已经形成的情况下，及时治疗，降低疾病诱发因素的作用，可控制疾病的发展，促进病人恢复正常功能，减少劳动能力的损失。危险因素对人体健康的影响分为如下六个阶段。

1. 无危险阶段

此阶段是假设人们的周围环境和行为生活方式中不存在危险因素，预防措施是保持良好的生产生活环境和健康行为生活方式，通过健康教育，使人们认识到危险因素的有害影响，防止可能出现的危险因素。

2. 危险因素出现

随着年龄的增长和环境的改变，人们的生产生活环境中出现了危险因素，由于作用时间短暂和程度轻微，危险因素并没有产生明显的危害，或者对人体危害作用还不易被检出。但如果进行环境因素检测或行为生活方式调查，可发现危险因素的存在。

3. 致病因素出现

随着危险因素数量的增加及作用时间的延长，危险因素转化为致病因素，对机体产生危害的作用逐渐显现。这一时期，人们处在可能发生疾病的危险阶段，由于机体防御机制的作用，使致病因素弱化，疾病尚不足以形成。但如果及时采取干预阻断措施，停止危险因素的作用，可以阻止疾病的发生。

4. 症状出现

此阶段，疾病已经形成，症状开始出现，组织器官发生可逆的形态功能损害，用生理生化的诊断手段可以发现异常的变化。常用筛检手段在正常人群中及时发现无症状病人是有效的预防策略，通过早期发现、早期治疗，及时阻止危险因素的作用，使病程逆转而恢复健康是可能的。

5. 体征出现

症状和体征可能并行或程度不一地先后出现，病人明显感觉机体出现形态或功能障碍，并因症状和体征明显而主动就医，但即使停止危险因素的继续作用，一般也不易改变病程。积极采取治疗措施可以改善症状和体征，推迟伤残并减少劳动能力的丧失。

6. 劳动力丧失

劳动力丧失是疾病自然发展进程的最后阶段。由于症状加剧，病程继续发展，进而丧失生活和劳动能力。这个阶段的主要措施是康复治疗。

五、健康危险因素评价

（一）健康危险因素评价的概念

健康危险因素评价是研究危险因素与慢性病发病及死亡之间数量依存关系及其规律的一种技术方法，旨在研究人们在环境、生活方式和医疗卫生服务中存在的各种危险因素对疾病发生和发展的影响程度，以及通过改变生产、生活环境和不良行为生活方式，降低危险因素的作用，从而延长寿命。开展危险因素的评价，可以促进人们改变不良的行为生活方式，降低危险因素，提高生活质量和提高健康水平。

（二）健康危险因素评价的方法及应用

详见第十二章，此处略。

第四节 个体成瘾行为的管理

世界卫生组织将成瘾定义为："由于对自然或人工合成的药物的重复使用所导致的一种周期性慢性的着迷状态，并引起无法控制想再度使用的欲望。同时会产生想要增加该药物用量的倾向、耐受性、戒断症状等现象，因而对药物所带来的效果产生心理与生理上的依赖。"

日常生活中常见的成瘾行为有吸烟、酗酒和游戏成瘾等。成瘾行为也叫依赖行为，是依赖综合征的一种行为表现，是由于物质使用障碍所导致的，对人类健康造成了极大的危害。

一、成瘾行为的概念

成瘾也称依赖，是指由于神经中枢经常接受某种刺激而形成的习惯，是各种生理需要以外的超乎寻常的嗜好和习惯。成瘾者不可自制地反复渴求从事某种活动或滥用某种药物，虽然明白这样做可能会带来各种不良后果，但仍然无法控制自己。有些嗜好对人体无害反而有益，如有人酷爱运动、读书，有人是球迷，有些人特别嗜好某种食物，有些人爱好集邮等。然而，有些嗜好如吸毒、吸烟、酗酒、赌博、网瘾等却会导致严重的心理、生理问题，甚至危害社会，属于病态的成瘾。成瘾行为是指成瘾后出现的一系列生理、心理、行为表现。

致瘾源是一种能使易成瘾者产生强烈欣快感和满足感的物质或行为。其中，毒品引起的欣快感强烈而持久，极易产生依赖性，称强致瘾源；烟草和酒精带来的欣快感相对较弱，持续时间短暂，称弱致瘾源。本文重点探讨吸烟和酒精成瘾行为。

二、成瘾行为的特征

成瘾行为有两个重要特征：一是已成为成瘾者生命活动中的必需部分，从健康的三维角度可以观察到强烈的生理、心理、社会性依赖；二是一旦终止成瘾物质的使用，会出现戒断症状，而一旦恢复成瘾行为，戒断症状将消失并同时产生欣快感。

1. 生理、心理和社会性依赖

（1）生理依赖。生理依赖又称躯体依赖，是反复使用致瘾源所形成的一种适应状态，表现为耐受性增加，停止或减少致瘾源后出现戒断症状。例如，导致烟草成瘾的致瘾源是烟草中的尼古丁：一是尼古丁通常只需几秒钟就可进入大脑，让人产生愉悦感；二是尼古丁在体内停留时间很短，很快就会被排出体外；三是突然停止使用烟草或体内尼古丁含量下降时，机体就会出现一系列戒断症状。尼古丁的成瘾性导致吸烟者无法停止吸烟，会强化吸烟者的吸烟行为，并使吸烟者不愿放弃吸烟习惯。

（2）心理依赖。心理依赖又称精神依赖。致瘾源会使人产生一种特殊的欣快感，在精神上驱使成瘾者表现为一种定期而连续的致瘾源渴求和强迫使用行为，以获得心理上的满足并避免精神上的不适。随着成瘾者对致瘾源的不断重复接触，成瘾行为逐渐整合到心理活动中，成为完成感知、思维、想象等心理过程的关键因素。例如，吸烟者会将吸烟作为一种心理应对方式，当感到有压力、无聊、孤独或生气时，经常会用吸烟来缓解这些不良情绪。

（3）社会性依赖。社会性依赖是指成瘾者一旦进入某种社会环境或某种状态，就会出现成瘾行为。烟草在当今社会扮演着一个非常重要的角色，在我国，吸烟通常被认为是拓展及维护人际交往关系的重要交往方式之一，在进行戒烟干预时，健康管理师应考虑到这个因素对吸烟行为的影响。

2. 戒断症状

成瘾者一旦终止或减少致瘾源的使用，就会出现心理和生理症状，表现为空虚无聊、无助、不安等心理反应，同时会出现流涎、恶心等异常躯体症状。烟、酒成瘾后各有其特异的戒断症状，特别是尼古丁戒断症状在停止吸烟几小时之内就会出现，并在戒烟后的前几周最为严重，强烈的吸烟渴求可能会在之后的几个月甚至几年之内再现。

三、成瘾行为的形成过程

1. 诱导阶段

个体与致瘾源偶尔接触，初步尝到"甜头"后，如吸烟后产生的各种愉悦感，会在大脑皮质中留下强烈的记忆。这些感觉对接触者有强大的吸引力，导致其希望不断地尝试体验。此阶段如终止接触致瘾源，一般不会有明显的戒断症状。

2. 形成阶段

在内外环境的共同作用下，尚未成瘾的行为不断重复，直到个体对其产生依赖。戒断症状带来的痛苦会对成瘾行为起正反馈作用，使成瘾行为程度不断加剧。初期成瘾者常有羞耻感、畏惧感和自责心理，此时若及时矫治，成瘾行为尚容易戒断。但当依赖已经建立时，矫治难度会增加。不成功的戒断次数越多，矫治难度越大。

3. 巩固阶段

这个阶段，成瘾行为已经巩固，并整合为生命活动的一部分，成瘾者对各种促使其戒断的措施有强烈的心理抵抗，发作时宁可不吃、不喝、不睡，甚至明知后果严重，也要接触致瘾源。

4. 衰竭阶段

这一阶段，成瘾行为已使成瘾者的躯体和心理受到严重损害，社会功能也发生了不同程度的缺失，如酒精依赖者出现酒精性肝硬化，长期吸烟者罹患肺癌等。

不同致瘾源和不同类型的成瘾行为在上述阶段的表现各异，个体间差异也大，但通常来说，吸烟者的诱导阶段历时较长，有的初吸时呛咳不止，没有明显的欣快感。有研究表明，青少年尝试致瘾源后留在大脑皮质中的记忆十分深刻，对成年后的成瘾行为发展有较大影响。

四、成瘾行为的影响因素

1. 个人因素

人格特征是导致成瘾行为的内在因素。面对同样的致瘾源，并非所有人都会成瘾。人群中有一部分人被认为是"易成瘾者"，具有以下人格特征：一是被动依赖，有从众心理，凡事无主见，行为随大流，对不良事物缺乏批判性态度；二是过度敏感，与人交往过程中过度紧张、焦虑；三是性格内向，有内心矛盾冲突时，既不与人交流，也没有积极的解脱方式，对外界耐受性差，适应不良；四是高级意向减退或不稳定，意志薄弱，缺乏对诱惑的抵抗力；五是情绪不稳定且冲动，易有冲动行为，争强好胜，易激惹，易在别人调唆、激将下接受致瘾源。

2. 外部因素

（1）社会因素。不良社会因素，如暴力、凶杀、种族歧视、失业、拜金主义等，易引起人们对现实生活的惶恐和厌倦，此时，有人借酗酒来消除烦恼、空虚、胆怯、失败等心理感受，有人借吸烟来调节情绪、提高工作效率。在上述社会因素的影响下，易成瘾者往往希望借助成瘾行为获得暂时的内心安宁。

（2）文化因素。一些风俗习惯也对成瘾行为起到了促进作用。例如，我国社会生活中，烟和酒往往在人际交往中扮演着"润滑剂"的角色，具有广泛的社会文化认同。又如，受传统习俗影响，敬烟、敬酒是一种礼貌待客的方式，甚至成为喜庆活动和礼仪场所的重要组成部分。许多人明知吸烟、饮酒有害健康，但在一定的社交场合仍不得不参与其中。时间一长，自然而然地就将其整合到自己的日常行为模式中。

（3）传播媒介。媒体宣传与广告效应在成瘾行为形成中起到了不可低估的作用。例如，影视人物借助吸烟、饮酒表现一定的复杂心理活动、人物的个性、社会形象、风度、仪表等，这些宣传对受众的行为会造成潜移默化的影响，促进模仿行为的发生。对具有强烈认同感的成员来说比外界影响更大，许多青少年的吸烟行为就源自对同龄小伙伴的模仿。

（4）环境因素。工作环境和生活环境中广泛存在的吸烟、饮酒现象，其中起致瘾作用的家庭环境对成瘾行为的形成也有非常重要的影响作用。吸烟和酗酒行为都有"家庭集聚现象"，即家庭成员在某相关行为上的相似程度显著大于非家庭成员。有调查发现，吸烟家庭（特指父母为吸烟者）孩子的吸烟率比非吸烟家庭孩子高 1.5 倍，若家中年长的兄弟姐妹也吸烟，吸烟率还会增加 1 倍。这一现象的产生并不取决于父母对吸烟的态度，而在于他们的"榜样"行为迎合了青少年强烈的好奇心理，并引发其探究行为；同时，家庭成员的共同遗传基因，也可以解释成瘾行为的家庭聚集性。

五、常见成瘾行为

（一）吸烟行为

1. 烟草的有害成分

烟草主要是通过口吸、咀嚼和鼻吸等方式使用，最常见的方式就是口吸，也就是主动吸烟。烟草燃烧时的烟雾中含有 7 000 多种化合物，主要的有害物质是尼古丁、一氧化碳、烟焦油、放射性物质、氮氧化物、多环芳烃等，有 69 种已知的致癌物，会导致机体细胞癌变。下面介绍几种主要的有害成分。

（1）尼古丁。俗称烟碱，是一种生物碱。尼古丁是无色透明、味苦的油性液体，溶于水和酒精，在烟草中的含量为 1%~3%，90% 可通过口鼻、支气管黏膜和肺被人体吸收，迅速进入血液，并通过血—脑屏障 7 秒直达大脑。尼古丁对中枢神经系统的作用表现为低剂量时可使人兴奋、抗焦虑，高剂量时有抑制和麻痹作用。尼古丁会刺激交感神经，使人体释放肾上腺素，导致心率加快，血压升高，加重心脏负担，甚至引发冠心病。尼古丁有剧毒，一支香烟中提取出来的尼古丁可以毒死一只小白鼠，一盒香烟提取出来的尼古丁可以毒死一头牛，毒死一个人仅需尼古丁 40~60 毫克。吸烟时不是所有尼古丁都会被吸收，25% 会被燃烧，50% 会扩散到空气当中，5% 残留在烟头，20% 会被人体吸收，所以，吸烟会导致慢性危害。尼古丁具有成瘾性，吸烟者难以戒烟，多半是由于对尼古丁的成瘾依赖。尼古丁在人血液中的生物半衰期是 30 分钟，当体内的尼古丁水平降低时，吸烟者会有烦躁不安、头痛恶心的感觉，希望通过吸烟来解除这种感觉，继而形成烟瘾。

（2）一氧化碳。是一种无色无味的有毒气体，燃烧一支香烟会产生一氧化碳 20~30 mL。当一氧化碳被人体吸入，与血液中的血红蛋白结合会形成碳氧血红蛋白，因一氧化碳与血红蛋白的亲和力比氧气高 250 倍，使得血红蛋白失去了携氧能力，导致组织和器官缺氧。一氧化碳还可与尼古丁产生协同作用，使血液当中的胆固醇含量增加，促使动脉粥样硬化的发生。

（3）烟焦油。是一种棕黄色黏性物质，主要物质是多环芳烃，具有强烈的致癌作用，如苯芘花（被认为是最强有力的致癌物）、二苯毗等。焦油被认为是烟气中最重要的有害物质，99.4％的物质是有害的，0.2％是致癌的引发剂，0.4％是致癌的协同剂；另外，焦油中的有些物质具有辅助致癌物质的特性，即促癌剂，故而香烟盒都会标出焦油含量（高、中、低）。

2. 吸烟的危害

吸烟有害健康是毋庸置疑的。据世界卫生组织统计，每年死于与吸烟有关的疾病人数高达 600 万。据研究表明，冠心病、心脑血管疾病、肺癌等多种危害健康的疾病都与吸烟有密切关系，吸烟者的死亡率比终生不吸烟者高 2~3 倍，吸烟者患冠心病的风险比不吸烟者高 2~4 倍，患肺癌的风险高 13~40 倍。吸烟的危害主要表现在以下几个方面。

（1）致癌。吸烟是引发肺癌的高危因素，与吸烟者每天吸烟量、持续吸烟时间、烟草中的尼古丁和焦油含量有直接关系。烟焦油中的致癌物和促癌物能直接刺激气管、支气管黏膜，使其分泌物增多，纤毛运动受到抑制，形成气管、支气管炎症；焦油被吸入肺后，使肺泡壁受损，失去弹性，形成肺气肿；焦油黏附在咽、喉、气管、支气管黏膜表面，积存过多、时间过久可诱发细胞异常增生，形成癌症。除肺癌以外，还容易引起口腔癌、喉癌、食管癌等。

（2）心脑血管疾病。烟草中的尼古丁和一氧化碳会损害血管壁，使血管内皮出现裂纹，血液中的血小板、白细胞、血脂等进入血管内膜，使全身血管老化，变厚变硬，形成斑块，导致血管狭窄，出现栓塞，进而引发脑卒中、失明、心肌梗死、静脉血栓、动脉硬化等。

（3）对生殖系统的影响。烟草中的尼古丁可以降低性激素（睾酮）分泌并杀伤精子，从而影响男性的生育能力，长期大量吸烟可导致男性精液质量下降，精子活力降低，畸形率增加，精子 DNA 损伤，对后代产生不利的影响。吸烟对女性的危害比男性更为严重，会引起月经紊乱、雌激素水平下降、不孕不育、异位妊娠、胎儿畸形、骨质疏松和更年期提前等。

（4）二手烟的危害。二手烟又称环境烟草烟雾，也叫被动吸烟，既包括主流烟雾，由吸烟者吐出；也包括侧流烟雾，从点燃的烟草制品中冒出。二手烟可以增加儿童及成人患多种疾病的风险：孕妇吸二手烟会给胎儿带来极大危害，容易发生前置胎盘和异位妊娠，提高低体重新生儿出生率，甚至引起流产、早产、死产以及无脑儿、腭裂、唇裂等畸形儿；儿童青少年被动吸烟会影响器官生长发育，尤其是呼吸系统和大脑；成人长期被动吸烟也会导致肺癌、高血压、冠心病等疾病的发病率增加。

3. 吸烟行为的控制

（1）我国控烟工作。1991 年 6 月，我国通过《中华人民共和国烟草专卖法》，禁止或者限制在公共交通工具和公共场所吸烟，劝阻青少年吸烟，禁止中小学生吸烟，并对烟草包装和烟草广告作了限制规定；1994 年 10 月，《中华人民共和国广告法》对烟草广告发布作了限制性规定；2003 年 11 月，我国签署了《烟草控制框架公约》，规定提高烟草价格和税收，禁止烟草广告，禁止或限制烟草商进行赞助活动，打击烟草走私，禁止向未成年人售卖香烟，并在香烟盒上标明"吸烟危害健康"的警示，采取措施减少公共场所被动吸烟等；2009 年 1 月，国家烟草专卖局、国家质量监督检验检疫总局发布了《中华人民共和国境内销售卷烟包装标识的规定》；2011 年 2 月，国家广电总局办公厅发布《关于严格控制电影、电视剧中吸烟镜头的通知》；2012 年 12 月，国务院履约工作部协调领导小组各成员单位联合发布了《中国烟草控制规划（2012—2015）》。

（2）吸烟行为干预。对于没有戒烟意愿的吸烟者，通常使用"5R"法使其产生戒烟的强烈愿望。"5R"是指：相关（relevance），使吸烟者知道戒烟与个人和家庭的相关性；风险（risks），向吸烟者介绍烟草的有害成分以及吸烟对自身和他人健康、环境等方面的危害；益处（rewards），说明和强调戒烟的益处；障碍（roadblocks），告知吸烟者在戒烟过程中可能遇到的障碍、挫折及处理方法；重复（repetition），对没有戒烟意愿的吸烟者重复上述干预措施，告知戒烟失败者很多人是在多次戒烟尝试后才成功戒烟的。对于有戒烟意愿的吸烟者，通常使用快速干预和强化干预的措施。快速干预措施主要是用"5A"模式：询问（ask），了解患者的吸烟情况；建议（advise），用明确的语言建议吸烟者戒烟；评估（assess），明确吸烟者戒烟的意愿；辅导（assist），帮助吸烟者戒烟，可以向愿意戒烟者制订戒烟计划，提供戒烟方法和技巧，推荐戒烟药物；安排（arrange）：吸烟者开始戒烟后，应安排不少于 6 个月的长期随访。强化干预措施主要包括咨询、行为干预和药物治疗。研究表明，戒烟干预的强度越大，戒烟效果越明显。

（二）酗酒行为

1. 酗酒的危害

酒精是一种可以使人产生依赖的成瘾物质。酗酒是指过量和无节制地饮酒。酗酒会导致急慢性酒精中毒、酒精性脂肪肝，严重时还会导致酒精性肝硬化。长期过量饮酒是导致心脑血管疾病的高危因素，并会导致一些意外事故的发生。

2. 酗酒的预防

利用多种传播方式宣传酗酒对自己、对家庭、对社会的危害，让人民群众了解相关知识；对易感人群进行有针对性的健康教育活动，使其自觉抵制滥用现象；如不能避免饮酒，尽量每天不超过两标准杯（每标准杯酒精含量 10 g）；怀孕、哺乳、服药、开车、机器操作期间坚决不能饮酒；针对有酒瘾者，帮助其认清酒精的危害，树立戒酒的意愿和信心，并通过多种途径，如替代药物治疗、心理治疗等戒除酒瘾。

（三）网络成瘾行为的干预

1. 网络成瘾的危害

（1）游戏成瘾。世界卫生组织正式将游戏成瘾列为一种疾病，其对游戏成瘾的官方定义是一种持续或复发性的游戏行为（数字游戏或视频游戏），可能是在线或离线。体现在：游戏控制受损，对于玩游戏的频率、强度、持续时间、终止时间、情境等缺乏自控力；对游戏的重视程度不断提高，以至于游戏优先于其他生活兴趣和日常活动；尽管有负面效果出现，但依旧持续游戏甚至加大游戏力度。这种行为模式的严重程度足以导致个人、家庭、社会、教育、职业或其他重要功能领域受到严重损害，并通常明显持续至少 12 个月。游戏成瘾的后果很严重，2015 年，一名玩家连续三天玩游戏，后来被发现时已死亡。然而，他并不是唯一一个在游戏中丧命的人，新闻报道经常会出现由于在网吧游戏时间过长而导致猝死的案例。

（1）网络成瘾。网络成瘾是指上网者由于长时间和习惯性地沉浸在网络时空当中，对互联网产生强烈的依赖，以至于达到痴迷程度而难以自我解脱的行为状态和心理状态。网络成瘾大致由三方面原因所致，其中最主要的是家庭，而家庭中最主要的是家庭教育方式和家庭关系：有的家长喜欢用暴力、批评的教育方式，即"控制型"的教育方式，导致孩子没有长成应该长成的"自我"；夫妻关系不和谐，甚至存在夫妻双方利用孩子向另一半开战的情况。这些都可能导致孩子网络成瘾。专家尤其强调父亲在家庭中的重要性，认为父亲在传统家庭中代表着权威、榜样、规则，对孩子的成长起着非常重要的作用，网瘾患者多数缺乏父爱。其次是学校：部分网瘾患者的老师或多或少存在着情绪暴力，爱发脾气，爱教训人；学校评价体系过于单一，只用成绩好坏评价学生，而有的孩子可能学习不是特别好，其他方面却很优秀，这些孩子在学校里得不到肯定，就可能投向网络世界的怀抱。再次是孩子自身，如果一个孩子有多动症、抑郁症等，就比其他孩子更容易网络成瘾。

2. 网络成瘾的预防

参与游戏的人应警惕他们花在游戏活动上的时间——特别是当他们因此而无暇顾及其他日常活动时，并警惕游戏行为模式引发的身心健康和社交功能的任何变化。可以利用以下几种方法对网络成瘾进行干预。

（1）安装防沉迷 App，限制上网时间。在手机（电脑）上安装防沉迷软件，限制上网时间。工作与学习确实需要用网络时再上网。

（2）回归现实生活，增加社交活动。如和朋友逛街代替网购，父母带孩子出去玩耍等。

（3）多读纸质书，除了可以防止网络成瘾，对保护视力也有积极作用。

（4）制订明确的工作计划或学习目标，并努力坚持达成。

（5）业余时间增加合理运动，锻炼身体可以强健体魄。

（6）培养新的兴趣爱好，如弹琴、画画、跳舞等，转移对网络的注意力。

（四）药物成瘾与吸毒行为

成瘾的药物是指能够影响人类心境、情绪、行为，改变意识状态，并导致依赖作用的一类化学物质，这类药物有时又称精神物质或成瘾物质。

毒品和吸毒都是一个社会学概念。吸毒原与"吸大烟"同义，毒品原指阿片或海洛因，但现在已不仅限于阿片类，至少还包括可卡因、甲基苯丙胺、大麻等麻醉品和精神药物；吸毒方式也不仅限于吸食方法，还包括口服、鼻吸、肌内和静脉注射等。因此，现在所说的吸毒，泛指以各种方式滥用麻醉品或其他物质的现象。

药物成瘾一般被界定为强迫性药物寻求和药物摄入的行为模式，是一个由偶尔用药逐渐过渡到强迫性用药模式的过程。研究者普遍认为，成瘾过程伴随着一系列脑功能和心理功能的适应性改变，且该类功能的改变反过来进一步强化成瘾者对药物的依赖性。

能够被滥用并具备一定程度成瘾性的药物种类很多，普遍地存在于医疗活动与日常生活之中。滥用药物包括既往或现在由医疗用药转化形成的毒品，许多有一定价值的现代医疗药品都是具有精神活性的化学药剂，可分为以下几种：一是中枢神经系统抑制剂。能抑制中枢神经系统，如巴比妥类、酒精等。酒饮料中含有不同含量的乙醇，长期滥用可致慢性酒精中毒，并随之产生身心障碍。酒精滥用实质上也属于药物滥用的范畴。二是中枢神经系统兴奋剂。能兴奋中枢神经系统是现今导致滥用的常见药品，如咖啡因、苯丙胺、可卡因等，其中以可卡因的危害最广。三是致幻剂与大麻。大麻是世界上最古老、最有名的致幻剂，适量吸入或食用可使人欣快，增加剂量可使人进入梦幻，陷入深沉而爽快的睡眠之中，主要成分为四氢大麻酚、麦角二乙酰胺、仙人掌毒素等。发达国家还普遍滥用一种叫作苯环利啶的新型致幻剂，口服或静脉注射，滥用时会产生兴奋、飘忽与酩酊状态。四是麻醉性镇静剂。指天然或合成的阿片类中的许多镇痛药物，主要包括天然、人工合成或半合成的阿片类物质，如海洛因、吗啡、鸦片、美沙酮、二氢埃托啡、哌替啶、丁丙诺非等。五是有机溶剂。指挥发性溶剂，如丙酮、苯、二甲苯、发胶、汽油、苯环己哌啶等。滥用时将溶剂溅于塑料袋中，然后套于头部吸入，会产生头昏脑涨的迷惑感，但滥用过量会产生肝肾并发症致残致死。以上成瘾药物属毒品者，主要指阿片类物质和大麻制剂等。

1. 吸毒的危害

吸毒对人体的危害涉及全身各个主要脏器和系统，除了与毒品本身的毒性作用有关外，还同吸毒者的身体状况、精神状况、吸毒方式及个体对毒品的敏感度、遗传、年龄、性别与毒品中是否掺有其他物质或杂质等多种因素有关。

各种各样的感染是吸毒者发病和死亡的主要原因之一。各类毒品均不同程度地会削弱机体的免疫功能，使各个脏器机会性感染的发生率增加，应用抗生素也很难治愈，形成多年不愈的慢性感染。用静脉注射的吸毒者最易传染上艾滋病，据研究报道，我国艾滋病毒感染者有 76% 是由静脉吸毒引起的。

毒品对外周和中枢神经系统均有影响：常见的外周病理性改变包括弱视、横断性脊髓炎、突发性下肢瘫痪、肢体感觉异常、末梢神经炎等；中枢神经系统可出现海洛因性脑病和各种精神异常，如幻觉、妄想等。

采用吸入或静脉注射方式吸毒对呼吸系统的危害最大。吸入后，最初接触毒品的部位是呼吸道的黏膜上皮，采用静脉注射方式的毒品也最先经过肺部的毛细血管网。特别是毒品中混有其他有害物质时，对呼吸系统的毒性更大，绝大多数长期吸毒的人都患有程度不等的呼吸系统疾病——轻者可能仅仅是呼吸道黏膜上皮的轻度刺激性反应，重者会发生肺部换气功能障碍，常会因此死亡。

吸毒能引起心血管系统的并发症，且很难治愈，甚至导致吸毒者死亡。毒性作用除了毒品本身的因素外，毒品中掺杂的其他有害物质也是很重要的因素。常见的毒性作用为细菌性心内膜炎、心肌病、心律不齐、心肌梗死、血栓性静脉炎、动脉炎、动脉损伤、坏死性血管炎等。

多种毒品均在肝和肾内代谢与排泄，可以引起各种肝肾损害。吸毒导致的肝病常见的是急 / 慢性肝炎，严重者可出现肝硬化，对肾损害严重的可导致急性肾衰竭等病症。

吸毒不仅是一个医学问题，更是一个社会问题。吸毒不仅危害家庭，而且会诱发多种犯罪，影响社会安定，败坏社会风气。

2. 药物成瘾和吸毒的心理行为治疗

（1）社会干预。①净化社会环境：药物成瘾行为特别是吸毒行为严重危害个人健康，引起社会各种违法犯罪活动，破坏社会安定，人民失去安全感。开展戒毒工作的目的，就是要帮助成千上万的吸毒者从毒品的桎梏中解脱出来。主要措施有：一是制订有关禁毒和打击走私贩毒的法令，包括取缔罂粟和大麻的地下种植场所，逮捕种植者，焚毁毒品；二是杜绝药物注射滥用，惩治不法行为；

三是对医务人员进行安全注射教育，使其严格掌握注射用药的适应证。②加强健康教育：一是运用多种形式开展健康教育，促使人们认识到药物成瘾的危害，自觉抵制毒品，远离毒品，特别是对青少年更应该加强相关教育；二是创造和谐的人际环境，减少和消除痛苦、烦恼与忧虑的情绪。社会学家沃尔夫（Wolf）指出，"治疗吸毒成瘾的最佳方法是使其不成瘾""最好的武器是精神健康"，也就是说，消除成瘾倾向的本质是心理卫生。

（2）直接戒断法。对吸毒成瘾者可使用直接戒断法，或强制或自愿地戒断毒品，经过一段痛苦的折磨后戒除毒瘾。一般停用毒品8~12小时出现戒断症状，36~72小时达到高潮，其中大部分症状7~10天消失。此法只对中度毒瘾患者可行，对严重毒瘾患者采用此法时戒断反应过于强烈，有时会危及生命，可采用一些变通方法：一是逐步减量法。在医疗人员监护下，逐步减少毒品的用量，直至最后戒除。此法成功的关键是严防患者私下加服毒品。二是药物替代法。对先前服用成瘾性毒品的患者，可用药理作用相似但成瘾性小，而且使用方便和价格便宜的药物逐步替代与减量。目前，应用较多的是用美沙酮替代吗啡或海洛因，然后通过逐步减量法戒断美沙酮。

（3）心理治疗。药物成瘾后，吸毒者多出现人格改变、道德沦丧，无家庭与社会责任心，情绪不稳等。对于自身要求戒除毒瘾者，应辅以心理治疗与行为矫正，使其端正对自己、对社会的认识态度，调整好人际关系，帮助其树立戒毒决心，重新建立生活的信心，鼓起生活的勇气。在生活中遇到心理冲突，感到苦闷、焦虑时，戒毒者可通过向人倾诉达到情感上的宣泄，通过积极、建设性的行为改变自己的困境，这样就能彻底摆脱对毒品的依赖，防止重新吸毒。

需要指出的是，虽然防治吸毒的手段很多，但单独使用哪一种方法效果都不很理想，复发率比较高，只有综合运用上述方法并持之以恒，才能收到比较明显的效果。

第八章 家庭健康管理知识

第一节 家庭保健

家庭是个人生活的主要场所，个人价值观、生活习惯、卫生习惯的形成，以及性格的形成、解决问题的方式等在很大程度上受家庭环境的影响。因此，个人健康与家庭密切相关，良好的家庭结构、功能和关系有利于增进家庭成员的健康；同时，家庭是介于个人和社会之间的一种社会组织，是构成社区的基本单位，每个家庭生活是否健康直接影响到社区整体的健康，所以，家庭保健是社区的重要工作之一。

一、家庭概述

（一）家庭的概念

家庭由两个或多个成员组成，是家庭成员共同生活和彼此依赖的场所。家庭应具有血缘、婚姻、供养、情感和承诺等关系，家庭成员应共同努力以实现生活目标与需要。

由于受不同历史环境和民族文化的影响，不同时代、不同国家、不同民族对家庭的认识也不同，总体归纳有两种倾向，即传统意义的家庭和现代意义的家庭。传统意义的家庭是指由法定血缘、领养、监护及婚姻关系的人组成的社会基本单位。随着社会的发展，人们对家庭的概念也有了新的认识。现代意义的家庭除了强调婚姻关系和法定收养关系外，也承认多个朋友组成的具有家庭功能的家庭。总的来说，家庭是指以婚姻关系为基础，以血缘关系或收养关系为纽带而建立起来的，有共同生活活动的基本群体。在我国，多数家庭是以婚姻为基础、以法律为保障、传统观念较强的家庭，家庭关系比较完整而稳定。

（二）家庭结构

家庭结构是指构成家庭单位的成员及家庭成员互动的特征，分为家庭外部结构和家庭内部结构。家庭外部结构主要指家庭人口结构，即家庭的类型；家庭内部结构指家庭成员间的互动行为，其表现是家庭关系，包括家庭角色、家庭权力、沟通方式、家庭价值系统四个方面。

（三）家庭类型

家庭类型一般是指家庭存在的各种方式或模式，按结构可以分为以下六种类型：一是核心家庭，指由已婚夫妇和未婚子女或收养子女两代组成的家庭；二是主干家庭，又称直系家庭，由父母、已婚子女及其孩子三代人所组成的家庭；三是联合家庭，包括父母、已婚子女、未婚子女、孙子女、曾孙子女等几代居住在一起的家庭；四是单亲家庭，指由离异、丧偶或未婚的单身父亲或母亲及其子女或领养子女组成的家庭；五是重组家庭，指夫妇双方至少有一人经历过一次婚姻，并可能有一个或多个前次婚姻的子女及夫妇重组家庭后的共同子女；六是丁克家庭，指由夫妇两人组成的无子女家庭。

随着社会经济发展和家庭观念的转变，我国家庭发展趋向于小规模和多样化，以夫妻制的三人核心家庭为主，老年夫妇单独生活的家庭增多，由此带来的问题是年轻家庭的育婴经验不足和老年夫妇孤独及缺少人照顾；与此同时，在大城市中，单身家庭、单亲家庭、同居家庭、丁克家庭有逐渐增加的趋势。由于家庭关系不完整、不稳定或者个人孤独带来的相关心理和社会问题比较普遍，成为影响家庭健康的因素。

（四）家庭功能

家庭功能是指家庭对其成员生存需要、安全需要、社会需要等所具有的协调性作用，决定着是否能够满足家庭成员在生理、心理及社会各方面各层次的需要。家庭具有五种功能，即情感功能、社会化功能、生殖功能、经济功能和健康照顾功能。

（五）健康家庭

健康家庭是指家庭中每个成员都能感受到家庭的凝聚力，能够提供足够的内部和外部资源维持家庭的动态平衡，且能够满足和承担个体的成长，维系个体面对生活中各种挑战的需要。

1. 健康家庭的模式

健康家庭代表性的模式有：一是医学模式，认为健康家庭是指家庭成员没有生理、心理、社会疾病，家庭没有功能失调或衰竭的表现；二是角色执行模式，认为健康家庭是指家庭能够有效执行家庭功能和完成家庭发展任务；三是适应模式，认为健康家庭是指家庭有效而灵活地与环境相互作用，完成家庭的发展，适应家庭的变化；四是幸福论模式，认为健康家庭是指家庭能持续地为家庭成员保持最佳的健康状况和发挥最大的健康潜能提供资源、指导与支持。这四个模式没有相互重叠，而是反映不同层次的健康家庭。

2. 健康家庭的特征

一是角色关系的规律性及弹性，二是个体在家庭中的自主性，三是个体参与家庭内外活动的能动性，四是开放和坦诚的沟通，五是支持和关心的氛围，六是促进成长的环境。

3. 健康家庭应具备的条件

一是良好的交流氛围。家庭成员能彼此分享感觉、理想，相互关心，相互了解，并能化解冲突。二是增进家庭成员的发展。家庭给予各家庭成员足够的自由空间和情感支持，使成员有成长机会，能够随着家庭的改变而调整角色和职务分配。三是能够积极面对矛盾并解决问题。对家庭负有责任，并积极解决问题，遇有解决不了的问题，不回避矛盾并寻求外援帮助。四是有健康的居住环境及生活方式。能认识到家庭内的安全、膳食营养、运动、闲暇等对每位成员健康的重要性。五是与社区保持密切联系。不脱离社区和社会，能够充分运用社会网络和社区资源满足家庭成员的需要。

总之，健康家庭反映的是家庭单位的特点，而不是家庭成员的特点。健康家庭受家庭成员知识、态度、价值、行为、任务、角色，以及家庭结构类型、沟通方式、权力分布等因素的综合影响。研究表明，家庭成员的保健知识、健康行为等与其健康状况呈正相关，而家庭的沟通方式、权力分布与经济状况等也与健康家庭密切相关。因此，理想的健康家庭并不等于每个家庭成员健康的总和，评估健康家庭时，不能仅通过对家庭成员健康的评估来评定健康家庭，也不能只局限于个体的行为、态度、信仰和价值，而是要扩展到整个家庭系统。

二、家庭保健概述

家庭保健指以家庭为单位，社区保健人员为帮助家庭成员预防、应对、解决各发展阶段的健康问题，适应家庭发展任务获得健康的生活周期而提供的服务。

家庭保健目的，主要是维持和提高家庭的健康水平及家庭的自我保健功能，具体包括提高家庭发展任务的能力，帮助问题家庭获得健康发展的能力，以及培养家庭解决和应对健康问题的能力。

家庭保健是全科医生签约制度的主要内容之一。当家庭出现健康问题时，全科医生或者其他社区保健人员可通过家庭健康评估发现存在的问题，提出家庭健康诊断和需要援助的项目，并根据诊断制订相应的家庭健康援助计划，进而实施和评价，通过评价判断家庭健康问题是否得到解决，由此决定是修改还是终止计划。

三、家庭保健方法

（一）建立家庭健康档案

一是家庭基本资料，包括家庭住址、人数及每个成员的基本资料，以及建档医生和护士姓名、建档日期等；二是家系图，即以绘图方式表示家庭结构及各成员的健康和社会资料，是简明的家庭综合资料；三是家庭卫生保健记录，即记录家庭环境的卫生状况、居住条件、生活起居方式等，是评价家庭功能、确定健康状况的基础资料；四是家庭评估资料，包括家庭结构、家庭成员资料、家庭生活周期、家庭功能；五是家庭主要问题目录及其描述，即记载家庭生活压力事件及危机的发生日期、问题描述及结果等——家庭主要问题可按以问题为导向的医疗记录中的主观资料和客观资料，对健康问题的评估及其处理计划等方式描述；六是家庭成员的健康资料，包括生理、心理、社会等方面测量的指标或描述。

（二）开展家庭健康教育

1. 家庭环境卫生教育

家庭环境的好坏对家庭成员的健康有着重要的影响。怎样创造一个美好的家庭环境，是家庭健康教育的重要内容。家庭环境包括住宅庭院和居室内部的环境。在我国农村和城市，存在着许多不利于健康的家庭环境问题，有些从建造房屋之始就已经存在，有的存在于装修过程中，有的则存在于日常对家庭环境的管理中。针对农村与城市不同的情况和每个家庭的具体问题，家庭环境健康教育的具体内容包括住宅建设、住宅装修和家庭室内外卫生三个方面。

2. 生活行为教育

主要包括饮食行为知识教育、起居生活习惯教育以及休闲、娱乐方式教育。

3. 心理健康知识教育

心理卫生教育家庭化是一种必然趋势。在开展家庭心理卫生教育时，必须考虑到针对性，要选择既简单易懂又与日常生活相关的心理卫生常识作为教育内容。具体教育内容可从以下多个方面加以选择：心理健康的标准有哪些，什么叫心理咨询，怎样寻求心理咨询，婴儿期的心理卫生常识，学龄前儿童的心理卫生，独生子女的心理教育，中小学生心理障碍的原因和预防措施，如何培养孩子良好的心理素质，怎样对待孩子的逆反心理，青春期可出现哪些心理状态，恋爱期心理卫生，失恋心理，父母对子女过严或溺爱的心理危害，父母与子女相处的心理原则，夫妻心理相容的条件，女性月经期的心理表现，妇女孕育期的心理特点，中年人怎样保持心理健康，老年人的心理特点及心理变化，离退休后如何保持心理平衡，怎样摆脱不良情绪的困扰，如何正确面对困难与挫折，嫉妒心理对健康的危害，受自卑感心理困扰时如何寻求帮助，以及如何与邻里和睦相处等。

4. 家庭护理与用药知识教育

（1）家庭护理常识。如对骨折病人、高热病人、高血压病人、冠心病人、糖尿病人、瘫痪病人及癌症病人的家庭护理方法，以及预防褥疮、做冷热敷、测体温、数脉搏、看呼吸、量血压、玩具和被褥消毒等。

（2）用药常识。如了解药品的批准文号及有效期，药物的各种剂型，药物的不良反应，正确的用药量，失效药物的特征，常备药的收藏保管，旅游用药须知，服用补益、营养药的注意事项，中西药的服用方法，煎中药的方法，忌乱用未经验证的秘方、偏方，注意药物搭配禁忌，滥用药物的危害，烟、茶对药物的影响等。

5. 生殖与性教育

应当本着科学精神，采用恰当形式，传播正确的生殖与性知识。在家庭中开展生殖与性教育，要把握好传播的内容和传播方法，如在夫妻间的教育和在父母与子女间的教育就有较大的区别。

6. 意外伤害教育

应选择人们日常生活中经常会遇到的问题进行教育。

第二节　儿童健康管理

一、儿童各年龄期特点与保健

儿童处于不断的生长发育过程中，不同年龄段的儿童之间差异很大。随着儿童体格生长发育的进展，各器官、系统和身体各部位逐渐长大，身体各部分比例和器官位置会发生一定的变化。不同年龄儿童生理、生化正常值不同。儿童的生长发育是个连续渐进的动态过程，不同的年龄段有不同的特点，根据解剖、生理和心理的发育特点，可将儿童年龄划分为胎儿期、新生儿期、婴儿期、幼儿期、学龄前期、学龄期、青春期七个时期。

（一）胎儿期特点与保健

1.胎儿期特点

胎儿期是指从受精卵形成到胎儿出生，共 40 周。胎儿期的特点是胎儿完全依赖母体生存，孕母的健康状况对胎儿的存活和生长发育起着非常关键的作用，感染、创伤、毒品、药物滥用、营养不良、放射性物质等都可能影响胚胎和胎儿的正常发育，导致流产、早产、死胎、宫内发育不良等问题。因此，应做好孕前和孕期保健，保证胎儿的正常发育。

2.胎儿期保健

胎儿的发育与孕母的躯体健康、营养状况、疾病、生活环境和情绪等密切相关，所以，胎儿期的保健也是孕母的保健，也就是保护胎儿在母体健康生长、安全出生。做好保健工作，即预防遗传性疾病与先天畸形，并预防感染及均衡营养、合理膳食。

（二）新生儿期特点与保健

1.新生儿期特点

新生儿期是指从胎儿娩出后脐带结扎开始，至出生后 28 天，属于婴儿期的一个阶段。新生儿期的特点是胎儿脱离母体开始独立生活，内外环境发生了巨大变化，但其生理调节和适应能力还不成熟。新生儿期的发病率（如早产儿、缺氧、产伤、先天畸形等）和死亡率与其他阶段相比均较高。新生儿死亡率是衡量一个国家和地区卫生水平与评价妇幼卫生工作的一项重要指标，应加强新生儿保暖、消毒隔离、喂养、清洁卫生，进行先天性遗传代谢性疾病及听力的筛查等。

2.新生儿期保健

新生儿从完全依赖母体生活的宫内环境到宫外环境生活，需要经历一段时间的调整。新生儿期，特别是出生后 1 周内的新生儿发病率和死亡率较高，婴儿死亡中约 2/3 是新生儿，1 周内的死亡率占新生儿的 70％左右。所以，新生儿保健是儿童保健的重点，而出生后 1 周内的新生儿保健更是重中之重。

（1）出生时的护理。①产房室温保持在 25~28℃；②新生儿娩出后应迅速清理口鼻内黏液，保证呼吸道通畅；③严格消毒，结扎脐带。评估为高危的新生儿应及时送入新生儿重症监护室。

（2）新生儿居家保健。①新生儿居室应阳光充足，通风良好，保持空气新鲜；②居室的温度冬季宜保持在 20~22℃，湿度以 55％为宜，无条件者可用热水袋保暖，夏季应避免室温过高；③衣服应色浅、宽松、柔软、易穿、易脱，宽松的衣服可以保持双下肢屈曲姿势，有利于髋关节的发育，四肢可自由活动。

（3）预防疾病、意外伤害和慎用药物。①新生儿应每天沐浴，水温为38~40℃，使用温和无刺激性的沐浴露，应特别注意保持脐带残端清洁和干燥，脐带未脱落前可在洗澡后用75％酒精消毒；②选用柔软、浅色、吸水性强的棉质衣物、尿布，便后用温水清洗臀部并擦干，尿布要勤洗勤换，防止尿布性皮炎的发生，如颈部、腋下、腹股沟、臀部等部位皮肤潮红时，可用鞣酸软膏涂抹；③加强新生儿用具消毒，成人护理新生儿前要洗手消毒，避免交叉感染，特别是患有呼吸道或消化道感染、皮肤病及其他传染病者不得接触新生儿；④注意防止因被褥蒙头、乳房堵塞口鼻等造成的新生儿窒息等意外；⑤及时接种乙肝疫苗和卡介苗，出院回家前应进行新生儿先天遗传代谢病筛查和听力筛查；⑥由于新生儿肝功能不成熟，某些药物在体内代谢率低，容易蓄积发生不良反应，哺乳期母亲用药应考虑乳汁中药物对新生儿的影响。

（三）婴儿期特点与保健

1. 婴儿期特点

婴儿期是指从出生后至1周岁之前。这个阶段，婴儿的主要食品是乳汁，又称乳儿期。婴儿期的特点是生长发育最迅速，一年中身长增加50%，体重增加2倍，是出生后体重增长最快的时期，是第一个生长高峰。

婴儿期生长速度快，需要营养素丰富的食物，但其消化功能尚不完善，容易患消化紊乱、腹泻、营养不良等疾病，应提倡母乳喂养，并进行合理的营养指导。这个阶段，来自母体的免疫抗体逐渐消失，而婴儿自身免疫系统尚未完全成熟，抗感染能力弱，易患传染病和感染性疾病，应按时进行预防接种，完成基础免疫程序。婴儿期是视觉、情感、语言发育的关键期，也是感知觉、行为发育的快速期，同时脑发育很快，1周岁时已开始学习走路，接触周围事物范围扩大，并能听懂一些话和有意识地发几个音。

2. 婴儿期保健

（1）喂养重点。提倡母乳喂养，及时添加辅食，实施预防接种，预防感染，早期发现各类发育迟缓，进行残疾筛查和早期干预。婴儿6月龄内应纯母乳喂养，无需添加水、果汁等液体和固体食物，以免减少婴儿的母乳摄入，进而影响母亲乳汁分泌。从6月龄起，在合理添加其他食物的基础上，继续母乳喂养至2岁。对于6月龄以后的婴儿，母乳仍然是重要的营养来源，但单一的母乳喂养已经不能完全满足其对能量及营养素的需求，必须引入其他营养丰富的食物；同时，婴儿胃肠道等消化器官的发育、感知觉以及认知行为能力的发展，也需要其有机会通过接触、感受和尝试，逐步体验和适应多样化的食物，从被动接受喂养转变到自主进食。这一年龄段，要顺应婴幼儿需求喂养，适宜的营养和喂养不仅关系到近期的生长发育，也关系到长期的健康。应养成良好的进食习惯，进食量根据儿童的自愿，不要强行喂食，可培养婴儿定时、定位、自己用餐，不偏食、不挑食、不吃零食，以及饭前洗手、礼貌用餐等习惯。在婴儿新食物引入过程中，应避免或减少食物过敏的发生。婴儿食物过敏常表现为皮肤、消化道和呼吸系统症状，以皮肤改变为主，湿疹最多见，有时仅表现为一种保护性拒食行为。常见的致敏食物有牛奶、鸡蛋，其次为花生、大豆、鱼和橘子。有学者发现，在牛奶、鸡蛋、花生三种最常见的致敏食物中，花生过敏最严重，持续时间最长。

（2）坚持户外活动。进行空气浴、日光浴、被动操和主动操，可增强体质，有利于婴儿生长发育。

（3）培养婴儿良好的生活能力，养成有规律的睡眠习惯。婴幼儿居室的窗户、楼梯、睡床、阳台等应安置栏杆，防止从高处跌落和坠床；注意防止食物、纽扣、果核、硬币等异物吸入气管；让儿童远离厨房，避免热油、热汤、开水等烫伤；室内电器、电源等应有防触电的安全装置，家长要妥善存放和保管易燃品、易伤品。

（4）促进运动、语言、认知、情绪的发展。父母应多与婴儿说话，抚摸、拥抱和陪伴婴儿有利于情感交流。婴儿正常、愉悦的情感需要父母的关爱和积极参与，父母及时满足婴儿的需要，婴儿会有安全感，否则会焦虑不安和恐惧。父母应多关爱婴儿，避免不良习惯的形成。

（5）按时进行预防接种，并定时进行健康检查，监测儿童生长发育状况，做好常见病、多发病、传染病的防治工作。

（四）幼儿期

1. 幼儿期特点

幼儿期是指从 1 周岁至满 3 周岁之前，其特点如下。

（1）体格生长发育速度较前相对减缓，智能发育较快，语言思维及自我意识发展迅速。

（2）脑功能发育已较成熟，自我进食欲望强，可以自己用匙进食，但抛撒多。

（3）可自由行走、跑、跳、上下楼，活动范围扩大，好奇心增强，接触社会及事物增多，社会性明显发展。

（4）探索性行为增多，但对危险的识别和自我保护的能力有限，意外伤害发生率非常高，应格外注意防护。

（5）注意力持续较短而且容易分散，能听完短小的故事，可重复听听过的故事，唱短歌谣，是语言表达的关键期，同时是个性形成的关键期，自我意识形成，表现出"自己来"的意志行为，会与家长的意图相违背。

（6）消化系统功能仍不完善，对营养的需求量仍然相对较高，断乳和转乳期食物添加须在此期进行，饮食由乳类向成人饮食过渡，营养障碍性疾病多见，适宜的喂养仍然是保持正常生长发育的重要环节，应加强断奶后的营养和喂养指导。

（7）免疫功能仍未发育成熟，感染性和传染性疾病的发病率仍较高，应加强预防接种，同时定期进行体格检查，合理安排生活日程，培养良好的卫生习惯。

2. 幼儿期保健

幼儿的活动范围逐渐扩大，主动观察、认知、进行社交活动的机会逐渐增多；同时，自我意识得到进一步发展，对周围环境好奇心更强，喜欢模仿，但容易被家长过分呵护而抑制其独立能力的发展。幼儿期保健应注意以下几个方面。

（1）进行早期教育。重视与幼儿的语言交流，使幼儿通过游戏、讲故事、唱歌等活动学习语言。

（2）合理安排生活，培养幼儿良好的卫生习惯和独立生活能力。2~3岁幼儿大脑皮质的控制功能发育较为完善，幼儿可逐渐自己控制排便，由此可培养幼儿独立的生活能力，养成良好的生活习惯，为适应幼儿园生活作准备，如睡眠、进食、沐浴、游戏、户外活动等。但幼儿注意力持续时间短，安排学习活动不宜过长。

（3）饮食科学。幼儿每天应摄入350~500 mL乳类，不能继续母乳喂养的2岁以内幼儿可选择配方奶，但要注意膳食品种多样化，提倡自然食品、均衡膳食，每天应摄入1个鸡蛋、50 g动物性食物、100~150 g谷物、150~200 g蔬菜、150~200 g水果、20~25 g植物油，并进食质地稍软、少盐易消化的家常食物，避免给幼儿吃油炸食品，少吃快餐，少喝甜饮料。12月龄的幼儿应开始练习自己用餐具进食，培养其独立能力和正确的反应能力。1~2岁幼儿应分餐进食，鼓励自己进食。2岁后的儿童应独立进食，并应定时、定点、定量进餐，每次进餐时间为20~30分钟，进食过程中应避免边吃边玩、边看电视，更不要追逐喂养，不使用奶瓶喝奶。家长的饮食行为对幼儿有较大影响，避免强迫喂养和过度喂养，预防儿童拒食、偏食和过食，家长应少提供高脂和高糖食物、快餐食品、碳酸饮料及含糖饮料。幼儿食物宜单独加工，烹制以蒸、煮、炖、炒为主，注意食物的色、香、味——可让儿童参与食物制作过程，提高儿童对食物的兴趣。根据季节和儿童活动量决定饮水量，以白开水为好，以不影响幼儿奶类摄入和日常饮食为度。家人围坐就餐是儿童学习自主进食的最佳方式，应为儿童提供轻松、愉悦的良好进餐环境和气氛，避免进餐时恐吓、训斥和打骂孩子。

（4）定期进行健康检查，预防营养不良、单纯肥胖等疾病。

（5）注意安全，防止意外发生。避免给3岁以下儿童提供容易引起窒息和伤害的食物，如小圆形糖果和水果、坚果、果冻、爆米花、口香糖，以及带骨刺的鱼和肉等，防止异物吸入而引起窒息；同时，因幼儿已可自由行走，好奇心强，不宜让幼儿独自外出或留在家中，以免发生意外。监护人应注意避免幼儿活动环境与设施中有致幼儿烫伤、跌伤、溺水、触电的危险因素。

（五）学龄前期特点与保健

1. 学龄前期特点

学龄前期是指从 3 岁至 6~7 岁进入小学前，其特点如下。

（1）体格生长稳步增长，但速度减慢，智能发育增快，理解能力、语言表达能力增强，求知欲、好奇心、模仿性和可塑性强，自我意识快速发展，伙伴关系开始发展。

（2）脑发育接近成人，动作发育协调，语言、想象力成熟，词汇量增加，情绪开始符合社会规范，社会情感开始发展，逐步产生道德感、美感和理智感。

（3）随着思维、语言、社会情感的发展和教育的作用，理性意志（自觉、坚持、自制力等）开始萌芽，个性逐渐形成，性格特点及情绪稳定性进一步分化。这个时期，儿童个性仍有一定可塑性，当其主动行为失败后会产生失望和内疚，成人的态度对发展学龄前期儿童自信心非常重要。

（4）注意力保持较幼儿时间长。

2. 学龄前期保健

（1）学龄前期儿童智力发展快，独立活动范围进一步扩大，是儿童生长发育的关键时期，应保证充足、合理的营养，注意口腔卫生，每天的进食可安排三餐主食、2~3 次乳类与营养点心，餐间控制零食；家长负责为儿童提供安全、营养、易于消化和美味的健康食物，允许儿童决定进食量，规律进餐，让儿童体验饥饿感和饱足感。这个阶段也是良好饮食习惯培养的关键时期，家长要有意识地培养孩子规律就餐、自主进食、不挑食的饮食习惯。为了适应学龄前儿童心理发育，家长可鼓励儿童参加家庭食物选择和制作过程，增加儿童对食物的认识和喜爱。与成人相比，学龄前儿童对各种营养素需要量较高，但其消化系统尚未完全成熟，咀嚼能力仍较差，因此，其食物的加工烹调应与成人有一定的差异。

（2）坚持户外活动，加强体育锻炼，增强儿童体质。户外活动有利于学龄前儿童身心发育和人际交往能力的培养。

（3）通过游戏、讲故事、唱歌等方式培养儿童遵守规则和与人交往的能力，并注意培养儿童的想象力和创造力。

（4）应特别注意防止溺水、外伤、误食药物、食物中毒等意外伤害的发生，并每年进行 1~2 次体格检查，积极开展弱视、斜视、弱听、龋齿、缺铁性贫血等常见病的防治工作。

（六）学龄期特点与保健

1. 学龄期特点

学龄期是指从入小学（6~7 岁）至青春期前，其特点如下。

（1）体格生长稳步增长，但相对较慢，到学龄期末，除生殖系统外，各器官系统均与成人接近。

（2）认知能力逐渐完善，智力发育更加成熟，可接受系统的文化学习，是接受教育的重要时期。

2. 学龄期保健

（1）儿童进入学校教育阶段，生长发育迅速，两性特征逐步显现，学习和运动量增大，对能量和营养素的需要相对高于成人；同时生理、心理发展逐步成熟，膳食模式已经成人化，充足的营养是儿童智力和体格正常发育的物质保障。

（2）学龄儿童的消化系统结构和功能还处于发育阶段，一日三餐的合理和规律进食是培养健康饮食行为的基本要求。家庭、学校和社会要积极开展饮食教育，及时纠正饮食行为的偏差，养成良好的饮食习惯，保证营养齐全，并且做到清淡饮食；同时饮食应规律、多样化，要经常吃含钙丰富的奶制品、豆制品，促进骨骼的发育和健康，并经常吃含铁丰富的食物，经常进行户外活动以促进皮肤合成维生素 D，以利于钙的吸收和利用。一日三餐的时间应相对固定，做到定时定量，少吃高盐、高糖、高脂肪的快餐，每天吃早餐，并保证早餐的营养充足。家长应与孩子一起共同营造轻松快乐的就餐环境，享受家人、朋友、同学团聚的快乐。在进餐过程中，保持心情愉快，不要在进餐时批评孩子，以促进食物更好地消化吸收，享受食物味道和营养。愉悦的进餐环境还需要保持室内整洁，光线充足，空气流通，温度适宜，餐桌与餐具清洁美观等。合理选择零食，不喝或少喝含糖饮料，不用饮料替代水，不偏食，不节食，不暴饮暴食。

（3）制订适合学龄儿童生理特点的作息时间表和运动计划，保证学习、运动和睡眠时间，培养运动兴趣，将运动生活化，如上下学步行，参加家务劳动等；充分利用在校期间的课间活动和体育课等时间，在户外阳光下活动——充足、规律和多样的身体活动可强健骨骼与肌肉，提高心肺功能，降低慢性病的发病风险；要尽可能减少久坐少动和视频时间，开展多样化的身体活动，保证每天至少活动 60 分钟，每周至少进行 3 次高强度的身体活动和 3 次抗阻力运动与骨质增强型运动。

（七）青春期特点与保健

1. 青春期特点

青春期是指从第二性征出现到生殖功能基本发育成熟，身高停止增长的时期。女孩一般比男孩早 2 年左右——女孩从 11~12 岁开始到 17~18 岁，男孩从 13~14 岁开始到 18~20 岁，但个体差异较大，并有种族差异。青春期儿童的特点是体格生长发育再次加速，出现第二次高峰，第二性征和生殖系统迅速发育，并逐渐成熟，性别差异明显，女孩出现月经，男孩发生遗精，并经历复杂的生理、心理变化，神经内分泌调节功能不稳定，容易发生内分泌紊乱性疾病和心理行为障碍。这个阶段，儿童骨骼正在生长发育，如走路姿势不对，容易导致胸廓、脊柱发育畸形。青春期学生逻辑思维发育成熟，求知欲强，容易出现叛逆。

2. 青春期保健

这个阶段，常见的疾病有月经不调、痛经、痤疮、结核病、肥胖症、贫血等，保健重点是保证充足的营养，加强体格锻炼，增强生理、心理卫生和性知识教育及道德品质和法律知识教育，树立正确的人生观，促进体格、体质、心理和智力健康发育，供给充足营养，合理安排生活，加强体育锻炼；并提供适宜条件，培养良好的学习习惯。学校应做好卫生保健工作，进行正确的心理教育和性教育，使学生在生理和心理上有正确的认识，并帮助其树立科学的健康观念和体型认知，正确认识体重的合理增长以及青春期的体型变化，注意预防肥胖，减少近视，提高学习效率，促进心理健康。

有些青春期女生为了追求苗条体型而盲目节食，会导致新陈代谢紊乱，严重者甚至死亡。家长和学校要对青春期女生加强引导，树立正确的体型认知，适应青春期体型变化，保持体重的合理增长。如因过度节食出现消瘦或其他疾病时应及时就医。已经超重肥胖的儿童，在保证正常生长发育的前提下，应调整膳食结构，控制总能量摄入，减少高脂肪食物的摄入，做到食物多样，适当多吃杂粮、蔬菜、水果、豆制品；同时纠正不健康行为，合理安排三餐，避免零食和含糖饮料，并逐步增加运动频率和强度，养成运动生活化的习惯，减少久坐时间。

二、儿童生长发育指标及评价

儿童区别于成人最重要的特点是生长发育。生长发育包括体格发育和心理精神发育两部分。生长是指身体各器官、各系统的增长和形态变化，可以通过相应的测量值来表示，是量的变化；发育是指细胞、组织、器官功能上的分化和成熟，是质的变化。生长发育包含机体质和量两方面发育（成熟）过程的动态变化，二者既不是相同的过程，也不是相互独立的过程，而是相互依存，密不可分——生长是发育的物质基础，而发育的成熟状况可以反映生长的量的变化。儿童在生长发育过程中都遵循一定的规律。

（一）儿童生长发育的规律和影响因素

1. 儿童生长发育规律

（1）生长发育的连续性和阶段性。生长发育在整个儿童时期不断进行，但各年龄阶段生长发育的速度不同，一般年龄越小，体格生长越快。如体重和身长在出生后第一年尤其是前三个月增长很快，是第一个生长高峰；第二年后生长速度逐渐减慢，至青春期生长速度再次加快，出现第二个生长高峰。

（2）各系统器官发育不平衡。人体各系统器官发育顺序遵循一定规律，有各自的生长特点：一是神经系统发育较早，出生后头两年内的发育较快；二是淋巴系统在儿童期生长迅速，青春期前达到高峰，随后缓慢下降到成人水平；三是生殖系统发育较晚，在青春期前开始加速，随后逐渐成熟；四是皮下脂肪在年幼时较发达；五是肌肉组织到学龄期才加速发育；六是心、肝、肾等器官的增长基本与体格生长平行。各系统发育虽不均衡，但统一协调，互相影响，互相适应。因此，任何对机体起作用的因素都可能影响多个系统。

（3）生长发育的一般规律。①由上到下，先抬头、后抬胸，再会坐、立、行；②由近到远，从臂到手，从腿到脚；③由粗到细，从全掌抓握到手指拾取；④由简单到复杂，先画直线后画圆；⑤由低级到高级，从会看、听、感知事物发展到记忆思维、分析及判断事物。

（4）生长发育的个体差异性。儿童生长发育虽然遵循一定的规律，但在一定程度上受遗传、性别、营养、环境、教育等因素的影响，存在着个体差异，每个人的生长发育不完全相同。因此，儿童的生长发育水平有一定的正常范围，正常值不是绝对的，评价时需考虑各种因素对个体的影响。

2. 影响儿童生长发育规律的因素

（1）遗传。父母双方的遗传因素会影响儿童生长发育的轨迹、特征及趋向，如身高、体型、皮肤、毛发的颜色等均与遗传有关，遗传代谢性疾病、内分泌障碍、染色体畸形等对生长发育均有影响。

（2）性别。男女童生长发育特点不同：一是女童青春期开始较男童约早两年，男童青春期虽开始较晚，但延续的时间比女童长，体格生长最后还是超过女童；二是女童骨化中心出现较早，骨骼较轻，肩距较窄，骨盆较宽，皮下脂肪丰满，而肌肉却不如男童发达；三是女童语言和运动的发育较男童略早。因此，评价儿童生长发育的男女标准不同。

（3）营养。营养是儿童生长发育的物质基础，年龄越小，受营养的影响越大，无论是宫内还是出生后缺乏营养，均会影响体格和脑的发育，甚至会造成机体免疫、内分泌及神经调节等功能低下，但营养过剩也不利于机体的发育。

（4）疾病。疾病对儿童生长发育的影响十分显著，急性感染常使体重减轻，慢性疾病则影响体重和身高的增长；内分泌疾病常导致骨骼生长和神经系统发育迟缓，先天性疾病如先天性心脏病可导致生长迟缓。

（5）母亲情况。胎儿在宫内的发育受孕母生活环境、情绪、营养和疾病等各种因素的影响，如母亲妊娠早期的病毒感染可导致胎儿先天畸形，接受药物、放射线辐射、环境毒物污染和精神创伤等均可使胎儿发育受阻，母亲妊娠期严重营养不良可引起流产、早产和胎儿发育迟缓，母亲受教育程度也会对儿童发育产生影响——受教育程度高的母亲掌握更多的优育知识，使孩子出生后能更加健康地成长；同时，受教育程度高的母亲对孩子的身体状况更为关注，能从多种途径去获得养育孩子的科学知识并运用于实践，自觉地摒弃传统的养育陋习，积极地预防和治疗孩子的疾病。

（6）家庭和社会环境。良好的居住环境，如阳光充足、空气新鲜、水源清洁、无噪声、居住条件舒适，良好的生活习惯，科学的护理，良好的教养，适度的体育锻炼和完善的医疗保健服务等，都是促进儿童生长发育达到最佳状态的重要因素。

（二）儿童体格生长发育常用指标

1. 体重

体重是身体各器官、系统及体液的总重量，是最易获得的反映儿童生长与营养状况的指标，也是临床计算药量、静脉补液量及奶量的重要依据。

新生儿出生体重与胎次、胎龄、性别及宫内营养状况有关。平均男婴出生体重 3.3 kg，女婴出生体重 3.2 kg。出生后数天内由于摄入不足、水分丢失、胎粪排出，可出现暂时性体重下降——称生理性体重下降，一般下降范围为 3%~9%，在出生后 3~4 天下降到最低点，以后逐渐回升，于 7~10 天恢复到出生时的水平。如果体重下降范围超过 10% 或至第 10 天体重依然未恢复到出生时的体重，则为病理状态，应分析其原因。若出生后能及时合理喂哺，可减轻或避免生理性体重下降的发生。

体重在出生后前 3 个月增长最快，3 个月末时体重约为出生体重的 2 倍（6 kg）。前半年平均每个月增长 700 g，后半年平均每个月增加 300~400 g，1 岁时体重约为出生体重的 3 倍（10 kg），2 岁时体重约为出生体重的 4 倍（12~13 kg），2~12 岁体重平均每年增加 2 kg。当无条件测量体重时，可按以下公式粗略计算儿童体重。

1~6 个月：体重（kg）＝出生体重＋月龄 ×0.7

7~12 个月：体重（kg）＝出生体重＋ 6×0.7+（月龄 –6）×0.4

2~12 岁：体重（kg）＝年龄 ×2 ＋ 8

进入青春期后，儿童生长发育加速，体重猛增，每年可达 4~5 kg，持续 2~3 年，出现第二个生长高峰。女孩 12~14 岁、男孩 14~16 岁接近成人体重。儿童的体重可波动在 ±10%——低于 15% 以上考虑营养不良，高于 20% 以上考虑肥胖症。

2. 身高（长）

身高（长）是指头顶到足底的全身长度，是反映骨骼发育的重要指标。身高（长）的增长规律和体重相似，年龄越小，增长越快，也出现婴儿期和青春期两个高峰。正常新生儿身长平均为 50 cm，1 周岁时约为 75 cm，前 3 个月增长 11~13 cm，与后 9 个月的增长量接近。第二年增长稍慢，平均每年增长 10~12 cm，2 岁时身长约 87 cm。2 岁以后的身高（长）增长平稳，平均每年增长 6~7 cm。2~12 岁身高（长）的估算公式为：身高（长）（cm）= 年龄 ×7 + 75。

进入青春期后身高加速，出现第二个生长高峰（男性较女性晚 2 年），持续 2~3 年。身高（长）的三部分（头、脊柱和下肢）的增长速度并不一致：第一年头生长最快，脊柱次之，而青春期身高增长则以下肢为主，故而各年龄头、脊柱和下肢占身高（长）的比例各有不同。有些疾病可使身体各部分比例失常，需测量上部量（从头顶到耻骨联合区上缘）和下部量（从耻骨联合区上缘到足底）来进行比较。

身高（长）的增长与遗传、宫内发育水平、内分泌、营养、运动和疾病等因素有关。短期疾病及营养波动不会明显影响身高（长），但某些疾病如甲状腺功能减退症、软骨营养不良等可导致身高（长）明显异常——低于正常值 30% 以上。明显的身材异常见于呆小病、侏儒症、软骨发育不全、长期营养不良、严重佝偻病等。

3. 坐高

坐高（顶臀长）是头顶到坐骨结节的长度，反映头和脊柱的生长。其增长规律与上部量增长相同。下肢增长速度随年龄增加而加快，坐高占身高（长）的百分数则随年龄而下降，由出生时的 67% 降至 14 岁时的 53%——此百分数显示了身躯上下部比例的改变，比坐高绝对值更有意义。

4. 头围

头围是自眉弓上缘经枕骨结节绕头一周的长度，反映脑和颅骨的发育。出生时，正常新生儿的头围平均为 33~34 cm，1 岁以内增长较快，前 3 个月和后 9 个月都约增长 6 cm，1 周岁时头围约 46 cm。1 岁以后头围增长明显减慢，2 岁时为 48 cm，5 岁时约 50 cm，15 岁时接近成人为 54~58 cm。头围的测量在 2 岁内最有价值，头围较小（＜均值 –2SD）提示脑发育不良，头围增长过速往往提示脑积水。

5. 胸围

胸围是平乳头下缘经肩胛骨下角下缘绕胸一周的长度，反映肺和胸廓的发育程度。出生时，正常新生儿的胸围约 32 cm，比头围小 1~2 cm，1 岁左右头围与胸围相等，以后胸围逐渐大于头围。1 岁至青春期前胸围超过头围的厘米数约等于儿童岁数减 1。儿童胸廓发育滞后与营养不良、上肢及胸廓缺乏锻炼、不重视爬行训练等因素有关。

6. 上臂围

上臂围是沿经肩峰与尺骨鹰嘴连线中点绕臂一周的长度，代表上臂骨骼、肌肉、皮下脂肪及皮肤的发育。婴儿出生后第一年内上臂围增长迅速，1~5 岁增长缓慢。因此，在测量体重、身高无条件的地区，可测量上臂围来了解 1~5 岁儿童的营养状况。其评价标准为：大于 13.5 cm 为营养良好，12.5~13.5 cm 为营养中等，小于 12.5 cm 为营养不良。

7. 腹围

腹围是平脐（婴儿以剑突与脐连线中点）水平绕腹周的长度。2 岁前腹围与胸围大致相等，2 岁后腹围比胸围小。患腹部疾病如有腹水时，需测量腹围。

8. 皮下脂肪

婴儿期脂肪组织较多，1~7 岁皮下脂肪逐渐变薄，10 岁以后特别是青春期，女孩的脂肪组织是男孩的 2 倍。皮下脂肪的厚薄反映儿童的营养状况。常用的测量部位有：腹壁皮下脂肪——在锁骨中线上平脐处，皮褶方向与躯干长轴平行；背部皮下脂肪——肩胛下角下稍外侧，皮褶方向应自下向上中方向与脊柱成 45° 角。

（三）儿童体格生长发育的评价

儿童体格生长评价方法有均值离差法、中位数与百分位数法及生长曲线评价法，评价内容包括生长水平、生长速度和匀称程度三个方面。

（四）神经心理发育及评价

神经心理发育尤其是脑的发育，是以神经系统发育为物质基础，与遗传、环境及教养密切相关。儿童神经心理发育大量反映在日常行为上，包括感知、运动、语言、情感、思维判断和意志性格等方面，又称为行为发育。神经心理发育异常可能是某些疾病的早期表现，了解儿童神经心理发育的基本规律对于早期诊断疾病有一定帮助。心理活动是记忆、思维、想象、情绪、性格等的总和。儿童出生后条件反射形成是心理活动开始发育的标志，随着年龄增长，心理活动不断发展。了解儿童的心理特征，可促进其心理活动的健康发展。

儿童神经心理发育的水平表现在感知、运动、语言和心理过程等各种能力与性格方面，对这些能力和特征的检查称为心理测试。心理测试仅能判断儿童神经心理发育的水平，没有诊断疾病的意义，不可替代其他学科的检查，常用的方法有筛查性测验、诊断性测验等。

三、儿童意外伤害

（一）儿童意外伤害概述

意外伤害是突然发生、意料之外和非疾病事件或事故对人体造成的损伤。国际疾病分类（ICD-10）将意外伤害分为机体损伤、中枢神经系统损伤、跌落伤、淹溺和溺水、暴力（自杀、他杀、虐待）。

农村以溺水为主，城市以车祸为主；北方以窒息、中毒、车祸为主，南方以溺水、窒息、车祸为主。意外伤害按比例由高到低依次为交通事故、中毒、跌落伤、烧伤、溺水、窒息、动物咬伤等。儿童意外伤害主要发生在家中，其次为街道，再次为学校、幼儿园等。

发生的主要原因在于家长、教师和其他监护人疏忽大意，如陪孩子玩耍时看手机导致孩子离开自己视线，家具放置和布局不合理等。

（二）常见儿童意外伤害及预防

意外伤害是我国 1~17 岁儿童死亡的第一位原因，已经成为危害我国儿童健康的严重卫生问题。儿童意外伤害主要类型包括溺水、中毒、烧烫伤、意外窒息、电击伤、坠落伤、道路交通伤害等。

1. 溺水

儿童溺水是指儿童呼吸道被淹没或浸泡于液体中，产生呼吸道等损伤的过程。溺水 2 分钟后，便会失去意识，4~6 分钟后神经系统便遭受不可逆的损伤。溺水结局分为死亡、病态和非病态。根据 ICD-10，溺水分为故意性、非故意性和意图不确定三类。在全球范围内，溺水是儿童伤害的第二位原因，而在东南亚国家是儿童伤害死亡的首要原因，全世界每年有 17.5 万名 0~19 岁儿童青少年因溺水死亡，97% 发生在中低收入国家。

我国农村儿童溺水一半以上未被及时发现或抢救就死于溺水发生地，即使有人急救，受过正规急救培训的人员也不足 50%，而且往往不能在现场进行有效的心肺复苏。在我国有些经济相对落后的地区，医疗卫生服务水平偏低，部分村庄或乡镇设备或人员配备不足，许多人没有掌握心肺复苏技术；有的村庄距离乡镇卫生院远，交通不便，一旦发生溺水，常因抢救不及时，失去最佳抢救时机而导致溺水者死亡。

世界卫生组织指出，大多数溺水幸存者都是在溺水后立即获救，并现场接受心肺复苏；如果缺乏及时急救处理（包括基础的心肺复苏抢救），即便后续采用先进的生命支持手段，多数溺水者的生命都很难被挽救。国外研究表明，如果淹溺时间超过 25 分钟，需要持续进行 25 分钟以上的心肺复苏；如果到达急诊室时已经触不到脉搏，预示着严重的神经系统损伤或死亡。可采取如下措施预防：一是绝不能将儿童单独留在浴缸、浴盆里或开放的水源边。无论儿童在家里、室外还是其他地点的水中或水旁，家长与儿童的距离要伸手可及，专心看管，不能分心，如打电话聊天、做家务等。二是在儿童乘船、嬉水学习游泳时，家长应为儿童准备并使用合格的漂浮设备，如救生衣等。三是家长应带儿童在设有专职救生员的公共游泳场所游泳，并教育孩子不要在标示禁止游泳的区域游泳和嬉水。四是水缸、水桶等蓄水容器应加盖，使用澡盆、浴缸等容器后应马上将水处理干净，水井应安装汲水泵或加设防护盖。

2. 中毒

儿童中毒多发生在 1~4 岁年龄组儿童。学龄前儿童非常好奇、好动，喜欢用口和手去探索环境中的各种事物。许多研究证实，儿童在 2 岁左右中毒率会显著增加，因为此时幼儿活动范围增大，有更多途径接触到毒物，很容易误食家中药物、杀虫剂、清洁剂而中毒，以致于我国有近 9 成的儿童中毒发生在家中。可采取如下措施预防：一是药品最好储存在防止儿童开启的安全包装中。包装盖使用后应立即再盖好，而且即使是采用了儿童安全包装的药品，也应妥善保管。二是成人避免在儿童面前服药。给孩子吃药时，不要哄骗孩子是糖果，以免造成孩子概念上的错误，埋下中毒的隐患。儿童药物中毒主要有两种情况：一种情况是多见于幼儿期儿童，可独立行走，好奇心强，脱离家长视线，偷拿药片当成糖吃，导致中毒；另一种情况是家长对儿童用药知识缺乏，私自加大药量或者是非儿童用药被孩子服用，导致中毒。三是妥善保管家用化学品。要存放在儿童接触不到之处，并储存在原来的包装容器中，不要另外分装到其他容器，更不要用饮料瓶、饼干盒、糖果罐存放消毒剂、清洁剂、杀虫剂等家用化学品，以免孩子误服。四是应注意经皮肤吸收中毒的预防。婴幼儿皮肤较薄，通透性高，体表面积相对较大，药物易经皮肤进入，因此，婴幼儿使用外用药（如酒精、水杨酸、碘制剂等）应仅限于病变部位，不应大面积应用于皮肤表面，以防吸收发生中毒。五是注意饮食卫生。生吃瓜果蔬菜时要反复浸泡，彻底清洗或削皮，避免食用被农药污染的蔬菜和水果，并不吃腐败变质的食物与水果。六是注意通风，防范有害气体。炉具要定期检修，保证管道无泄漏；调整通气，使燃料燃烧充分，减少一氧化碳产生；燃气使用过程中要打开通风设备或开窗通风，以免有害气体积聚；冬季用煤炉取暖一定要安装排气道，并保证良好的排气效果，同时要经常检修，保证排气道通畅。

3. 烧烫伤

烧烫伤是指由于外部热损伤而造成的身体皮肤或其他器官组织的伤害，通常是由于皮肤或其他器官组织被热的液体（烫伤）、热的固体（接触性灼伤）或火焰（烧伤）毁坏所引起。由于小儿皮肤嫩薄，同等热力在小儿身上造成的损伤远较成人严重。我国儿童烧烫伤主要发生在 1~4 岁期间，烧烫伤的热源主要是高温液体灼伤，绝大多数发生在家中。可采取如下措施预防：一是保温水瓶和热水杯要放到孩子够不到的地方；二是给小儿洗澡时，水盆内要先放凉水再放热水；三是装有热粥、热汤的锅不要放在地面上，以免小儿坐入其中或碰翻而被烫伤；四是家长为小儿保温时，热水袋不要直接接触小儿皮肤，可用毛巾将热水袋包好放在小儿身边，并且要经常变换热水袋的位置，以免烫伤。

4. 意外窒息

意外窒息是 1~3 个月内婴儿常见的伤害，是婴儿期伤害死亡的主要原因。主要有以下三种：第一种是气管异物，指各种固体或粉末状物质不慎被孩子吸入气管，停留在气管某一部位，堵塞大气道，可能导致窒息而死亡；第二种是消化道异物，指非食品固体物质被吞咽至消化道，最常见的如硬币、枣核、纽扣、玻璃球、电池等；第三种是腐蚀性消化道异物，如果不能及时排出体外，可能出现消化道穿孔、出血等并发症，重则危及幼儿生命，主要见于家长照顾不周或护理婴儿的行为不正确，如果注意预防，这类事故完全可以避免。可采取以下措施预防：一是哺乳母亲尽量不要躺着给婴儿喂奶，以免熟睡后乳房压住婴儿鼻孔，引起婴儿窒息。若乳母因病只能躺着喂奶，应保持清醒。二是寒冷季节里，成人不要与婴儿合睡一个被窝，也不要将婴儿搂在怀里睡觉，避免成人熟睡后其手臂或后背等压迫、阻塞婴儿呼吸道。婴幼儿宜单独睡婴儿床。此外，应避免在床上放置毛绒玩具或多余的尿布、衣被等物品，以防意外堵住婴儿口腔。三是婴儿睡觉时不要把被子盖过头部，家长抱婴儿外出时也不要把其头部盖得太严——如果要盖婴儿头部，宜用透气性好的纱布或丝巾。四是不要在婴儿枕头旁边放塑料布，或给婴儿使用塑料围嘴来防止婴儿吐奶弄脏床单和衣服，一旦有风，就会将塑料布吹到婴儿脸上，使婴儿窒息。五是家长不要把婴儿单独留在家里，爱吐奶的婴儿可能会因吐出的奶块呛到气管导致窒息。六是不宜让婴幼儿玩过小的玩具，注意玩具上是否有容易脱落的细小零件，并经常检查婴幼儿的周围是否有遗落的纽扣、硬币、棋子等物品；同时不宜给婴幼儿吃整个坚果，如瓜子、花生和豆类，以防导致气管异物和窒息。

5. 电击伤

电击伤是由于强烈的电流通过人体，因电流的震荡作用而引起昏厥、呼吸中枢麻痹、假死等，统称电休克。可采用如下措施预防：一是家长要经常检查家用电器运行情况，杜绝漏电，尤其是家电的电源线不要乱接乱拉。二是电热器（电饭锅、电水壶、电磁炉等）、充电手机等要放在儿童不能触摸到的地方，避免接触；电源开关尤其是插座不要让儿童触摸，并应选用安全电插座。三是选购电动玩具时，要注意辨明生产厂家，特别是玩具的设计和安全性。四是婴幼儿在户外活动时，家长更要注意看管，远离变压器材及对人有危险的带电设施，尤其要注意活动场所周围裸露的电线。五是家长应告知孩子不要触碰带电物体，包括电线、插座等；不用湿手触摸电器或电源，不用湿布擦拭电器，用完电器应及时关闭电源，不要将金属物品或小手伸入插孔内。六是家长要定期排查家中的电线、电器安全，插座、插排等最好用安全保护盖遮挡，将其放在孩子不易触碰到的地方。七是在户外不要让孩子离开监护人的视线，让其远离供电设施，包括电线、配电箱等，不要攀爬电线杆，并教孩子识别电力安全警示标识，远离危险区域。八是家庭要购买合格电器，按照说明书正确使用和维护，同时家长可以指导年龄大一些的孩子逐步安全、正确地使用家中的常用电器。

6. 坠落伤

坠落伤是最常见的儿童伤害，以坠楼伤最为严重。可采取如下措施预防：一是不要把3个月以上的婴幼儿单独放在沙发上、桌椅上和没有护栏的床上；二是婴儿床要有护栏，除非家长要喂奶或换尿布等，否则只要孩子在床上，就必须拉好护栏，而且确认护栏足够高，孩子不至于翻越出来；三是家中的抽屉柜等应固定在墙上，最好锁上抽屉；四是不要抛举孩子，尤其是小婴儿，即便没有发生坠落伤，也有可能发生颅内出血；五是不要让孩子在阳台、门廊或防火梯上独自玩耍，应锁好进入这些区域的门窗；六是家中不要在窗户下和阳台上堆放可被孩子攀爬的物品，应在高于地面的窗户、门上安装防护装置，并在大面积的玻璃上贴好标识；七是不要把孩子独自锁在家中；八是叮嘱孩子不要将身体探出窗外或阳台栏杆外，不要攀爬到高处玩耍；九是户外的儿童娱乐设施及公共设施应有安全保障；十是若孩子发生坠落伤后，不要随意抱起孩子并摇晃其头部，避免加重其损伤。

7. 道路交通伤害

道路安全问题不仅是公安、交通管理部门的职责，也是一个涉及多部门的公共卫生问题，多数道路交通事故是可以预防和预测的。儿童由于其生理特点，在道路交通系统中成为一个特殊的群体——主要是步行者、非机动车驾驶员和机动车乘客，是道路交通系统中的弱势群体和道路安全重点关注的人群。

第三节　青少年的健康管理

人类身体发育的第一高峰阶段是婴幼儿期，第二高峰阶段则是青少年期。在第二高峰期，青少年身体的巨大变化主要表现在身高、体重、体形及内脏机能等方面，同时这也是大脑功能提升的高速时期。

一、青少年身体发育特点

（一）身高与体重

孩子的身高与体重突然快速增长是其进入青少年期最明显的标志。男女孩的生长发育存在一定的差异，男孩发育通常要晚于女孩一到两年：一般女孩在 9~10 岁左右身高、体重开始突增，到 11~12 岁达到发育速度的最高峰，大概 13 岁之后发育速度慢慢回落；男孩一般在 11~12 岁左右身高、体重开始突增，14 岁左右达到发育速度的顶峰，16 岁之后发育速度减缓。身高方面，无论男孩还是女孩，都在大约 18 岁时达到顶峰。在整个青少年期，男孩每年身高能够增长 7~11 cm，女孩每年身高增长 5~9 cm；到青少年期结束时，男孩的平均身高比女孩高 10 cm 左右。体重方面，正常情况下，孩子在青少年期的体重会迅速增加，一般会每年增加 5~6 kg，部分人每年增重可达到 8~10 kg。

（二）肌肉骨骼及脂肪发育

在青少年早期，肌肉组织的发育主要体现为肌纤维的长度变化；而在青少年后期，肌肉组织的发育则更表现为肌纤维的增粗和有力，这时青少年就会显得较之前更为强壮。

同时，青少年的骨骼也在快速生长，男女孩的胸围、肩宽、臀围都会发生明显改变。这种改变随性别不同而有很大差异：男孩会形成肩部宽、骨盆窄、胸围大、肌肉发达的体态，而女孩则形成骨盆较宽、肩部较窄、胸围较小、体脂丰满的体态。在脂肪发育上，男孩身体的脂肪比例呈下降趋势，肌肉的比例不断增加，从而展现出阳刚、强健的外表；女孩身体的脂肪比例呈上升趋势，并累积在胸部、背部、臀部等部位，从而展现出丰满、柔和的外表。

（三）性激素与性发育

性发育是青少年发育的重点，表现为性腺分泌增加，性器官和性机能逐渐发育成熟等。

性成熟是由性激素控制的。男女性激素同时存在于两性身体中（雌激素并不专属女性，雄激素也不专属男性），但在量上有差异。男孩的雄性激素主要由睾丸分泌，这种激素在促进男孩性别特征发育的同时，也促进身高和肌肉的生长；同时，睾丸和肾上腺也会分泌少量雌激素，与雄激素一同作用，促进男孩的生长发育。女孩的雌激素主要由卵巢分泌，其可促进乳房、子宫、阴道的发育，使女孩的身体呈现出女性特征，并调控女孩的月经周期；同时，女孩的肾上腺也分泌少量雄激素，促进女孩的身高突增及腋毛和阴毛的生长。

医学上把男女性的生殖器官，如女性的卵巢、子宫、阴道及男性的阴茎、阴囊、睾丸称为第一性征；而将男女性的附加性成熟特征，如男性的肌肉发达、声音低沉、胡须生长和女性的月经、乳房发育等称为第二性征。

进入青少年期后，男孩的睾丸快速生长，开始产生精子，13 岁左右会出现遗精现象，这标志着男孩的性成熟；而女孩在青少年期中卵巢快速发育，卵巢中的卵子陆续成熟，并排出体外，形成月经——月经初潮是女孩性成熟的标志，一般在12~15岁出现。从生理功能上说，男孩有了遗精，女孩有了月经，就具备了生育能力。

（四）大脑发育

过去20多年的神经科学研究发现，虽然在10岁前儿童的脑重已达成人的95%，此后脑重及容积方面已经没有多大的增长空间，但在大脑的功能方面仍有很大的完善空间。如果把大脑比作一部机器，这也就意味着青少年的大脑已经基本配齐了这部机器的零件，但在机器的运行上依旧有不够到位的地方，需要继续调试，才能让整台机器以最佳状态运转起来。而这种"运行不到位"，在现实中表现为青少年容易出现叛逆冲动、喜怒无常以及行为成瘾等。从神经科学上来解释，青少年的这些表现是因为大脑顶叶、额叶和边缘系统的发育不成熟所致。

人的大脑里包含有顶叶、额叶、颞叶、枕叶等大脑叶。其中分管视觉、听觉的枕叶和颞叶在青少年前期就已经发育完善，而分管感觉、文字理解、运动和精神活动的顶叶和额叶则发育成熟较晚（额叶要到十八九岁之后才能发育成熟）。另外，青少年的大脑边缘系统发育也不成熟，这个边缘系统是感知外界刺激并引发情绪产生的部位，而产生的情绪是要压制还是要发泄则由额叶来决定。正是由于青少年大脑额叶、顶叶及边缘系统三部分发育不成熟，更容易出现情绪两极化、行为控制力差、知错难改、网络成瘾等表现。

另一方面，青少年的记忆力又往往比成人强，这与边缘系统中的"海马体"有关——海马体主管人的记忆功能，青少年的海马体活跃程度高于成人，记忆力更强。

研究表明，青少年的情绪、行为除了会受到生理发育层面的影响外，还会受到环境的影响：青少年无论是在学校学习知识，还是在家庭及社会中参与实践，都在不断地接受环境刺激，使得其大脑的神经联结更紧密，进而影响到其情绪与行为。

二、青少年身体发育的影响因素

一是遗传因素，指后代通过遗传获得父母的基因信息，遗传性疾病可直接影响儿童生长发育；二是营养因素，指营养是生长发育的物质基础，营养缺乏可能导致生长发育不良；三是体育锻炼，指体育锻炼可促进骨骼发育，增强肌肉力量，发展心肺功能，增强协调性和灵活性；四是睡眠因素，指充足的睡眠对青少年的影响比成人大，这是因为促进生长发育的生长激素在睡眠时比清醒时分泌量大。

第四节　孕产妇健康管理

随着人们生活水平和健康意识的提高，孕产妇健康问题越来越受到重视，孕产妇健康管理逐渐发展成熟。孕产妇健康管理服务包括孕前保健、孕期保健（包括孕早期保健、孕中期保健和孕晚期保健）及产后保健。孕前保健是以提高出生人口素质，减少出生缺陷及先天残疾的发生为宗旨，为准备怀孕的夫妇双方提供健康教育和健康咨询，并对其进行健康状况评估和健康指导的保健服务；孕期保健是指从怀孕开始至分娩前这段时间的健康保健，以做到早发现、早诊断、早治疗；产后保健主要观察产妇的恢复情况，督促产妇适当活动和做产后健身操，并对产妇产后焦虑抑郁施以正确的心理疏导，做好计划生育指导——若发现异常，及时给予指导。

一、孕前保健

（一）孕前保健的目的

通过孕前保健，识别不利于母婴健康的危险因素，避免有害因素对生殖细胞及其功能的损害，预防遗传性疾病，提高出生人口素质，减少出生缺陷的发生。

（二）孕前保健和孕前指导

1. 受孕最佳时机的选择

受孕在夫妇双方都处于体格强壮、精力旺盛、身心放松的条件下进行，才能为新生命的诞生创造最好的起点。目前认为女性最佳生育年龄为在 24~29 岁，最好不超过 30 岁，尤其不要超过 35 岁。因为 24~29 岁女性身体已发育成熟，处于生育最旺盛时期，卵细胞的质量最高，身心均处于最佳状态，能更好地适应妊娠、分娩及产后生理和心理变化，各方面已经具备了做母亲的条件，能够胜任哺育与教育下一代的任务。男性生育的最佳年龄是 25~36 岁，男性在这一阶段产生的精子质量最高，生命力最强。应避免 18 岁以前及 35 岁以后的过早或过晚生育：过早妊娠，母体身体发育不成熟，容易发生早产、流产、难产等；过晚妊娠，卵子老化和异常的概率增大，容易发生先天畸形，并且母体也容易发生妊娠并发症和难产。受孕的最佳季节是每年的 7~9 月份，这一时期受孕，早孕反应处于秋季，蔬菜和水果丰富，易于饮食调节，从而增加营养，经过 10 月怀胎，于次年 4 至 6 月份分娩，时间上较合适。

2. 孕前检查

孕前检查可以提高人口素质，使后代更聪明和更健康，使家庭更幸福。孕前检查项目包括一般体格检查、血／尿常规、乙肝表面抗原和某些特殊病原体的检测。如果男性有放射线、农药、化学物质或高温作业等，可能影响生殖细胞时，应做精液检查；若曾经患有性病或可疑患有性病者，应进行性病检测，发现异常及时治疗，使双方在最佳健康状态下计划怀孕。有些特殊的病原体可引起胎儿宫内感染，发生严重后遗症，导致新生儿出生缺陷，严重危害新生儿健康，如弓形虫、风疹病毒、巨细胞病毒及单纯疱疹病毒，则需要进行孕前检查。如果夫妇双方之一为遗传病或染色体病患者或携带者，女方年龄过大，有生过智力低下儿史、畸形儿、习惯性流产、死胎、死产等不良生育史等，都需要在计划受孕前进行遗传咨询，分析发病的原因及遗传方式，评估子女患病的风险，并对能否妊娠以及妊娠后是否进行产前诊断进行指导。

3. 建立良好的饮食及生活方式

孕前调养双方的身体，形成健康规律的生活方式，建立合理的作息制度，做到早睡早起，并适当进行体育锻炼，可以促进女性内分泌激素的合理调配，增加受孕概率；同时重视合理营养，孕前体重调整至适宜水平，培养良好的饮食习惯，一日三餐分配合理，食物多样化，不偏食，常吃含铁和碘丰富的食物，受孕前 3 个月开始口服叶酸，可降低胎儿神经管畸形的发病率。夫妇双方孕前应尽量戒除烟酒，吸烟、饮酒对胎儿危害极大——孕妇直接或间接吸烟过多，可使末梢血管收缩，氧气运输受阻，可引起胎儿缺氧，导致流产、早产及胎死宫内；孕妇饮酒，则酒精可以通过胎盘进入胎儿体内，可引起染色体畸变，导致畸形和智力低下等。

4. 远离有害因素

夫妻双方在孕前半年内，不能接触有毒物质。若孕前接触过 X 线照射，特别是下腹部经过 X 线照射的妇女，应在 4 周后再怀孕，以免导致胎儿畸形。夫妇双方或一方如果服用过致畸药物，应停药半年后再受孕，并应远离宠物，预防弓形虫病。

5. 调整避孕方法

夫妇双方准备受孕后，要调整避孕方法：口服避孕药者应停药，宫内节育器避孕者应取出节育器，采用其他方法避孕。一般要在停药和取出宫内节育器后 6 个月再受孕，以彻底消除药物的影响，恢复子宫内环境。

6. 孕前的心理准备

准备怀孕前，夫妇双方应做好心理调节，保持和谐的心理环境，做到情绪稳定，轻松愉悦，精力充沛，在思想上充分作好当父母的准备，并在经济上能够承担起孕育和抚养子女的能力；同时，夫妇双方身心达到最佳状态，性生活和谐，有计划地安排受孕和生育，为新生命的诞生创造最好的起点。

二、孕早期保健

（一）孕早期检查内容

1. 月经史

询问末次月经——末次月经为怀孕前最后一次月经的第一天；推算预产期，计算方法为末次月经日期的月份加 9 或减 3 为预产期月份数，天数加 7 为预产期日。

2. 既往史

了解既往是否患有高血压、心脏病、肝肾疾病、糖尿病、神经系统疾病及精神性疾病等。

3. 家族史

了解孕妇的直系亲属父母亲、兄弟姐妹或其他子女中是否曾患有遗传性疾病，并了解丈夫的家族遗传史。

4. 个人史

了解孕妇的吸烟、饮酒、服用药物等情况，以及生活和工作环境中接触有毒有害物质、放射线等情况。

5. 孕产史及妇产科手术史

了解怀孕次数（包括本次妊娠）和产次（此次怀孕前孕期超过 28 周分娩的次数），有无流产、死胎、死产、早产、难产及既往分娩情况，有无产后出血和感染史，有无出生缺陷和先天疾病儿史，是否做过妇科手术和剖宫产手术等。

6. 本次妊娠情况

有无早孕反应，有无发热及服药史，有无阴道出血等。

7. 观察

观察孕妇面色是否苍白，巩膜有无黄染，体型和步态是否正常等，并观察孕妇的营养状况、精神状态，以及心理是否有焦虑和抑郁等。

8. 体格检查

测量孕妇身高、体重、血压等，听诊心肺有无异常，并妇科检查外阴、阴道、宫颈等有无异常，了解子宫大小与孕周是否相符。

9. 实验室检查

包括血常规、血型、尿常规、肝肾功能、乙型肝炎、空腹血糖、阴道分泌物检测（滴虫、假丝酵母菌及阴道清洁度等）、梅毒血清学试验、HIV 抗体检测检查、B 超了解胚胎的发育情况等。需要说明的是，半年内孕前检查做过的实验室检查结果有效，不需要重复检查。

10. 必要时做心理量表测定

如果发现有心境不佳、焦虑或抑郁症状者，可用焦虑自评量表或抑郁自评量表进行测定。

（二）孕早期保健指导

1. 避免不良因素对胚胎或胎儿的影响

孕早期特别在受精3~8周，是胚胎分化发育最快的阶段和致畸的敏感时期，如果受到环境中各种不良因素的影响，容易导致胎儿发育畸形。

2. 个人卫生、休息和活动指导

（1）勤洗澡——应淋浴，不宜盆浴，勤换衣。

（2）注意口腔卫生，进食后漱口，早晚刷牙，防止蛀牙及牙周病。

（3）孕妇的阴道分泌物增多，应每天更换内裤并用清水清洗外阴。

（4）注意休息，保证充足睡眠。

（5）适量运动，避免重体力劳动及剧烈运动。

（6）怀孕前3个月避免性生活，防止发生流产。

3. 营养指导

孕早期部分孕妇会有早孕反应，饮食要清淡可口，少量多餐，保证充足碳水化合物的摄入——可多摄入富含叶酸的食物来补充叶酸，常吃含铁丰富的食物。

4. 丈夫及家庭方面的指导

（1）丈夫应尽可能多抽出时间陪同孕妇，耐心、细致地关怀孕妇，尤其是心理上的安慰，经常进行思想与情感交流，缓解孕妇的紧张情绪；夫妇双方共同参加适当运动（如散步）等，并采用其他方式满足双方的性需求，增进感情交流。

（2）营造良好家庭氛围和适宜的居住及生活环境，促进孕妇心理健康，并做好后勤服务，保证孕妇的均衡营养，减轻孕妇的家务劳动。

（3）社区医护人员应给予关心与支持，尤其是在孕妇第一次接受保健服务时，要详细讲解，积极沟通，热情服务。

5. 心理保健指导

孕妇容易情绪不稳定，敏感脆弱，依赖性强，经常处于矛盾、烦恼、抑郁、焦虑等情绪中。孕早期心理指导主要是让孕妇学会自我心理调节，善于控制和缓解不良情绪，保持乐观、愉快、稳定的心境。

三、孕中期保健

社区卫生服务机构应在孕中期对孕妇进行两次产前保健，时间分别在孕 16~20 周和孕 21~24 周。

（一）孕中期检查内容

1. 询问与观察

了解孕妇的健康状况和心理状态有无异常情况，观察孕妇有无面色苍白及巩膜黄染，步态体型是否正常，注意孕妇的营养状况及心理是否有焦虑和抑郁。

2. 一般体检

测量体重、血压、血常规和尿常规、宫高等。

3. 产科检查

观察腹部的大小及形状是否与孕周相符，有无水肿及手术瘢痕，并触诊及测量宫高了解胎儿生长发育情况。孕中期胎儿较小，一般在左下腹或右下腹听得到胎心音——正常胎心音为 110~160 次 / 分，然后将检查结果记录到《母子健康手册》，并绘制妊娠图，及时发现胎儿过大或过小等。

4. 特殊辅助检查

妊娠 16~20 周进行 21- 三体综合征筛查；妊娠 16~24 周进行超声检查，筛查胎儿是否有畸形，了解胎儿发育情况及羊水情况；妊娠 24~28 周进行糖尿病筛查。

（二）孕中期保健指导

1. 个人卫生、休息和活动指导

（1）注意个人卫生，每天清洗外阴，保持外阴清洁，早晚刷牙，预防龋齿。

（2）衣着宽松柔软，鞋子舒适，避免穿高跟鞋。

（3）尽量少化妆、染发、烫发等。

（4）每天保证足够睡眠（达 8~9 小时），最好采取左侧卧位，避免仰卧位。

（5）适量运动维持孕期适宜体重，每天中等强度活动不少于 30 分钟，以散步、游泳、孕妇体操及孕妇瑜伽等为主，避免剧烈运动。

（6）有妊娠合并心脏病、高血压、肝病等，有习惯性流产史，有早产症状，B 超提示有前置胎盘、羊水过多等，则不宜运动。

2. 营养指导

在孕早期的基础上增加食物摄入量，保证胎儿能量和各种营养素供应，并适量增加鱼、禽、蛋、瘦肉等优质蛋白和乳制品摄入，常吃富含铁和碘的食物，适当增加主食提供所需能量；同时戒烟戒酒，不喝浓茶、可乐和咖啡等有刺激性的食物。

3.胎教指导

孕中期是进行胎教的最佳时期。播放胎教音乐，选择旋律柔和、节奏明快、轻松悦耳的乐曲为佳，每天2次，每次5~20分钟。父母可以通过朗读优秀的文学作品或诗歌，以及讲童话故事等进行语言胎教；同时可以抚摸孕妇腹部，对胎儿进行互动性的轻拍和抚摸，把关爱传递给胎儿，每天2次，每次5分钟。

4.心理保健指导

（1）指导孕妇调整生活、工作和家庭，保持良好的心理状态，通过与医生的交流沟通，充分了解自身和胎儿的情况，有利于消除焦虑抑郁情绪。

（2）通过胎教建立与胎儿的亲密关系，有利于孕妇对孩子的接受。

（3）指导孕妇寻找有趣的事情来做，让自己快乐起来，并能够正确看待体检中发现的各种异常现象，要信任医生，积极配合医生的治疗。

四、孕晚期保健

孕28~36周和孕37~40周进行2次产前随访，对孕妇进行孕晚期保健指导。

（一）孕晚期检查内容

1.询问与观察

询问前次产前检查之后有无头晕、头痛、心慌等特殊情况，关注妊娠并发症和合并症的表现特征。

2.一般体检

测量体重、血压、血常规、尿常规，并进行其他辅助检查，检查有无水肿及其他异常。

3.产科检查

测量宫底高度和腹围，判断胎儿大小，触诊判断胎产式和胎方位，听胎心率，测量骨盆，预测分娩方式。

（二）孕晚期保健指导

1.个人卫生、休息和活动指导

（1）注意个人卫生（包括口腔卫生）。

（2）穿着大小适合的棉质、透气、舒适的乳罩保护乳房，用温水清洁乳头和乳房，禁用肥皂和乙醇擦洗乳头。

（3）每天保证夜间 8 小时睡眠，午休 1 小时。

（4）适当活动，最后一个月避免性生活，以免发生早产、感染、胎膜早破等。

2. 营养指导

食物多样，营养齐全，注意补充维生素和矿物质。此外，由于子宫增大挤压胃部，导致孕妇饮食量减少，应注意加餐。

3. 自我监护指导

孕 30 周起每天早、中、晚测 3 次胎动，每次 1 小时，将胎动数相加，再乘以 4，为 12 小时的胎动数，正常值应为 30 次以上——胎动少于 20 次可能存在胎儿宫内异常，少于 10 次提示胎儿在子宫内明显缺氧，应及时就医。

4. 心理保健指导

孕晚期由于对分娩及育儿的担心，是焦虑和抑郁的高发阶段。丈夫应多陪伴孕妇，如散步、听分娩教育课程、母乳喂养知识讲座等，让孕妇了解分娩过程，消除对分娩的恐惧心理，有效减轻心理压力，解除思想负担，使孕妇以轻松愉快的心情迎接小生命的降临，以积极的心态准备分娩和育儿。

五、产后保健

社区卫生服务机构应分别在产妇出院后 1 周内和产后 42 天对产妇进行随访与指导，同时对新生儿进行访视，并填写《母子健康手册》。

（一）产后检查内容

1. 产后 1 周内到产妇家中访视

（1）了解产妇休养环境是否安静、卫生、舒适等，空气是否流通，温度是否在 24~26℃，以及产妇的饮食、睡眠、精神状况、乳汁量、大小便及一般情况。

（2）测量产妇体温、呼吸、脉搏及血压，检查乳头有无皲裂，子宫复旧是否良好，会阴或腹部伤口是否恢复，并了解恶露的颜色、气味及量的多少。

（3）查看新生儿一般情况、精神状态、大小便、脐带情况、吸吮能力等。

2. 产后 42 天做产妇健康检查

社区卫生服务机构应在产妇产后 42 天对其进行健康检查，了解产妇身体是否恢复正常，婴儿生长发育是否良好，并询问与观察产妇健康状况、精神及心理状态是否有焦虑和抑郁倾向。一般健康检查包括乳房有无肿块和压痛，乳头是否有皲裂，乳汁分泌量是否正常，并测量体重、血压、血/尿常规等；妇科检查会阴及产道的裂伤愈合情况，阴道分泌物的量和颜色，子宫颈有无糜烂，子宫大小是否正常及有无脱垂，附件及周围组织有无炎症及包块，剖宫产术后检查腹部伤口愈合情况。此外，还应了解婴儿身高、体重及发育情况、预防接种情况，必要时进行尿常规检查。

（二）产后保健指导

1. 产后卫生、休息及运动指导

产后保证居室环境清洁、安静和舒适，经常开窗通风，确保室内空气新鲜，夏季注意防暑，冬季注意保暖。由于产后出汗较多，应勤换衣服，并注意每天用温水清洗外阴，避免盆浴，每次哺乳前要清洗乳头及双手，注意口腔卫生。产妇每天应保证 8~9 小时的充足睡眠，避免长时间仰卧，预防子宫后倾。产后早运动能促使产妇全身各器官功能的恢复，顺产产妇当天可下床活动，可逐步增加活动时间，但不宜久站及长蹲，以免影响产后盆底肌恢复。产后体操可以锻炼腹盆底肌肉，增加食欲，促进肠蠕动。剖宫产产妇术后 6 小时可翻身，24 小时后可以下床活动。

2. 产后营养

食物多样化，增加汤水的摄入，多吃鱼、禽、蛋、瘦肉等优质蛋白含量丰富的食物，并摄入富含钙的食物，补充新鲜蔬菜和水果，少量多餐。

3. 产后避孕及性保健指导

产褥期 42 天内禁止性交，哺乳期以工具避孕为宜，不哺乳的产妇可以根据个体情况采用口服避孕药。

4. 心理保健指导

产后由于角色转变，产妇容易产生情绪低落，家人特别是丈夫应积极陪伴并安慰产妇，及时解决产后常见的问题，使产妇感受到亲人的照顾，可鼓励产妇做自己喜欢的事情，如听音乐、看书、运动等，有助于产妇身心愉悦健康。

第五节 老年人健康管理

一、老年人概述

（一）老年人的定义

老年人的年龄界定依据 1982 年世界卫生组织西太平洋地区会议的规定，发展中国家以 60 岁及以上为老年人，而欧美发达国家则以 65 岁及以上为老年人；我国中华医学会老年医学分会于 1982 年规定，60 岁以上为老年人，45~59 岁为老年前期，90 岁以上为长寿老人。

老年是生物生命过程中细胞组织与器官不断趋于衰老，生理功能日趋衰退的一个阶段。每个老年人衰老的速度各不相同，即使是同一个老年人，各种器官与各个系统的衰老变化也不尽相同。

（二）我国人口老龄化的严峻挑战

人口老龄化是 21 世纪各国面临的严峻挑战。按照联合国卫生组织的界定，当一个国家 65 岁及以上人口比例达到 7%，或者 60 岁及以上人口比例达到 10% 时，便被称为老龄化国家。当前，我国已经进入人口老龄化快速发展阶段，2013 年，我国 60 岁及以上人口比例达到 14.8%，老年人口数量达到 2.02 亿，高龄老人 2 300 万，并以年均 100 万人的速度持续增长，其中失能和半失能老人已达到 3 600 万，2020 年超过 6 500 万。我国迅速发展的老龄化以未富先老和慢病高发为特点，对整个社会的发展带来了严峻的挑战。

我国老年疾病高发的特点日益突出，目前老年人中高血压病患者约 8 700 万，血脂异常患者约 8 000 万，糖尿病患者 5 000 万，骨质疏松患者 5 000 万，老年痴呆患者 800 万，脑卒中患者 700 万。我国老年人群焦虑症和抑郁症患病率与美国近似，而良性前列腺增生患病率明显高于瑞典。多种慢病共存是老年病特点，我国研究显示，社区老人患有两种及以上疾病者占 67.1%，患心血管疾病者占 65.3%，而老年冠心病患者中合并高血压、血脂异常合并糖尿病的比率分别为 67.6%、34.3% 和 23.4%。

我国老年高血压病知晓率、治疗率和控制率 2002 年分别为 30.2%、32.2% 和 7.6%，而美国 2004 年上述比率分别为 75.9%、69.3% 和 48.8%；我国老年冠心病患者高血压病、糖尿病、血脂异常的控制率分别为 56.6%、49.5%、26.6%，而美国老年自然人群上述危险因素控制率分别为 75.9%、50.9% 和 64.9%。

我国未来每个家庭将面临 4~8 位老人的长期照护，但我国的慢病管理与养老照护尚未形成完善的体系；老年医学面临全社会老龄化的严峻挑战，国民经济的发展将以巨大老年人口的赡养为前提，社会的稳定和谐将很大程度上取决于老龄化政策。老龄化问题的核心是老年健康，而解决问题的关键之一是大力发展老年医学、老年健康服务管理，促进健康老龄化，有效提高老年人身心健康水平。

（三）老年人的生理特征

1. 运动系统的变化

老年人的脊柱纤维弹性下降，身体变矮，同时肌肉韧带随着运动减少而萎缩并收缩、变硬，纤维组织增生，肌肉力量减弱，肌肉弹性降低，易出现肌肉疲劳、腰酸腿痛，容易发生腰肌扭伤；而且骨骼也明显改变，骨骼中有机物质减少或逐渐退化，出现骨质疏松，极易发生骨折——常见的是手腕部骨折、坐骨骨折和股骨骨折，关节囊结缔组织增生，韧带退行性改变及组织纤维化，导致关节僵硬，活动不灵活。

2. 呼吸系统的变化

老年人的呼吸肌、膈肌及韧带萎缩，肋软骨钙化，使肺及气管弹性降低，呼吸功能减弱，肺活量下降，活动增加后常感到呼吸急促，呼吸次数明显加快，有时还会伴有节律不齐等情况。由于换气困难，老年人常常感到说话多时也会气促，一次不能进行较长时间的谈话。伴随呼吸功能的减弱，反射性咳嗽功能也下降，气管分泌物不易排出，致使老年人容易发生肺部感染、肺气肿、阻塞性肺疾病。

3. 消化系统的变化

消化系统明显的变化是牙齿松动、脱落，胃肠蠕动减慢，胃排空延缓，消化腺分泌减少，食物的消化功能减弱，容易引起消化不良，对各种营养素的吸收减少，常使老年人发生一些营养素缺乏，如蛋白质、维生素、钙、铁等的缺乏。胃肠蠕动减弱还使老年人易发生大便秘结，排便困难。另外，由于肝的储存、代谢能力下降，肝对药物、毒素的代谢解毒功能减退，使老年人用药时容易发生药物不良反应。

4. 循环系统的变化

老年人心肌出现退行性变化，心包外脂肪增多，心内膜增厚，心肌收缩力减弱，心血输出量较年轻人减少 30%~40%，且储备能力较小；同时窦房结内的自律细胞减少，常发生心率和心律的改变，使老年人心跳减慢，易出现期前收缩、心房颤动及传导功能的变化。由于动脉硬化导致动脉血管弹性减弱，血管内管腔狭窄，使血液流动的阻力增加，导致血压升高；同时由于冠状动脉口径变窄，供应心肌本身的血液减少，出现心脏本身供血不足，导致冠心病的发生；又因自主神经功能不稳定，对血管的调节功能差，容易发生直立性低血压。此外，毛细血管变脆，静脉血管弹性降低，静脉回流困难，容易出现皮下出血、血栓、下肢肿胀、痔疮等。

5. 神经系统的变化

（1）脑组织萎缩。随着年龄的增长，老年人的脑组织逐渐萎缩，神经系统开始进行性衰退，使老年人对外界事物反应能力和对冷热的反应不敏感，对疼痛的反应迟钝，使有些疾病的症状不容易被及时发现。因此，当老人感觉身体某部位出现疼痛或不舒适时，要特别用心观察并详细询问，防止掩盖症状，延误病情，发生意外。

（2）运动神经细胞萎缩。老年人的运动神经细胞萎缩、减少，运动能力下降，导致多数老年人行动迟缓（与肌肉细胞的萎缩、减少也有关），一些保护性反射的反应也相对迟缓，给人以动作迟缓的印象。根据这些特点，安排老年人的生活环境时要注意老年人的安全，如地面防滑，安装扶手，室内设施适合老年人肢体活动的距离等，避免发生意外。

（3）平衡能力下降。老年人运动缓慢，除了肌肉能力、运动能力下降外，平衡能力下降也是一个原因。根据这个特点，在照顾老年人时动作要轻缓，起卧的速度不要过快，以防老年人不适或跌倒。

6. 泌尿系统的变化

老年人肾血管硬化，管腔缩小，致使有效肾血流量减少，肾小球滤过率下降，肾小管重吸收功能减退，对水、电解质调节功能降低，使老年人易发生水、电解质紊乱；同时膀胱容量减少，膀胱肌肉萎缩，排尿收缩能力减弱，膀胱残余尿量增多，使老年人排尿次数增加，尤其夜尿次数增加，易发生尿急，甚至出现尿失禁。老年男性因前列腺肥大，有时感到排尿困难，有可能造成尿潴留；而老年女性因尿道短，尿道肌肉萎缩，括约肌收缩不良，易发生压力性尿失禁和尿路感染。

7. 生殖系统的变化

女性40岁以后性激素分泌逐渐减少，45~50岁开始绝经、停止排卵。绝经后，输卵管、卵巢、子宫、阴道黏膜开始萎缩，阴道壁变薄，外分泌腺减弱，分泌液减少，阴道干涩、瘙痒，抵御细菌感染的能力减弱，所以，要注意老年女性的外阴清洁。由于性激素水平下降，会出现一系列更年期症状，如暴躁、多疑、出虚汗、心慌等。男性更年期出现在55~60岁，也可能会发生性格变化。

8. 内分泌系统的变化

在衰老过程中，甲状腺和促甲状腺激素的合成与分泌减少，使甲状腺功能减退。另外，老年人胰岛素的生物活性明显降低，易患糖尿病。

9. 感官的变化

除因神经系统的变化导致老年人对外界事物反应迟钝外，感官的变化也使其对外界反应减少，主要表现如下。

（1）视觉减退。由于晶状体失去弹性，老年人的眼肌调节能力降低而出现老花眼，造成视物模糊。此外，老年人还容易出现白内障、视野变小、瞳孔对光反应减弱等症状。

（2）听觉障碍。老年人由于听力障碍，听不清别人说话，常常答非所问，久而久之，不愿与别人交流，从而变得闭塞，反应更加迟钝。

（3）皮肤感觉减弱。老年人感触功能减弱，要防止因冷热导致的烫伤、冻伤。

（4）味觉变化。由于舌苔变厚，味蕾减少，唾液分泌减弱，老年人的味觉大大降低，喜吃甜、咸食品，应注意控制糖量和食盐的摄入。

（四）老年人的特点

一是老化所致的器官功能减退（如感官），常常需要与疾病状态相区别。二是多种慢性病共存，单病指南的指导作用有限。超过90％的老年人患有慢性病（需要医疗超过1年以上，具有形态学改变并影响日常生活能力的医学情况），半数老年人患有3种及以上慢性病（大于等于两种慢性病称为共病）。三是老年人特有的临床问题和综合征专科医生常难以解决，例如认知障碍、抑郁、谵妄、视听障碍、睡眠障碍、跌倒与骨折、尿便失禁和压疮，以及功能残障、衰弱症、多重用药、过度检查、医疗不连续等问题。四是交流和沟通难度大。患者的意愿、经济文化背景、宗教信仰、价值观与世界观均会影响和决定其对治疗决策的认同，而支持系统（家庭支持和社会支持）的情况则会影响诊疗决策和长期疗效。

二、健康老年人标准

世界卫生组织于20世纪中期提出健康的定义，指个体不仅没有疾病和衰弱，并且在身体、精神和社会上都呈现完满状态。该组织对老年人健康的标准还提出了多维评价，包括精神健康、躯体健康、日常生活能力、社会健康和经济状况。

2013年，中华医学会老年医学分会和中华老年医学杂志编辑部拟定了我国新的健康老年人标准：一是重要脏器的增龄性改变未导致功能异常，无重大疾病，相关高危因素控制在与其年龄相适应的达标范围内，具有一定的抗病能力；二是认知功能基本正常，能适应环境，处事乐观积极，自我满意或自我评价好；三是能恰当处理家庭和社会人际关系，并积极参与家庭和社会活动；四是日常生活活动正常，生活自理或基本自理；五是营养状况良好，体重适中，保持良好生活方式。

三、老年人保健措施

(一)提高老年人自我保健意识

老年保健是健康长寿的核心。目前公认的影响健康长寿的因素有遗传因素、社会因素、医疗条件、气候因素、个人因素等。个人因素尤其是健康的生活方式在自我保健中占主要部分,自我保健意识和保健行为对老年人的健康起着重要作用,要提高健康水平,必须树立自我保健意识,改变不健康的生活方式。

(二)深入开展老年人健康教育与健康促进活动

健康教育与健康促进在实际活动中主要需解决三个问题:一是生命全程健康观——健康老龄化与积极老龄化;二是自我保健;三是健康管理。

(三)不断改善并提高老年人的生活方式与生活质量

老年人的生活质量主要是指老年人群对自己身体、精神、家庭和社会生活满意的程度,以及对老年人生活的全面评价,包括主观指标及客观指标。不同国家对老年人生活质量调查的内容及评价标准不尽相同,但通常包括健康状况、生活方式、日常生活功能、家庭和睦、居住条件、经济收入、营养状况、心理健康、社会交往、生活满意度、体能检查以及疾病状态等内容。

(四)把握老年健康照护特点,加强老年健康照护认知

老年人随着年龄增长,逐渐出现了衰老现象,如身体各系统的功能逐渐减弱,语言、行动变得缓慢,对外界事物反应迟钝等。因此,老年健康照护人员应根据老年人的生理、心理特点,提供针对性的健康照护。老年健康照护的特点如下:一是需要更多的细心和耐心;二是老年人感官系统功能下降,需要特殊照顾;三是老年人对安全的需要程度增加;四是老年人对自尊的需要程度增加;五是老年人孤独的处境,需要更多的关怀;六是老年人免疫功能下降,易发生感染性疾病;七是老年人机体反应能力下降,患病不易发现;八是与老年人交流需有良好的沟通技巧。

(五)做好老年性疾病防治,不断提高延缓衰老效果

开展老年性疾病病因、分布、危险因素与防治监测调查,如对老年人的心脑血管疾病、各种感染性疾病、肿瘤、糖尿病、阿尔茨海默病、老年性骨质疏松症、老年人身心疾病等进行流行病学调查,明确其危险因素和保护因素,在城乡社区采取干预措施,对老年人进行定期体检,防止危害老

年人身心健康的各种疾病的发生和发展。

近 20 年来，大量高新科学技术参与到老年性疾病的诊断、治疗和预防中，提高了疾病的防治水平。老年性疾病预防与治疗手段的不断创新和发展，使老年人群的卫生健康状况得到了与时俱进的改善和提高，老年人群的生活质量提高，平均寿命延长，达到了健康长寿的最终目的。

四、老年人健康指导

（一）老年人的生活健康指导

1. 膳食与保健

老年人膳食应食物多样化，保证食物摄入量充足。消化能力明显降低的老年人，应制作细软食物，少量多餐。老年人每天应至少摄入 12 种及以上食物，并采用多种方法增加食欲和进食量，吃好三餐：早餐宜有 1~2 种以上主食、1 个鸡蛋、1 杯奶，另有蔬菜或水果；中餐和晚餐宜有 2 种以上主食，1~2 个荤菜，1~2 种蔬菜，1 个豆制品。饭菜应色香味美，温度适宜。对于高龄老年人和身体虚弱以及体重出现明显下降的老年人，正餐摄入量可能有限，应特别注意增加餐次，常换花样，保证充足的食物摄入。进餐次数可采用三餐两点制或三餐三点制。

钙摄入不足与骨质疏松的发生和发展有着密切关系。我国老年人膳食钙的摄入量不到推荐量的一半，更应特别注意摄入含钙量高的食物。奶类不仅钙含量高，而且钙与磷比例比较合适，还含有维生素 D、乳糖、氨基酸等促进钙吸收的因子，吸收利用率高，是膳食优质钙的主要来源，要保证老年人每天能摄入 300 g 鲜牛奶或相当量的奶制品。摄入奶类可采用多种组合方式，如每天喝鲜牛奶 150~200 g 和酸奶 150 g，或者全脂牛奶粉 25~30 g 和酸奶 150 g，也可鲜牛奶 150~200 g 和奶酪 20~30 g。除奶类外，还可选用豆制品（豆腐、豆腐干等）、海产类（海带、虾、螺、贝等）等。

老年人身体对缺水的耐受性下降，要主动饮水，首选温热的白开水；同时户外活动能够更好地接受紫外线照射，有利于体内维生素 D 合成和延缓骨质疏松的发展。

2. 运动与保健

生命在于运动，进入老年后，科学、有效、规律、持久的健身运动可以有效调节身体各脏器的功能，增强机体的免疫机制，促进新陈代谢，预防各种疾病的发生，有助于某些疾病的康复，是老年保健的重要手段。

（1）老年人健身运动的意义。预防各种慢性病的发生，延缓衰老，增强机体免疫力，促进生理、心理健康。

（2）老年人健身运动的形式。老年人健身运动要遵循个体化原则，不是所有的运动都适合老年人群，比如爆发力强、对抗性强的运动和极限运动都不适合。总体来说，适合老年人的运动分为有氧运动、静力运动、柔韧运动三大类。运动的原则和注意事项为动静结合，掌握强度，确定运动量，循序渐进，讲究锻炼时间和环境，掌握健身禁忌等。

（3）延缓老年人肌肉衰减的方法。吃动结合、保持健康体重是延缓老年人肌肉衰减的重要方法，老年人要积极参加户外活动，并保持适宜体重。

3. 戒烟与保健

吸烟有害健康是众所周知的事实，世界上每年大约有 250 万人死于与吸烟有关的疾病，据世界卫生组织报道，90％的肺癌、75％的慢性阻塞性肺疾病和 25％的冠心病都与吸烟有关。

戒烟具有诸多益处：一是戒烟 5~15 年，卒中的危险性可降到从不吸烟者水平；二是戒烟 10 年，患肺癌危险性比继续吸烟者降低 50%；三是患口腔癌、喉癌、食管癌、膀胱癌、肾癌、胰腺癌的危险也不同程度地降低，患胃溃疡的危险也得到降低；四是戒烟 15 年，患冠心病的危险与从不吸烟者相似，戒烟后死亡的总体危险恢复到从不吸烟者的水平。因此，任何时候戒烟都不算迟，而且最好在出现严重健康损害前戒烟。应呼吁老年人认识吸烟对健康的危害，从我做起，从现在做起，积极参与戒烟。

（二）老年人的心理健康指导

1. 老年人的心理特点

老年人各种生理活动的变化和衰退，或多或少地影响着心理活动。由于各系统的生理变化和逐渐衰退，使大脑的营养供应不足，影响了大脑的功能，从而导致心理活动减退，在知觉、注意力、记忆、思维、情绪、意志、气质、性格等方面均呈现出不同特点。

（1）知觉特点。人对物的知觉主要有空间知觉、时间知觉和运动知觉，其次有听觉、嗅觉、味觉、运动觉等。老年人由于各种感觉能力下降，知觉能力也受到影响，有时会对客观事物知觉不准确，形成错觉。例如，知觉能力下降的老人横过马路时，可以把远处飞驰而来的摩托车看成自行车，并误以为有足够的时间穿过马路，结果造成交通事故。因此，要特别注意老年人的交通安全，上街时应佩戴醒目标志，过马路时应有人陪伴，而且最好不要驾车。另外，老年人的生活环境要有序、简洁、安静，常用物品区别要分明。

（2）注意力特点。老年人因脑细胞萎缩、减少，注意力明显下降，对生活有很大影响。例如，对新生事物接受较慢，学习、思考时间稍长即感觉疲劳，兴趣范围狭窄等。根据老年人注意力的特点，健康照护人员在工作中应注意三点：一是向老年人介绍新事物时，语言要尽量简明、通俗易懂；二是安排老年人工作、学习的时间要短；三是组织老年人活动要生动、鲜明，尽可能增加老年人的生活乐趣等。

（3）记忆特点。老年人的脑细胞萎缩、减少，记忆力下降，特别是近期记忆明显下降，可能忘记刚发生的事，如半小时前服用的药等。老年人还有可能找不到自己需要的东西，不知道自己要做什么，忘记别人的嘱托等，需要旁人提醒，或做备忘录。因此，老年人的生活要有规律，日常用品摆放要固定，要有良好的生活习惯，手边应有记事本，把需要做的事写在记事本上，避免遗忘。

（4）思维特点。思维是大脑对客观现实间接而概括的反映，反映事物的本质和内在规律。老年人由于记忆力减退，概念形成较慢，思维过程受到影响——但由于经验丰富，老年人对某些事物的认识可能更准确。

（5）情绪特点。人的情绪反应是大脑、丘脑、脑垂体等多种器官参与的生理、心理反应。老年人脑细胞和内分泌组织细胞萎缩、减少，情绪反应时内分泌腺释放化学递质的速度减慢，数量减少，情绪反应不如年轻人强烈。但另一方面，由于脑萎缩或软化，老年人情感脆弱，有时不能自控，容易冲动，情绪变化快。

（6）意志、气质与性格特点。由于精力和体力逐渐衰退，大部分老年人的意志不如青壮年人。老年人神经过程抑制强，兴奋弱，在行为和活动中表现为沉着、安静、迟缓、自信等。老年人的性格易向两极演变：一方面是性格强化，自尊心增强、固执、急躁等，另一方面是性格弱化、多疑、无自信心等，因此，老年人常表现为谨慎、固执、刻板等。由于兴趣范围狭窄及社会交往减少，老年人容易感觉孤独、寂寞。

心理健康老年人的特点有热爱生活和工作，心情舒畅，精神愉快，无精神障碍，情绪稳定，性格开朗，通情达理，家庭关系、人际关系适应能力强。

2. 老年人的心理保健措施

（1）积极参与社会活动，以各种途径使老年人回归社会。

（2）调节好情绪。

（3）构建和谐的家庭关系。

（三）临终关怀

一个生命在婴儿的啼哭中诞生，在亲人的哀痛和泪水中结束，这是一个无法抗拒的自然过程。不同国家、不同民族给予了死亡不同的描述，但生命的终结总与黑暗、恐怖分不开。所以，自古以来，人们惧怕死亡，忌讳死亡，临终者恐惧、孤独、绝望、渺茫的心理不可避免，加之病痛的折磨，生命最后的旅程显得艰难而悲凉，临终者需要关怀。

临终关怀是通过缓解性的照料、疼痛控制和症状处理，给予濒临死亡的人生理上、情感上、精神上全面的照顾和抚慰，使他们平稳、舒适、安详、有尊严地走过生命最后的旅程。临终关怀是有组织的医疗保健服务项目，是涉及多个领域的交叉学科。临终关怀的对象通常是医疗技术无法治愈，病情无法逆转，生命只有几个月甚至更短的患者。1995年，美国国家临终关怀组织统计，临终关怀患者中癌症患者占60%，心脏病相关患者占6%，艾滋病患者占4%，肾脏病患者占1%，老年痴呆患者占2%，其他疾病患者占27%。

临终关怀由一支专业而跨学科的团队实施，包括内科医生、专业护士、麻醉师、药剂师、营养师、物理治疗师、心理咨询师、社会工作者、牧师，以及接受过培训的志愿者和家属。临终关怀内容包括两个方面：一方面是满足患者的要求。接受临终关怀的患者，更先进的医疗技术对其病情已经没有逆转的作用，医院的程序化、技术化给其更多的感觉可能是冰冷和绝望，因为很多人清楚那些技术挽救不了生命。此时，他们需要的是有人可以帮助其面对死亡，告诉他这段路程是每个生命必需的经历，他不是一个人；同时告诉他死亡并不可怕，可怕的是病痛的折磨，而身边的人会用各种办法让他免于痛苦。临终前对每个人来说都是一个特殊的时期，面对丧失和离别，患者在情绪上呈现阶段性的变化，心灵的抚慰是最大的需求，而提供这样的需求，需要工作人员的同情心、经验和技巧。此时，或许抚摸和倾听比药物更有效，很多医院用鲜花装点病房，用音乐和香氛将生命最后的乐章烘托得温暖芬芳，而不是一片死寂，让患者感觉到生命从始至终是个美好的过程。另一个方面是给予丧亲者关怀。临终关怀不仅在于帮助患者舒适安宁地走到终点，还要关照处在特殊情绪中的家属，他们既有照顾患者的劳累，又有即将失去亲人的心理压力，患者安然辞世，身体和心灵都得以解脱，而他们却会久久地留在悲痛的情绪里。给丧亲者最有效的帮助是和他们保持真诚的关系，倾听他们的诉说，由衷地宽慰，帮助他们走过悲伤的日子，克服消极的情绪，开始新的生活。

第九章　社区健康管理知识

第一节　社区卫生服务

社区卫生服务（community health service）是指在政府领导、社区参与、上级卫生机构指导下，以基层卫生机构为主体，全科医师为骨干，合理使用社区资源和适宜技术，以人的健康为中心、家庭为单位，社区为范围，需求为导向，以妇女、儿童、老年人、慢性病人、残疾人等为重点，以解决社区主要卫生问题，满足基本卫生服务需求为目的，融预防、医疗、保健、康复、健康教育、计划生育技术服务等为一体，有效、经济、方便、综合、连续的基层卫生服务。

一、社区卫生服务的内容

社区卫生服务机构是具有公益性质，不以营利为目的的国家卫生服务体系基层机构。社区卫生服务的内容具体可分为基本公共卫生服务和基本医疗服务两个部分。

（一）基本公共卫生服务

基本公共卫生服务是由疾病预防控制机构、城市社区卫生服务中心、乡镇卫生院等城乡基本医疗卫生机构，向全体居民提供的公益性的公共卫生干预措施，以起到对疾病的预防与控制作用。具体内容包括建立居民健康档案、健康教育、预防接种、儿童健康管理、孕产妇健康管理、老年人健康管理、慢性病病人健康管理、重性精神疾病（严重精神障碍）病人管理、结核病病人健康管理、中医药健康管理、传染病和突发公共卫生事件报告和处理、卫生监督协管。

（二）基本医疗服务

基本医疗服务是医疗保障中对社会成员最基本的福利性医疗照顾，其目标是保障社会成员基本的生命健康权利，使其在防病治病过程中按照防治要求得到基本的治疗。即采用基本药物，使用适宜技术，按照规范诊疗程序，提供急慢性疾病的诊断、治疗和康复等医疗服务。具体包括以下内容：一是一般常见病、多发病诊疗、护理和诊断明确的慢性病治疗；二是社区现场应急救护；三是家庭出诊、家庭护理、家庭病床等家庭医疗服务；四是转诊服务；五是康复医疗服务；六是定期体检和疾病筛检服务；七是中医药（民族医药）服务；八是政府卫生行政部门批准的其他适宜医疗服务。

二、社区卫生服务的对象

社区卫生服务机构的服务对象为社区、社区居民及其家庭，包括辖区内的常住居民、暂住居民及其他有关人员。具体的服务对象包括。

（一）健康人群

积极开展社区健康促进工作，重点在于健康人群的健康维护、健康教育及其自我保健能力的培养和健康行为的养成。

（二）高危人群

明显暴露于某种或某些影响健康的有害因素下的人群，其发生相应疾病的概率显著高于其他人群。高危人群主要有两种：一种是高危家庭的成员，凡具有以下任何一个或多个特征的家庭即为高危家庭：单亲家庭，吸毒、酗酒者家庭，精神病病人、残疾者、长期重病者家庭，功能失调、濒于崩溃的家庭，受社会歧视的家庭；另一种是带有明显危险因素的人群，如不良行为生活方式、职业危险因素、家族遗传及社会的危险因素等。

（三）重点保健人群

指由于各种原因需要在社区得到系统保健的人群，如妇女、儿童、老年人、慢性病人、残疾人、低收入者等。

（四）病人

一般为社区常见健康问题的门诊病人，需要家庭照顾、护理院照顾、院前急救或临终关怀的病人，以及其他一些不需要住院治疗的病人等。

三、社区卫生服务的功能和特点

（一）社区卫生服务的功能

一是通过对服务人群采取治疗、预防、保健、康复、健康教育、计划生育服务等措施，防治疾病，提高人口素质和人群健康水平，延长健康寿命，改善生活质量；二是通过健康促进，使个人、家庭具备良好的生活方式和行为习惯，在社区创造良好的自然环境、社会心理环境和精神文明环境，紧密结合社区服务和社区建设，创建具有健康人群、健康环境的健康社区；三是促进区域卫生规划的实施，保证医疗卫生体制改革，以及城镇职工和居民基本医疗保险制度的改革。

（二）社区卫生服务的特点

一是以健康为中心。以健康为中心意味着要以人为本，以人的健康为中心，而不是仅以病人为中心，更不是以疾病为中心。二是以人群为对象。社区卫生服务的对象既包括个人，又包括人群，并且包括社区各种人群在内。三是以家庭为单位。家庭是社会的细胞，是组成社区的基本单位，还是影响人体和人群健康的重要因素。四是提供综合服务。社区卫生服务为社区人群提供预防、治疗、保健、康复、健康教育、计划生育服务"六位一体"的综合性服务。

四、社区卫生服务的方式

社区卫生服务的方式依据不同地区、社区环境及人口特征等进行选择，一般以门诊服务、主动服务、上门服务等形式为主，并需要采取灵活多样的各种形式，以满足服务对象的需要。具体的主要方式有：一是门诊服务，以提供医疗、预防、咨询等基本卫生服务为主；二是出诊（上门）服务，主要包括预防工作、随访工作和家访，以及按保健合同要求的上门服务和应居民要求临时安排的上门服务等；三是急诊服务，包括院前急救，社区卫生服务中心提供的全天候急诊服务，帮助病人联系利用当地急救网络系统等；四是家庭护理、家庭照顾、家庭访视及家庭治疗等；五是设立家庭病床，为病人提供居家环境的医疗、护理服务；六是日间住院及日间照顾服务；七是提供长期照顾服务，如护理院、养老院等服务；八是临终关怀服务，又称安宁照顾；九是姑息医学照顾，又称缓和医学照顾；十是转诊服务，指在建立双向转诊系统与机制的基础上，帮助病人转入上级医院，选择上级医生，并随时提供相应的服务；十一是电话或网络咨询服务，包括无偿服务和有偿服务两种形式——前者如预约服务、热线服务，后者如电话健康咨询服务等；十二是医疗器械租赁服务与便民服务，对家庭照顾中需要使用的医疗器械可开展租赁服务，并指导病人及其家属正确使用，如病床、氧气瓶或氧气袋、简易康复器具等的租赁；十三是契约制服务，指居民与全科医生或全科医疗服务机构签署契约合同，建立一种长期稳定的一对一的负责式健康照顾关系。

第二节　社区居民健康档案管理

居民健康档案是指以个人健康为核心，动态测量和收集生命全过程的各种健康相关信息，为满足居民个人健康管理需要而建立的信息资源库。健康档案能够满足预防、医疗、保健、康复、健康教育、生育指导"六位一体"的卫生服务，是卫生保健服务中不可缺少的工具，在疾病防治、健康教育、健康促进中具有重要作用。

一、健康档案结构

健康档案的系统架构是以人的健康为中心，以生命阶段、健康和疾病问题、卫生服务活动（或干预措施）作为三个维度构建的一个逻辑架构，用于全面、有效、多视角地描述健康档案的组成结构及复杂信息间的内在联系。

第一维为生命阶段。按照不同生理年龄，可将人的整个生命进程划分为若干个连续性的生命阶段，如婴儿期、幼儿期、学龄前期、学龄期、青春期、青年期、中年期、老年期等八个生命阶段；也可以根据基层卫生工作实际需要，按服务人群划分为儿童、青少年、育龄妇女、中年人和老年人。

第二维为健康和疾病问题。每个人在不同生命阶段所面临的健康和疾病问题不尽相同，确定不同生命阶段的主要健康和疾病问题及其优先领域，是客观反映居民卫生服务需求和进行健康管理的重要环节。

第三维为健康干预活动（包括卫生服务活动）。针对特定的健康和疾病问题，开展一系列预防、医疗、保健、康复、健康教育等卫生服务活动（或干预措施），这些活动反映了居民健康需求的满足程度和卫生服务的利用情况。

三维坐标轴上的某一区间连线所圈定的空间域，表示个人在特定的生命阶段，因某种健康或疾病问题而发生相应的卫生服务活动所记录的信息数据集。理论上，一份完整的健康档案由人从出生到死亡整个生命过程中所产生和记录的所有信息数据集构成，通过一定的时序性、层次性和逻辑性，将人一生中面临的健康和疾病问题、针对性的卫生服务活动（或干预措施）以及所记录的相关信息有机地关联起来，并对所记录的海量信息进行科学分类和抽象描述，使之系统化、条理化和结构化。

二、电子健康档案

电子健康档案记录的是符合信息标准的居民基本信息及接受医疗保健服务的相关信息，不仅能为卫生工作者提供诊疗依据，还能够与其他信息系统实现资源交换和共享。

电子健康档案是以居民个人健康为核心，贯穿整个生命过程，涵盖各种健康相关因素，实现多渠道信息动态收集，满足居民自我保健、健康管理和健康决策需要的信息资源。

（一）电子健康档案记录模式

1. 记录模式

电子健康档案采用两种模式进行记录：一种是以问题为导向的医疗记录模式，主要包括管理对象的基础资料、问题描述、健康问题随访记录、转会诊记录等内容；另一种是以预防为导向的健康服务记录模式，主要包括周期性健康检查、预防接种、儿童生长与发育评价、管理对象教育、危险因素筛查及评价等内容。

2. 记录内容

（1）服务对象的家庭背景资料。家庭背景资料主要包括家庭的结构类型、人口学资料（家庭成员的数量、性别、职业、文化程度、种族等）、家庭经济/资源状况、家庭重要生活事件，以及涉及整个家庭的问题等。

（2）基础资料。基础资料是对服务对象进行健康管理的基础依据，健康管理人员据此可以对服务对象健康问题的性质作出恰当的评估并制订相应的对策。基础资料的整理按 SOAP 方式进行：S 即主观资料（Subject），主要是关于服务对象健康问题的病史和感到很重要的问题的描述性资料，是从服务对象的角度来说明或解释问题——症状或感觉。这部分资料包括疾病、症状、体征、生物性、社会性、心因性、行为等方面的健康问题。O 即客观资料（Object），是由健康管理人员通过观察、问卷、体检和必要的仪器设备所发现的实际资料。这部分资料包括行为、体格检查、实验室检查资料和病理生理学资料等。A 即评估（Assessment），是健康管理人员根据主观资料和客观资料提供的证据所作的风险评估，发现健康危险因素，评估健康状况和疾病发生的概率，评估健康年龄和可能改善的空间等。P 即计划（Plan），用于问题管理的干预，包括健康教育和行为干预——对于慢性病人群还包括疾病管理和其他资源的利用等。

（3）问题目录。问题目录是根据基础资料总结出来的，相当于一本书的目录和索引。目录中的问题可以是一个确定的诊断，一个目前存在的症状或体征，一项异常的实验室检查结果，一个影响健康的危险因素，也可以是心理问题（如抑郁）、经济问题（如无固定经济来源）或生活事件（如婚姻不和谐）等。问题目录一般使用国际初级健康分类标准进行编码。

（4）进展记录。进展记录是与问题目录相结合，按时间顺序记录健康状况发展与演变情况，其重要性在于反映对服务对象的持续性照顾。进展记录组织资料整理的程序也是按 SOAP 的顺序进行的。

（二）电子健康档案的作用

一是各种记录的标准化和数字化，实现了医疗机构、患者／常人、卫生管理部门之间的信息共享；二是减少了物理资源的消耗，扩展了传播途径，提供了更系统的管理方式和查看方式，使人们可以更好地管理自己的健康；三是居民可以通过身份安全认证授权查阅自己的电子健康档案，接受医疗卫生机构的健康咨询和指导，提高自我预防保健意识和主动识别健康危险因素的能力；四是持续积累、动态更新的电子健康档案有助于卫生服务提供者系统掌握服务对象的健康状况，及时发现重要疾病或健康问题，筛选高危人群并实施有针对性的防治措施，从而达到预防为主和健康促进的目的；五是完整的电子健康档案能及时、有效地提供基于个案的各类卫生统计信息，帮助卫生管理者客观评价居民健康水平、医疗费负担，以及卫生服务工作的质量和效果，为区域卫生规划、卫生政策制定，以及突发公共卫生事件的应急指挥提供科学决策依据。

三、健康档案的类型

居民健康档案包括个人健康档案、家庭健康档案、社区健康档案、特殊人群保健记录（儿童保健、老人保健和妇女保健）和慢性病随访记录五类。

（一）个人健康档案

个人健康档案指一个人从出生到死亡的整个过程中，其健康状况的发展变化情况及所接受的各项卫生服务记录的总和。电子健康档案中的个人健康信息，包括以问题为导向的健康问题记录和以预防为导向的健康服务记录两部分。以问题为导向的健康记录通常包括个人基础资料、健康问题描述、健康问题随访记录、转会诊记录等。以预防为导向的记录通常包括预防接种、健康体检记录等——居民的电子健康档案中还可增加健康评估、健康指导等功能。其中，预防接种服务内容的记录，不仅适用于儿童，对老年人和特定的患者均适用；健康体检则是根据不同性别、年龄、职业，针对社区的主要健康问题和健康危险因素，为个人设计定期健康检查，是健康管理信息的重要来源。

（二）家庭健康档案

家庭健康档案是居民健康档案的重要组成部分，内容包括家庭基本资料、家系图、家庭评估资料、家庭主要问题目录及描述、家庭成员的健康记录等。

（三）社区健康档案

社区健康档案是记录社区自身特征和居民健康状况的资料库。健康管理者可根据社区健康档案中所收集的资料进行社区居民健康需求评价，最终达到以社区为导向进行整体性、协调性卫生保健服务的目的。社区健康档案主要提供统计分析功能，可由个人健康档案和家庭健康档案自动生成。较完整的社区健康档案一般包括社区基本资料、社区卫生服务资源、社区卫生服务状况、社区居民健康状况等内容。

（四）特殊人群保健记录

一是儿童保健记录。指为社区 7 岁以下儿童建立的保健记录，包括一般情况、预防接种记录、婴（幼）儿询问记录、婴（幼）儿及儿童体格检查记录、缺点矫治记录及异常情况处理记录等。二是老人保健记录。指为 60 岁以上的老年人建立的保健记录，包括生活行为与习惯、生活能力、慢性病史、体检记录等。三是妇女保健记录。指为已婚妇女或 20 岁以上的未婚妇女建立的有关围婚期、围产期、围绝经期保健记录，包括一般情况、围产期保健（妊娠情况、分娩情况、产后访视）、妇科检查记录等。

（五）慢性病随访记录

指根据慢性病疾病管理需要建立的管理慢性病病人随访监测记录，旨在为实施慢性病干预措施提供依据，内容包括症状、体征、实验室检查、并发症、转诊、指导、用药等。

第三节　慢性病健康管理

一、慢性病概述

（一）慢性病的概念与特点

1. 概念

慢性非传染性疾病简称"慢性病"或"慢病"，是对一类起病隐匿、病程长且病情迁延不愈，缺乏明确的传染性生物病因证据，病因复杂，且有些尚未完全被确认的疾病的概括性总称，主要包括心脑血管疾病、恶性肿瘤、慢性呼吸系统疾病和糖尿病等。慢性病的发生是人一生各类危险因素不断积累的过程，按照发病进程，致病因素大致可分为环境危险因素、行为危险因素和宿主危险因素三类。

2. 特点

慢性病主要特点包括：一是病因复杂，发病与多个行为因素有关；二是潜伏期较长，没有明确的得病时间；三是病程长，随着疾病的发展，表现为功能进行性受损或失能，对健康损伤严重；四是很难彻底治愈，常表现为不可逆性。

（二）慢性病的流行状况与危害

慢性病死亡已成为世界人口死亡的主要原因。2018 年 5 月，第 71 届世界卫生组织大会发布了最新全球人类十大死亡原因，其中慢性病占六个。在我国，脑血管病、癌症、呼吸系统疾病和心脏病位列城乡死因的前四位，45% 的慢性病患者死于 70 岁之前，全国因慢性病过早死亡占早死总人数的75%。我国现有 2.7 亿高血压患者，1.2 亿肥胖患者，1.14 亿糖尿病患者，3 300 万高胆固醇血症患者，其中 65% 以上为 18~59 岁的劳动力人口。

慢性病常来自全社会日益增加的巨额支出和沉重负担。根据世界卫生组织统计，慢性病已成为当今世界死亡的主要原因，如 2008 年在全球 5 700 万死亡人数中，有 63% 死亡源于慢性病，预计2030 年这一比例将上升至 75%；并且在因慢性病死亡的人群中，约有 80% 来自低收入和中等收入国家。随着疾病谱的变化和人口老龄化的快速推进，以及工业化和城镇化进程的加快，中国慢性病患者数也在快速上升，全国现有脑卒中患者约 1 300 万，冠心病患者约 1 100 万，慢性阻塞性肺疾病患者近 1 亿，每年新发癌症病例约 380 万，总体癌症发病率平均每年上升 3.9% 左右。慢性非传染性疾病导致的死亡人数占总死亡人数的 88%，产生的疾病负担占疾病总负担的 70% 以上，是群众因病致贫、返贫的重要原因。

（三）慢性病的主要危险因素

1. 吸烟

烟草烟雾中有多达上千种化学物质，几乎会对人体的各个脏器造成损害。烟草的使用是恶性肿瘤、心脑血管疾病、慢性呼吸系统疾病及糖尿病等非传染性疾病的主要危险因素。

2. 饮酒

饮酒与很多恶性肿瘤、肝脏疾病、心脑血管疾病有关。在大量饮酒的人群中，肝癌的死亡率可增加 50%；在中度严重饮酒者中，高血压的患病率远高于正常人群；酗酒会增加脑出血的危险性。

3. 不合理膳食

慢性病的发生与人们的膳食方式和结构有很大关系，不合理的膳食行为，特别是高盐、高油、高糖摄入是影响人群健康的主要危险因素，会导致肥胖、糖尿病、高血压、脑卒中、冠心病等疾病的发生发展。

4. 缺乏锻炼

锻炼是控制高血压、糖尿病、高血脂、肥胖、骨质疏松等多种慢性病进展，减少并发症，促进康复最经济、有效的措施，恰当形式的锻炼也是慢性肌肉骨骼性疼痛患者减轻疼痛、改善机体功能的重要措施。

5. 肥胖和超重

肥胖可以引起多种疾病，据 2002 年国际癌症研究机构公布的数据表明，39% 的子宫内膜癌、37% 的食道癌、25% 的肾癌、11% 的结肠癌、9% 的乳腺癌都与肥胖有关。肥胖不仅增加了癌症风险，而且也增加了死亡率，即肥胖与癌症死亡风险呈线性上升关系。

6. 病原体感染

某些病原体感染与慢性病的关系也很密切，流行病学研究发现，15%～20% 的癌症与病原体感染特别是病毒的感染有关。与恶性肿瘤关系密切的感染有幽门螺杆菌感染与胃癌，乙型肝炎病毒与原发性肝细胞癌，人乳头瘤状病毒（HPV）与宫颈癌，EB 病毒与各种 B 淋巴细胞恶性肿瘤、鼻咽癌，人类免疫缺陷病毒（HIV）与非霍奇金淋巴瘤等。

综上，吸烟、酗酒、身体活动不足、不合理膳食等生活行为因素，高血压、高血糖、高血脂、超重与肥胖等生物学因素，环境污染、职业暴露等环境因素，均为可控因素，应及早采取预防与控制措施。其他危险因素包括不良的心理社会因素、遗传与基因因素等也都是慢性病的危险因素。

（四）慢性病防控的目标和政策

2016 年，全国卫生和健康大会发布《"健康中国 2030"规划纲要》，提出了"健康中国"建设的目标和任务。其中，与慢性病控制相关的战略目标包括人民健康水平持续提升，主要健康危险因素得到有效控制，健康服务能力大幅提升。

2018 年 6 月以来，国家卫健委会同教育部、体育总局等部门起草编制了《关于实施健康中国行动的意见》《健康中国行动（2019—2030 年）》《健康中国行动组织实施和考核方案》系列文件。在定位上，从以疾病为中心向以健康为中心转变；在策略上，从注重治已病向注重治未病转变，树立"每个人是自己健康第一责任人"的理念，努力使群众不得病、少得病，提高生活质量；在主体上，从依靠卫生健康系统向社会整体联动转变，坚持"大卫生、大健康"理念，从供给侧和需求侧两端发力，强化部门协作，调动全社会的积极性和创造性，达到政府牵头负责、社会积极参与、个人体现健康责任的良好状态，把"健康中国"共建共享的基本路径落到实处，把健康融入所有政策。

二、慢性病健康管理流程

首先，在收集个人健康信息的基础上，对个体未来一定时间内某种慢性病的发生风险进行预测；其次，在风险预测的基础上，针对生活方式和危险因素制订个体化干预和行为矫正计划并实施，定期进行跟踪和效果评估；最后，在效果评估的基础上进一步收集信息，进入下一个循环（见图 9-1）。

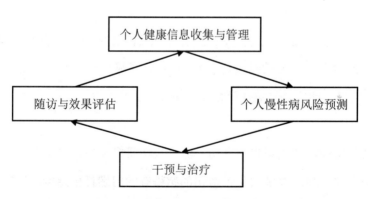

图 9-1 个体化慢性病健康管理流程

（一）个人健康信息收集与管理

1. 信息收集内容

（1）基本信息。包括姓名、性别、身份证号、出生年月、民族、婚姻状况、文化程度、职业、居住地址等。

（2）健康信息。①既往病史：包括心脑血管疾病、糖尿病、癌症、慢性呼吸系统疾病等主要慢性病的既往病史；②家族史：包括（外）祖父、（外）祖母、父亲、母亲、兄弟/姐妹、子女等直系亲属的慢性病患病情况；③生活方式及行为危险因素：包括膳食营养、身体活动、烟草使用、酒精使用、睡眠等情况；④心理因素：包括精神压力和焦虑等；⑤体格测量：包括身高、体重、腰围、心率、呼吸频率等指标；⑥临床辅助检查：包括血压、心电图、肺功能等指标；⑦实验室检测指标：包括血常规、尿常规、空腹血糖、餐后两小时血糖、糖化血红蛋白、总胆固醇、三酰甘油、低密度脂蛋白胆固醇、高密度脂蛋白胆固醇、C反应蛋白、肝功能、肾功能等。

2. 信息管理

对慢性病健康管理服务中所收集和产生的个人信息进行妥善保管与维护，并按级别授权使用。在此过程中，应保护个人隐私，保障信息安全。

（二）慢性病风险预测

慢性病风险预测是指在收集个人信息的基础上，采用一定方法，对个人未来一定时间内发生某种慢性病的可能性进行预测，也可对个体未来发生慢性病并发症或死亡的风险进行预测。依据风险预测结果和患病状况，可将个人划分为慢性病的一般个体、高危个体或患者。常见的慢性病风险预测方法包括指标法和模型法。

指标法是以慢性病主要危险因素作为筛查指标，明确各指标的判定标准，满足其中任何一种及以上危险因素指标者，即判断为慢性病高危个体。单一慢性病高危个体的判断可在此基础上结合单病特点，增加特异判断指标，并确定是否为单病高危个体。

模型法是采用 Logistic 回归模型、Cox 比例风险模型、灰色模型等方法，利用队列研究或横断面调查数据构建预测模型，计算个体慢性病的发病概率。模型纳入因素通常包括遗传因素、既往病史、生活方式及行为危险因素、体格测量指标、临床辅助检查指标和实验室检测指标等。

（三）干预与治疗

1. 一般个体

干预与治疗的内容包括膳食营养、身体活动、烟草使用、酒精使用、心理、睡眠等方面，方法包括健康教育和健康促进。

2. 高危个体

干预与治疗的内容针对个人的生活方式及行为危险因素，结合个人健康需求及意愿，优先选择一种或几种危险因素进行干预和行为矫正，包括膳食营养、身体活动、烟草使用、酒精使用、心理、睡眠等方面。方法有二：一是健康教育和健康促进；二是由医生及相关专业人员开具个体化营养处方、个体化运动处方、个体化戒烟处方、个体化戒酒处方、个体化心理干预处方等。

3. 慢性病患者

干预与治疗的内容有二：一是针对个人生活方式及行为危险因素进行全面个体化干预及矫正，包括膳食营养、身体活动、烟草使用、酒精使用、心理、睡眠等方面；二是个体化药物治疗、手术治疗、物理治疗等临床治疗。方法有三：一是个体化生活方式和危险因素干预及行为矫正；二是临床治疗，对确诊的慢性病患者由医生依据相关的临床规范、指南和路径等开展临床治疗；三是患者自我管理，通过系列健康教育课程教给患者自我管理所需的知识、技能、信心及与医生交流的技巧，帮助慢性病患者在得到医生更有效的支持下，主要依靠自己解决慢性病给日常生活带来的各种躯体和情绪方面的问题。形式可以采用"自我管理小组"的方式定期开展活动，小组成员主要由患者组成，按分工可包含组长、副组长和组员，以 10~15 人为宜。

4. 定期随访

定期随访的对象包括慢性病一般个体、高危个体和患者，其内容为收集生活方式及行为危险因素改善情况，以及个人健康相关信息，随后结合个人当前的健康改善情况调整服务内容。方式包括面对面、电话、微信、手机 App、网络在线随访等，频率如下：一般个体至少每年随访一次，高危个体至少每三个月随访一次，患者根据临床规范进行。

（四）随访与效果评估

主要包括个人健康知识知晓情况，个人行为危险因素改变情况，个人体格测量、实验室检测及临床辅助检测指标变化情况，个体慢性病发生危险程度变化情况，个体慢性病并发症发生情况，个体对服务的依从性情况，个体对服务的满意度等。

三、高血压健康管理

高血压是世界性的慢性非传染性疾病，是危害人类健康的主要疾病和全球疾病负担的首要病因，也是我国城乡居民心脑血管疾病死亡的最重要的危险因素。随着社会经济的发展和人口老龄化、城镇化进程的加快，我国高血压患病率呈逐年增长趋势，从 1959 年的 5.1% 增长到 2015 年的 23.2% 和 2018 年的 27.5%。高血压的知晓率、治疗率和控制率虽有所提高，但仍处于较低水平。目前，我国已有 2.7 亿高血压患者，血压正常高值成年人已超过 50%，儿童青少年高血压患病率不断上升，未来高血压的防控工作面临严峻考验。

高血压健康管理的模式分为自我健康管理、基层医疗卫生机构规范管理和上级医疗机构重点管理三个层面，管理流程如图 9-2 所示。

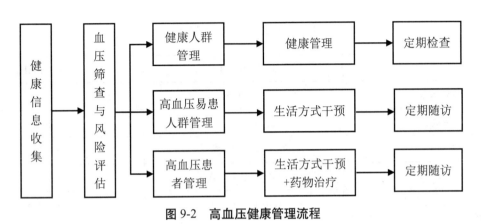

图 9-2　高血压健康管理流程

（一）高血压诊断与分级

1. 血压的筛查

（1）高血压的诊断标准。①诊室血压：在未服用降压药物的情况下，非同日 3 次测量收缩压 ≥ 140 mmHg 和 / 或舒张压 ≥ 90 mmHg，可诊断为高血压。如目前正在服用降压药物，血压虽 <140/90 mmHg，仍诊断为高血压。②动态血压监测：24 小时平均血压 >130/80 mmHg，或白天血压 135/85 mmHg，或夜间血压 > 120/70 mmHg，可诊断为高血压。③家庭自测血压：连续监测 5~7 天平均血压 ≥ 135/85 mmHg，可诊断为高血压。④隐匿性高血压和白大衣高血压：隐匿性高血压主要表现为诊室血压 <140/90 mmHg，动态血压监测或家庭自测血压提示高血压；白大衣高血压表现为反复出现诊室血压升高，而动态血压监测或家庭自测血压正常。

（2）高血压易患人群的界定标准。具有以下危险因素之一的则为高血压易患人群：①高血压前期，收缩压 120~139 mmHg 和 / 或舒张压 80~89 mmHg；②年龄 ≥ 45 岁；③超重和肥胖，BMI ≥ 24 kg/m²，或中心性肥胖（男性腰围 ≥ 90 cm，女性腰围 ≥ 85 cm）；④有高血压家族史；⑤高盐饮食；⑥长期大量饮酒；⑦吸烟（含被动吸烟）；⑧缺乏体力活动；⑨长期精神紧张。此外，血脂异常、糖尿病是高血压发生的潜在危险因素。

（3）血压测量规范。规范测量血压是诊断高血压、评估血压水平及观察降压疗效的主要手段，应定期测量血压，鼓励使用正确测量技术进行家庭血压监测（相加）。

2. 高血压的分类

根据《中国高血压防治指南（2018 年修订版）》，目前，我国采用正常血压（SBP<120 mmHg

和 DBP<80 mmHg)、正常高值（SBP120~139 mmHg 和 / 或 DBP 80~89 mmHg）和高血压（SBP ≥ 140 mmHg 和 / 或 DBP ≥ 90 mmHg）进行血压水平分类。以上分类适用于 18 岁以上任何年龄的成年人。根据血压升高水平，又进一步将高血压分为 1 级、2 级和 3 级（见表 9-1）。

表 9-1　血压水平分类和定义

分类	SBP（mmHg）	DBP（mmHg）
正常血压	＜ 120 和	＜ 80
正常高值	120~139 和 / 或	80~89
高血压	≥ 140 和 / 或	≥ 90
1 级高血压（轻度）	140~159 和 / 或	90~99
2 级高血压（中度）	160~179 和 / 或	100~109
3 级高血压（重度）	≥ 180 和 / 或	≥ 110
单纯收缩期高血压	≥ 140 和	＜ 90

注：当 SBP 和 DBP 分属于不同级别时，以较高的分级为准。

由于诊室血压测量的次数较少，而血压又具有明显波动性，需要数周内多次测量来判断血压升高情况，尤其对于 1 级和 2 级高血压。如有条件，应进行 24 小时动态血压监测或家庭血压监测。

3. 心血管风险分层

虽然高血压是影响心血管疾病发生和预后的独立危险因素，但并非唯一的决定因素，大部分高血压患者还有血压升高以外的心血管危险因素。因此，高血压患者的诊断和治疗不能只根据血压水平，必须对患者进行心血管综合风险的评估并分层。高血压患者的心血管综合风险分层，有利于确定启动降压治疗时机，优化降压治疗方案，确立更合适的血压控制目标并进行患者的综合管理。

《中国高血压防治指南（2018 年修订版）》根据血压水平、心血管危险因素、靶器官损害、临床并发症和糖尿病，把心血管风险分为低危、中危、高危和很高危四个层次，分别表示 10 年内将发生心脑血管疾病的概率为＜ 15%、15%~20%、20%~30% 和＞ 30%，量化估计预后。具体分层标准根据血压升高水平（SBP130~139 和 / 或 DBP85~89、1、2、3 级）、其他心血管病危险因素、靶器官损害以及并发症情况，见表 9-2。

（1）用于分层的其他心血管危险因素。男性＞ 55 岁，女性＞ 65 岁；吸烟或被动吸烟；血脂异常 [TC ≥ 5.2 mmol/L（200 mg/dL），或 LDL-C ≥ 3.4 mmo/L（130 mg/dL），或 HDL-C<1.0 mmol/L（40 mg/dL）]；糖耐量受损（餐后 2 小时血糖 7.8~11.0 mmo/L）和 / 或空腹血糖异常（6.1~6.9 mmo/L）；

早发心血管疾病家族史（一级亲属发病年龄＜ 50 岁）；腹型肥胖（腰围：男性 >90 cm，女性 >85 cm）或肥胖（BMI>28 kg/m^2）；高同型半胱氨酸血症（≥ 15 μmol/L）。

（2）靶器官损害。左心室肥厚（心电图或超声心电图）；颈动脉超声 IMT ＞ 0.9 mm 或动脉粥样斑块；颈—股动脉脉搏速度 12 m/s；踝 / 臂血压指数＜ 0.9；肾小球滤过率低（<60 ml/min）或血肌酐轻度升高（男性 115~133 μmol/L 或 1.3~1.5 mg/dL，女性 107~124 μmol/L 或 1.2~1.4 mg/dL）；微量蛋白尿 30~300 mg/24 h，或白蛋白 / 肌酐比值 >30 mg/g（3.5 mg/mmol）。

（3）并发症。心脏疾病（心绞痛、心肌梗死、冠状动脉血运重建术后、充血性心力衰竭）；脑血管疾病（脑出血、缺血性脑卒中、短暂性脑缺血发作）；肾脏疾病（糖尿病肾病、肾功能受损、血肌酐升高——男性＞ 133 μmol/L 或 1.5 mg/dL，女性＞ 124 μmol/L 或 1.4 mg/dL，蛋白尿＞ 300 mg/24 h）；外周血管病；重度高血压性视网膜病变（出血或渗出，视乳头水肿）；糖尿病〔新诊断：空腹血糖≥ 7.0 mmol/L（126 mg/dL），餐后血糖≥ 11.1 mmol/L（200 mg/dL）〕；已治疗但未控制，糖化血红蛋白（HbA1c）≥ 6.5%。

表 9-2 血压升高患者心血管风险水平分层

其他心血管危险因素和疾病史	血压（mmHg）			
	SBP130~139 和 / 或 DBP 85~89	SBP140~159 和 / 或 DBP 90~99	SBP160~179 和 / 或 DBP100~109	SBP ≥ 180 和 / 或 DBP ≥ 110
无		低危	中危	高危
1~2 个其他危险因素	低危	中危	中高危	很高危
≥ 3 个其他危险因素，靶器官损害，或 CKD 3 期，无并发症的糖尿病	中 / 高危	高危	高危	很高危
临床并发症，或 CKD ≥ 4 期，有并发症的糖尿病	高 / 很高危	很高危	很高危	很高危

注：CKD 指慢性肾脏疾病。

（二）高血压的治疗

1. 降压治疗的目的

高血压患者降压治疗的目的是通过降低血压，有效预防或延迟脑卒中、心肌梗死、心力衰竭、肾功能不全等并发症发生，并有效控制高血压的疾病进程，预防高血压急症、亚急症等重症高血压发生。

2. 降压达标的方式

将血压降低到目标水平，可以显著降低患心脑血管并发症的风险。除高血压急症和亚急症外，对大多数高血压患者而言，应根据病情，在 4 周内或 12 周内将血压逐渐降至目标水平：年轻、病程较短的高血压患者，降压速度可稍快；老年人、病程较长以及有合并症且耐受性差的患者，降压速度则可稍慢。

3. 降压药物治疗的时机

降压药物治疗的时机取决于心脑血管风险评估水平，在改善生活方式的基础上，血压仍超过 140/90 mmHg 和／或目标水平的患者应给予药物治疗；高危和很高危的患者，应及时启动降压药物治疗，并对并存的危险因素和合并的临床疾病进行综合治疗；中危患者可观察数周，评估靶器官损害情况，改善生活方式，如血压仍不达标，则应开始药物治疗；低危患者则可进行 1~3 个月的观察，密切随诊，尽可能进行诊室外血压监测，评估靶器官损害情况，改善生活方式，如血压仍不达标，可开始降压药物治疗。

4. 降压药应用的基本原则

（1）起始剂量。一般患者采用常规剂量；老年人及高龄老年人初始治疗时通常应采用较小的有效治疗剂量，根据需要，可考虑逐渐增加至足剂量。

（2）长效降压药物。优先使用长效降压药物，以有效控制 24 小时血压，更有效预防心脑血管并发症发生。如使用中短效制剂，则需每天 2~3 次给药，以达到平稳控制血压。

（3）联合治疗。对血压 ≥ 160/100 mmHg、高于目标血压 20/10 mmHg 的高危患者，或单药治疗未达标的高血压患者，应进行联合降压治疗，包括自由联合或单片复方制剂；对血压 ≥ 140/90 mmHg 的患者，也可起始小剂量联合治疗。

（4）个体化治疗。根据患者合并症的不同和药物疗效及耐受性，以及患者个人意愿或长期承受能力，选择适合患者个体的降压药物。

（5）药物经济学。高血压是终身治疗疾病，需要考虑成本／效益。

5. 常用降压药物

常用降压药物有钙通道阻滞剂、血管紧张素转化酶抑制剂、血管紧张素受体拮抗剂、利尿剂和受体阻滞剂五类，以及由上述药物组成的固定配比复方制剂。

（三）高血压健康监测

1. 危险因素

高血压危险因素包括遗传因素、年龄以及多种不良生活方式等多方面。人群中普遍存在危险因素的聚集，随着高血压危险因素聚集的数目和严重程度增加，血压水平呈现升高趋势，高血压患病风险增大。常见危险因素如下：一是高钠、低钾膳食；二是超重和肥胖；三是过量饮酒；四是长期精神紧张；五是其他危险因素，如高血压家族史，缺乏体力活动，以及糖尿病、血脂异常等。

近年来，大气污染也备受关注，研究显示，暴露于 PM 2.5、PM 10、二氧化硫和臭氧等污染物中，均伴随高血压发生风险和心脑血管疾病死亡率的增加。

2. 健康信息收集

（1）病史采集。①病史：发病年龄，血压最高水平和一般水平及其伴随症状，降压药物使用情况及治疗反应；②个人史：生活方式（包括饮食、饮酒、吸烟等），体力活动，已婚女性注意询问避孕药的使用情况；③既往史：了解有无冠心病、心力衰竭、脑血管疾病、外周血管疾病、糖尿病、痛风、血脂异常、支气管哮喘、睡眠呼吸暂停综合征、肾脏疾病、甲状腺疾病等病史；④家族史：询问高血压、糖尿病、冠心病、卒中及其发病年龄等家族史；⑤社会心理因素：了解家庭、工作、个人心理、文化程度等情况。

（2）体格检查。规范多次测量非同日血压——初诊患者测量双上肢血压，怀疑患体位性低血压者应测量坐位和立位血压，并测量身高、体重、腰围、心率、心律、大动脉搏动、血管杂音等。

（3）实验室检查。根据个人病情需要及医疗机构实际情况选择检查项目。①基本项目：血常规、尿常规、血生化（包括空腹血糖、血脂、血肌酐、血尿酸、血钾等）、心电图；②推荐项目：餐后两小时血糖（空腹血糖升高者）、糖化血红蛋白（合并糖尿病患者）、尿蛋白定量（尿蛋白定性阳性者）、尿微量白蛋白或白蛋白/肌酐比、24 小时动态血压、超声心动图、颈动脉超声、肾脏超声、X线胸片、眼底检查、脉搏波传导速度、踝臂血压指数；③选择项目：怀疑继发性高血压及有心脑血管合并症的患者，可根据病情需要进行进一步检查。

（4）血压水平的分级与分层。所有人群均应定期筛查高血压，并进行血压水平分级。

（四）健康风险评估

1. 高血压患者靶器官损害评估

高血压靶器官损害是指血压升高导致的心脏、脑、肾脏、视网膜和血管系统结构和/或功能损害。无论是首次就诊还是处于不同治疗阶段的高血压患者，医生应在评估其血压和类型的同时评估靶器官损害，并可根据医院的具体情况进行靶器官损伤检查。

2. 心血管风险评估

详见本节"二、高血压健康管理"部分。

（五）健康指导与干预

1. 健康人群的血压管理与生活方式指导

（1）管理目标。倡导健康生活方式，保持合理膳食，适量运动，戒烟限酒，心理平衡，预防高血压。血压管理流程如前文图9-2所示。

（2）生活方式干预要点。①营养：按照平衡膳食原则安排每日餐食，倡导食物多样化，口味清淡，科学选择包装食品；②运动：保证每周至少3次中等强度运动，2次抗阻力力量练习，打破久坐等静态行为；③心理：舒缓压力常态化，积极应对习惯化，培养乐观情绪，保持身心健康。

2. 高血压易患人群的血压管理与生活方式指导

（1）管理目标。进行更积极的防控，强化全方位的生活方式干预，包括营养指导、运动处方、心理指导、戒烟干预，预防高血压和心血管疾病事件。

（2）生活方式干预要点。①营养：低盐饮食，每日食盐摄入量小于5 g；平衡膳食，食物多样化，控制每日总能量摄入，多吃新鲜蔬菜、水果和豆类等富钾食物，少吃肥肉、动物内脏、油炸等高脂肪食物，以及咸肉、咸菜等腌制品，炒菜少放油；②运动：适量运动，循序渐进，可采取短时间、多次积累的方式，每日累计30~60分钟中等强度有氧运动，每周至少5天，注意肌肉力量练习与有氧运动相结合；③心理：增强心理健康意识，减轻精神压力，必要时进行专业心理咨询和心理治疗；④不吸烟，彻底戒烟，避免接触二手烟；⑤不饮酒或限制饮酒。

3. 高血压患者的血压管理治疗

（1）管理目标。进行综合干预，包括开展全方位生活方式干预（营养指导、运动处方、心理干预等）和药物治疗，提高高血压的治疗率和控制率，预防心脑血管事件。单纯高血压患者血压应降至小于140/90 mmHg，能耐受者可进一步降至小于130/80 mmHg。

（2）干预要点。高血压治疗应采取综合干预策略，包括：①生活方式干预：遵循均衡膳食、合理营养、适量运动、全面锻炼、戒烟戒酒、保持心理平衡的原则，每日食盐摄入量小于5 g；②降压药物治疗：根据高血压患者的危险因素、亚临床靶器官损害，以及合并临床疾病的情况进行个体化治疗，应优先使用长效降压药物；③高血压分级管理：根据人群的健康状况和高血压患病的严重程度，提供不同级别、不同内容的医疗卫生服务，同时倡导高血压患者自我健康管理并定期监测血压。

（五）高血压患者随访管理

1. 随访准备

（1）患者建档。采集患者数据，更新年度档案，为新发患者建立专病档案。

（2）评估分级。对管理的高血压患者进行年度体检，包括血压、血脂、血糖、肾功能、心电图等。

（3）开展患者年度综合评估，包括患者血压分级、靶器官损害、心脑血管疾病风险评价、伴随相关疾病等情况，并填写高血压患者随诊记录。

2. 基层分类随访管理

针对不同管理对象，随访管理可分为以下类型，如表9-3所示。

表9-3　高血压随访类型

管理分类	随访对象	随访内容	随访频率
一般管理	血压控制达标、年度风险评估为低危的高血压患者	测量血压 健康教育和健康生活方式指导 服药依从性和疗效 测量腰围、计算体重指数 随访情况录入患者健康档案	原则上每3个月1次，每年至少完成4次
重点管理	血压控制未达标、年度风险评估为中危及以上的高血压患者	测量血压 健康教育和健康生活方式指导 根据情况调整治疗方案 危险因素监测 发现靶器官损害与并存相关疾病和/或及时转诊 随访情况录入患者健康档案	原则上每2~4周1次，直至血压达标，然后根据情况调整
转诊患者及随访	转诊至上级医疗机构治疗的患者	2~4周随访1次，未确诊或未达标者继续在上级医院治疗 符合转回基层的患者，根据情况纳入一般管理或重点管理	通过面访或电话等方式，了解患者在上级医疗机构诊断治疗情况及效果 符合转回条件者及时转回，根据情况纳入一般管理或重点管理

（六）高血压患者自我管理

个人是践行健康的第一责任人，应积极引导个人定期监测健康状况，做好血压检测。有条件的地区，建议在社区卫生服务中心、医疗机构候诊区、人群聚集的机场、高铁站、企事业单位、大学及大专院校等，放置无人值守的血压测量仪器，增加居民的机会性血压测量。

1. 患者自我管理小组

提倡高血压患者进行自我管理，交流经验，并在专业人员的指导下，认识高血压的危害，学会自测血压，学习如何调整饮食、戒烟、限酒、适当运动、保持心情愉快等保健知识，增强防治高血压的主动性及降压药物治疗的依从性，提高与医生沟通和紧急情况下寻求医疗帮助的能力，改善高血压的管理效果。

2. 家庭自测血压

家庭自测血压是血压自我管理的核心内容，建议有条件的患者使用经过国际标准认证合格的上臂式自动血压计自测血压。

四、糖尿病健康管理

糖尿病是一种由多病因引起、以高血糖为特征的代谢性疾病，多由于胰岛素分泌和 / 或利用缺陷所致。长期碳水化合物以及脂肪、蛋白质代谢紊乱可引起多系统损伤，导致眼、肾、神经、心脏、血管等组织器官发生进行性病变、功能减退及衰竭，病情严重或应激时可发生急性严重代谢紊乱，如糖尿病酮症酸中毒、高血糖高渗状态等。

我国是世界上糖尿病患者最多的国家，2020 年，我国居民营养与慢性病状况报告数据显示，我国成人糖尿病患病率为 11.9%，患者人数高达 1.25 亿。近年来，虽然我国糖尿病防治工作取得了较为显著的进展，但知晓率、治疗率和控制率低的现状仍然十分严峻，据 2018 年中国慢性病及危险因素监测报告数据，上述三率分别为 38.0%、34.1% 和 33.1%，糖尿病防治任务非常艰巨。

（一）诊断和分型

1. 诊断标准

（1）高血糖状态分类。1999 年，世界卫生组织将高血糖状态分为如下几类，如表 9-4 所示。

表 9-4　高血糖状态分类

糖代谢分类	静脉血浆葡萄糖（mmo/L）	
	空腹	OGTT 2 h
IFG	6.1~<7.0	<7.8
IGT	<7.0	7.8~<11.1
糖尿病	≥ 7.0	≥ 11.1

注：OGTT（Orl Glucose Tolerance Test）为口服葡萄糖耐量试验，IFG（Impaired Fsting Glucose）为空腹血糖受损，IGT（Impaired Glucose Tolerance）为糖耐量减低。IFG 和 ICT 统称为糖调节受损，也称糖尿病前期。

（2）糖尿病诊断标准。目前，我国糖尿病的诊断以静脉血浆葡萄糖为依据，毛细血管血糖值仅作为参考，其诊断标准如见表9-5所示。

表 9-5 糖尿病诊断标准

诊断标准	静脉血浆中的葡萄糖或糖化血红蛋白（HbA1c）水平
典型糖尿病症状（烦渴多饮、多尿、多食、不明原因体重下降）	
加上随机血糖	≥ 11.1 mmol/L
或加上空腹血糖	≥ 7.0 mmol/L
或加上 OCTT 2 h 血糖	≥ 11.1 mmol/L
或加上 HbA1c	≥ 6.5%
无糖尿病典型症状者，须改日复查确认	

注：HbA1c 指糖化血红蛋白 A1c；随机血糖指不考虑上次用餐时间，一天中任意时间的血糖，不能用来诊断空腹血糖受损或糖耐量减低；空腹状态指至少 8 小时没有进食。

2. 糖尿病类型

我国目前采用世界卫生组织 1999 年糖尿病病因学分型体系，将糖尿病分为四种类型，即 1 型糖尿病、2 型糖尿病、特殊类型糖尿病和妊娠期糖尿病，其中 2 型糖尿病是临床最常见类型。

1 型糖尿病的病因和发病机制尚不清楚，其显著的病理学和病理生理学特征是胰岛 β 细胞数量显著减少乃至消失，所导致的胰岛素分泌显著下降或缺失。2 型糖尿病的病因和发病机制目前亦不明确，其显著的病理生理学特征为胰岛素调控葡萄糖代谢能力下降（胰岛素抵抗），伴胰岛 β 细胞功能缺陷所导致的胰岛素分泌减少（或相对减少）。特殊类型糖尿病是病因学相对明确的糖尿病，随着对糖尿病发病机制研究的深入，特殊类型糖尿病的种类在逐渐增加。孕期糖尿病包括妊娠期糖尿病（Gestational Diabetes Mellitus，GDM）、妊娠期显性糖尿病（Overt Diabetes Mellitus，ODM）及孕前糖尿病（Pre-gestational Diabetes Mellitus，PGDM）。其中，GDM 是指妊娠期间发生的糖代谢异常，但血糖未达到显性糖尿病的水平，诊断标准为孕期任何时间行 75 g 口服葡萄糖耐量试验（Oral Glucose Tolerance Test，OGTT），空腹血浆血糖（Fasting Plasma Glucose，FPG）5.1~<7.0 mmol/L，OGTT 1 小时血糖 ≥ 10.0 mmol/L，OGTT 2 小时血糖 8.5~<11.1 mmol/L，任一个点血糖达到上述标准即诊断为 GDM；ODM 指孕期任何时间被发现且达到非孕人群糖尿病诊断标准；PGDM 指孕前确诊的 1 型、2 型或特殊类型糖尿病。本节主要围绕 2 型糖尿病进行相关内容阐述。

（二）糖尿病的风险

糖尿病可累及全身各重要组织器官，可单独出现或以不同组合同时或先后出现，其并发症可在诊断糖尿病前已存在——有些患者以此为线索而发现糖尿病。总的来说，糖尿病存在以下几个风险：一是感染性疾病。糖尿病容易并发各种感染，血糖控制差者更易发生，也更严重。二是糖尿病急性并发症。如糖尿病酮症酸中毒、高血糖高渗状态、糖尿病乳酸性酸中毒。三是糖尿病慢性并发症。如糖尿病肾病（我国20%~40%的糖尿病患者合并糖尿病肾病已成为慢性肾脏疾病和终末期肾病的主要原因）、糖尿病视网膜病变、糖尿病神经病变、糖尿病下肢血管病变、糖尿病足病，还可引起牙周病、白内障、青光眼、屈光改变、虹膜睫状体病变等。

（三）糖尿病治疗

1. 治疗原则

糖尿病的治疗应遵循综合管理的原则，包括控制高血糖、高血压、血脂异常、超重肥胖、高凝状态等心血管多重危险因素，在生活方式干预的基础上进行必要的药物治疗，以提高糖尿病患者的生存质量和延长预期寿命。应根据患者的年龄、病程、预期寿命、并发症或合并症病情严重程度等，确定个体化的控制目标。

2. 治疗目标

2型糖尿病的综合治疗包括降血糖、降血压、调节血脂、抗血小板聚集、控制体重和改善生活方式等，其综合控制目标见表9-6。对健康状态差的糖尿病患者，可以酌情放宽控制目标，但应避免高血糖引发的症状及可能出现的急性并发症。糖化血红蛋白分层目标值建议见表9-7。

表 9-6　中国 2 型糖尿病综合控制目标

指标	目标值
毛细血管血糖（mmol/L）	
空腹	4.4~7.0
非空腹	<10.0
糖化血红蛋白 A1e（%）	<7.0
血压（mmH）	<130/80
总胆固醇（mmol/L）	<4.5
高密度脂蛋白胆固醇（mmo/L）	

续表

指标	目标值
男性	>1.0
女性	>1.3
甘油三酯（mmo/L）	<1.7
低密度脂蛋白胆固醇（mmol/L）	
未合并动脉粥样硬化性心血管疾病	<2.6
合并动脉粥样硬化性心血管疾病	<1.8
体重指数（kg/m^2）	<24.0

表 9-7　糖化血红蛋白分层控制建议目标

HbAlc 水平	适用人群
<6.5%	年龄较轻、病程较短、预期寿命较长、无并发症且未合并心血管疾病的 2 型糖尿病患者——前提是无低血糖或其他不良反应
<7.0%	大多数非妊娠成年 2 型糖尿病患者
<8.0%	年龄较大、病程较长、有严重低血糖史、预期寿命较短并有显著的微血管或大血管并发症或严重合并症的患者

3. 治疗方法

糖尿病的营养治疗和运动治疗是控制 2 型糖尿病高血糖的基础措施，上述措施不能使血糖控制达标时，应及时采用包括口服药物治疗在内的药物治疗。

（1）2 型糖尿病的医学营养治疗。医学营养治疗是糖尿病的基础治疗手段，包括对患者进行个体化营养评估、营养诊断、制订相应营养干预计划，并在一定时期内实施与监测。此治疗通过调整饮食总能量、饮食结构及餐次分配比例，有利于血糖控制，有助于维持理想体重并预防营养不良发生，是糖尿病及其并发症预防、治疗、自我管理及健康教育的重要组成部分。医学营养治疗的目标如下：一是维持健康体重。超重或肥胖患者减重的目标是 3~6 个月减轻体重的 5%~10%，消瘦者应通过合理的营养计划达到并长期维持理想体重。二是供给营养均衡的膳食，满足患者对微量营养素的需求。三是达到并维持理想的血糖水平，降低糖化血红蛋白水平。四是减少患心血管疾病的危险因素，包括控制血脂异常和高血压等。

（2）2 型糖尿病的运动治疗。运动锻炼在 2 型糖尿病患者的综合管理中占重要地位。规律运动有助于控制血糖，减少心血管危险因素，减轻体重，提升幸福感，而且对糖尿病高危人群一级预防效果显著。

（3）2 型糖尿病的药物治疗。2 型糖尿病的治疗应根据患者病情等综合因素制订个体化方案。生活方式干预是 2 型糖尿病的基础治疗措施，应贯穿于糖尿病治疗的始终。如果单纯生活方式干预不能使血糖控制达标，应开始单药治疗，首选二甲双胍。若无禁忌证且能耐受药物者，二甲双胍应一直保留在糖尿病的治疗方案中。如单独使用二甲双胍治疗血糖未达标，则应加用不同机制的口服或注射类降糖药物进行二联治疗。二联治疗 3 个月不达标的患者，应启动三联治疗，即在二联治疗的基础上加用一种不同机制的降糖药物。如三联治疗中未包括胰岛素而血糖不达标，可加用胰岛素治疗；如三联治疗已包括胰岛素而血糖仍不达标，则应将治疗方案调整为多次胰岛素治疗（基础胰岛素加餐时胰岛素注射或每日多次预混胰岛素注射）。

（四）糖尿病健康监测

1. 危险因素

糖尿病是由遗传和环境因素共同作用所导致的复杂性疾病，其危险因素可以分为不可干预和可干预两类。不可干预的因素主要包括年龄、家族史或遗传倾向、种族，可干预的因素主要包括糖尿病前期（最重要的危险因素）、代谢综合征（超重/肥胖、高血压、血脂异常）、不健康饮食、身体活动不足、吸烟、可增加糖尿病发生风险的药物、导致肥胖或糖尿病的社会环境。应重点关注可干预的危险因素，通过控制这些危险因素，预防或延缓糖尿病及其并发症的发生。

2. 健康监测

糖尿病健康监测的第一步是对患者健康信息的收集。个体健康信息的收集是进行糖尿病健康风险评估和制订个体化干预计划的基础。需要收集的信息包括一般信息、家族史、健康信息、吸烟与饮酒情况、饮食情况、身体活动情况、医学体检结果等，信息可录入《糖尿病健康管理信息登记表》（附录 8-1）。

（五）健康风险评估

糖尿病健康风险评估是指在收集个人或群体相关健康资料的基础上，利用各种评估工具，对糖尿病健康相关信息进行分析和分类，建立生活方式、环境、遗传等危险因素与糖尿病健康状态之间的量化关系，预测个人在一定时间内发生糖尿病或因为糖尿病死亡的可能性，最终形成对当前健康状态、健康可能的发展趋势及未来可能出现的结果等多方面的判断，据此按人群需求提供有针对性的控制与干预措施。健康风险评估应包括初次筛查评估与年度评估。

1. 评估工具

可采用中国糖尿病风险评分表（附录 8-2），对 20~74 岁普通人群进行糖尿病风险评估。该评分表的制定源自 2007—2008 年全国 14 省份的糖尿病流行病学调查数据，评分的范围为 0~51 分，总分 ≥ 25 分应进行 OGTT，以确定是否患糖尿病。

2. 危险因素评估与健康管理人群分类

对收集到的糖尿病健康风险评估信息进行综合分析，对其健康风险进行评估。可将人群分为一般人群、糖尿病高危人群及糖尿病患者，针对不同的对象按要求实施分类管理。

（1）一般人群。指身体状况良好，同时不属于糖尿病高危人群和糖尿病患者的人群。

（2）高危人群。一是成年人中的糖尿病高危人群。在成年人（≥ 18 岁）中，具有以下 13 条中任何一条及以上的糖尿病危险因素者，即可视为 2 型糖尿病高危人群：①有糖尿病前期 [有糖耐量减低（IGT）或 IFG 或两者同时存在] 史；②年龄 ≥ 40 岁；③ BMI ≥ 24 kg/m^2 和 / 或向心性（中心型）肥胖（男性腰围 ≥ 90 cm, 女性腰围 ≥ 85 cm）；④一级亲属（父母、同胞、子女）有糖尿病史；⑤缺乏体力活动者；⑥有巨大儿分娩史或有 GDM 病史的女性；⑦有多囊卵巢综合征病史的女性；⑧有黑棘皮病者；⑨有高血压史，或正在接受降压治疗者；⑩高密度脂蛋白 ≤ 0.91 mmol/L 和 / 或三酰甘油 ≥ 2.22 mmol/L，或正在接受调脂治疗者；⑪有动脉粥样硬化性心血管疾病史；⑫有类固醇类药物使用史；⑬长期接受抗精神病药物或抗抑郁药物治疗。二是儿童和青少年中的糖尿病高危人群。在儿童和青少年（<18 岁）中，超重（BMI> 相应年龄值、性别的第 85 百分位数）或肥胖（BMI> 相应年龄、性别的第 95 百分位数）且合并下列任何一个危险因素者，即可视为 2 型糖尿病高危人群：①一级或二级亲属中有 2 型糖尿病家族史；②存在与胰岛素抵抗相关的临床状态（如黑棘皮病、高血压、血脂异常、多囊卵巢综合征、出生体重小于胎龄者）；③母亲怀孕时有糖尿病史或被诊断为妊娠糖尿病。三是糖尿病前期人群。糖尿病前期是糖尿病最重要的高危人群。IFG 和 IGT 是正常血糖状态与糖尿病之间的一种中间代谢状态，IFG 和 IGT 统称为糖调节受损（IGR，即糖尿病前期）。

（3）糖尿病患者。

（六）健康指导与干预

1. 一般人群的普遍性干预

在一般人群中开展健康教育，提高人群对糖尿病防治的知晓度和参与度，倡导合理膳食、控制体重、适量运动、限盐、控烟、限酒、心理平衡的健康生活方式，增强人群的糖尿病防治意识。

2. 高危人群的选择性干预

主要措施包括在高危人群中开展健康教育、疾病筛查等，指导其进行自我管理。健康管理机构按照糖尿病高危人群定义开展高危人群筛选，把筛选出的糖尿病高危人群登记造册，并对登记在册的高危人群开展健康教育、健康干预、疾病筛查等服务，根据其高危因素，进行有针对性的指导。

（1）健康教育。健康教育可以帮助高危人群正确了解糖尿病的发生发展规律，充分认识自我保健在预防糖尿病中的重要性，努力掌握自我锻炼、优化生活方式的实际技能，由被动的依从型转变为主动的参与型。例如，糖尿病教育管理的基本内容包括糖尿病的自然进程，糖尿病的临床表现，糖尿病的危害及如何防治急慢性并发症，个体化的治疗目标，个体化的生活方式干预措施和饮食计划，规律运动和运动处方，饮食、运动、口服药、胰岛素治疗及规范的胰岛素注射技术，自我血糖监测和尿糖监测（当血糖监测无法实施时），自我血糖监测、尿糖监测和胰岛素注射等具体操作技巧，口腔护理、足部护理、皮肤护理的具体技巧，特殊情况应对措施（如疾病、低血糖、应激和手术），糖尿病妇女受孕必须做到有计划并全程监护，糖尿病患者的社会心理适应及糖尿病自我管理的重要性。

（2）疾病筛查。糖尿病筛查有助于早期发现糖尿病，早期治疗，提高糖尿病的治疗率和控制率，降低糖尿病的致残率和早死率，提高糖尿病卫生服务的可及性和公平性。针对人群的危险因素，应用规范的筛查方法，定期提供糖尿病筛查服务，监测服务对象的相关检查指标。比如，糖尿病筛查的目标人群为：对于成年人中的糖尿病高危人群，不论年龄大小，宜及早开始进行糖尿病筛查；对于除年龄外无其他糖尿病危险因素的人群，宜在年龄≥40岁时开始筛查；对于儿童和青少年的糖尿病高危人群，宜从10岁开始筛查，但青春期提前的个体则推荐从青春期开始。糖尿病推荐筛查方法和流程为：空腹血糖检查是简单易行的糖尿病筛查方法，宜作为常规的筛查方法，但有漏诊的可能性。暂不推荐将HbA1c检测作为常规的筛查方法。在具备实验室条件的医疗机构中，糖尿病筛查可以采用空腹血糖检测或《糖尿病高风险评分表》（附录8-2）对糖尿病高危对象进行初筛；对空腹血糖≥5.6 mmol/L且＜7.0 mmol/L或糖尿病风险评分总分≥25分的对象，应尽可能进行OGTT，筛查结果记录于《糖尿病高危人群筛查结果记录表》（附录8-3）。此外，尿糖是发现糖尿病的线索之一，一些医疗资源缺乏并且又无其他替代方法的基层医疗卫生机构可作为筛查手段。糖尿病筛查频率为：对糖尿病高危人群进行有针对性的健康教育，建议每年至少测量1次空腹血糖，并接受医务人员的健康指导。经筛查被诊断为糖尿病前期的对象，建议每6个月检测1次空腹或餐后2小时血糖，每年进行糖尿病诊断试验。

（3）生活指导。①营养干预：目标是控制血糖、血脂、血压，合理饮食，控制体重——超重或肥胖者BMI可控制在接近或低于24 kg/m²，并使体重长期维持在健康水平；原则是合理控制总能量的摄入，达到或维持健康体重；推荐低脂、低饱和脂肪、低或无反式脂肪酸、富含膳食纤维的食物，限盐，不建议饮酒。②运动干预：目标是控制血糖、血脂、血压，增加能量消耗，减轻体重（减少多余脂肪），使超重或肥胖者BMI达到或接近24 kg/m²，或体重至少下降7%，并使体重长期维持在健康水平，提高心肺耐力；原则是安全性原则和有效性原则。除了有禁忌症外，所有的糖尿病高危人群都应进行规律的运动，包括有氧运动、抗阻运动、柔韧练习及平衡练习——动则有益，贵在坚持，多动更好。③心理干预：目标是减小发生心理障碍的危险性；原则是重视纠正和消除来自社会、环境的不良刺激，重视生活节律和睡眠质量，支持高危人群采用健康生活方式与作出行为改变，并由专业的心理咨询师和精神科医师进行心理治疗，严重的心理障碍和精神障碍需要积极转诊。④戒烟干预：目标是帮助吸烟者进一步认识吸烟对健康的危害，形成戒烟的想法，提供戒烟的方法，支持吸烟者成功戒烟；原则是反复不断干预烟草依赖，并科学评估戒烟者的烟草依赖程度和戒烟意愿，实施针对性的干预措施。

（4）自我管理教育与同伴支持。糖尿病高危对象应接受糖尿病自我管理教育和支持，以掌握自我管理所需的知识和技能。自我管理教育和支持的内容包括营养、运动、心理、戒烟、体重管理等方面的危险因素控制，以及糖尿病防治知识和行为改变干预支持，目的是提高高危人群的糖尿病筛查意识、自我管理效能和社会支持程度。社区是糖尿病自我管理教育和支持开展的主要场所，可通过社区三级干预策略来实施同伴支持管理，推荐由社区卫生服务中心、街镇卫生干部、自我管理小组组长或同伴支持骨干网络来实施社区三级干预策略：一级干预指通过社区卫生服务中心、街镇健康促进机构及社区自我管理小组开展糖尿病预防科普知识宣传及教育，提高社区层面整体的糖尿病防治知识的传播和覆盖；二级干预指鼓励自我管理小组组长或同伴支持骨干，在社区卫生服务中心、街镇卫生干部的支持下，组织开展自我管理及同伴支持活动，具体包括生活方式干预和糖尿病防治知识教育等为主题的同伴支持小组活动、社区兴趣小组活动，并邀请参与社区糖尿病筛查和随访管理等——可邀请糖尿病前期对象家属一起参与，加强家庭支持水平；三级干预指针对自我管理意识低的对象，可在自我管理小组组长或同伴支持骨干的引导下，开展个性化干预指导和跟进，共同制订健康行为改变计划，定期跟进和了解行为改变情况，积极邀请参与自我管理和同伴支持小组互动。

（5）糖尿病前期人群管理。①建档指导：对愿意接受管理的糖尿病前期患者，建立健康管理信息档案——管理表单可参照《糖尿病健康管理信息登记表》（附录8-1），同时进行有针对性的健康指导，告知应每半年检测1次血糖。②随访管理：随访频度每半年1次，每年至少完成2次。内容为了解近半年内患者症状、生活方式、辅助检查结果、疾病情况及用药情况；检测血压、血糖，如伴有高血压、高血脂等其他病症，应同时监测血脂情况；对患者提出运动和合理营养建议；建议患者每年进行HbA1c检测。③年度评估：建议在管的糖尿病前期患者每年进行1次糖尿病筛查评估，评估内容包括生活方式和健康状况询问、辅助检查结果评估、健康指导等。年度评估时，如已明确诊断糖尿病或达到糖尿病诊断标准，则将2型糖尿病患者纳入慢性病患者健康管理，其他类型糖尿病及时转诊；年度评估如仍为糖尿病前期患者，则下一年度继续进行糖尿病前期患者管理；如年内血糖检测恢复正常水平，则可排除前期患者管理，对其进行健康指导——高危人群应每年检测 1 次空腹血糖。

3. 患者的针对性干预

（1）综合控制目标，见糖尿病治疗部分。

（2）信息登记管理。①建立档案：初诊糖尿病患者应当建立糖尿病患者管理档案——至少应包括健康体检、年度评估及随访服务记录；②健康评估：健康管理机构应对糖尿病患者进行初诊评估和年度评估，主要内容包括疾病行为危险因素、并发症和并存临床情况、体格检查、实验室检查信息等，同时进行针对性的健康指导；③随访管理：可按照国家基本公共卫生服务要求对糖尿病患者开展随访管理，填写随访记录。

（3）血糖监测。血糖监测是糖尿病管理中的重要组成部分，其结果有助于评估糖尿病患者糖代谢紊乱的程度，制订合理的降糖方案，反映降糖治疗的效果，并指导治疗方案的调整。

（4）生活方式干预。①营养指导：目标有五：一是维持健康体重，超重／肥胖患者减重的目标是 3~6 个月减轻体重的 5%~10%，消瘦者应通过合理的营养计划达到并长期维持理想体重；二是膳食营养均衡，满足患者对微量营养素的需求；三是达到并维持理想的血糖水平，降低 HbA1c 水平；四是减少心血管疾病的危险因素，包括控制血脂异常和高血压；五是控制添加糖的摄入，不喝含糖饮料。原则是合理饮食，吃动平衡。②运动干预：目标是降低血糖、血脂、血压，增加能量消耗，减轻体重，使超重或肥胖者 BMI 达到或接近 24，或体重至少下降 7%，并使体重长期维持在健康水平；同时减缓胰岛素抵抗，改善心理状态，提高心肺耐力。原则是安全掌握运动治疗的适应证及禁忌证。③心理干预：目标是减少患者心理障碍和不良情绪对血糖的影响，提高患者的主观幸福感和生活质量；原则是在常规诊疗中需要进行与糖尿病相关的心理知识教育及相应的心理干预和支持，帮助患者保持良好情绪和规律作息，严重的心理障碍和精神障碍需要积极转诊，由专业的心理咨询师和精神科医生进行心理治疗。④戒烟干预：参考糖尿病高危人群戒烟干预的内容，详见第六章第四节。

（5）药物治疗。对 2 型糖尿病患者采取降糖、降压、降脂、抗血小板等综合防治策略，可显著降低心血管死亡率和全因死亡率。2 型糖尿病患者管理的目标不仅仅是血糖控制，还包括血压和血脂综合控制达标，减少并发症的发生，降低致残率和早死率。

（6）糖尿病慢性并发症筛查。包括糖尿病肾脏病变筛查、糖尿病足筛查和糖尿病视网膜病变筛查。

（7）糖尿病急性并发症防控。如低血糖、高血糖等危象。

（8）自我管理与同伴支持。糖尿病自我管理教育和支持的总体目标是，支持决策制订、自我管理行为改变、解决问题和与医疗团队积极合作，从而实现糖尿病治疗的近期目标和远期目标——近期目标是通过控制高血糖与代谢紊乱来消除糖尿病症状和防止出现急性代谢并发症，远期目标是通过良好的代谢控制达到预防慢性并发症、提高患者生活质量和延长寿命的目的。

第四节　常见传染病健康管理

一、肺结核健康管理

结核病是由结核分枝杆菌引起的一种慢性感染性疾病，以肺结核最常见，主要病变为结核结节、浸润、干酪样变和空洞形成。临床多呈慢性过程，表现为长期低热、咳痰、咯血等，除肺外尚可侵袭浆膜腔、淋巴结、泌尿生殖系统、肠道、肝脏、骨关节和皮肤等多种脏器与组织。

世界卫生组织《2022年全球结核病报告》显示，2021年，全球新发结核病患者为1 060万，发病率为134/10万；2015—2021年间，结核病发病率累计下降了10%，正好是2020年终止结核病策略里程碑的一半（20%）。各国结核病流行的严重程度差异较大，据世界卫生组织于2019年公布的全球死因数据表明，结核病是单一传染源的头号死亡原因，也是全球第13大死因。受新冠肺炎疫情的影响，2020年和2021年结核病作为单一传染源的死亡原因降至第2位。

我国2021年估算的结核病新发患者数为78.0万（2020年84.2万），估算结核病发病率为55/10万（2020年59/10万）。在30个结核病高负担国家中，我国估算结核病发病数排第3位，低于印度尼西亚（96.9万）和印度（295万）。

（一）流行病学

1. 传染源

传染源是排菌的患者和动物（主要是牛），而排菌的开放性肺结核患者是主要传染源，经正规化疗后，随着痰菌排量减少而传染性降低。

2. 传播途径

以空气传播为主。肺结核患者咳嗽、喷嚏排出的结核杆菌悬浮在飞沫中播散，健康人吸入可致感染；痰干燥结核杆菌随尘埃吸入也可感染。其他途径如饮用带菌的牛奶经消化道感染，患病孕妇母婴传播及经皮肤伤口感染，均少见。

3. 易感人群

普遍易感，但婴幼儿、青春后期及老年人发病率较高。

（二）临床表现和诊断

1. 临床表现

结核病的临床表现多种多样，而且与病灶的类型、性质和范围以及机体反应性有关，临床表现主要如下。

（1）全身症状。发热为结核病最常见的全身性症状，常提示结核病的活动和进展。临床多数起病缓慢，长期低热，多见于午后或半晚，可伴有疲倦、盗汗、食欲下降、体重减轻等。病变扩展时可出现高热、咳嗽、胸痛或全身衰竭等。可有多关节肿痛、四肢结节性红斑及环形红斑等结核性风湿病表现。

（2）呼吸系统症状。主要表现为咳嗽、咳痰、咯血和胸痛等。

（3）其他系统表现。淋巴结结核常出现无痛性淋巴结肿大，可坏死液化、破溃、瘘管形成等，结核性心包炎，结核性脑膜炎，结核性腹膜炎，肾、输尿管及膀胱结核，肝、脾结核等。

2. 诊断

（1）肺结核的诊断。肺结核的诊断需结合流行病学资料、临床表现与实验室、影像学辅助检查综合分析，主要的诊断依据为胸部 X 线、CT 检查以及痰菌检查。出现下列情况应警惕本病的可能：①反复发作或迁延不愈的咳嗽、咳痰，或呼吸道感染正规抗菌治疗 3 周以上仍无效；②痰中带血或咯血；③长期发热（常为午后低热），可伴盗汗、乏力、体重减轻、月经失调；④肩胛区湿哕音或哮鸣音；⑤有结节性红斑、关节疼痛、泡性结膜炎等表现而无免疫性疾病依据；⑥有渗出性胸膜炎、肛瘘或长期淋巴结肿大等病史；⑦密切接触开放性肺结核的婴儿或儿童等。

（2）肺外结核的诊断。肺外结核由于发病的部位不同，会出现不同的症状和体征，且结核分枝杆菌的检出率低。因此，肺外结核的诊断应综合分析临床表现、治疗效果和辅助检查，必要时可通过各种途径的活检，经病理学证实确诊。

（三）结核病的风险

肺结核可并发气胸、脓气胸、支气管扩张、肺不张和肺源性心脏病等，结核性脑膜炎可并发脑疝、癫痫等，结核性心包炎可有心包缩窄、循环障碍等，肠结核可并发肠粘连、肠梗阻及肠出血等，生殖系统结核可并发不孕、不育等。

（四）结核病的治疗

结核病的治疗主要包括抗结核化学药物治疗、对症治疗和手术治疗，其中化疗是治疗和控制疾病、防止传播的主要手段。

1. 化学药物治疗

（1）化学药物。目前，国际上通用的抗结核药物有十余种，世界卫生组织制订的一线药物为异烟肼、利福平、吡嗪酰胺、链霉素、乙胺丁醇，其中除乙胺丁醇外均是杀菌药，是治疗的首选。

（2）化疗方案。原则为早期、规则、全程、联合、适量。整个化疗分为强化和巩固两个阶段。

2. 对症治疗

（1）休息与饮食。中毒症状重者卧床休息，予以进食富含营养及多种维生素的食物。

（2）对症处理。对高热、咯血、胸痛、失眠及盗汗者，给予相应处理。急性粟粒型肺结核合并浆膜渗出伴严重毒血症状者，应在进行有效抗结核治疗的同时，使用肾上腺皮质激素，以改善症状，促进渗出液吸收，减少粘连。

3. 手术治疗

手术指征为：经正规抗结核治疗 9~ 12 个月，痰菌仍阳性的干酪病灶、厚壁空洞；单侧肺毁损、支气管结核管腔狭窄伴远端不张或肺化脓症；慢性结核性脓胸、支气管胸膜瘘经内科治疗无效；反复多量咯血不能控制等。

（五）健康监测

1. 实验室检查与辅助检查

（1）一般检查。外周血白细胞计数一般正常，可有血红蛋白降低；在急性进展期，白细胞可增多，重症感染时可发生类白血病样血象，红细胞沉降率可增快，但无特异性。

（2）病原体检查，包括涂片镜检、病原菌分离、特异性核酸检测。

（3）免疫学检测。①结核菌素皮肤试验：结核菌素是结核杆菌的特异代谢产物，是鉴定人体是否感染结核杆菌和感染反应程度的一种生物制剂，包括旧结核菌素（OT）和结核杆菌纯蛋白衍化物（PPD）。我国应用的 PPD 主要有两种：一种是人结核杆菌制成的 PPD-C，另一种是卡介苗制成的 BCG PPD。以 PPD 5IU（0.1 mL）于前臂皮内注射，72 小时后观察注射部位皮肤硬结直径——5~9 mm 为弱阳性，10~19 mm 为阳性反应，提示结核杆菌感染。成人强阳性（硬结节直径 ≥ 20 mm 或 <20 mm 但有水疱或坏死）提示活动性结核病可能。②血清学诊断：近年来，采用 ELISA/ELISPOT（酶联免疫吸附 / 酶联免疫斑点）方法定量检测全血 / 外周血单核细胞在结核菌特异性抗原刺激下释

放 γ- 干扰素的水平，用于诊断潜伏性结核分枝杆菌感染及结核病，即 γ- 干扰素释放试验（IGRA）。

（4）影像学检查。影像学检查是诊断肺结核的重要手段，包括 X 线胸透、胸片、CT 等，有助于对病变部位、范围、性质、演变情况和治疗效果作出判断。

（5）内镜检查。内镜检查包括支气管镜、胸腔镜、电子肠镜、腹腔镜、膀胱镜等，对某些结核病可提供病原学和病理学诊断。

（6）活体组织检查。对不排菌的肺结核以及与外界不相通的脏器结核病，如淋巴结、骨头、关节、肝、脾等，可通过活体组织来进行病原学和病理学诊断。

2. 筛查及推介转诊

对辖区内前来就诊的居民或患者，如发现有慢性咳嗽、咳痰 ≥ 2 周，咯血、血痰，或发热、盗汗、胸痛或不明原因消瘦等肺结核可疑症状者，在鉴别诊断的基础上，填写"双向转诊单"，推荐其到结核病定点医疗机构进行结核病检查，并于周内进行电话随访，了解是否前去就诊，督促其及时就医。

（六）健康风险评估与筛查

1. 高危人群筛查

结核病筛查对象主要是痰涂片阳性肺结核患者的密切接触者，包括患者的家庭成员、同事和同学等。基层医疗机构的医生要按照肺结核可疑者的诊断程序，督促有症状者的密切接触者到医院或结防机构进一步检查。另外，对门诊因症就诊病例需及时发现和诊断，避免漏诊和误诊。

2. 定期筛查

可从疫情实际出发，对服务性行业、学校、托幼机构及儿童玩具制造工作人员等进行定期健康检查，宜每 1~2 年 1 次。有人群聚集性特征的单位，如条件许可，可开展 PPD 筛查。

（七）健康指导与干预

1. 易感人群

（1）疫苗接种。目前广泛使用的是卡介苗（BCG）。

（2）做好个人防护。

2. 结核潜伏感染者预防性服药

结核潜伏感染（Latent Tuberculosis Infection，LTBI），通常是指体内（一般是肺）存在结核菌但未出现明显的症状。结核潜伏感染者的结核菌素试验呈阳性，但无症状且痰中也无结核菌。对有下列情况人群需给予预防抗结核感染治疗：一是接种过卡介苗，但最近两年内结核菌素试验硬结直径

增大 ≥ 10 mm 者；二是结核菌素试验反应由阴性转为阳性；三是结核菌素试验呈强阳性反应的婴幼儿和少年；四是结核菌素试验阳性且同时因其他疾病需要用糖皮质激素或其他免疫抑制剂治疗者；五是结核菌素试验阳性，新患麻疹或百日咳小儿；六是结核菌素试验阳性的 HIV 病毒感染者及获得性免疫缺陷综合征（AIDS）患儿。

LTBI 的治疗对控制和消除结核病至关重要。目前，在每周用异烟肼和利福喷汀结合的 12 周短程疗法（3 HP）治疗成人 LTBI 方案的基础上，建议对以下人群使用 3 HP 疗法：一是 2~17 岁 LTBI 患者；二是患有 LTBI 的 HIV 病毒感染者，包括正在服用抗反转录病毒药物，且药物与利福喷汀存在可接受药物间相互作用的 AIDS 患者；三是对年龄 ≥ 2 岁的患者，可采用直接督导治疗——目前唯一推荐的治疗方法或自行给药治疗的 3 HP 方案。

3. 结核病患者

（1）彻底治疗。查出必治，治必彻底。只有彻底治疗患者，大幅度降低传染源密度，才能有效降低感染率和减少发病率。及时正确治疗、彻底治疗，防止慢性耐药病例的形成和积累，不仅是临床治疗的目标，亦是预防工作的中心环节。

（2）开展健康教育。结核病是一种主要经呼吸道传播的传染病，传染期患者应尽量减少外出，必须外出或与健康人密切接触时应当佩戴外科口罩。经过正确治疗，大部分患者可以治愈；若不规范治疗，结核病可演变为耐药结核病，有终身不能治愈的风险。按时服药、确保治疗不中断是治愈的重要保证。出现药物不良反应时，应当及时向医师报告。

（3）病例报告和登记。凡在各级各类医疗机构诊断的肺结核患者（包括确诊病例、临床诊断病例）和疑似肺结核患者，均为病例报告对象。结防机构或卫生行政部门指定的定点医疗机构负责本地区结核病患者的登记工作。

（八）预防控制

1. 控制传染源

加强本病防治知识宣传，早发现、早诊断、早治疗痰菌阳性肺结核患者。直接督导下的短程化疗是控制本病的关键。

2. 切断传播途径

管理好患者的痰液，用 2% 煤酚皂或 1% 甲醛（2 小时）消毒，或把污染物拿到阳光下暴晒，并采取自然通风和预防性消毒，做好个人防护。

3.保护易感人群

新生儿出生时接种卡介苗后可获免疫力，但不提倡复种。对儿童、青少年或 HIV 感染者等有感染结核杆菌诱发因素而结核杆菌素试验阳性者，酌情预防用药。

二、病毒性肝炎健康管理

病毒性肝炎是由多种肝炎病毒引起的常见传染病和威胁人类健康的重要公共卫生问题，可分为甲、乙、丙、丁、戊型。甲肝和戊肝多为急性发病，一般预后良好；乙肝和丙肝病程复杂，迁延成慢性后可发展为肝硬化或肝癌。我国慢性乙型肝炎病毒（Hepatitis B Virus，HBV）感染者约 9 000 万，慢性丙型肝炎（Chronic Hepatitis C，CHC）患者约 1000 万，疾病负担沉重。HBV 和丙型肝炎病毒（Hepatitis C Virus，HCV）感染是导致肝硬化和肝癌等慢性肝病的主要原因。2022 年 6 月，第 75 届世界卫生大会通过了《2022—2030 年全球卫生部门关于艾滋病、病毒性肝炎和性传播疾病行动计划》（以下简称《行动计划》），其关于病毒性肝炎的目标与《2016—2021 年全球卫生部门病毒性肝炎战略》相同，即到 2030 年，消除病毒性肝炎的重大公共卫生威胁，从 2015—2030 年，慢性乙型肝炎（Chronic Hepatitis B，CHB）和 CHC 的发病率下降 90%，死亡率降低 65%。并以此为基础，提出了具体的指标，包括影响指标、覆盖指标和里程碑事件指标。

尽管乙型肝炎和丙型肝炎所致疾病的全球负担很重，对其治疗的进展也很快，但大多数 HBV 和 HCV 感染者并不知晓自身感染状况，就医时已经发展到疾病晚期。据统计，全球约只有 10% 的 HBV 感染者和 19% 的 HCV 感染者了解自己的感染与疾病状况。HBV 和 HCV 感染的筛查、检测及诊断，是获得治疗和关怀服务的前提与关键环节。

（一）概述

1.相关概念

（1）慢性 HBV 感染，指 HBsAg 和 / 或 HBV DNA 阳性 6 个月以上。

（2）CHB，指由 HBV 持续感染 6 个月以上引起的慢性肝脏炎症性疾病。

（3）HCV 感染，指 HCV 在体内复制活跃，其标志是血液中 HCV RNA 阳性。

（4）慢性 HCV 感染，指感染 HCV 后持续 6 个月或更长时间。

2.流行病学

（1）HBV。①传染源：乙型肝炎的传染源主要是急性 Z 型肝炎患者、慢性乙型肝炎患者和病毒携带者——急性患者在潜伏期末及急性期有传染性；慢性患者和病毒携带者作为传染源的意义最大，其传染性与体液中 HBV DNA 含量成正比关系。②传播途径：主要经母婴、血液和性接触传播。母婴传播多发生在围生期，血液传播指 HBV 可通过血液（包括皮肤和黏膜微小创伤）传播，性接触传播指通过与 HBV 感染者发生无防护的性接触传播，特别是多个性伴侣、男男性行为者，其感染 HBV 的危险性增高。③易感人群：乙型肝炎表面抗体（抗 -HBs）阴性者均为 HBV 的易感人群。婴幼儿时期是受到 HBV 感染的最危险时期。新生儿通常不具有来自母体的先天性抗 -HBs，普遍易感。危险人群包括 HBs Ag 阳性者的家属、反复输血及应用血制品者（如血友病患者）、血液透析患者、有多个性伴侣者、静脉药瘾者、接触血液的医务人员等。感染后或接种疫苗后出现抗 -HBs 者有免疫力。

（2）HCV。①传染源：急性患者、慢性患者和无症状病毒携带者是丙型肝炎的传染源，而且慢性患者和无症状病毒携带者具有更重要的传染源意义。②传播途径：一是血液传播。血液传播是目前丙肝病毒最主要的传播方式，包括经输血或血液制品传播以及经破损的皮肤和黏膜传播。如静脉注射毒品容易导致丙肝传播，共用剃须刀与牙刷、文身和穿耳环等是丙肝潜在的经血传播方式。二是性传播。与丙肝感染者性交及有性乱交行为者感染丙肝的危险性较高——如果性交伙伴同时感染其他性传播疾病，特别是同时感染艾滋病病毒者，则更容易传播丙肝病毒。三是母婴传播。感染丙肝的孕妇在分娩时可能将丙肝传播给新生儿。

此外，不必要和不安全的医疗注射是目前发展中国家和地区丙肝传播的主要原因。还有部分丙肝病毒感染者的传播途径不明。

乙肝和丙肝病毒不经呼吸道和消化道传播，日常工作、学习和生活接触，如握手、拥抱，在同一办公室工作，共用办公用品，住同一宿舍，在同一餐厅用餐和共用厕所等无血液暴露的接触，不会感染乙肝或丙肝病毒。研究未发现乙肝和丙肝病毒经吸血昆虫（蚊和臭虫等）传播。

（二）临床表现和诊断

1.临床表现

（1）潜伏期。不同类型病毒引起的肝炎潜伏期不同：乙型肝炎 1 至 6 个月，平均 3 个月；丙型肝炎 2 周至 6 个月，平均 40 天。

（2）典型症状。感染不同类型的肝炎病毒，临床症状各异：急性感染时，可有乏力、食欲减退、恶心、呕吐、黄疸（皮肤和巩膜发黄）、尿色变深、右上腹痛、肝脾肿大等症状或体征；症状亦可不明显；急性期病程不超过 6 个月。

大部分人感染乙肝病毒后，不会出现临床症状，以隐性感染为主；但有一部分人会出现临床症状，比如乏力、食欲减退等症状。感染丙肝病毒后，部分人会出现急性肝炎的症状，主要为乏力，食欲不振，肝脏肿大和叩击痛，还有的出现黄疸；部分人会出现急性肝炎的症状，主要为乏力，食欲不振，肝脏肿大和叩击痛，还有的出现黄疸；部分感染者可能没有任何症状。血液中检测到丙肝病毒核酸说明存在丙肝病毒感染。感染丙型肝炎病毒 25~30 年后，有 5%~25% 的人会发生肝硬化，部分肝硬化患者会发生肝癌。

2. 诊断

（1）HBV。急性乙型肝炎现已少见。根据 HBV 感染者的血清学、病毒学、生化学及其他临床和辅助检查结果，可将慢性 HBV 感染分为慢性 HBV 携带状态、HBeAg 阳性 CHB、非活动性 HBsAg 携带状态（又称 HBeAg 阴性慢性 HBV 感染）、HBeAg 阴性 CHB、隐匿性 HBV 感染、乙型肝炎肝硬化。

（2）HCV。对血液中的丙肝抗体进行检测，是诊断丙肝最重要的手段，也可用于丙肝感染者初次筛查。另外，丙肝病毒 RNA 检测、肝脏病理性检查、血清生化学检测等也是丙肝检查项目，用于衡量肝脏炎症，评估药效等情况。①急性丙型肝炎的诊断：对流行病学史（明确的就诊前 6 个月以内的流行病学史，如输血史、应用血液制品史或明确的 HCV 暴露史）、临床表现、实验室检查结果或后两者进行分析，即可明确诊断。②慢性丙型肝炎的诊断：HCV 感染超过 6 个月，或有 6 个月以前的流行病学史，或发病日期不明；抗 -HCV 及 HCV RNA 阳性，肝脏组织病理学检查符合慢性肝炎，或者根据症状、体征、实验室检查结果及影像学检查结果综合分析，亦可诊断。

（三）HBV 和 HCV 的风险

全球每年约有 88.7 万人死于 HBV 感染相关疾病，其中肝硬化占 30%，原发性肝细胞癌（Hepato-Cellular Carcinoma，HCC）占 45%。我国肝硬化和 HCC 患者中，由 HBV 感染所致者分别为 77% 和 84%。HBsAg 持续存在是发生慢性肝病并在疾病晚期发展为 HCC 的主要危险性标志。

感染持续 6 个月或更长时间仍未清除则转为慢性 HCV 感染，急性丙型肝炎慢性化率为 55%~85%。HCV 感染进展多缓慢，感染 20 年，肝硬化发生在一般人群为 5%~15%；HCV 相关 HCC 发生率在感染 30 年后为 1%~3%，主要见于进展期肝纤维化或肝硬化患者，一旦发展成为肝硬化，HCC 的年发生率为 2%~4%。输血后丙型肝炎患者的 HCC 发生率相对较高。肝硬化和 HCC 是慢性丙型肝炎患者的主要死因。

（四）HBV 和 HCV 治疗

1. HBV 治疗

（1）目标。最大限度地长期抑制 HBV 复制，减轻肝细胞炎症坏死及肝脏纤维组织增生，延缓和减少肝功能衰竭、肝硬化失代偿、HCC 和其他并发症的发生，提高患者生命质量，延长其生存时间。

（2）抗病毒治疗是核心。可根据患者具体情况辅以其他综合性治疗方案，包括一般治疗（合理的休息和营养、心理平衡）、抗炎保肝（改善肝脏功能、促进肝细胞再生和 / 或增强肝脏解毒功能等）。

（3）抗病毒治疗药物。核苷（酸）类似物（NAs）——恩替卡韦、富马酸替诺福韦酯、富马酸丙酚替诺福韦为首选的 NAs 药物，干扰素 -a。

2. HCV 治疗

（1）目标。清除 HCV，获得治愈，清除或减轻 HCV 相关肝损伤和肝外表现，逆转肝纤维化，阻止发展为肝硬化、失代偿期肝硬化、肝衰竭或 HCC，提高患者的长期生存率和生命质量，预防 HCV 传播。

（2）治疗。慢性 HCV 感染者的抗病毒治疗已经进入直接抗病毒药物（Direct Antiviral Agents，DAA）的泛基因型时代。

（五）HBV 和 HCV 的健康监测

1. 检查

（1）血清学检测。采用实验室免疫方法进行血清学标志物的检测，如化学发光免疫分析试验或酶联免疫吸附试验。① HBV 血清学检测：HBV 血清标志物包括 HBsAg、抗 HBs、HBeAg、抗 HBe、抗 HBc 和抗 HBcIgM 等；② HCV 血清学检测：建议先使用血清学检测抗 HCV 以寻找既往或目前有否感染的证据——如果抗 HCV 阳性，应进一步检测 HCV-RNA 或 HCV 核心抗原，以明确患者是否有现症感染，并加强检测与治疗的衔接。

（2）病毒学检测。如 HBV-DNA 定量检测、HCV-RNA 定量检测、HCV 基因分型检测。

（3）生物化学检查。包括 ALT、AST、总胆红素及血清白蛋白，以及凝血酶原时间、凝血酶原活动度等。

（4）肝脏疾病进展评估。结合肝纤维无创诊断技术、影像学检查，对肝脏疾病严重程度进行评估。

2. 识别高危人群

（1）HBV。注射毒品史者，应用免疫抑制剂治疗的患者，既往有输血史和接受血液透析的患者，丙型肝炎病毒（HCV）感染者，人类免疫缺陷病毒（HIV）感染者，HBsAg 阳性者的家庭成员，有接触血液或体液职业危险的卫生保健人员和公共安全工作人员，多个性伴侣，男男性行为者，囚犯，以及未接种乙型肝炎疫苗的糖尿病患者。

（2）HCV。①高危行为者：即有静脉药瘾史者和高危性行为史，如多个性伴侣、男同性恋者；②高危暴露者：HIV 感染者及其性伴侣，HCV 感染母亲所生的子女，HCV 感染者的性伴及家庭成员，有职业或其他原因如文身、穿孔、针灸等所致的针刺伤史者，有医源性暴露史包括手术、透析、不洁口腔诊疗操作、器官或组织移植者，有输血或应用血液制品史者；③特殊情况或疾病者，即准备进行特殊或侵入性医疗操作的人群（包括输血或应用血制品者），内镜如胃镜、肠镜、气管镜、膀胱镜等检查者，血液透析人群，腹膜透析人群，育龄期备孕妇女及孕妇，肝脏生化检测不明原因异常者（如 ALT 和胆红素升高）。HCV 高危人群主要依据《丙型病毒性肝炎筛查及管理》（WS/T453-2014）识别。

（六）健康风险评估与筛查

感染高危人群为筛查对象，应及早筛查。

1. 乙型肝炎的普遍性筛查

鼓励在不涉及入托、入学和入职的健康体格检查中进行 HBV 血清学标志物的筛查，以达到早期诊断、早期治疗、降低疾病危害的目的。对高危人群定期筛查 HBV 血清学标志物，HBsAg、抗 -HBs 和抗 -HBc 等 HBV 血清学标志物检测为 HBV 感染筛查的首选方法。

HBV 筛查还可用于预防接种效果评价。对于血清学标志物阴性或抗 -HBs 水平较低的筛查人群，可进行乙型肝炎疫苗的接种或补种以加强免疫，接种后有抗体应答者的保护效果一般至少可持续 30 年。

2. 基于风险的丙型肝炎筛查

依据《丙型病毒性肝炎筛查及管理》（WS/T453-2014），积极对增加 HCV 感染风险的行为、暴露、疾病或情况进行评估，并对存在高风险的个体进行 HCV 感染筛查的检测。HCV 血清学抗体检测为 HCV 感染筛查的首选方法，若抗 -HCV 阳性，应进一步检测 HCV-RNA。高风险个体应进行常规或一次性的 HCV 检测。

医疗卫生机构和健康管理机构可在体检人员知情同意的前提下，将 HCV 检测纳入健康体检范畴。

（七）健康指导与干预

1. 易感人群和高危人群

（1）免疫接种建议。接种乙肝疫苗是预防乙肝最安全、有效的措施。除新生儿外，成年高风险人群（如医务人员、经常接触血液及血液制品人员、托幼机构工作人员、经常接受输血及血液制品者、免疫功能低下者、职业易发生外伤者、乙肝病毒表面抗原阳性者的家庭成员、男男性行为者、有多个性伴者或注射吸毒者等），以及筛查人群中血清学为阴性者、未接种或未全程接种者、接种史不详者，建议接种乙型肝炎疫苗。

（2）切断传播途径，可有效预防丙肝。目前尚无丙肝疫苗，但采取以下有效措施切断传播途径，丙肝是可以预防的：①拒绝毒品，不共用针具注射毒品；②杜绝非法采、供血；③避免不必要的注射、输血和使用血液制品；④到正规的医疗卫生机构进行注射、输血和使用血液制品，可大幅减少感染丙肝病毒的风险。

以下行为也可有效预防丙肝：一是不与他人共用针具或其他文身、穿刺等工具，不与他人共用剃须刀、牙刷等可能引起出血的个人用品；二是正确使用安全套，避免不安全性行为。此外，感染丙肝病毒的妇女如有生育意愿，最好在丙肝治愈后怀孕。

2. 感染者

（1）新发传染病报告。病毒性肝炎属于乙类传染病，应根据法规制度要求，执行疫情报告制度。①对病毒性肝炎患者、疑似患者，可邀请感染病（传染病）科或肝病科会诊，并及时向本医疗机构的传染病管理部门报告。②根据 2015 年中国疾病预防控制中心发布的《传染病监测信息网络直报工作与技术指南》，传染病管理部门负责审核报告，督促临床医师及时、正确报告，判断是否为新发病例和首次就诊病例，并在规定时限内上传报告。

（2）咨询管理。筛查应配合适当的咨询，并用于指导进一步评估、转诊及疫苗接种。① HBsAg阳性人群的咨询：依据血清 HBV-DNA、ALT 水平和肝脏疾病严重程度，同时结合年龄、家族史和伴随疾病等因素，综合评估患者疾病进展风险，并决定是否需要启动抗病毒治疗。② HCV 现症感染者的咨询：所有 HCV-RNA 阳性的患者，不论是否有肝硬化、合并慢性肾脏疾病或者肝外表现，均应接受抗病毒治疗。③抗 HCV 假阴性的咨询：可见于严重免疫缺陷如 HIV 感染、器官移植受体、低 γ 球蛋白血症、血液透析患者，高度怀疑感染 HCV 但抗 HCV 阴性时应检测 HCV-RNA。

（3）健康教育。①肝脏保护：需教育病毒性肝炎感染者保护肝脏免受进一步损害：一是到病毒性肝炎专科医师处就诊，寻找和排查导致慢性肝病的其他原因（包括 HBV、HCV、HDV 和 / 或 HIV 的共感染），并确定是否需开始针对肝纤维化或肝硬化的管理措施；二是咨询医师有关可能损伤肝脏药物的应用；三是控制体重并评估包括酒精性、自身免疫性、伴有脂肪化或脂肪性肝炎的代谢性肝病等伴发病情；四是忌酒。②避免传播：需教育病毒性肝炎感染者避免传播给他人的相关知识：一是不应与他人共用可能受血液污染的器具如针头、注射器、剃刀、牙刷；二是静脉药瘾者不应与他人共用注射针头、注射器、消毒用品、毒品，注意每次做到一人一针一管；三是指导静脉药瘾者到毒品康复中心治疗；四是皮肤外伤应注意保护，防止伤口被污染；五是在发生性行为时应正确使用安全套；六是不应献血，不宜捐献组织、器官、精液；七是接受有创医疗操作时应向相关人员说明自己的肝炎状态；八是对感染者家庭成员进行血清 HBsAg、抗 -HBs 和抗 -HBc或抗 -HCV 检测。③康复咨询：需告知病毒性肝炎康复者日常生活的注意事项，如定期监测相关指标，坚持健康饮食，忌酒，积极锻炼，避免发生高危行为以降低再次感染的风险。④成人乙型肝炎免疫接种建议：接种乙型肝炎疫苗是预防 HBV 感染最有效的方法。

（八）预防控制

1. 管理传染源

肝炎患者和病毒携带者是本病的传染源。HBV 和 HCV 患者应进行血液、体液隔离措施，住院治疗期间同种病原感染者可同室隔离。

2. 切断传播途径

（1）切断经血制品传播，防止医院感染，并加强血制品筛查管理。

（2）阻断性接触传播和母婴传播。

（3）监督管理及日常生活细节。①加强托管保育单位及其他服务行业的监督管理，严格执行餐具、食具消毒制度；②对理发、美容、洗浴等用具应按规定消毒处理；③平时注意养成良好的个人卫生习惯，不混用剃刀、牙刷，不接受未经消毒的文身、穿耳、修足；④女性感染者在月经期间应小心处理内裤、卫生巾等。

3. 保护易感人群

（1）乙型肝炎预防。接种乙型肝炎疫苗是我国预防和控制乙型肝炎流行的最关键措施，易感者均可接种，对新生儿应进行普种。

（2）丙型肝炎预防。目前尚无有效的预防性丙型肝炎（包括丁型肝炎）疫苗可供预防，主要采取以下措施：①严格筛选献血人员；②预防经皮肤和黏膜传播；③预防性接触传播，对男同性恋和有多个性伴侣者应定期检查、加强管理，建议 HCV 感染者使用安全套，并对青少年进行正确的性教育；④预防母婴传播；⑤根据中华人民共和国卫生行业标准《丙型病毒性肝炎筛查及管理标准》，对丙型肝炎高危人群进行筛查及管理。

第十章　灵性健康理论与管理知识

1998 年，世界卫生组织重新修订了健康的概念，将灵性健康纳入健康范畴。灵性健康即第四维健康，指个体肯定自我价值，以积极的态度处理人际关系并拥有内心能量的一种主观幸福的感觉。灵性健康不仅是健康的第四维度，"身心灵社"整体健康模式的重要内容，慢性病管理、姑息治疗和健康老龄化的重要组成部分，也是成功老龄化的促进因素和必然选择。灵性健康对老年慢性病管理的作用也逐渐得到认可。研究者发现，老年慢性病患者的灵性健康与其生活质量呈显著正相关，并且影响老年慢性病患者参与和实施自我管理活动。

国家卫生计生委发布的《安宁疗护实践指南》（2017 版）中提到，要为癌症病人提供精神护理。癌症作为生活负性事件，本身就是一种应激源，患者在应对过程中承受着较高的心理压力，对心理护理的需求处于高水平，医务人员通过心理护理来帮助患者改善心理状态，改善患者对自身疾病的认知，从而增强对疾病治疗的信心。因此，通过心理护理，培养患者拥有积极的心理品质比消除其负性情绪更有益。

目前，国外对灵性健康的研究主要集中在探讨灵性健康的概念，分析灵性健康的水平和影响因素及计划实施灵性照护等方面。大量研究表明，灵性健康与生活质量之间存在着必然的联系。Mohebbifar 等通过便利抽样选取了 210 名癌症患者，运用灵性健康问卷和欧洲癌症生活质量调查问卷进行调查，发现癌症患者的灵性健康和生活质量呈明显正相关，这与 Heidari 和 Asgeirsdottir 等的研究结果一致。Mohebbifar 还指出，灵性健康作为提高癌症患者生活质量的一个重要因素，应对其加强重视。

我国最早关于灵性健康的研究源于我国的香港和台湾。胡文郁等对中国台湾晚期癌症患者进行了灵性健康研究，指出晚期癌症患者最希望得到满足的灵性健康相关需求是创造生命及生活意义的需求，他们希望体验生命的价值与存在的意义。除我国台湾地区之外，香港也较早开展了灵性及灵性照护的相关研究。香港学者认为，灵性维度在健康护理中的重要性越来越显著，护理的重要内容包括灵性照护。近年来，大陆地区也越来越关注灵性。从中国的传统文化来看，灵性多是纯粹的灵性。在国人传统的思维里，灵性在某种方面与宗教之间相互关联。但近几年的研究结果显示，灵性早已超出了宗教的范围，包括社会工作、文学、教育、心理学、艺术等各个方面。学界普遍认为，灵性和宗教之间的区分并不具有绝对性，二者之间存在着既有区分但又有重叠的亲密关系。目前，国内有关癌症患者灵性健康的研究很少，大多集中于对癌症患者灵性问题和需求的探讨，及护士在实施灵性照护过程中的感受。由于国内能准确评估癌症患者灵性健康和需求的工具较少，鲜有量性研究，但有学者总结了灵性健康的评估方法。2016 年，刘翔宇等将慢性疾病治疗功能评估——灵性量表（FACIT-Sp-12）引入我国，并结合我国文化背景进行修订，用于测量癌症患者的灵性健康水平。此后，灵性健康的概念得到国内学者的广泛关注，并陆续开展了一系列相关研究，但多集中于癌症患者灵性健康现状及影响因素分析。随着研究的不断深入，目前国内也开展了少数干预性研究，如 Chen 等将尊严疗法应用于血液肿瘤患者中，能够在短期内改善患者的灵性健康水平。但由于目前关于癌症患者灵性健康的干预性研究较少，干预方法较单一，且部分研究缺乏严谨的设计，未来还需进一步探索。

2019 年，我国学者欧阳敏等提出了"四位一体"的护理照护模式，即身体、心理、社会以及灵性。这一模式的提出，提示临床护士应持以关怀支持、专注专业、同理共情的态度，为癌症患者及家属提供身体、心理、社会和灵性多层面的照护。当前，灵性照护已成为健康领域重要的研究议题，有对特定患者灵性照护和需求的研究，如癌症患者、脑卒中患者、精神病患者和癫痫患者。

有研究表明，对于患有致命性疾病的患者而言，灵性健康相关需求是其十分迫切的需求，几乎所有的癌症患者都存在至少一种灵性健康相关需求，发现并满足患者的该类需求，帮助其找到生命意义，可以提高患者的灵性健康，最终促进患者的身—心—社—灵全人健康。本研究在关注患者消极情绪（疾病感知）的同时，更加关注患者自身的内在力量和家庭优势，如心理韧性和家庭复原力，以期激发患者的内在潜能和发挥家庭优势，帮助患者建立战胜疾病的信心，更好地延长生命。

第一节　灵性健康概述

一、灵性相关概念

（一）灵性

灵性（Spirituality）一词最初在拉丁文中称为"spiritualis"，在英文中的表示是"breath、make alive"，中文翻译为"生命的呼吸"，意指灵性是生命的核心，可以引申为生机、活力。灵性一词在中文中与"心灵"一词的含义相近，意指内心深处的精神状态，是个人内在力量的源泉，包括所有专注于给生活带来意义的无形元素的信仰体系。灵性与健康密切相关，表现为一种内在的力量和积极的生活体验。我国学者赵可式认为灵性包括四个维度，并对灵性作了进一步解释，认为是个体与自我、个体与他人、个体与天地以及个体与自然的联结和共融。东方文化传统中的"仁""道"和"佛"中都有灵性内涵的体现。

（二）灵性与宗教、心理的区别及联系

1. 灵性与宗教

人们常把灵性和宗教混为一谈，但灵性事实上比宗教有着更为广泛的概念。灵性是指个体寻找和表达目的及意义的方式，更具体地说，是人们体验与现在、与自己、与他人、与自然、与重要或神圣事物的联系的方式；宗教仅仅是联系人与神祇或超自然、神圣存在的文化体系，被认为是人们表达灵性的一种正式、有组织的方式，对于有宗教信仰的人来说，归属于灵性实践的范畴，而对于无宗教信仰者则不然。因此，两者是截然不同的两个概念。灵性相对于宗教更具包容性、普遍性，且所含范畴更广。灵性没有制度方面和神学方面的约束，除了能从宗教的教义和活动中获得灵性外，更鼓励人们从赋予生命意义、目的和价值的信念中追求灵性。

2. 灵性与心理

心理研究领域中夹杂着对灵性的思考，人们很难将灵性与心理区分开来。心理是指个体对客观物质世界的主观反映，心理现象包括心理过程和人格，人的心理活动都有一个发生、发展、消失的过程。心理比较倾向个体受外界刺激而引发的心智反应过程；而灵性则渗透人的主观世界，调控着人们对客观事物如何进行主观反应，并伴随人的一生。人类"身心灵三元论"认为，灵性是人的核心，是心理活动必不可少的基础，而心理现象则是灵性活动的表现。马斯洛于 1969 年修正了"需求层次理论"，将其理论分为 X 理论（包含生理需求、安全需求）、Y 理论（包含爱与归属感的需求、自尊需求以及自我实现需求）、Z 理论（超越的需求）。有诸多学者指出，Y 理论属于心理层面，而 Z 理论属于灵性层面。同时，有研究显示，心理因素是影响患者寻求灵性的重要因素。由此可见，灵性与心理之间有着密切联系。

二、灵性健康的内涵

灵性是个体重要的内在资源和疾病应对资源，意指个体寻找和表达目的与意义的方式，灵性层面的舒适和健康的状态即为灵性健康。灵性健康具有动态性、发展性、多维性、意识性和普遍性等特点，在神学、心理学和社会学等研究领域尚未形成公认定义。

Moberg 和 Bruseck 最早于 1978 年提出灵性健康的定义，认为灵性健康包括两个维度，即宗教性健康和存在性健康。宗教性健康只是个体与上帝或更高力量的联结，信仰上帝；存在性健康则是个体心理社会层面的健康，即与自己、他人、社会的关系。随着学者们对灵性健康的不断探索，逐渐将灵性健康与宗教区分开来，并对灵性健康给出了不同的解释。Bank 等认为，灵性健康是人性的核心，是人类健康的最高范畴，用以确认个人生命意义与目的，是一种与自我、与他人、与更高力量之间的缔结，也是一种个人所深信不疑的价值观与信念；Fehring 等认为，灵性健康是生活质量在精神层面上的指标，简单地说就是衡量个体精神健康状况的指标，并将灵性健康定义为个体在处理与自己、社群、环境和超自然多维度关系中探索生命的意义与目的，并寻求自我整合，进而获得内心平和、舒适的状态。

有学者整合各方对灵性健康的看法，认为灵性健康应具备如下四种内涵：一是追寻生命的目的和意义，帮助个体发现生命的价值和希望；二是拥有内心的应变能力，以应对生活中所遇到的危机和不确定性；三是建立和谐的联系，指个体与他人、宇宙万物和环境能有和谐的联系；四是超越限制，能克服身体和精神状况的能力、意愿或经验，或是能实现幸福安适、自我愈疗的能力。所以，可以简单地说，灵性健康是人在追求自我超越需要、自我实现需要过程中体现出来的能量畅通的健康状况。

同时，基于灵性的概念内涵，灵性健康包括六个层面的健康：一是自我关系，指对自我心性及内在状态的感知和调控；二是他人关系，指对自己与他人互动关系的感知和调控；三是环境关系，指对自己与环境互动关系的感知和调控；四是信仰关系，指感知和调控自己与信仰的关系；五是超越逆境，指自己对困境或逆境的感知和寻求超越困境资源的状态；六是人生意义，指对自我价值的认识、追求和实现。

第二节　灵性健康理论与模式

一、灵性过程模型

"灵性过程模型"（Spiritual Process Model，SPM）是我国香港大学秀圃老年研究中心楼玮群教授针对中国老年人构建的首个灵性健康模型。该模型通过质性研究、文献研究、小组讨论、德尔菲专家咨询法以及量性研究总结得出——质性研究、文献研究、小组讨论和德尔菲专家咨询法明确了模型中各要素的内涵，量性研究明确了各要素间的作用机制。

SPM 模型认为，由于灵性健康涉及四维度的关系（与自己、家庭、朋友和其他人及环境的关系），可以通过发展各维度的和谐关系来实现超越，进而达成灵性健康的结果，即生活的意义和平和、快乐的积极灵性情感，即模型中涉及的具体作用机制。通过对调查数据进行二次分析结构方程模型检验和修正该模型，研究结果验证了 SPM 中的作用机制，并细化了各维度的关系与超越之间的联系。具体内容如下：与自己、家庭和朋友的关系同超越存在一种轻至中度的直接联系，并且通过影响超越进而影响灵性健康；而与环境、家人和朋友以外其他人的关系是通过与自己、家人、朋友的关系来间接影响超越进而影响灵性健康。研究者指出，该模型实现灵性健康的作用机制对具有不同生活经历和偏好的个人同样适用，可以作为制订灵性干预方案的框架。

二、灵性健康的四领域模型

灵性健康的四领域模型由 Fisher 等通过访谈澳大利亚 22 所中学的 98 名教育工作者并应用"扎根理论"得出，主要包含对灵性健康四个领域内涵和各领域关系的阐明。该模型认为，灵性健康是一种动态变化的状态，灵性健康状态表现在四大领域（个人领域、社群领域、环境领域和超越领域）关系的和谐程度上：个人领域包括生命的意义、目的和价值，自我意识是灵性中寻求身份和自我价值的助力，是该领域和谐关系的激励层面；社群领域包含人际关系的质量及深度，涉及道德、文化和宗教，和谐的社群领域关系表现为人性中的爱、正义、希望和忠诚；环境领域是指对大自然的爱护，对天地万物的敬畏，即与环境和谐共处；超越领域是个体与未知力量（终极关怀、宇宙力量或上帝）的关系，包括对宇宙奥秘来源的信念、崇拜和敬仰以及相关的仪式。Fisher 等指出，灵性健康取决于在每个领域发展健康、和谐的关系，由于这四个领域之间相互关联，可以通过发展单个领域的和谐关系提升灵性健康，也可以通过促进多个领域的和谐关系提升灵性健康。此外，个人领域关系的发展是提升灵性健康最重要的途径。个人领域关系的发展是社群领域、环境领域、超越领域关系发展的前提和促进因素，同时也受其他领域关系的积极发展而加强。

三、身心灵全人健康模式

"身心灵全人健康模式"（BMS 模式）是 20 世纪 90 年代初由香港大学陈丽云教授提出并开创的，这种模式是建立在中国传统文化基础之上的本土化心理辅导模式。该模式运用中国传统文化中的人生哲学和中国传统医学中的身心互动理论与养生观念，以道儒佛医思想为背景，结合西方心理辅导形式，从身体、情绪和观念三个层面全面介入，强调人个体的内在潜能，发掘人的正面能量；在全人的关注、全面的介入、全方位的干预下，通过生理、心理和精神（灵性）三者相互作用，以促进人的全面健康。在该模式中，"身"指躯体；"心"指心理，即情绪范畴；"灵"是指精神和灵性状态，如人对生命意义、人生价值的思考以及人的生死观、苦乐观等。该模式强调三者之间的互动关系既层层递进又相互融合，以达到保持身体健康、精神愉悦、参悟生命真谛的目的。

第三节　灵性与意识观念

一、认知适应理论

"认知适应理论"（Cognitive Adaptation Theory，CAT）是由 Taylor 于 1983 年发展而来的。Taylor 在基于"积极错觉"的前提假设下提出针对创伤性事件的认知适应理论，认为大多数人对自己所生活的世界和现有的处境以及未来的发展有一种不精确的积极倾向，而这种由个人从威胁健康的创伤性体验（如癌症、慢性病）中所发展出的"积极错觉"，是应对创伤和威胁事件的重要心理应对资源，是个体在困境中仍然能维持良好心理状态或生理健康的关键因素，而意义、掌控感和自尊很大程度上就是这种"积极错觉"；进而提出了"认知适应理论"，即个体在困境或创伤性事件中，能通过对个人生活意义的寻求，对应激事件或情境的重新掌控，对自身价值的重新构建，从而与外界环境之间达到新的动态平衡。

"认知适应理论"主要包括三个心理过程：通过寻求人生意义的过程，个体发现人生意义，从疾病中获益并增强其乐观特质；通过整合自身资源重建控制感的过程获得心理控制感；通过自我增强的努力过程，增强自尊，达成身心健康和主观幸福的内在稳定状态。该理论为解释人们在极端的应激事件或情境中如何整合个人内在资源，如何努力促进个体适应，恢复和发展心理功能提供了一个新的理论视角，以及通过这个过程可能达成的心理结构（寻求意义、重获控制感、自我增强），更加关注个体积极而非消极的影响，强调困境或创伤性事件所带来的积极改变。

慢性病（如癌症）作为应激事件给患者带来了持续的困扰，扰乱了他们的生活脚步，破坏了他们的人生进程。然而，当人们面对持续的病痛时并不完全是消极被动的，随着积极心理学的不断发展，许多研究者都注意到患者在慢性病的心理适应中所采取的积极行动。

二、灵性教育

（一）灵性教育的内涵

哲学上一般认为人性包含三个层次，即自然性、社会性和精神性。"人是精神，人之作为人的状况乃是一种精神状况。"精神性乃是人之为人的最深层次、最本质的体现。"灵性"从词源上看正是来源于"精神"（spirit）一词的变形，用来表示人所具有的主动性和自由性，以及充满生机活力的精神状态，即人的精神性的自我展现。"灵性"与"精神"二者虽然从根本上都具有超越物质世界和现实生活的含义，但相对于"精神"着重的是超脱事物局限，追求自我实现而达成人间世界的圆满。"灵性"作为一种更高层次的"精神性"，隐喻的是一种无限上升之路和对终极关怀的追求，力图表明的是人性的内在发展存在着不可预知的无限可能，以至能够"超出凡俗世界，升入另一个世界，与神灵世界自由交往，获得对世界内在一面的认识"。关于人的精神性的表现形式，英国国家课程委员会曾从五个方面进行了定义：一是表明人的存在最基本的状态，二是处理与他人的关系，三是寻求个人的对立性，四是寻求生活的意义和目的，五是探索生命的价值。一定程度上，这五个方面代表了人的灵性发展所要关注的核心内容。近现代以来，随着对以实证理性为基础的现代性反思的深入，灵性逐渐成为社会学和心理学研究的重要主题。在社会学领域，马克斯·韦伯（Marx Weber）认为，由于传统的制度性宗教不再能够成为指导人们道德认知和社会行为的超验力量，个体需要通过自身的努力探索寻求生活的意义和存在的价值，从而确立自己的精神信仰。灵性探索就是人在世俗社会中重新寻找价值信仰，建立精神信念的过程。在心理学领域，基于对传统智商理论（IQ）和情商理论（EQ）的反思，达纳·佐哈和伊恩·马歇尔通过研究发现，人类除了具有逻辑智力和情感智力之外，还存在着另一种内部和天生的能力，一些触及我们并且从内部指导我们的东西，这就是灵性智力，也称为灵商（SQ）。灵性智力不仅是人的逻辑智力和情绪智力发挥作用的基础，而且具有整合人的不同智能并且改变源于其他两个过程的物质潜能。灵性智力为人的整体性发展提供了生长和转变的支点，塑造了一个具有能动、统一、意义赋予的自我，可以把人的行动和生活置于更广大、丰富的意义赋予的背景中，帮助人超越自我的割裂与片段化的生活。

基于以上不同学科视角的研究，灵性是每个现实生命个体心灵内在具有的一种精神潜能，是一种超越理性和情感的具有整合性作用的精神力量，是人对于生活意义和生命价值的一种精神渴求，也是人性在不断提升过程中的一种精神境界展现。人的灵性只有通过教育才能得到唤醒和提升，因此，灵性教育也就意味着是一种面向人的内在心灵世界，充分关注人的精神生活及其发展需求，持续增强人的精神意识自觉，不断拓展人的精神潜能和充盈人的精神情感体验，从而不断提升人的精神生命质量并最终养成健全道德精神人格的教育。灵性教育不再将人仅仅视为一种理性的动物或情感的动物，而是认为人从根本上是一种心灵动物。人的心灵总是处于对意义和价值的渴求之中，因而，才使人成为一种真实具体、统一完整的存在。

灵性教育将学生的成长发展置于人的真实完整存在的基础之上，具体来说，可以从理论认识上将灵性教育视为包含三个相互联系而又逐渐递进的层面：首先，灵性教育是一种基于潜能发现和提升的教育。灵性来自于人本身所具有的天赋潜能，教育者要坚信人人皆有灵性，教育的基础任务是科学探查深藏于每个学生内在心灵中的各种潜能，同时还要创造适合每个学生潜能向着正确方向发展的环境和条件，从而让学生的潜能能够不断获得提升和完善，最终培养出能够对个人生命成长和社会和谐进步具有精神自觉的人。其次，灵性教育是一种促进人的精神健康的教育。精神健康是个体拥有发展灵性本质的一种潜能，能够帮助人确认自己人生的目的和生命意义，使人学会享受当下，感受爱、喜悦、平静和成就感，可以成就自身与自我、他人与外在环境建立良好活动关系，形成一种强烈稳固的价值与信念系统。灵性教育需要充分重视人的心理和情感状态，致力于通过心理情感教育，使人以积极、乐观、向上、平和的情感态度进行人际交往，并负责任地参与到社会生活中去。只有具备了良好的情感素质，才能使人的精神意识得到不断提升并实现与认知系统的整合，才能为人的道德成长提供坚实可靠的基础。最后，灵性教育是一种不断提升人的道德信念进而追求"止于至善"的教育。"对于精神发展而言，学生的潜能是开放的，而不是被限制的。在精神成长中，教育是通过培养人的较高层次的意识来最终促进人们对现实的理解。"这里的高层次意识，实际上就包括道德追求、价值信仰、精神信念和审美修养等。学生的灵性教育越来越重要。曾维华（2018）认为，大学教育需结合灵性拓展，教育的根本是使人自由、充分而全面地发展，包括个性发展、心灵发展及灵性拓展。灵性教育旨在促进人性发展，包括人独特性、自由性、个性、自我超越性，最终实现灵性成长。玛利亚·蒙台梭利强调："教育的任务就是激发儿童内在潜能，使其按自身规律自由、自主地发展。"这符合灵性成长规律，故大受欢迎。灵性成长是学生感悟生命意义的必要前提，学生迷茫和困惑的重要原因之一是灵性成长迟滞。綦玲（2017）宣称："灵性必须成为大学的组织特性，必须成为高等教育的培养目标。"大学生除学业外，还需建立和发现人生意义与价值，如此才能获得幸福。Anita 等（2017）认为，灵性有助于改善学生心理健康，灵性智商（Spiritual intelligence）助人克服心理问题，如抑郁、焦虑和压力。然而，要提升学生的灵性智商（灵感和知识），灵性教育至关重要。灵性教育就是让人能够自觉接受这些高层次意识的指引，不断超越自我、理性和现实，使人性朝着更深更高的方向发展，从而逐渐达到一种至善至美的智慧境界。

（二）灵性教育的核心价值

灵性教育是对当前普遍盛行的以单向灌输、机械训练、量化评价、结果控制等为主要特征的唯智主义教育行动模式的一种纠偏。相信人的灵性，发现人的灵性，发展人的灵性，完善人的灵性，是灵性教育的本体使命。

1. 尊重天性，遵循自然

人的灵性究竟来自哪里？教育学家和心理学家一致的回答是来自人的天性，即人类自身的天赋能力。杜威在评价卢梭时指出："卢梭所说的和所做的一样，有许多是傻的。但是，他的关于教育根据受教育者的能力和根据研究儿童的需要以便发现什么是天赋能力的主张，听起来是现代一切为教育进步所做的努力的基调。他的意思是，教育不是从外部强加给儿童和年轻人某些东西，而是人类天赋能力的生长。"如果说现代教育存在着第一原理的话，那么这个原理便是一切进步的教育都必须奠基于儿童天赋能力的自然发展之上。因此，灵性教育首先强调尊重天性，遵循自然，让儿童能够在自然天性的基础上健康成长。不仅如此，灵性教育遵循自然还包括让儿童尽可能多地接触大自然，融入大自然，通过在大自然的教育中丰富儿童的感受能力，让大自然成为滋润儿童心灵的源泉，通过与大自然的深度互动开启儿童精神生命的成长。只有在与大自然的深入接触中，儿童内在的生命潜能才会被自然地激发和引导出来。遵循自然，还意味着按照自然生长的方法去引导儿童在一种自然状态的学习中不断充实自己的灵性，这便要求从儿童真实的生活经验中发现他们的学习需求，用真实的生活问题激发他们的学习动机，让他们广泛和真切地参与到充满问题的生活情境中去，以求亲身掌握处理经验中各种问题的方法，而非接受一大堆片面零散的知识。

2. 重视体验，关注意义

唯智主义教育很难培养和提升人的灵性，其主要原因在于这种模式将教育视为一种特殊的理性认识过程，教育目标被分解成大量的知识点、技能点和行为点，而且认为只要通过教育者的单向传递和对照目标的结果性评价就可以让学生掌握大量的理性知识。然而，仅仅通过"认知事物，在头脑中充塞标准答案，同精神世界的成长和成熟是无缘的。唯有借助感知、情感总动员的全功能型、身心性的活动体验，才能触动、塑造人的精神世界"。不同于唯智主义教育仅仅重视各种行为目标的达成，灵性教育重视学生学习过程中的内在体验，把让学生经历完整、深刻的学习体验作为教学设计和组织所要达到的重要目标。缺乏这种完整和深刻体验，教育就无法触及学生的心灵世界，无法使学生发生"灵魂的转向"，学生也将停留在表层学习的状态，无法形成理解和意义，教育就会被降格成为一种训练。因此，无论是在课堂上各类学科的日常教学中，还是课堂外各类主题的社会活动中，灵性教育都尽力为学生提供质疑的体验、探究的体验、合作的体验、生活的体验、角色的体验、生产的体验等各类丰富深刻的体验性过程，通过体验充分激发学生内在的原始生命活力，使人的理性智力和情感智力融为一体。从一定程度上来讲，灵性教育就是一种体验式学习过程，人的心灵总是不断渴求着获得新的更高层次的意义和价值，这是一个永无止境的过程，灵性教育实质上就是一种不断炼制和生成意义的学习过程。现代学习科学的研究指出，任何知识都只是人们发明出来的一个"东西"，用来解释某种情境，即赋予情境以意义，学习者只有在为学习制造出一层意义时才能真正占有知识，这层意义既不可能由别人给予，也不是个体一下子就能直接获得的。因此，灵性教育尤其重视对学生进行系统完整的体验式学习设计，只有在体验过程中，学生才能真正获得一种自主的学习空间，将教材中的知识同自己已有的切身感受、生活经验、文化传统、个人思考等内外情境因素建立起有力的联结，从而逐渐学会在学习中炼制出能不断引领自己前进的内在意义。灵性教育珍视学生学习过程中产生的每个独特的内在意义，并以此为基础引导这种意义朝着至善的方向发展，这种内在意义的不断拓展和深入，就是人的灵性不断获得完善和提升的过程。

3. 对话建构，追求智慧

个体发展的过程是自主建构与价值引导之间对立统一的过程。传统的教育由于将知识视为固定的真理，将学生视为受纳的容器，忽视了学习者内在的自我建构，价值引导又因对自我建构的忽视变成了价值灌输。这种教育带来的现实影响是，学生的学习情感被泯灭了，学习思维被闲置了，学习智力被封存了，学习潜能被浪费了，学习能力也逐渐丧失了，人的灵性无法在这样的教育过程中获得充分的舒展，最终只能培养出有知识无智慧的个体。灵性教育强调，教育是一种学习者持续终身地通过个体生命与代表人类文明精华的各种精神生命展开对话的过程，借助这种对话，学习者因不断吸收人类文明的精华而使自己的精神生命变得充盈丰厚，学习者个体也将最终从一个单独的孤立性存在变成与人类群体建立丰富联系的整体性存在，这是一种能够贯通一切的智慧性个体。因此，通过对话来建构学生的心灵世界，形成学生的智慧，成为灵性教育的重要特征。灵性教育中的对话建构，并非是对现实教育中教师讲授的彻底抛弃和颠覆，而是对传统教育对话的改造、丰富和提升。灵性教育强调的对话建构具有如下特点：首先，从对话性质上，建立一种平等性的对话，不再将教材中的知识和教师的讲解视为绝对的真理与权威，从而使对话变成一种上对下的等级关系。知识是师生共同解决各种问题时的必要储备，是学生构建意义时必需的重要资源，教师是共同解决问题过程中的重要合作者和促进者。只有平等对话，真实的建构才能发生。其次，从对话形式上，不仅强调教师高质量讲授的引导性对话，还要创造条件让学生学会自主性对话，学会与其他学习者的合作性对话。只有对话形式多样，完整的建构才能形成。再次，从对话对象上，不再将对话仅仅局限于传统的师生间的对话，而是鼓励班级中的生生对话、跨班级对话、跨年级对话、跨学校对话、跨文化对话，以及与现实生活中各行各业的成人对话等。只有对话对象全面，丰富的建构才有可能。最后，从对话的途径上，传统的教育对话强调的是与书本代表的符号世界对话，灵性教育将学习看作一个探究性的实践过程，强调要使学生学会在具体的实践过程中与实际问题进行对话——只有学会与实践问题对话，有意义的建构才能成功。

三、灵性智商

（一）灵性智商研究现状

关于灵性智慧，国内外学者中最先以比较体系化的方式提出的是加德纳。他在出版的《再建多元智慧：世纪的发展前景与实际应用》一书中指出，人类除了拥有其在《多元智慧》一书中所提出的"七种智慧"以外，还应有另外两种智慧，其中一种就是"关于个体思考自身存在的意义、价值及其超越"的灵性智慧。与加德纳同时或者稍晚一些，英国两位学者达纳·佐哈与伊恩·马歇尔出版的《灵商：人的终极智力》（后简称《灵商》一书中提出了一个与加德纳"灵性智慧"十分类似的概念——"灵商"。国内专家、学者大多是以佐哈和马歇尔的这本《灵商》专著作为基础而展开述析的，并且其工作基本上都是在对《灵商》进行总结和作出少许延伸。如学者李建伟和胡凌燕在《人类的终极智力：灵商研究综述》一文中，就三种"商"的演进作出了简述，总结出了灵商的基本内涵，并在此基础上引申出灵商的培养途径，认为灵商的培养应当借鉴这样几条途径，即获取丰富的知识，培育丰富的感情世界，培育旺盛的创新能力；学者周宏波在《论人类的第三种智力》一文中，就灵商是智商以及情商有效运作的必要基础作了申明，指出"在对智商、情商强化的同时，必须要站在灵商这个'心智'的制高点上，强调有高度的觉悟性，才能走出始终徘徊在智商幽灵的误区，才能铸造出高智商、高智力、高素质的社会人才群体"；学者张澜在《智力观新论：心灵智力》一文中，也就两种"商"的演进发展进行了简述，并且总结出了心灵智力理论的主要内容，然后指明了心灵智力理论的社会意义，即有助于良好社会道德的建设和发展以及和谐社会的构建与发展。

（二）灵性智商基本内涵

灵商是人类除智商、情商之外的第二种商，并在"三商"当中处于最基础和最重要的位置，是我们号曰"万物之灵"的资本，与意义、价值及超越等紧密相连。近年来，众多关于智慧的"商"如雨后春笋般涌现出来。如"逆商"全称为"逆境商数"，意指个体应对挫折、逆境的能力；"胆商"全称为"胆量商数"，意指个体敢于冒险的能力；"心商"全称为"心理商数"，意指个体维持心理健康、缓解心理压力、保持良好心理状况和活力的能力；"健商"全称是"健康商数"，意指个体已具备和应具备的健康意识、健康知识和健康能力。当然，还有灵商。这些"商"中，大多数都有已较为完备的"理论"，并且对于我们"认识你自己"皆有所裨益。但不可否认的是它们在很大程度上都缺乏科学依据，难逃被指"哗众取宠"的命运。而灵商却可以"脱颖而出"位列于"三商"之中，同时还占据"三商"的主导地位。

纵览整个心理学系统（尤其西方心理学系统）可以发现，从本质上说，心理学均依赖两个基本过程，即由弗洛伊德首先提出的初级过程和次级过程。弗洛伊德认为，初级过程是个体心理结构发生作用的最原始方式，与本我、无意识、感性等相联系；而次级过程是个体心理结构发生作用的后天习得方式，与自我、意识、理性等相联系。还有研究指出，此二过程分别与我们平常所熟知的感性思维、情商和理性思维、智商相联系，即有这样一组对应关系：初级过程——感性思维——情商，次级过程——理性思维——智商。就此两个过程及其所对应项之于个体的重要性，有人认为"次级"的大于"初级"的，而也有人持相反的观点。但无论哪个过程更胜于对方，其间都存在着一道"裂缝"，即佐哈和马歇尔所指出的，初级过程和次级过程为了"抢夺"控制权来"表现"自己，彼此相互争执；然而，很多时候，心理过程既不会单一地诉诸理性，也不可能仅仅依赖感性。因此，可以说，此二过程缺乏一个可以让彼此整合和转换的共同源头——一个具备超个人特性的"第二过程"。就此，荣格曾表示过类似的观点，并提出"体无意识"或称"超验功能"来对此裂缝加以弥合，似是由于他所处年代的神经科学不甚发达，所以，这一提法未能得到有力的科学证明而无奈地陷入神秘主义。然而，灵商，一种与智商和情商类似，同以脑科学、神经科学等学科研究为依据的一"商"，首次向我们提供了一个切实可行的"第二过程"之说法。此过程将初、次两个过程联接和整合，并且将其所产生的物质和能量进行转换，由此促进理性和感性、精神和肉体之间的对话——这也便为我们初步揭示灵商之所以能够从众多"商"中脱颖而出，与智商和情商并列，且支持和统整着此"二商"，并成为我们人之第二"商"和终极一"商"的原因了。这一"第二商"按理说应该可以叫"这商"或者"那商"，而《灵商》的两位作者为什么要将其定名为灵商呢？要回答这个问题，我们必须先理解灵商之"灵"何意。而要理解灵商的"灵"，我们还需要先对其名称作一解析。灵商，英文全称为"Spiritual Intelligence Quotien"，翻译过来即"灵性智慧商数"，将这一名称拆解开来即灵性、智慧和商数三个部分。

　　心理学家希克就灵性智慧所下的定义则比较明确。她在一次关于"创造力和教育"的国际会议上指出，灵性智慧即是运用多重感觉，以意识、想象力、冥想甚至本能等方式来获取个体内部信息，从而达到从整体上和根本上解决问题的心理倾向与能力——个体内部信息包括从意识本身的统一乃至从意识到与自身、他人、社会、世界、宇宙之间的完整"联接"。然而，希克的这一定义似乎还是有些晦涩，尤其是对"联接"的描述。通俗地讲，这一定义中的"联接"应当就是个体回归主体无意识，找到"原型"，进而发现自身存在意义和万事万物价值后的一种欣喜、销魂、着迷、疯狂、"圆满"的状态。用印度古代哲学经典《梵经》的话讲，这一"联接"最终所指应当就是"这（个我）与这（梵）的合一"；用思想家、文学家爱默生的话讲，这一"联接"应当就是个体"找到'和宇宙最原初的关系'"的状态。灵性智慧或者灵商本身，就是使个体通过对集体无意识的皈依，看清"原型"，从而从整体和根本上认识事物，找到其背后所隐藏的"意义和价值"，进而进入灵性状态的能力和倾向。

（三）智商、情商与灵商的关系

智商、情商和灵商三者既有联系，又有区别。人类认识经历了从智商到情商再到灵商的过程，反映了人类由最初对生存基础的关心，发展到对生活智慧的关注和对生命意义的关怀。

智商（Intelligence Quotient，IQ）是测量个体智力发展水平的一种指数，最早由德国心理学家斯特恩（W. Steron）提出。智力年龄除以实际年龄所得的商数，即为智商。智商是衡量一个人聪明程度的指标和一个人得以生存的基础与前提。20 世纪 70 年代以来，人们对传统的智力测验提出了批评，开始思索"智商"以外的东西，"情商"便应运而生。情商（Emotional Intelligence Quotient，EQ）是"情感智力商数"的简称，是相对于智商而提出的，是衡量情感智力水平高低的一项指标。正式提出"情感智商"这一术语的是 1990 年美国耶鲁大学的彼得·沙洛维教授和新罕布什尔大学的约翰·梅耶（John Mayer）教授。1995 年 10 月，美国《纽约时报》专栏作家丹尼尔·戈尔曼（Daniel Goleman）出版了《情感智商》一书，一时间，"情感智商"这一概念在世界各地广泛传播。戈尔曼在其书中称情感智商包括五个方面的能力，即认识自身情绪的能力，妥善管理情绪的能力，自我激励的能力，认识他人情绪的能力，人际关系的管理能力。1996 年，沙洛维和梅耶对自己原来的理论进行了修改，修改后的情感智商包括四个方面的内容，即情绪的知觉、评估和表现能力，思维过程中的情绪促进能力，理解和分析情绪、可获得情绪知识的能力，对情绪进行成熟调节的能力。情商的出现，为我们提供了新的视角，对现实中智商很高但成就平平以及智商平平而成就很高的人才现象作了很好的解释。情商使我们具有觉察自己和别人感情的意识，并使我们具有移情、同情、产生动机以及对痛苦和欢乐作出适当反应的能力。情商是一种基本需要，是一种生存能力，是一种生活智慧。灵商（Spiritual Intelligence Quotient，SQ）是英国达纳·左哈和伊恩·马歇尔夫妇合著的《灵商：人的终极智力》一书中首次提出的一个崭新概念，认为"当我们进入到公元 2000 年时，已有了来自心理学、神经病理学、人类学和认识科学等方面的足够证据，向我们表明存在着第三种商，即灵商或心灵智力"。在他们看来，灵商，即心灵智力，也就是灵魂智力，是一种能够治愈我们自己和创造我们自己整体的智力，是一种能创造性地发现新价值的智力。高度发展的灵商的各种标示包括灵活变通的能力（积极的和自发的适应性），高度的自我意识，面对和利用苦难的能力，面对和战胜痛苦的能力，被想象和价值所激励的生命本质，不愿引起不必要的伤害，倾向于发现不同事物之间的联系（形成"整体"），询问"为什么"或者"如果将会怎么样"等问题并寻找"根本性"答案的明显倾向，存在心理学家称为"场地独立性"的特性，具有反对习俗的能力。一个灵商高的人很有可能成为一个献身于事业的领导人，一个带来更高的想象和负有更高价值的责任，并向他人显示如何运用它的一个人，即一个能鼓舞激励他人的人。可见，灵商的出现，我们可以用来提出和解决有意义、有价值的问题，用在一个更为广阔、更为丰富并不断提供意义的环境里安排我们的行动和生活，用其对行动的某个过程或某段历程进行评价。灵商使我们成为充满理智和情感的高级动物，使我们人类区别于动物。可见，灵商是一种高层次的智力，是人的终极智力，也是一个人生命价值的意义之所在。

智商、情商和灵商是一组既有联系又有区别的概念，并经历了一定的发展过程：智商可以量化，与智力因素有关，反映一个人的聪明程度，是一个人的生存基础；情商难以量化，与非智力因素有关，反映一个人的生存能力，是一种生活智慧；而灵商不能量化，也与非智力因素有关，反映一个人创造能力的高低，是一个人的生命意义。智商→情商→灵商的发展历程，反映了人们对生存→生活→生命的审视和关怀，从 20 世纪初对生存基础的关心，到 20 世纪 90 年代对生活智慧的关注，再到 20 世纪末对生命意义的关怀，这是人类认识的升华，也是人类文明的进步。

四、灵性照护与灵性照护能力

（一）灵性照护与心理护理

世界卫生组织提出，要重视患者身体、心理、社会及灵性的全面照护，并把灵性增加为世卫组织健康战略的一个组成部分，灵性照护因此成为护理行业的一个重要关注点，其重要性不言而喻。

灵性照护能力指提供灵性照护应当具备的知识、技能和态度。灵性照护来自将灵性和医疗护理相结合，起源于 1960 年。灵性照护最初被视为主要是协助人类。依据美国精神病学家埃里克森（Erikson）的"发展学说"，从期望、意愿、目的和尊重等范畴进一步发展为道德。灵性照护的基本属性为治愈与生存，医疗运用自身、直觉、思考等灵性视野下的以患者为中心的治疗干预，创造一个精神支持环境。2000 年，戈维尔（Govier）将灵性照护的范畴总结为五个方面，即动机、反思、宗教、关系与重建。动机和反思是人们探索生活意义的方式，从而达到基本的共有品质；宗教作为一种媒介，通过价值观、信仰的结构形式来表达灵性，并为有关生命和死亡的基本问题提供答案；关系是灵性照护的重要组成部分，包括协调自我关系、与其他人的关系、与上帝的关系；重建是指灵性照护具有对个人生理、心理健康形成正面影响的力量。2003 年，许凰珠等在前人研究的基础上，对灵性照护的基本范畴加以梳理，并将之界定为引导患者理解痛苦、理解生活的基本含义，珍视生命的宝贵、把握当下，建立正确的人生观与价值理念。2008 年，佩苏特（Pesut）将灵性照护定义为提供符合患者灵性需要的活动，这些活动是指陪伴患者、认真聆听、尊重患者或直接同患者交流生活的意义与价值，并使他们在精神上变得舒适。2010 年，Edwards 等认为，灵性照护是护理人员通过聆听、共享等方式，帮助患者认识内在的精神资源，更新个人信仰强化系统，从而治愈自己。2012年，英国皇家护理学院将灵性照护定义为在护理对象受到心灵创伤、生病或悲伤之时，认识并处理其人文精神的需要，其中可能包含满足需求、自我价值、表达自我、信仰与支持、提供仪式祈祷，和与敏感的聆听者沟通等需要。2013年，中国研究者丁丽君把灵性照护定义为由医生、志愿者等，帮助患者在身体状况不佳时，仍能找到生命的意义与目的，处理好人际关系及寻找自身和外在资源，从而突破目前的逆境，以达到精神上的平静与愉悦。2014年，北美护理诊断协会将灵性照护界定为解除患者灵性困扰的护理。此概念认为，灵性护理是协助患者找到个人生活的意义与目的，借助陪伴，协助患者建立正确的价值观，减少造成灵性困扰的原因，使患者获得心灵平和。2015年，帕尔（Paal）等学者认为，灵性护理是指照护者以灵性关怀的价值观为引导，识别和满足人类的灵性需要，以改善其幸福结局。2016年，灵性照护被国内学者梁赛定义为护理人员在评判个人灵性需要及障碍之后，遵循符合其文化、信仰和信念的护理过程，采取陪同、聆听、共情等方式，以实现保障个人灵性健康的工作过程。

综上所述，灵性照护是指面对改变生命的事件或悲伤时，医护人员承认并回应人类的灵性，可以包括对意义、自我价值、表达自己、信仰支持的需要，或者仅仅是对于倾听的需要。根据个人灵性需求的评估结果，采用聆听、陪伴或与患者共同探讨人生的目标与意义等方式，依据个人的文化与信仰，为其提供适合的照护措施或服务，包括协助患者在遭受疾病折磨之际，寻求人生意义和目的，给予关爱和谅解，使患者获得平静与安慰。灵性照护和心理护理的区别在于：灵性照护的概念是帮助一个人获得和保留生命的所有存在方面，灵性照护超越了心理社会护理；心理护理只能指舒适，但灵性照护可以验证和创造一个神圣的氛围，非常尊重地对待患者。

（二）灵性照护理论框架

灵性照护基于重要的理论框架或模型，如将医疗生理—心理—社会—灵性模式与以患者为核心的护理模式相结合，注重患者患病时面对疾病的态度，这也表明对患者灵性上的关怀比身体上的关心更重要。国内最常使用的理论模型是由中国台湾学者赵可式提出的。赵可式依据其从英国学到的先进照护理念，并结合自己的临床经验，形成了符合中国文化的灵性照护初步理论框架，解释了灵性的本质，指出灵性共有四个层次，分别是：与自我融合，了解自我、发现真我、塑造自我、超越自我、达到自我认同；与他人融合，用关爱、宽容、仁慈及同理心处理与他人的关系，达到和谐共处的状态；与自然融合，与自然界的美好事物产生共鸣，怀有一颗美好的心灵和无尽想象力及创造力；与至高者融合，建立正确的人生观、价值观、意义观以及拥有一颗感恩的心。与他人融合层面表现在自我与他人的关系与共融之中。在本研究中，自我指的是护士自身的灵性健康，他人是指患者，灵性（或灵性护理）是指护士通过提高自身的灵性健康状态，以爱、宽恕、善良和同理心为患者提供灵性照护，处理与患者的关系并达到与患者和睦共处的状态。

（三）灵性照护能力

1983 年，英国临床研究中心建议把灵性护理纳入护理教学之中，并认为护士应该具有"识别患者灵性问题和需要"的本领。1998 年，美国护理学院学会开始关注灵性照护，提出灵性照护能力应作为所有护士必须学会的专业技能之一。列文（Leeuwen）等指出，灵性照护服务能力是一种不断发展的过程，包括一个持续成长的个人价值认知及对个体加以适度管理两个关键要点。自身意志和精神治愈、护理过程的灵性维度以及专业知识的价值与质量，是灵性照护能力的主要组成部分。灵性护理能力即具有提供灵性照顾护理行为所需要的专业知识、技巧与态度。加利森（Gallison）等将灵性照护能力具体分为感知患者生存的重要性、培育患者的自身价值、了解患者的信仰及加强与患者的交流四个方面。帕尔（Paal）等认为，护士灵性照护能力是指护士通过鼓励并支持患者，为其提供最佳的灵性照护，有效察觉和应对患者的灵性问题与需求的一种能力。列文（Leeuwen）等认为，护士灵性照护能力包括六个方面，即对患者灵性的态度，专业发展和质量提升能力，评估与执行能力，转介能力，支持能力及沟通能力。本研究中，护士灵性照护能力通过护士灵性照顾能力量表测得。

目前，国外针对护士灵性照护能力方面的研究相对较多，而我国对护士灵性照护能力的研究从 2018 年才开始，起步较晚，处于探索阶段，主要集中在定量研究。此外，国内的护理教育者和管理者不太重视护士的灵性照护能力，也缺少系统性、专业性的灵性照护培训。

第四节　灵性健康与评估测量

一、灵性健康的评估

对灵性健康的评估可通过观察、询问及测量进行。

（一）观察

可通过个体行为（如患者精神状况、身体姿势等）、说话（如选择用词、语调、音量等）、环境（个体身边是否携带让人平静安适的书籍或栽种花草等）来进行。

（二）询问

可直接通过相关问题对个体灵性健康状态进行评估，Puchalski 于 1996 年提出了"FICA"的灵性评估法：F 代表信仰或信念（Faith or Beliefs），包含什么是您的信仰或信念，您思考过自己的灵性或宗教信仰吗，您相信什么可以赋予生命意义；I 代表重要性和影响力（Importance and Influence），包含灵性或信仰对您的生活重要吗，您的宗教信仰或灵性如何影响您对健康的看法或照顾自己的方式，您的信念在疾病过程中如何影响您的行为；C 代表社区（Community），包含您参与任何灵性或宗教的团体吗，这些团体是否以及如何给您支持，您有没有真的爱一个人或团体；A 代表关注（Address in Care），包含您要我如何为您提供灵性照护。FICA 一直用于评估患者灵性健康状态，Borneman 等于 2010 年将该量表应用到肿瘤患者与灵性健康测量工具中，明确提出该量表可供临床医生用以评估患者的灵性需求。

（三）评估

1. 国外灵性健康评估工具

（1）灵性安适量表。灵性安适量表（Spiritual Well Being Scale，SWBS）由 Paloutzian 等于 1982 年设计，分为宗教安适和存在安适两个维度。该量表共有 20 个条目，其中一半的条目测量个体与宗教的关系，采用 Likert（李克特）6 等级评分（1~6 分），为自评方式，其内在一致性信度为 0.82~0.86。2004 年，我国台湾学者唐婉如将此量表汉化为灵性安适中文量表，并应用于消化道癌症患者，结果呈现良好的内在一致性（0.91）。该量表研制较早，应用广泛，在大学生、成人宗教团体、慢病患者、癌症患者、临终患者及其主要照顾者、门诊患者甚至犯罪者中都保持着良好的信效度，因而，可用于测量不同人群的灵性健康。但该量表仅测评两个维度，即个体与宗教的关系及人生意义，缺乏其他四个层面的测评，故其测评结果尚不可代表个体灵性健康水平。且其宗教安适维度下的条目制定以基督教文化为基础，可能不适合非基督教徒使用。

（2）灵性安适问卷。灵性安适问卷（Spiritual Well- Being Ques-tionnaire，SWBQ）由 Gomez 等研发，包含个人领域、社会领域、环境领域、超越领域 4 个维度，每个维度包含 5 个条目，共 20 个条目，采用 Likert 5 点式评分（1~5 分），问卷的 Cronbach's a（克隆巴赫）系数为 0.89。该量表测评的内容较 SWBS 更广，仅缺乏对人生意义及超越逆境的评估，且其经过不同人群的检验，适合各类人群使用。然而，与 SWBS 一样，该量表是以基督教文化为灵性健康指标，超越领域维度在适用人群中仍存在局限。

（3）欧洲癌症研究与治疗组织患者生命质量——灵性健康量表。欧洲癌症研究与治疗组织患者生命质量——灵性健康量表（European Organisation for Research and Treatment for Cancer Quality of Life Questionnaire.spiritual well-being 32，EORTC QLQ-SWB32），由欧洲癌症研究和治疗组研制，最初共36个条目，课题组在不同文化背景中应用和改进后，保留32个条目，可用于独立评估癌症患者的灵性健康。

（4）JAREI灵性安适量表。JAREI灵性安适量表（JAREL Spiritual Well- Being Scale）由Hungelmann等研发，包含信仰/信念、生命/自我责任及生命满意/自我实现3个维度，旨在测量个体与至高者、他人与自己之间的和谐与关联，以及个人与时间之间的和谐与联系。该量表共21个条目，采用Likert 6等级评分（由"非常不同意"到"非常同意"分别赋1~6分），采取自评方式。该量表特别之处在于强调时间（过去、现在、未来）状态下的灵性健康，更符合灵性的动态发展特性。但缺乏对与自然关系和超越逆境维度的测评，且个别条目对灵性概念较为陌生的我国人群较难以回答，如"我生病时缺少灵性关怀"。

（5）灵性评估量表。灵性评估量表（Spirituality Assessment Scale，SAS）由Howden研发，包含生命意义与目的、内在力量、与万物的互动关系、超越4个维度，共28个条目，被试者可从"非常同意"到"非常不同意"的6个等级选项中选择符合自己的选项。量表Cronbach's a系数为0. 916，采取自评方式。该量表在护理本科生和研究生群体中显示出良好的信度，但有些条目稍显抽象或表述较为宏观，不易回答；在设计时有意避开宗教问题，使无宗教信仰者也能回答。

（6）灵性健康评估量表。灵性健康评估量表（Spiritual Health Assess-ment Scale，SHAS）由Gaur等研发，包括自我发展、自我实现以及自我觉知3个维度。该量表共21个条目，各维度均含7个条目，采用Likert 5点式评分方式（1~5分）。其中，自我发展强调个体分析应用道德价值观于其思维与行动中，自我实现指个体对自我与自我价值关系的认识，自我觉知指对自我灵魂或灵性的认识。量表Cronbach's a系数为0.82，重测信度为0.81。该量表仅在老年人群体中检验，缺乏大样本检验，且在测评内容上仅涉及自我关系及人生意义。

（7）慢性病治疗功能评估量表——灵性子量表。慢性病治疗功能评估量表——灵性子量表（Func-tional Assessment of Chronic Ilness Therapy-Spiritual Well-being Scale, FACIT-Sp）是慢性病治疗功能评估量表的1个子量表（其他子量表分别为身体健康、社会家庭健康、情感健康和功能健康）。FAC-IT-Sp包括安宁、意义和信念3个维度，共12个条目，为Likert 5点自评式量表（0~4分）。该量表强调个体与自我的关系、个体与信仰的关系以及人生意义。量表各维度的Cronbach's a系数为0.81~0.88，量表内部一致性信度良好。该量表运用广泛，被翻译为15种不同语言版本，用于探讨灵性健康与整体健康和疾病转归的关系研究。但该量表条目内容多设置在患病情景中，适用于患者群体，对其他人群的测评可能会有所偏移。

（8）灵性健康清单。灵性健康清单（Spiritual Health Inventory，SHI）由 Korinek 等研发，测评内容包括个体与自我、他人、自然、信仰的关系。SHI 包含灵性体验、灵性控制点和灵性安适 3 个维度，28 个条目，为 Likert 5 点自评式量表（1~5 分）。该量表与 JAREL 灵性安适量表同样存在对灵性概念陌生人难以回答的问题。

（9）灵性量表。灵性量表（Spirituality Scale，SS）由 De-laney 研制，包括自我发觉、人际关系和自我意识 3 个维度，共 23 个条目，为 Likert 6 点式自评量表（1~6 分）。自我发觉是指个体对自我内在的沉思，并寻求生命意义与目的；人际关系指基于对所有生命的尊重以及敬畏，并能与其完全联结；自我意识指对自然深沉的敬畏，并能与之完全联结。该量表 Cronbach's a 系数为 0.94，各维度 Cronbach's a 系数为 0.81~0.94，两周后重测信度为 0.84。该量表测评范围较广，仅缺乏超越困境维度。与 JAREL 灵性安适量表和 SHI 一样，条目中包含"spirit"字样的表述对中国人相对难以回答。

（10）灵性健康量表 2011。灵性健康量表 2011（Spiritual Health Scale 2011，SHS 2011）由 Dhar 等研制，包含自我发展、自我实现以及超越 3 个维度，共 114 个条目，为 Likert 5 点式自评量表（1~5 分）。其中，自我发展是指个体用更宽广的观点以及艺术修养来指导自己的思维和行为，自我实现是指个体意识到并从生命意义及目的角度回应外界状态、事件、人们以及环境，超越被定义为个体内在快乐并将自己视为超存在的一部分。该量表被应用于城市受过教育的成年人群体，具有较好的结构效度和重测信度。在目前现存量表中，SHS 是第一个未涉及宗教和文化差异的量表，可被普遍使用。但该量表条目过多，被测评者较难以持续回答，完成一份测试耗时过长，且避免了宗教类问题。

（11）自主灵性评估量表。自主灵性评估量表（Independent Spirituality Assessment Scale，ISAS）由 Rojas 研发，包含内在层面、人际层面、超个人层面以及思维行为 4 个模块，共 39 个条目，为 Likert 7 点式量表（"0"代表不同意，"6"代表极致同意）。其中，内在层面指个体内在的想法、感觉及价值观等，是个体的内在世界，是自我反思及个体与自我的关系；人际层面指个体在灵性层面与他人、伴侣、团体甚至更大的组织机构间的多元互动；超个人层面指个体与至高力量、神或者终极力量的关系；思维行为指个体努力维持世界观与生活方式的一致性。该量表内部一致信度为 0.88，重测信度为 0.93，但缺乏测评与自然、信仰的关系和人生意义，且各维度的条目数分布不均——自我关系维度所占条目近过半，而超越逆境的条目仅 3 个，如此得出的结果与真实的灵性健康水平存在一定差异。

2. 国内相关测量工具

（1）灵性健康量表（简版）。由我国台湾学者萧雅竹等以护生为样本构建出的灵性健康量表，包括与人缔结、活出意义、超越逆境、宗教寄托和明己心性 5 个维度。其中，与人缔结被定义为认同他人存在的意义和价值，重视并致力于人际关系的营造；活出意义指了解自己存在的目的、意义与价值，通过不同作为来展现属于自己的生命意义；超越逆境是指遭遇挫折时以面对、接纳、转念以及寻求协助等方式激发个人潜能，获得自我成长；宗教寄托是指个体对宗教信仰的认同以及仰赖程度，希望从信仰以及宗教活动中得到心灵的寄托和庇佑，让自己平安顺遂；明己心性是指了解、接纳与欣赏自己，与己为友，完成自己的任务。该量表的原始版本为灵性健康量表，共47题，为5等级评分（1~5分），内在一致性为0.93，2012年被应用到探讨灵性学习方案对护生灵性健康与实习压力的影响研究中。有学者针对特定人群对该量表进行修改用以评估各类人群的灵性健康，如李昱平以高中生为对象将此量表修订为包括与人缔结、亲情支持、活出意义、自我超越和宗教寄托5个维度；陈慧姿以高中教师为对象修订为与人缔结、感怀自然、活出意义、自我超越和宗教寄托5个维度。2013年，有人制定成共24题的灵性健康量表（简版），Cronbach's a系数为0.93。该量表运用较为成熟，并被不断优化。同时，该量表在研制时考虑到了灵性的动态发展性，包含对过去、现在、未来的思考，但缺乏对自然的思考。

（2）老年人灵性评估指标。由许雅文针对老年人制定的老年人灵性评估指标，包括生命意义、与自己的关系、与家人的关系、与朋友及身边人的关系、与环境的关系5个维度。其中，生命意义指对生命意义的认识；与自己的关系是指对自己的认识，对过去的肯定，在身体上和心理上的自我关怀与照料；与家人的关系指与家人之间的亲情感，与家人相互关怀、相互欣赏；与朋友及身边人的关系指与朋友、身边人相互欣赏和相互支持；与环境的关系是指对周围环境的适应，包括室内环境和室外环境。该量表共30个条目，各维度包含6个条目，为Likert 5点式自评量表（1~5分），Cronbach's a系数为0.839，但许多条目仅适用于老年人群体。

（3）中文版慢性疾病治疗功能评估——灵性量表（FACIF-Sp-12）。中文版慢性疾病治疗功能评估——灵性量表是由刘翔宇等科研工作者汉化的，包括平和、意义和信念3个维度，共12个条目，为Likert 5级（0~4分）自评式量表。其中，灵性健康低等水平是小于24分，中等水平是24~35分，高等水平是≥36分。刘翔宇等对275例癌症患者进行问卷调查，经检测，其内容效度值是0.90，Cronbach's a系数是0.831，可以作为中国癌症患者灵性健康与生活质量的测评工具。

灵性健康评估的范围较广，形式多元，经历了自由式访谈、半结构式访谈量表评估法。目前，国际上使用较为普遍的是以下四种量表：灵性健康量表（SWBS）、灵性健康问卷（SWBQ）、欧洲癌症研究与治疗组织患者生命质量——灵性健康量表（EORCT QLQ-SWB32）、慢性病治疗功能评估——灵性量表（FACIT-Sp）。其中，灵性健康量表和灵性健康问卷两个量表注重个体与神灵的连接以及对人生的感觉，侧重于宗教信仰的评价，缺乏个体与外界的连接和追求超越层面的测量；且由于中国大陆地区癌症患者有宗教信仰者较少，所以，此种量表可能不完全适用于中国大陆地区癌症患者。欧洲跨文化癌症患者生命质量——灵性健康量表的开发过程经过国际性的可靠性与有效性验证，在不同文化背景下灵性健康的评估也有很好的适用性。我国学者孙向红等将其汉化修订后保留27个条目，并运用于晚期癌症患者，信效度良好。慢性病治疗功能评估——灵性量表将灵性与宗教脱离开来，更加注重评估患者对待疾病、自己、他人和人生的看法；且该量表条目内容清晰，容易理解，普适性较高，已被广泛应用于癌症患者灵性健康状况和生活质量评估。刘翔宇中文版慢性疾病治疗功能评估——灵性量表具有较好的信度和效度，可以作为我国癌症患者灵性健康状况的测评工具。

二、灵性需求测量工具

近年来，国内外对灵性研究越来越重视，并开展了广泛的灵性需求相关研究，不断研发出多种关于灵性需求的测量工具。其中，最主要、最常用的测量工具包括灵性需求量表、患者灵性需求评估量表、灵性需求目录、灵性需求问卷等。

（一）灵性需求量表

灵性需求量表（Spiritual Needs Scale，SNS）是2008年由韩国学者Yong等研发的，包括26个条目，5个维度：爱与联系、与上帝的关系、意义与目的、希望与平静、接受死亡。该量表对患者的宗教信仰无限制，可用于无论是否有特定宗教信仰患者的灵性需求评估，并具有良好信效度。成琴琴等将英文版的灵性需求量表进行汉化，为了更适应我国传统文化特征，修订了相关条目，最终形成包括23个条目、5个维度（爱与联系、希望与平和、意义与目的、与超自然的关系、接受死亡）的中文版量表，并将其用于我国癌症患者，证明其具有良好信效度，是我国癌症患者灵性需求评估最常用的工具。由于该量表符合我国文化背景，设计合理，易于调研，且本研究的研究对象是乳腺癌患者，因此，采用该量表作为灵性需求的测量工具。

（二）患者灵性需求评估量表

患者灵性需求评估量表（Spiritual Needs Assessment for Patients, SNAP）是Sharma等于2012年在美国编制的灵性需求测量工具，能评估患者社会心理、宗教和灵性三个方面的需求，共23个条目，测试对象包括亚裔、西班牙裔等多个不同文化背景的患者。该量表已被Astrow等翻译为中文版（繁体版），用于评估生活在纽约的中国患者对灵性方面的需求水平，信效度良好。

（三）灵性需求目录

灵性需求目录（Spiritual Needs Inventory，SNI）是 2006 年 Hermann 基于马斯洛需要层次理论，通过对 19 例临终患者的质性研究而编制的，包含宗教、外表、灵感、灵性活动、团体五个方面需求的测量工具，共 17 个条目。此量表被证明也可用于癌症患者照顾者对灵性方面的需求研究，但目前尚未见该量表中文版的报道。

（四）灵性需求问卷

灵性需求问卷（Spiritual Needs Questionnaire，SpNQ）由德国学者 Büssing 等编制，包括宗教需求、内在平静需求、存在需求和积极给予需求 4 个维度，共 19 个条目。该量表主要在德国患者中应用。2013 年，上海某医院的医生完成了该量表的汉化工作，并在 168 例慢性病患者中得到验证，但目前在国内应用较少。

三、护士灵性照护能力相关评价工具

（一）护士灵性照护态度和认知评价工具

1.护士提供灵性照顾观念量表

护士提供灵性照顾观念量表（Nurses' Perspectives Toward Providing Spiritual Care，SCPSR）由 Taylor 等于 1994 年开发，用以衡量护士对在临床工作中提供灵性护理服务的积极态度与看法。该问卷共有 10 个条目，采纳 Likert 5 级评分办法——从"特别赞同"到"特别不赞同"分别赋值 1~5 分，共分为 10~50 分，分数越高，表明护士对灵性照护服务态度就更积极。该问卷的 Cronbach's α 系数为 0.82。O'Shea 等对儿童医院多名儿科护士所进行的干预研究中采用了该问卷，实施干预前 Cronbach's α 系数分别为 0.81、0.82。该问卷目前在国内没有被翻译和使用，在制定时具有样本选取上的限制性。

2.灵性和灵性照顾评定量表

灵性和灵性照顾评定量表（Spirituality And Spiritual Care Rating Scale，SSCRS），由 Mc Sherry 等于 2002 年开发，用以衡量护士怎样对待灵性服务与灵性护理工作。量表共 17 个条目，分为 4 个维度，使用 Likert 5 级评分方法——由"相当不同意"到"相当同意"赋值 1~5 分，分数越高，说明护士对灵性或灵性护理的认知就越好。量表的 Cronbach's α 系数为 0.64。目前尚未发现该量表在临床中被使用，但未来研究可尝试在护士群体中对该量表进行翻译与应用。

3. 灵性照顾量表

灵性照顾量表（Spiritual Care Giving Scale，SCGS）由 Tiew 等于 2012 年编制，用以衡量护生或护士对灵性与灵性护理的认知水平。中文版灵性照顾量表（Chinese Spiritual Care Giving Scale，C-SCGS）由 Hu 等汉化。该量表共包括 34 个条目，分为 4 个维度，分别是灵性护理的属性、灵性和灵性护理的概念、灵性观念以及灵性和灵性护理价值观。该量表使用 Likert 6 级评分法，从"极度不赞同"到"极度赞同"分别赋值 1~6 分，总分越高，说明护士对灵性和灵性照顾的态度就越积极。各层次 Cronbach's α 系数为 0.836~0.941，折半信度系数为 0.893。C-SCCS 与 C-SCGS 的同时效度为 0.534。该量表重点评估了护士对灵性照护的认知，但未进一步评价其灵性照护能力的高低。所以，该测评量表适合于评价护士对灵性教育和灵性照护的认知，以及是否有利于开展灵性照护实践。Hu 等汉化的量表中尚未对可验证性因子进行分析，因此，该量表的推广与应用情况还需要进一步进行考证。

4. 学生灵性关怀调查

学生灵性关怀调查（Student Survey of Spiritual Care，SSSC）由 Meyer 于 2003 年开发，用于测试学生的灵性照顾感知能力。量表共包括 9 个条目，使用 Likert 6 级评分法，从"完全不同意"到"完全同意"依次赋值 1~6 分，得分越高，感知能力就越强。其 Cronbach's α 系数为 0.84。

5. 灵性照顾能力量表

Hodge 于 2007 年编制了灵性照顾能力量表（Spiritual Competence Scale，SCS）。Hodge 在前期文献调研基础上，开发了仅有 1 个维度、8 个条目的量表，Cronbach's α 系数为 0.923。但该量表重点测试对灵性照护能力的认知，尚未评价相应的专业知识与技术。原作者认为，分数的多少只能说明研究对象的价值理想是否适合进行灵性护理实践，而且应检验量表在护士群体中的适应性，所以，此量表目前暂未得到推广应用。

（二）护士灵性照护能力评价工具

1. 灵性照顾能力量表

英文版灵性照顾能力量表（Spiritual Care Competence Scale，SCCS）由学者 Van Leeuwen 等于 2009 年翻译并修订，用于衡量和评价护士灵性照护能力。量表共包括六个层面（对患者灵性的态度、专业发展和质量改进能力、评估和实施能力、转介能力、支持能力、沟通能力）共 27 个条目，并采取 Likert 5 级评分法——1 分代表"从来不"，5 分代表"总是"，总分是 27~135 分，得分越高，说明护士灵性照护能力越强。各维度 Cronbach's α 系数为 0.56~0.82。目前，灵性照顾能力量表的英文版已被翻译成包括汉语、挪威语、韩语、波斯语等在内的多种语言版本。国内学者韦迪等于 2017

年将其汉化成中文版。中文版量表共包含 6 个维度，与原量表维度一致。基于国内护理人员对条目内容的理解，中文版量表的条目数修改为 22 个，同样使用 Likert 5 级评分法，总分是 22~110 分，得分越高，说明护士的灵性照护能力越强，总分的 Cronbach's α 系数为 0.974，各维度 Cronbach's α 系数为 0.902~0.956，折半信度系数为 0.892，评定者间一致性信度为 0.93，平均量表水平的内容效度（S-CVI）为 0.98。该量表条目数适中，信度、效度较好且结构严谨，目前已被广泛使用。

2. 护士灵性照顾能力评估工具

Adib-Hajbaghery 等于 2016 年开发了护士灵性照顾能力评估工具（Assessment of the Nurses'Competencies in Spiritual Care，SANCSC），用以测评护士灵性照护能力。该量表共包括 32 个条目，5 个层次（灵性照护的评价和执行、人的价值、知识、态度及自身认同），使用 Likert 5 级评分法——1 分代表"从未"，5 分代表"总是"，总分为 32~160 分。量表的 Cronbach's α 系数为 0.941，内容效度为 0.87。该量表内涵比较接近临床实际，且便于护士理解，条目数适中，较容易获得客观实际的数据。但目前没有汉化，还需继续深入研究，以证实其有效性及其对不同临床护士群体灵性护理能力评价的适用性。

3. 姑息治疗灵性护理能力量表

Chen 等于 2016 年研制了姑息治疗灵性护理能力量表（the Palliative Care Spiritual Care Competency Scale，PCSCCS），总计 18 个条目，用于衡量接受安宁疗护教育的护士和护理人员在为患者实施灵性护理工作时所表现出的能力。但该量表仅在我国台湾地区采用繁体中文版本对护士进行过测试。Hu 等于 2019 年将 PCSCCS 转换为中文简版 PCSCCS-M。PCSCCS-M 量表分为 3 个层次（灵性关爱知能、灵性照护自身认知、灵性关怀照护），包含 17 个条目，均采用 Likert 4 级评分法。经测试，PCSCCS-M 量表的内容效度（S-CVI）以及各层次的 Cronbach's α 系数均大于 0.8，具有较高的可信度。但由于护士样本的局限性，并不能完全代表我国所有护士的看法，还需要通过逐步扩大样本量来开展进一步研究。

四、灵性健康的干预措施

（一）正念干预

1. 正念认知疗法

正念是指以特定方式关注当下，对当下的体验不加批判的思维模式。近年来，正念认知疗法被用于姑息治疗，并证实其是改善个体灵性健康的一种有效方法。相关研究表明，正念认知疗法可提升癌症患者的灵性健康水平。但目前相关研究还较少，结果可能缺乏推广性，未来还需进行更多研究，深入探索正念认知疗法对灵性健康的干预效果。

2. 正念减压疗法

正念减压疗法旨在引导患者专注于当下，并通过呼吸冥想、正念瑜伽、身体扫描等过程，更好地控制个体的情绪。相关研究表明，正念减压疗法可以有效增加患者的积极情绪，提升患者灵性健康水平。

（二）音乐疗法

音乐疗法是心理护理中常用的一种补充性、创造性和非药物性的艺术疗法，是患者非语言表达和交流的一种方式。音乐疗法的主要作用机制是，通过引起大脑边缘和副边缘结构活动的变化，刺激神经化学变化，激发情绪以及行为控制的其他方面来影响个人的情绪。音乐疗法主要包括三种：主动音乐疗法——由患者参与音乐的制作（例如唱歌或演奏乐器），被动音乐疗法——由治疗师指导患者聆听现场或录制的音乐，综合疗法——主动和被动疗法的同时运用。在癌症患者的治疗中，常用的音乐疗法主要包括音乐辅助放松和意象，以及歌曲和即兴创作。在护理干预中，音乐可用于促进精神支持，以满足临终患者的精神需求。

（三）尊严疗法

尊严疗法由 Chochinov 等根据对 50 名临终患者的质性访谈开发而来，指对临终患者及面临死亡的患者提供的一种精神关怀模式，以帮助患者认识和满足自身精神需求。尊严疗法的实施通常包括与患者提前沟通、向患者展示治疗大纲（如人生意义、人生成就等）、实施尊严疗法、进行转录和编辑四个步骤。

（四）意义疗法

意义疗法是指帮助患者从生活中感悟人生意义，积极面对疾病的一种心理治疗方法，在提高患者灵性健康和生命质量方面具有重要意义。Breitbart 等于 2010 年首先评估了以意义为中心的团体干预对提升晚期癌症患者灵性健康水平的有效性，并在此基础上探究了以意义为中心的个体干预对晚期癌症患者灵性健康的影响。以意义为中心的团体干预和个体干预均能够帮助癌症患者理解意义的存在，减轻负性情绪，提升灵性健康水平。但团体干预的持续效果是否优于个体干预，以及干预后的长期效果如何，还需进一步研究。

（五）瑜伽运动

瑜伽是指将冥想、呼吸和体位变化相结合，集有氧、力量、伸展运动为一体的综合性运动。相关研究结果显示，瑜伽运动能明显改善患者的灵性健康状况。周期性的瑜伽练习可以帮助癌症患者缓解紧张情绪，释放压力，促进内心平和。然而，由于目前瑜伽运动的干预对象以女性乳腺癌患者为主，可能限制了对其他癌症患者的普适性，因而，对癌症患者灵性健康的影响仍需要进一步探索。

（六）精神支持干预

精神支持干预旨在利用特殊原则和宗教／精神技术，使患者获得对自我、宇宙、事件和现象的非物质理解，并最终获得健康和成长。虽然多项研究已经证实精神支持干预可提高癌症患者灵性健康的有效性，但干预内容各不相同，且部分研究包含了少数宗教内容，因此，今后应结合我国文化背景，制订适合我国患者的精神支持干预措施。

（七）生命回顾疗法

生命回顾疗法是指一对一的访谈，以促进患者对过去经历的逐步回忆，对生活经历进行评估和重构，并从中找到生活的意义。其主要机制包括回忆、重新审视自己的生命、表达相关情感、承认冲突、解决旧问题、放弃观点和恢复和谐。癌症患者常面临生理功能减退的问题，由此产生的脆弱感和濒死感会促使他们回顾过去的生活经历。

（八）其他干预方法

我国学者吴燕等将120名中晚期癌症患者随机分为对照组和干预组，分别给予常规护理和以中医护理为中心的临床护理干预。干预主要包括疼痛护理（如给予疼痛舒缓小药包）、中医护理（如耳穴埋籽、穴位按摩）、灵性护理（如与患者回顾生命历程、信仰等）。结果显示，中医特色和灵性照护措施相结合的中医护理临床路径的实施，显著提高了癌症患者的生命质量和灵性健康状况。

第 三 篇

健康相关技术与实践

第十一章　健康监测技术与实践

第一节　健康监测概述

一、信息与数据

（一）信息

信息是音讯、消息或通信系统传输和处理的对象，泛指消息和信号的具体内容与意义。信息是对客观事物的反映，从本质上看，是对社会、自然界的事物特征、现象、本质及规律的描述。人通过获得、识别自然界和社会的不同信息来区别不同事物，从而认识和改造世界。信息的作用在于消除观察者在相应认识上的不确定性。信息作为一种特殊的资源，具有相应的使用价值，能够满足人们某些方面的需要。但信息的价值大小是相对的，取决于接收信息者的需求及对信息理解、认识和利用的能力。

（二）数据

数据是指对客观事件进行记录并可以鉴别的符号，是对客观事物的性质、状态及相互关系等进行记载的物理符号或这些物理符号的组合。数据是对客观事物的真实反映，不掺杂任何主观因素，可以是符号、文字、数字、语音、图像、视频等，也可以是计算机代码。

（三）信息与数据的关系

信息与数据既有联系，又有区别：数据是信息的表现形式和载体，而信息是数据的内涵，二者是形与质的关系；信息加载于数据之上，依赖数据来表达；数据是符号，是物理性的；信息是加工处理之后得到并对决策产生影响的数据，是逻辑性和观念性的。数据本身没有意义，只有对实体行为产生影响时才成为信息。人们通过对数据背景的解读来获取信息。数据转化为信息的过程，可以用公式"数据＋背景＝信息"表示。

（四）信息的主要特点

1. 依附性

物质是具体、实在的资源，而信息是抽象、无形的资源，信息必须依附于物质载体，并只有具备一定能量的载体才能传递信息。信息不能脱离物质和能量而独立存在，如新闻信息离开具有一定时空背景的事实及语言文字、报纸，就无法体现出来。

2. 可传递性和可共享性

信息具有可传递性，这是信息的本质特征。人们通过信息传递，实现信息共享。信息传播的面积越广，使用信息的人越多，信息的价值和作用会越大。信息传递的方式很多，如口头语言、肢体语言、文字、电信号等。信息越具有科学性和社会规范，就越具有可共享性。健康信息的可共享性很强，是所有人都需要的信息。

3. 可浓缩性

人们对信息进行加工、整理、概括、归纳就可使之精练，从而浓缩信息，如总结报告、议案、新闻报道、经验、教材、论文等都属于浓缩的信息。

4. 再生性和可储存性

物质和能量资源只要使用就会减少，而信息在使用中却不断再生，永远不会耗尽。当今世界，一方面是能源危机、水源危机，另一方面却是信息"爆炸"。信息永远都在产生、更新、演变，是取之不尽、用之不竭的智慧源泉，是人类社会与自然界不可或缺的可再生资源。信息可以储存，以备他日或他人使用。储存信息的手段多种多样，如人脑、电脑、光盘、云空间、印刷、录像、拍照、录音等。

5. 可预测性

信息能反映出事物的发展趋势。例如，根据新型冠状病毒变异的信息，预测疫苗的有效性和对人群的保护效果。已知信息经过人的分析和处理，往往会产生新的信息，使信息得到增值。

6. 有效性和无效性

接受者需要的信息为有效信息，反之则为无效信息。信息具有对此人有效、对他人可能无效的特点。随着事物的发展与变化，信息的可利用价值也会相应地发生变化，若失去使用价值，就变成无效信息了。新闻信息主要以时效、新颖、显著、接近、趣味等满足受众的普遍需要，从而获得有效性，这就要求人们必须及时获取信息、利用信息，这样才能体现信息的价值。

（五）信息的类型

信息可以从不同角度进行分类：按重要性程度可分为战略信息、战术信息和作业信息，按应用领域可分为管理信息、社会信息、科技信息和军事信息，按加工顺序可分为一次信息、二次信息和三次信息等，按反映形式可分为数字信息、图像信息和声音信息等，按性质和层次可分为语法信息、语义信息和语用信息，按观察过程可分为实在信息、先验信息和实得信息，按作用可分为有用信息、辅助信息、无用信息和有害信息，按传递方向可分为前馈信息和反馈信息。

二、健康信息

健康信息是指与人的健康相关的各类信息，包括人口学特征、健康体检、生活行为方式和医疗卫生服务等信息，是与健康管理相关的各种数据、指令和知识的总称。

从广义上讲，健康信息涉及自然、社会各个方面，包括社会政治、经济、文化、人口、环境等宏观信息，也包括医疗卫生、社会保障、医疗保险、金融系统等领域信息。在健康领域，可将健康信息归为三类：第一类是指与人的健康直接相关的信息，如体温、血压、呼吸、脉搏等，也是健康信息中最核心的部分；第二类是指能够被卫生行政管理部门利用的信息，这些信息不会具体到某个人，相对而言是一个群体的健康信息，卫生管理部门根据这些信息作出相应的行政决策；第三类是与每次健康信息都相关的财务信息，财务信息虽然不能很直观地体现健康的数据，但却是一个国家衡量卫生服务水平不可缺少的指标，也是健康信息管理过程中重要的一部分。

（一）健康信息的特点

健康信息除了具有信息的基本特点外，还包括以下三个特点。

1. 复杂性

与人的健康相关的信息众多，凡是人的身体、心理、社会适应等方面影响健康的信息都是健康信息，既包括个体或全体的生理、心理、社会、家庭等各方面的信息，也包括社会政治、经济、文化、人口、环境等方面的信息，信息量较多，内容庞杂，分类困难。

2. 困难性

健康信息分布范围广，数量大。健康信息有的较易获得，但大多数较难获取，有时要靠发掘挖取。人不是机器，获取的大量信息也不一定都是全面和真实的，这就是健康信息获取的困难性。

3. 不精确性

健康信息往往不太精确，在判断和处理上也比较困难，需要健康管理人员高超的技术和丰富的经验；同时对被管理者的一些健康状况也难以客观评判，难以作出定量标准。

（二）健康信息的主要内容

健康管理相关信息主要来自健康监测、健康评估、健康指导与干预措施、随访记录等。健康体检表、体检结果、体检报告、病历记录和疾病管理随访表都是最为重要的健康管理信息来源。

健康信息内容丰富，从健康的内涵来看，对个体和群体身体、心理、社会适应等产生影响的信息都是健康信息。健康信息大致可以分为两大部分：一是健康管理服务的环境和资源信息，二是实施健康管理服务中采集利用的与个体因素相关的信息。

1. 环境和资源信息

（1）社区环境信息。①人口状况：人口总数及年龄与性别构成，人口的迁移与流动等；②经济状况：当地工农业生产总值，财政收入与支出，人均收入水平及收入差别，主要收入来源等；③文化观念：居民的受教育程度，当地的风俗习惯，居民对健康与疾病的看法及对各种卫生服务的认识与态度等；④社会环境：当地婚姻状况、家庭结构及成员关系，社会支持系统状况，行政区划、学校及其他组织状况，以及政府对卫生工作的支持与社会技术资源（如电力供应、通信设施等）状况等；⑤自然环境：当地地理特征与气候状况，住房、供水源、食物可得性，排泄物处理设施等；⑥科技环境：医学及相关科学与技术的发展动态等，远程辅助医学诊断与远程医学教育信息管理等，药品、制剂、器械、新技术、新方法等；⑦政策环境：卫生政策、法规及改革方针，财务、工商、物价管理等。

（2）居民健康状况信息。（1）总体健康：总死亡率、婴儿死亡率、孕产妇死亡率、期望寿命等；②身体健康：传染病、地方病、职业病及癌症、心脑血管疾病等的发病（患病）与死亡情况等；③心理健康：主要精神疾病（紧张、抑郁症等）的患病情况等；④社会健康：社会交往与人际关系障碍情况以及社会适应能力等。

（3）居民卫生行为信息。①吸烟行为：吸烟总人数及其人群分布，以及吸烟量大小、开始吸烟的年龄、吸烟时间长短等；②饮酒行为：饮酒人数与分布，饮酒量与频度，饮酒起始年龄与时间长短等；③饮食习惯：居民的主食品种、口味，以及偏食和烟熏等食品的摄入情况等；④吸毒与性乱：有无吸毒现象存在，有无同性恋、性关系混乱、商业性性服务等现象的存在等；⑤就医行为：居民计划免疫、妇幼保健等服务的接受与参与程度，居民生病后就医的及时程度及对医嘱的依从性大小等。

（4）卫生资源信息。①人力资源：卫生人员的数量与种类、年龄结构、专业分布与构成等；②

经费资源：财政拨款、专项建设费用、业务收入及各项支出等；③物质资源：药房、诊所、病房等的数量、状况与分布等，药品的供应情况，诊疗仪器、床位、交通工具等的数量、完好状况与利用率等；④信息资源：书籍与手册，记录与报告，社区调查研究资料等的拥有量、质量与利用率等。

（5）卫生服务信息。①医疗服务：不同地区、不同层次提供的医疗服务种类、数量和质量等；②预防服务：计划免疫、健康教育、改水改厕等的开展情况；③保健服务：孕产妇系统管理、妇女常见病防治及儿童生长发育监测工作情况；④康复服务：残疾人的治疗、设施提供及社区康复工作开展情况等。

（6）卫生产出信息。①效率与效果：不同健康管理服务机构所提供的卫生服务数量与质量，各类卫生服务的成本、效益大小等；②公平性：不同人群对卫生服务的利用情况等；③满意度：居民对卫生服务的满意度状况、意见和要求等。

（7）卫生管理信息。①目标计划：组织的功能、使命与目标，组织的规划与计划机制和过程等；②组织制度：组织的管理体制、制度等；③监督控制：上级对下级的技术与管理指导等。

2. 个体因素相关信息

（1）个人行为和生活方式。如吸烟、饮酒、体力活动情况等。

（2）环境因素。如经济收入、居住条件、家庭关系、工作环境、心理刺激等。

（3）生物遗传因素。如年龄、性别、种族、身高、体重等。

（4）医疗卫生服务。如有否定期健康检查、直肠镜检查、阴道涂片等，以及体检结果，如血压、血糖、血脂等实验检查。

（5）原有疾病史、生育史、家庭疾病史等。如有无原因不明的肛门出血、慢性支气管炎、肺气肿、糖尿病等，初婚年龄、妊娠年龄、生育胎数等，家庭中是否有人死于或患有心脏病、乳腺癌、糖尿病、自杀等。

（三）健康信息的作用

1. 信息是决策和计划的基础

制订决策与计划是管理中最重要的职能和任务，但科学的决策与计划必须以全面反映客观实际的信息为依据，从一定意义上说，决策的水平和质量取决于信息工作的水平和质量。如要制订"高血压疾病管理"工作年度计划，就必须以近几年高血压疾病管理服务工作开展情况为依据，结合来年可能发生的主客观因素的影响加以分析，然后才能作出计划。

2. 信息是控制和监督健康管理工作的依据

任何一项健康管理工作的完成，都或多或少会遇到一些意想不到的外部因素的干扰，使健康管理工作不可能完全按照预先的决策和计划实施，需要协调和控制，这就必须了解偏差和消除这种偏差，为此必须依靠信息的传递来实现。检查是一种管理职能，是实施控制的一个方法，其目的是衡量目前健康管理工作成绩，找出影响健康管理工作效能的因素，以期达到预定的目标。实际上，这是一种信息及反馈调节，检查就是要取得工作实际情况的信息，再加以衡量，从而促进健康管理工作。控制的基础是信息，一切信息传递都是为了控制，而任何控制又都需要通过信息反馈来实现，没有反馈，就无法实现控制。

3. 信息是评价系统实现目标的手段

决策与规划（计划）的制订需要以可靠、有效的信息为依据，为了实现规划（计划）的预期目标，必须对规划的执行过程进行科学管理，即实行监督和评价，这也必须有信息的支持。健康管理服务评价是总结计划实施后健康管理服务所取得的成效和工作经验，找出存在的问题，吸取教训，改进工作的系统工程。评价工作不仅是在健康管理服务计划完成之后进行，而且在计划实施过程中便已开始。通过评价工作，可以鉴定健康管理服务计划实施的进度、效果和效益，以及对控制疾病发生和促进个人健康所取得的影响与效果，并以此说明健康管理服务的合理性、价值和需要的程度。评价工作是计划的延续和发展，保证健康管理服务计划的实施得以顺利进行，同时对发现的问题、存在的矛盾以及失误、遗漏和不完善、不可行的内容，随时进行评价并予以修订和调整。

4. 信息是沟通系统内部和外部联系的纽带

为使系统内部各层次、各部门的活动协调，必须借助信息来实现上下左右的联系，沟通系统内部和外部各方面的情况——如果没有一个四通八达的信息网，就无法实现有效的管理。健康管理服务系统内部、部门与部门、科室与科室之间的联系都是靠信息传递来实现的：领导通过现场调查、听取汇报、召开会议等方法来与科室保持联系，科与科之间的工作关系是通过有关的规章制度如接诊、会诊等制度来实现（规章制度本身即是一种相对固定的信息）的，信息的传递则通过会诊通知、会诊意见书等形式来实现。

5. 信息是研究工作延续的保证

人类几千年文明史证明，今天的知识是前人劳动的成果，我们是在巨人的肩膀上腾飞的。目前，信息量随着时代的进步和科学技术的发展越来越大，以至达到了所谓"信息爆炸"的程度。随着信息科学的发展，加强对健康管理服务各种信息的管理已成为健康管理服务管理的一个重要组成部分。

三、健康管理信息化

信息化是指社会经济的发展从以物质与能源为经济结构的重心，向以信息为经济结构的重心转变的过程。信息化是以现代通信、网络、数据库技术等信息技术为基础，形成供特定人群生活、工作、学习、辅助决策等和人类息息相关的各种行为相结合的一种技术。使用该技术，可以极大地提高各种行为的效率，为推动人类社会进步提供极大的技术支持。信息化用作名词，通常指现代信息技术应用的形式化表达，如信息化的软硬件系统、信息化环境等；信息化用作形容词，常指对象或领域因信息技术的深入应用所达成的新形态或状态；信息化用作动词，常指应用信息技术和手段实现信息化的过程。

健康管理信息化是利用信息技术收集和管理个体健康数据，包括个体基本数据、行为方式数据、生理指标数据、体检检测指标数据、医疗服务数据、预防保健数据等各类与健康和疾病相关的数据，经过核查、整理形成健康档案，应用评估模型和智能化的信息技术进行分析与评估，获得与个体健康密切相关的健康信息，包括健康状况、危险因素、疾病与死亡风险，以健康风险评估为基础，形成个性化的健康干预计划与实施方案，持续进行健康管理与效果评估。

健康管理信息化实际上是个体化健康事务管理服务的信息化，建立在健康相关要素和信息化管理技术模式上，从社会、心理、环境、营养、运动的角度对每个人进行全面的健康保障服务，帮助和指导人们成功有效地把握与维护自身健康；并且通过提高健康信息资源的管理和利用水平，使人们更方便地获取健康服务信息，从而极大地促进人们的健康。要实现健康管理信息化，可先实现个人健康档案信息化，建立起动态的个人健康档案后，进行健康风险评估自动化，从而形成营养促进方案、自动化运动方案、自动化治疗方案等自动化的健康干预措施等。

1. 健康管理信息化的作用

（1）健康管理信息化能有效提高健康管理质量和效率。健康管理信息化使健康管理更加规范，建立完整的健康档案系统，按照数据收集、风险评估、健康干预、效果评价等系统性地完成健康管理循环。信息化手段能从更广的范围、更多的路径、更快的速度收集健康信息，能完成手工无法完成的大批量数据运算和智能算法的健康风险评估，对健康数据进行深度挖掘，为健康管理评估与干预提供强有力的支撑；能形成具体的健康干预计划与实施方案，实时评估干预效果并修正干预方案；能有效提高健康管理的工作效率，提高健康管理服务的科学性与规范性，服务更多人群。

（2）健康管理信息化能促进个人健康自我管理。健康管理信息化使健康管理的软硬件环境得到改善，面向大众的健康信息化产品大量出现，如电子血压计、信息化家用运动器械、运动手表、身体活动软件、营养 App 等。信息化技术的应用，使人们更方便获得大量的健康知识和技能。健康管理信息化的发展，为个人健康行为提供支持，提高健康信息资源的管理和利用水平，使人们更方便地获得健康服务信息，强化个体对健康信息的关注，增加行为变化的兴趣，提高行为改变的能力，全面促进个人健康自我管理能力与效果，从而促进健康。

2. 健康管理信息系统的功能

健康管理信息系统是按照健康管理服务流程定制开发的健康管理信息化人机系统。健康管理信息系统在健康档案基础上，运用各种技术方法，广泛收集个人健康信息，通过风险评估模型分析计算，评估出个人的健康状况与患病危险，并对个人的健康现状及发展趋势作出预测、警示，进而根据健康风险评估结果明确个人的疾病危险性及疾病危险因素，形成个人的健康干预计划和实施方案，并能获取干预数据，评估干预效果，提高健康管理的质量和效率。我国的健康管理信息系统研究较多，但成熟的应用系统并不多见。健康管理信息系统的主要功能如下。

（1）健康信息收集。健康管理信息系统中的个体健康信息主要来源于四个方面：①卫生服务记录信息：如社区卫生服务系统和医院信息系统的门诊记录，住院时间、住院诊断、住院期间的检查结果。可通过标准化的网络接口，从医院信息系统（Hospital Information System，HIS）、实验室管理信息系统（Laboratory Information Management System，LIS）、医学影像存档与通信系统（Picture Archiving and Communication Systems，PACS）或区域网络共享平台上自动获取。②体检信息：通过自动获取或批量导入在体检机构或健康管理机构进行的体检数据。③问卷数据收集：通过健康管理系统终端设备自动收集个体健康行为数据，也可运用网络进行远程在线填报，如运用可穿戴设备和移动信息技术将所采集的健康数据实时传至数据处理中心。④健康管理人员对健康信息的维护与更新：如健康管理师对管理对象的服务方式、管理内容及服务效果记录。

（2）健康风险评估。健康风险评估是对个人健康状况及未来患病或死亡风险的量化评估。健康管理信息系统中的风险评估信息化，是指计算机通过电子健康档案的医学检查指标和健康调查问卷信息，运用数学建模方法，对未来患某种疾病的概率进行量化，并确定风险等级显示给用户。健康风险评估是健康管理信息的重要功能，健康管理系统是建立在一系列健康风险评估模型基础上的——健康风险评估模型可分为运动、营养、心理、慢性病、整体健康状况等。

（3）健康干预。指主要针对健康人群、亚健康人群、疾病人群的健康危险因素进行全面监测、分析、评估、预测、干预和维护的全过程，目的在于引导人群建立健康的生活方式，纠正影响健康的不良行为，建立健康干预管理信息化，形成由被动治病到主动防病的观念转变。依托互联网技术，个人健康干预系统可以根据风险评估结果，自动为人群提供包含运动、饮食、心理等方面的建议方案，并广泛通过互联网开展健康宣教，同时提供在线健康管理等方面的服务。健康干预信息化一般包括计算机通过算法模型，自动根据个人过往健康数据提供健康促进方案和治疗推荐方案，并提供健康管理知识和技能，开展健康宣教；也包含运动、饮食、心理等方面的建议方案，并能够给出可执行的行动方案，提供网络、实时在线、电话、邮件等多种沟通渠道，指导健康管理活动，跟踪干预过程，记录健康干预信息，评估与反馈干预效果，及时修正干预方案。随着数据挖掘、人工智能等新技术的应用，自动健康促进方案就是在浩瀚的数据海洋中，通过新技术发掘出与健康相关的行为因素，利用经过大量健康实践已经定义好的健康促进方案规则库来自动生成相关的健康促进方案。

（4）健康数据管理。①形成健康档案：健康管理系统对个体和群体健康数据进行收集、更新与维护，将体检数据、健康问卷、诊疗记录、生活记录、营养膳食、体能消耗情况、心理状态、健康管理日志，按照以问题为向导的医疗记录方式形成健康档案，支持日常的健康管理工作。②统计分析：包括人员健康状态统计、危险因素统计分析、慢性病管理统计、健康管理工作数据质量统计等。通过对比历次数据，生成健康状况变化曲线，让健康管理人员能及时了解发展趋势，及时与管理对象沟通，指导并监督健康管理活动落实；同时提供灵活实用的人群健康信息管理与分析工具，将服务对象按照危险因素的个数、患病风险水平等方式进行分组，并为分组后产生的高风险服务对象制订健康管理处方，确定健康改善目标，通过短信、电子邮件等方式与服务对象及时沟通。

3. 健康管理信息化发展趋势

（1）向区域共享发展。信息的重要特征是共享性，共享的基础是网络化。随着互联网技术的发展与应用，信息传输和共享技术使不同类型的健康信息在不同地域、不同人群之间进行快速传输与共享，健康信息管理在无线网络、手机网络、有线网络之间无缝传输，达到真正意义上的信息三网合一，这样就保证了健康信息无处不在，快速共享。健康信息网络化必然促进信息标准的发展，并使信息标准日趋统一，如 HL7、DICOM、SNOMED、ICD 等国际医学信息标准的广泛应用。

（2）网络化向物联网发展。物联网是指通过射频识别（RFID）、蓝牙技术、红外感应器、全球定位系统、激光扫描器等信息传感设备，按约定的协议，把任何物品与互联网相连接，进行信息交换和通信，以实现对物品的智能化识别、定位、跟踪、监控和管理的一种网络。移动健康物联网中的"物"是对象，不仅包括信息化的设备，也包括健康管理人员、服务对象，还包括健康管理中的技术与方法，使所有对象都能通过网络进行充分的信息传递与交换，实时进行健康管理。健康管理信息在更大的范围内共享，成为当今健康管理信息化发展的主要趋势。区域化健康信息共享就是要发展跨区域的具备共享功能的电子健康档案。跨区域、跨平台个人电子健康档案将采用云平台和云计算技术，数据范围包括卫生机构、卫生行业和个人健康信息等。

（3）向便携移动化方向发展。家庭健康产品和可穿戴健康设备快速发展。可穿戴健康设备即直接穿戴在身上，或是整合到个体用户的衣服或配件上的一种便携式健康设备，能持续测量、监测健康状况，为健康管理提供数据支持。目前，可穿戴设备正以超出人们预期的速度发展，可穿戴健康设备众多，以数据采集与存储为主要功能，部分具备计算功能，可连接手机及各类终端，主流的产品形态包括以手腕为支撑的手表类（包括手表和腕带等产品），以脚为支撑的鞋类（包括鞋、袜子或者其他腿上佩戴产品），以头部为支撑的 Glass 类（包括眼镜、头盔、头带等），以及智能服装、书包、拐杖、配饰（戒指）等各类非主流产品形态。可穿戴设备不仅仅是一种硬件设备，还可以通过软件支持以及数据交互、云端交互来实现强大的功能。可穿戴健康设备的主要功能有以下几种：一是健身运动记录。如运动腕带、运动手表、运动鞋等，采集人体步行、跑步、跳跃等各类运动数据，通过运动数据，计算能量消耗。二是生理参数监测。如脉搏、心率、体温、血压、血氧、血糖、心电等。如可通过连续性基础体温采集和分析，跟踪女性生理周期健康并且精确预测其受孕概率，同时绘制健康曲线形成健康日志。三是预警与监控。通过生理参数监测和综合判断，实现异常指标预警功能，如对心率、血氧的监测，判断个体健康风险等级，及时救治。但可穿戴设备仍存在一系列问题：一是便携性、体适性问题；二是数据采集准确度问题，特别是无创血糖、血压等数据的准确度有待提升；三是数据采集连续性问题，主要是电池的续航时间有限，充电期间会产生一定的数据空白期；四是数据安全问题，大部分可穿戴设备与移动通信设备甚至网络连接，对个人健康数据和隐私泄露形成巨大安全风险；五是数据分析利用问题，可穿戴设备采集数据具有大数据时代的典型性和特殊性，如何分析、处理需要进一步研究。

（4）向智能化方向发展。健康数据来源广泛，数量巨大，增长迅速。大数据平台、云计算、移动互联网和物联网等新技术在未来将加快对各个行业的渗透，并将影响健康管理软硬件的技术发展趋势。智能化技术将广泛应用于健康数据收集、风险评估与预测、健康干预与效果评估全过程中，通过多维度、多形式、多方法的线上、线下数据采集设备、路径和场景，实现健康信息的集中化采集、即时性采集和专业性采集；通过采用云存储技术、人工智能、深度学习、模式识别、大数据挖掘等技术对海量数据进行处理，快速完成数据分析，有效提供危险因素的评估与风险预测，形成个体化的干预方案与可执行方案。在干预过程中实时监控，及时修正干预方案，持续评估干预效果，同时通过智能分析，挖掘新的健康知识，从而获得更加有效的健康管理方法。

第二节　信息收集

一、信息收集的内容

健康信息的获取是整个健康管理的关键步骤和基础。健康管理信息主要来源于卫生服务记录、健康体检记录、健康档案及问卷调查。

（一）卫生服务

卫生服务信息主要是指医疗服务信息，包括在医院和社区等医疗机构的就诊信息，如门诊记录、住院记录、医院体检等，以及与健康管理密切相关的高血压、糖尿病、肿瘤等慢病管理信息。卫生服务信息还包括出生医学登记、新生儿筛查、儿童健康体检、体弱儿管理等儿童保健信息，婚前保健检查、妇女普查、计划生育技术服务、孕产期保健、产前筛查与诊断等妇女保健信息，预防接种记录、传染病记录、寄生虫管理记录、职业病管理记录、农药中毒记录、行为危险因素监测记录等疾病控制信息。健康管理信息可从医院信息系统、疾病控制信息系统等相关的管理系统中自动获取和更新。

（二）健康体检

健康体检是健康管理的重要内容，也是目前健康管理最常见的应用模式。没有不舒服并不等于没有疾病，更不等于没有疾病在发展中。定期健康检查能使危险因子现形，进而及早采取必要措施和适当处理，不但可以维护健康，更能促进健康。体检设计原则是要相对全面，同时针对个体情况，具有个性化的体检组合。体检信息通常包括内科、外科、眼科、耳鼻喉科、妇科/男性科等一般物理体检，血常规、尿常规、肝功能、肾功能、血脂、血糖等检验结果，AFP、CEA、TGSF、CA125、TCT、PSA 等常规肿瘤标记物检测，胸部正位 DR 片、心电图、超声等影像学检查。根据需求，健康体检还提供全身肿瘤早期排查 PET/CT、遗传性疾病预测、BRCA1 和 BRCA2 等基因检测。健康管理可建立体检信息系统，也可从体检机构的体检管理系统中自动获取和更新信息。

（三）健康档案

健康档案是用来记录一个人一生生命体征的变化以及自身所从事过的与健康相关的一切行为与事件，内容主要由基本资料、以问题为中心的个人健康问题记录和以预防为导向的周期性健康检查记录组成。基本资料有人口学资料、健康行为资料、临床资料等；问题记录多采用以问题为导向的病案记录，由问题目录、采用 SOAP 格式描述的问题及病情流程表组成；周期性健康检查是运用格式化的健康筛检表格，针对不同年龄、性别进行的健康检查，如计划免疫、生长发育评估、健康教育和定期健康体检项目等。

健康档案是一个动态连续且全面的记录过程，通过其中详细而完整的健康记录，为人们提供全方位的健康服务。健康档案是提供一切服务的依据与健康管理重要的数据来源。电子化健康档案的研究与应用为健康管理数据的采集与获取提供了技术保障。

（四）健康问卷

健康问卷是健康管理信息收集的常用方法，是对健康管理信息的必要补充，分为常规健康问卷和特定主题健康问卷。特定主题的健康问卷要查阅相关文献，收集调查与主题相关的常见健康危险因素。常规的健康问卷包括以下内容：一是一般资料，包括姓名、性别、年龄、学历、职务称谓；二是一般健康状况，包括血压、脉搏、体重指数、平时主要不适症状、主要特点、伴随症状、发作时间、程度、性质、部位等；三是既往疾病史，包括既往疾病发现时间、诊疗情况、发展演变、目前情况，外伤、手术、过敏史情况记录等；四是家族史，特别是与现患疾病相关的家族疾病史；五是环境状况记录，包括生活环境状况、工作环境状况；六是生活方式状况记录，包括吸烟、饮酒、睡眠、应酬情况、工作压力状况等；七是运动情况记录，包括平时运动项目、运动方式、运动频度、运动强度等；八是饮食状况调查；九是心理及社会适应自测。

健康问卷可以采用传统的纸张问卷和面谈方式收集信息，目前更多采用现代信息技术和网络通信完成健康信息采集。

二、信息收集方法

健康管理服务信息可通过收集常规资料、问卷调查、个别访谈及健康体检等获得。

（一）常规资料的收集

常规资料是医疗、卫生、防疫、保健部门日常工作记录、报告卡和有目的的统计报表，包括两类：一类是日常工作记录和报告卡：一是医院日常工作记录和报告卡，如医院的门诊病历、住院病历，病理或其他医学检验记录等。这部分资料可在医院病案室或相应的科室及医学检验、影像诊断等部门获取。医院常规的报告卡分为传染病、职业病、地方病报告卡，除此之外，还有恶性肿瘤发病或死亡报告卡、出生报告卡和死亡报告单等。二是卫生防疫部门日常工作记录和报告卡，如疫情报告、死亡报告、出生资料、传染病发病资料、慢性病及肿瘤监测资料。三是其他部门的日常工作记录，如工业记录、学生保健记录、商业部门及气象部门的记录等。收集和使用上述三种资料时，要特别注意其完整性和正确性。因为这类记录和报告卡的填写者涉及很多人，这些人往往不固定，又是在一个相当长的时期内不断填写出来的，经常会出现重复、漏项、填写不清乃至错误，特别是报告卡最容易出现重复和填错。因此，对于常规资料要经常检查与核对，及时纠正错误，而不能等到大量积累后或面临分析时才核实纠正，届时为时已晚。另一类是定期归纳整理出来的统计报表。

来自医疗卫生单位和非医疗卫生单位两方面，是国家规定的报告制度，由医疗卫生机构和非医疗卫生机构将日常工作记录和报告卡定期整理逐级上报，有旬报、月报、季报、年报等。

（二）问卷调查

问卷调查是为了了解某种疾病或健康状况于特定时间、地区及人群中的分布，以及人群的某些特征与疾病或健康状态之间的联系和人群的健康水平，从而找出卫生防疫和保健方面应该开展的工作等。通过普查或抽样调查方法，对特定人群中患某种疾病或健康状况及有关因素的情况进行调查，从而描述该病或健康状况的分布及其与相关因素的关系（具体方法见本章第三部分）。在调查分析过程中，基本人口资料是不可缺少的，是计算诸如发病率、患病率、死亡率的分母。最常使用的人口资料是人口总数，即按性别、年龄、民族、职业、文化水平等特征分组的不同时期的人口数。在不同地区进行率的比较时，需要根据世界或中国的标准人口年龄构成，即各年龄组人口占总人口的百分比进行率的标准化。人口资料是由原始的卡片或登记表整理统计出来的。常规资料主要依靠户籍制度所得，一时性资料的典型来源就是人口普查。全国人口普查填写特别设计的人口普查登记表，户籍的人口统计则依靠户口卡片和生命统计资料，如出生、死产、活产、结婚和死亡等。

（三）访谈法

访谈法也称访问法，是指健康管理师通过有计划地与被管理对象进行口头交谈，以了解有关信息的一种方法。交谈有两种基本形式：一种是由健康管理师提问，被管理者根据要求回答；另一种是健康管理师与被管理者围绕专题进行讨论。访谈法有以下三种。

1. 面对面访谈

面对面访谈也称直接访谈，指访谈双方进行面对面的直接沟通来获取信息资料的访谈方式，是访谈调查中一种最常用的收集资料方法。在这种访谈中，健康管理师可以看到被管理者的表情、神态和动作，有助于了解更深层次的问题。

2. 电话访谈

电话访谈也称间接访谈，指不是交谈双方面对面坐在一起直接交流，而是健康管理师借助某种工具（电话）向被管理者收集有关资料。电话访谈可以减少人员来往的时间和费用，提高访谈效率。

3. 网上访谈

网上访谈是健康管理师与被管理者用文字而非语言进行交流的访谈方式。随着互联网的普及，在一些城市中，网上访谈也开始出现。网上访谈也像电话访谈一样属于间接访谈，具有电话访谈免去人员往返而节约人力和时间的优势，甚至比电话访谈更节约费用。另外，网上访谈是用书面语言进行的，以便于资料的收集和日后的分析。可以预见，这种访谈方式将会成为一种新的、日益为健康管理师重视的高效的谈话方式。

综上所述，由于访谈是一种社会交往过程，健康管理师只有在互动中与被管理者建立起相互信任、相互理解的关系，才能使被管理者愿意积极提供资料，这就需要健康管理师认真做好访谈前的准备工作：一是要选择适当的访谈方法，掌握与访谈内容有关的知识；二是要尽可能了解被访者的有关情况，并将访谈主题事先通知给访谈对象；三是要选好访谈的具体时间、地点和场合。

（四）健康体检

体格检查是医生运用自己的感官（眼、耳、鼻、手等）或借助于一定的检查工具（听诊器、叩诊锤等），了解接受体检者身体状况的一组最基本的检查方法。医生对被检者进行细致的观察和全面的体格检查后，根据结果提出对健康或疾病的临床判断，称为体检诊断。健康体检是健康管理信息来源的重要途径之一，有常规体检项目，也有特定的套餐体检项目。健康体检由不同临床科室的医师按体检表项目完成。

三、健康问卷、访谈记录的设计及应用

（一）健康问卷设计与应用

1. 选择问卷类型

问卷内容中问答的形式有三种：一是开放式，即调查者提出问题后，由应答者自由回答；二是封闭式，即所有可能的答案都由调查者在问题之后列出，由应答者从中挑选，而不能另做答案；三是混合式，即由上述两种方式混合而成，其结构常为先提出开放式的问题，然后是封闭式的问题。至于采用哪种类型来编写问卷项目，由设计者决定，没有什么指导原则供参考。不同类型的问卷各有优点和缺点。目前，电子计算机已广泛应用于多个领域，应用计算机处理调查资料时，封闭式问答就显示出良好的适用性。因此，封闭式问答表格已越来越多地为我国所采用，设计水平也逐渐提高，将会得到更加广泛的应用。

2. 问卷基本格式

问卷有一览表和个案调查表两种主要格式。一览表可填写多个调查对象，适用于项目较少的调查；个案调查表为一人表，适用于项目较多的调查。以下重点介绍个案调查表。个案调查表的结构由以下三部分组成。

（1）封面信。封面信是每份问卷前的一段话，其作用在于向被调查者介绍和说明调查者身份、调

查目的和意义，调查内容和有关信息，收回问卷的时间和方式，调查主办单位及其他信息（如澄清本次调查的保密性、匿名性和感谢性话语）等。一般为 200~300 字，且自成体系，是一封完整的书信。

（2）指导语。指导语是问卷的填写说明，是对具体概念、填写方法等的解释和说明——问卷比较简单、问题较明确时该部分也可以省略。多数情况下封面信与指导语合二为一。

（3）问卷主体。问卷主体由四部分组成：①问卷名称、编号：如"高血压危险因素调查问卷"。②一般项目或识别项目：如姓名、性别、出生日期、婚姻状况、民族、职业、工作单位、家庭住址等。③研究变量：这是问卷的核心部分，即问卷的主要内容。这部分内容围绕健康管理项目的目的来确定，有逻辑顺序地分类编写。如慢性病危险因素调查，由于许多疾病都与肥胖有一定关系，因此，身高和体重作为基本资料有时是必须测量的；其次是饮食结构、生活方式、遗传因素、超重和肥胖、精神因素、经济水平等，应根据这些危险因素确定相应的问题，如"你是否吸烟""你每天锻炼几小时"。④调查者签名和调查日期：这是责任部分，即成果由谁享有，责任由谁承担。

3. 编写问卷原则

需要的项目一个不能少，不需要的项目一个都不要。即每个问题都应与主题密切相关，不要包括那些无关的问题，否则不但会造成时间和精力的浪费，还可能扰乱被调查者的思路。语言要准确、简练，尽量通俗易懂；文字应浅显易懂，方便被不同知识水平的调查对象接受，尽量避免使用含糊不清的词语，同时应避免使用专业术语、俗语和缩写词等，并避免抽象式提问和双重装填——一个题目不能混杂两个甚至更多的问题，以免导致被调查者难以作出准确回答，如"你父母是否患有高血压""你是否吸烟、喝酒"。另外，还应避免诱导性的提问，因为这种提问会人为增加某种应答的概率，从而产生信息偏差，最好采用中性的提问，并尽量避免一些敏感问题，如收入来源、家庭经济状况、夫妻性生活等涉及伦理和个人隐私的问题。如确有必要，可采用专一的调查方法，如随机应答技术。题目数量还应适中——太多容易使被调查者产生逆反心理，太少则不能收集到足够的信息，一般以 15~20 分钟内完成为宜。

4. 使用问卷注意事项

一是必须伴有使用指导或工作手册，并严格按其中的要求和规定执行；二是写的字迹要工整、清楚，以免难以辨认；三是调查者要签名并注明调查日期。

5. 调查员准备

由于问卷调查常需要较多人参加，调查质量与调查人员关系很大。如新选一批人做调查员时，应对选中的调查员进行系统培训。培训的基本程序如下：首先由培训者讲解调查方法和要求，使学员逐项熟悉问卷表；其次是学员之间做模拟实习；再次是去现场观看培训者示范；再其次是学员两人一组，以健康人为对象做练习；最后是学员面对病人实习。在这个过程中，培训者应对调查员进行辅导、纠正和考核——不合格者予以淘汰，合格者参加工作。设计书附件中应写明调查操作指南。如果启用老调查员，也要对其就这次调查的方法及要求进行培训，但可免去基本素质的训练。

6.问卷质量监督措施

一是有明确的组织和分工，要落实到人；二是各级人员的工作规范书面化，以便工作者遵循，并作为考核的依据；三是建立工作日志及定期汇报检查制度；四是各项记录均应妥善保存备查。

（二）访谈记录设计与应用

1.访谈记录的种类

（1）结构性访谈。也称标准式访谈，要求有一定的步骤，由健康管理师按事先设计好的访谈调查提纲或表格依次向被管理者提问，并要求被管理者按规定标准回答。这种访谈严格按照预先拟定的计划进行，其最显著的特点是访谈提纲的标准化，可把访谈过程的随意性控制到最小限度，能比较完整地收集到所需要的资料。这类访谈有统一设计的调查表或访谈提纲，访谈内容已在计划中作了周密的安排。访谈计划通常包括访谈的具体程序、分类方式、问题、提问方式、记录表格等。由于结构性访谈采用共同的标准程序，信息指向明确，谈话误差小，故能以样本推断总体，便于对不同对象的回答进行比较与分析。这种访谈常用于正式和较大范围的调查，相当于面对面提问的问卷调查。一般来说，量的研究通常采用结构性访谈。

（2）非结构性访谈。也称自由式访谈，指事先不制订完整的调查问卷和详细的访谈提纲，也不规定标准的访谈程序，而是由健康管理师按一个粗线条的访谈提纲或某一个主题与被管理者交谈。这种访谈是访谈双方相对自由和随便的访谈，较有弹性，能根据健康管理师的需要灵活地转换话题，变换提问方式和顺序，追问重要线索。所以，这种访谈收集资料更加深入和丰富，心理咨询和治疗常采用这种非结构性的"深层访谈"。

（3）半结构性访谈。这是一种介于结构性访谈和非结构性访谈之间的访谈。在半结构性访谈中，有调查表或访谈提纲，并有结构性访谈的严谨和标准化题目，健康管理师虽然对访谈结构有一定的控制，但给被管理者留有较大的表达自己观点和意见的空间。健康管理师事先拟定的访谈提纲可以根据访谈的进程随时进行调整。在质的研究中，研究的初期多运用非结构性访谈，以了解被访者关注的问题和态度；随着研究的深入，逐渐进行半结构性访谈，对以前访谈中的重要问题和疑问作进一步的提问与追问。半结构性访谈兼有结构性访谈和非结构性访谈的优点，既可以避免结构性访谈缺乏灵活性、难以对问题作深入探讨等局限，同时也可避免非结构性访谈的费时费力难以作定量分析等缺陷。

2. 访谈的实施与技巧

访谈的实施与技巧包括以下几个方面。

（1）准备。①访谈地点应选择在安静无人的办公室、人口较少的家里或僻静的地方，如咖啡屋；②访谈时间为 1~2 小时；③较深入的访谈至少要三次；④用母语访谈；⑤准备后继访谈者要事先留下铺垫。

（2）建立合作关系。建立访谈双方良好关系应注意以下几点：①开门见山进行自我介绍；②可事先通知被访者，采用肯定约谈方式；③服饰应让被访者接受，入乡随俗，充分尊重被访者，创造友好气氛。

（3）控制谈话进行。提问要明确具体、通俗易懂，要适当控制话题方向，采用启发方式引导回答，适时插问，适当运用表情和动作，严格按计划进行访谈——不要随意离开主题并注意问题之间的衔接，结束访谈时应表示感谢，为下次可能开展的访谈工作留下良好的铺垫。

（4）记录访谈内容。一般当场记录应征得被访者同意，记录的内容要请被访者过目并核实签字，以免使谈话内容对其构成损害。当场记录也可用录音、录像的方法将谈话内容记录下来。事后记录的优点是不破坏交谈气氛，使访谈能自由顺利地进行；缺点是可能会因有些内容记不住或记不准而损失有用的资料。

（5）访谈提问。应注意以下几个细节：①敏感问题迂回谨慎；②内向被访者多问细节；③第一句话闲聊（国家大事、衣服、个人兴趣）；④多用开放型问题，少用封闭型问题（如你认为学校食堂收费合理吗）；⑤一句话问一个问题（如你认为生活中什么最重要）；⑥问题要具体，避免过于抽象（如你喜欢工作吗）；⑦追问不要在刚开始就频繁进行；⑧不要隐瞒自己的无知等。

（6）访谈中倾听。访谈中要积极倾听，接受地听，有情感地听，主动捕捉信息，注意本土概念，探询言语背后的含义。

（7）访谈中回应。回应包括认可、重复、重组、总结、自我暴露、鼓励对方。应避免的回应方式有论说式回应和评价式回应。

四、调查表的选用

（一）调查表的选择

在众多卫生服务记录表单中，健康体检表、行为危险因素调查表和疾病管理随访表是最为重要的健康管理信息来源，可根据健康管理个体需求选用合适的记录表开展调查。如果个体只是要求开展健康体检，则使用健康体检表；在此基础上，如果需要开展后续的健康管理，则需使用行为危险因素调查表收集行为危险因素相关信息；如发现患有某种慢病，则需结合疾病管理选用疾病管理随访表。

（二）信息收集流程

按照所选定的健康调查表逐项询问服务对象相关信息，信息收集流程如下：一是收集前准备。熟悉所要使用的健康信息调查表的每项内容，接受调查培训，并使用调查表进行预调查。二是明确调查对象。三是签署知情同意书。知情同意书要由被调查对象自主、自愿签署，调查员不得诱导胁迫。四是开始调查。通常以面对面直接询问的方式进行调查，按问卷各项目的顺序逐一询问记录，通常包括个人基本信息、生活方式信息、健康体检信息等内容。五是记录表审核。完成询问后初步核对调查结果，检查是否有漏问、漏填的项目，以及填写位置是否正确等。六是结束访谈。致谢，调查员签名并填写调查日期和联系电话等。七是保存资料。将调查表作好当日记录后保存在规定地方。

在信息化条件下，健康信息的收集可通过网页或应用程序进行，收集步骤与传统方式相似。

五、体格测量与评价

人体体格测量是评价健康状况的综合观察指标，常用指标有体重、身高、腰围、臀围、血压等，其中体重和身高测量对人体营养状况的评价尤为重要。

1. 体重与身高

（1）使用器材。身高选择符合国家标准生产的电子或机械身高计，目前常用的是复合式电子或机械身高体重计。使用前应校准零点，以标准刻度钢尺检查刻度是否准确，每米的误差不能大于 0.1 cm。体重选择符合国家标准生产的电子或机械体重秤，目前更多使用的是电子体重秤。电子体重秤具有读数方便和更轻便的优点，同时可以测量身体成分和身高。然而，目前的校准方法校准精度较低，示值误差偏差较大，在一定程度上降低了电子体重秤测量的准确度。

（2）测量方法。在测量体重时，应脱去鞋、帽和外衣，仅穿背心和短裤，在秤台中央站稳，保持身体平稳，显示数值稳定后读数，以千克为单位，保留小数点后一位，如 45.5 kg；测量身高时应空腹、脱鞋，只穿轻薄衣服，上肢自然下垂，足跟并拢，足尖分开成 60 度成立正姿势赤脚站在身高计的底板上，脚跟、骶骨部及两肩胛紧靠身高计的立柱上，身躯自然挺直，头部正直，两眼平视前方，耳屏上缘与眼眶下缘最低点呈水平，即"三点靠立柱，两点呈水平"，再移动身高计的水平板至被测量人的头顶，使其松紧度适当，然后读数，以厘米为单位，记录小数点后一位，如 175.5 cm。每次测量身高最好连续测两次——间隔 30 秒，两次测量的结果应大致相同，身高计的误差不得超过 0.5 cm。

（3）注意事项。身高的测量器材应置于平坦地面，水平滑板与头部接触时松紧要适度，被测者头顶的发辫要松开，发箍等饰物要取下。测体重时，电子秤空载，显示屏显示读数不为"0.0"，按一下"启动"键即可清"0"。每天使用杠杆秤前，均需进行校正。测量者每次读数前都要校对砝码质量。测量秤要置于平坦地面上，避免撞击、受潮，而被测者应站在秤台中央，上下动作要轻，保持身体平稳。测量体重的标准要统一，如测量前空腹，不能大量饮水，排空大小便，而且不要进行剧烈的身体活动；前后测量时间一致，穿着厚薄一致。

（4）评价方法。①年龄组别标准体重主要用于0~6岁儿童，以实测体重与同年龄组别标准体重进行比较，应在标准体重均值的两个标准差范围内或在第25~75百分位数范围。②身高组别体重主要用于0~6岁儿童，以实测体重与同身高组别标准体重进行比较，应在标准体重均值的两个标准差范围内或在第25~75百分位数范围。如达不到标准，则表示为消瘦，反映近期营养不佳。此指标对区分急性营养不良和慢性营养不良有较大意义。

（5）体质指数。体质指数是一种计算身高组别体重的指数，以及评价18岁以上成年人群体营养情况的常用指标，不仅对体型肥胖程度较为敏感，而且与皮褶厚度、上臂围等营养指标的相关性也较高。世界卫生组织对肥胖程度作了如下分类：$25.0 \leqslant BMI < 29.9$为超重，$BMI \geqslant 30$为肥胖——$30 \leqslant BMI < 34.9$为肥胖1级，$35 \leqslant BMI < 39.9$为肥胖2级，$BMI > 40$为肥胖3级。《中国成人超重和肥胖症预防控制指南（试用）》规定了中国成年人超重和肥胖的界限值：$BMI < 18.5$为体重过低，$18.5 \leqslant BMI < 24$为正常，$24 \leqslant BMI < 28$为超重，$BMI \geqslant 28$为肥胖。

2. 腰围和臀围

（1）使用器材。腰围和臀围的测量应使用符合国家标准生产、没有弹性、最小刻度为1 mm的软尺，而且使用前应先用标准钢尺校对，每米误差不超过0.1 cm。

（2）测量方法。①腰围：被测者站立，双脚分开25~ 30 cm，体重均匀分配，双手自然下垂，平稳呼吸，避免吸气；测量者用一个没有弹性、最小刻度为1 mm的软尺，在右侧腋中线髂骨上缘和第12肋骨下缘连线的中点——通常是腰部的最窄部位，沿水平方向围绕腹部一周，保持软尺各部分处于水平位置，紧贴而不压迫皮肤，在正常呼气末测量腰围的长度，测量值精确到0.1 cm，如83.5 cm。②臀围：被测者自然站立，臀部放松，自然呼吸。臀围测量常用的有两个部位，即臀部的最高点（最大围）和股骨大转子水平位。测量者将软尺置于臀部测量点，水平绕臀部一周进行测量。

（3）评价方法。腰围与腹部脂肪含量相关，是反映腹部脂肪分布最简单和实用的指标，对于中心型肥胖（又称腹型肥胖、向心型肥胖、内脏型肥胖、苹果型肥胖等）的判定具有重要意义。正常成人腰围的判定标准见表11-1，中国成人中心型肥胖的判定标准见表11-2。

表 11-1　正常成人腰围的判定标准

（单位：cm）

性别	WHO	亚洲	中国
男	＜ 94	＜ 90	＜ 85
女	＜ 80	＜ 80	＜ 80

表 11-2　中国成人中心型肥胖的判定标准

分类	性别	腰围值（cm）
中心型肥胖前期	男	85 ≤腰围值＜ 90
	女	80 ≤腰围值＜ 85
中心型肥胖	男	腰围值≥ 90
	女	腰围值≥ 85

腰臀比是评价腹型肥胖另一个常用的评价方法，腰臀比 = 腰围（cm）/ 臀围（cm），为最窄部位的腰围除以最宽部位的臀围。腰臀比男性 <0.9、女性 ＜ 0.8 为正常，而腰臀比男性≥ 0.9、女性≥ 0.8 为腹型肥胖。

（4）注意事项。①测腰围时，被测者姿势要正确，测量时平缓自然呼吸，不要收腹或挺腹；软尺松紧度要适宜，以对皮肤不产生明显压迫为度；②测臀围时，测量人员应严格控制软尺的松紧度，男性被测者只能穿短裤，女性被测者穿短裤、背心或短袖衫，而且不要有意识地挺腹或收腹。

3. 血压

（1）测量方法。在医护人员协助下，使用符合计量标准的水银柱血压计或通过国际标准认证的上臂式电子血压计进行测量。测量血压前 30 分钟避免剧烈运动、进食、喝含咖啡或茶的饮料、吸烟及服用影响血压的药物（用降压药治疗高血压患者除外），精神放松，排空膀胱，至少安静休息 5 分钟，测量时务必保持安静，不说话。被测者取坐位，最好坐靠背椅，裸露右上臂，肘部置于与心脏同一水平。特殊情况下，测量血压可取卧位或站立位——老年人、糖尿病患者及经常出现直立性低血压患者应测立位血压。而且应在卧位改为站立位两分钟后测量。无论被测者体位如何，血压计应放在心脏水平位置，而且至少测量两次，每次间隔两分钟，取两次读数的平均值记录。如果两次测量的收缩压或舒张压相差大于 5 mmHg，则应相隔两分钟后再次测量，然后取 3 次读数或后两次读数相近的结果的平均值。一般人左右两臂血压差异不大，但也有差异超过 20 mmHg 的——如果左右两侧血压差异超过 10 mmHg，应分别记录两侧的血压。

（2）评价方法。我国成人血压标准：低血压为收缩压＜90 mmHg 或舒张压＜60 mmHg，正常血压为 90 mmHg ≤收缩压＜120 mmHg 和 60 mmHg ≤舒张压＜80 mmHg，正常高值为 130 mmHg ≤收缩压＜140 mmHg 和 / 或 85 mmHg ≤舒张压 <90 mmHg，高血压为收缩压≥140 mmHg 和 / 或舒张压收缩压 >90 mmHg。

正常血压并不是保持在一个水平上的，而是因人而异、因时而异。一般来说，女性更年期前血压比同龄男性低，更年期后血压升高；男女性血压都随着年龄增长而升高，收缩压升高比舒张压显著；一年中冬天血压往往比夏天高，一天中上午 6~9 点血压最高，之后逐渐下降，夜间睡眠中血压降到最低点，差值可达到 40 mmHg，醒来后血压逐渐上升。

（3）注意事项。被测者测量前 30 分钟内应避免剧烈运动、进食、喝含咖啡或茶的饮料、吸烟及服用影响血压的药物（使用降压药物治疗的高血压患者除外），精神放松，排空膀胱，至少安静休息 5 分钟，测量时务必保持安静，不讲话。特殊情况下，测量血压时可以取卧位或站立位——老年人、糖尿病患者及出现体位性低血压情况者应加测站立位血压，而且应在卧位改为站立位后 1 分钟和 3 分钟时测量，测量结果与卧位血压比较，收缩压下降 20 mmHg 和 / 或舒张压下降 10 mmHg 为体位性低血压。一般人左右两臂的血压相差不大，多在 5~10 mmHg，但也有人两臂血压相差超过 20 mmHg，多因存在外周血管疾病。首次就诊时，应测量患者左右上臂血压，以后通常测量读数较高一侧。此外，在测量血压的同时，应测定脉率。

4.体温的测量与评估

（1）体温计种类。①玻璃水银柱体温计：玻璃水银柱体温计测量体温最准确，但存在读数较难和体温计容易破碎的缺点。②数字式电子体温计：数字式电子体温计由温度传感器、液晶显示器、纽扣电池、专用集成电路及其他电子元件组成，将体温以数字形式显示出来。其优点是测量快速、简单，读数清晰，携带方便，准确度高，误差小。使用时应及时更换电池，并避免碰撞、进水，以免电路受损而失灵。③红外线体温计：红外线体温计通过红外线数字式电子体温计来进行体温测量，与电子体温计相比测量速度更快、时间更短，可分为接触式和非接触式两种。接触式红外线体温计常见的有耳温计，只要一秒，就能从耳朵测得准确体温；非接触式红外线体温计最常见的是额温枪，只需将探头对准额头，按下测量按钮，仅需几秒就可得到测量数据，适合急重病患者、老人、婴幼儿及流动人员等的体温检测。

（2）玻璃水银柱体温计测量方法。①握紧体温计尾部，用力甩几下，将水银柱液面甩到35℃以下。②擦干腋下汗液，把体温计头部（内有水银的部位）夹于腋窝中心，嘱患者屈肘过对侧胸夹紧体温计（婴幼儿需大人协助），确保体温计和皮肤紧密接触，保持至少 5 分钟；也可将体温计放入口中或塞入肛门测量口腔温度和直肠温度。读取体温时，使刻度面转向读取者的眼睛并用手捻动，观察水银液面刻度。

（3）注意事项。①体温计使用前后应及时消毒，避免污染和交叉感染；②水银是有毒重金属，且玻璃易破碎，因此，使用玻璃水银柱体温计时应特别小心，注意保护儿童，以免造成危险；③婴幼儿及神志不清者禁用口测法；④使用口测法或腋测法时，测量前不能用热水漱口或用热毛巾擦拭腋部；⑤如有剧烈运动或活动，应休息 30 分钟后测量；⑥体温计附近不能放置冰袋、热水袋等。

（4）评估标准与临床意义。①使用玻璃水银柱体温计测量，正常人口腔温度为 36.3~37.2℃，腋下温度较口腔温度低 0.3~0.6℃，直肠温度较口腔温度高 0.3~0.5 ℃；②一天之中，2:00—5:00 体温最低，17:00—19:00 体温最高，但一天之内温差应小于 1℃；③女性体温一般较男性高 0.3 ℃左右，且女性经前体温升高，经期体温下降，排卵后、妊娠期体温会略升高。

体温高于正常上限，即发热，见于感染、创伤、肿瘤、抗原—抗体反应、内分泌代谢障碍疾病等。一般腋下温度超过 37 ℃或口腔温度超过 37.2℃为发热，一昼夜体温波动超过 1℃以上亦视为发热。以口腔温度为标准，一般分为低热 37.3~38℃，中度发热 38.1~39℃，高热 39.1~41 ℃，超过 41℃称为超高热。体温过低指体温低于正常下限，常见于休克、严重营养不良、甲状腺功能减退及在低温环境下暴露过久。

5.脉搏、心率的测量与评估

一般心率和脉搏次数（脉率）相同，为方便测量，在临床上常用脉率代替心率。

（1）测量方法。检查脉搏，一般多查桡动脉，在某些特殊情况下也可查颈动脉、股动脉、足背动脉等。检查者以食指、中指和环指指腹平放于被测者手腕桡动脉搏动处，压力大小以清楚触到脉搏为宜，计数 1 分钟，两侧均需触诊以作对比。

（2）注意事项。①诊脉前，被测者有剧烈活动或情绪激动时，应休息 20 ～ 30 分钟后再测；②不可用拇指诊脉，以防测量者拇指小动脉搏动与被测者脉搏相混淆；③为偏瘫患者测脉搏时，应选择健侧肢体；④如发现脉律不整齐，应同时测心率，并建议进行心电图检查以明确病因。

（3）评估标准与临床意义。①正常成人安静时的心率（脉率）为 60~100 次 / 分，有显著的个体差异：老年人呼吸偏慢，平均为 55~60 次 / 分；婴幼儿偏快，可达 130 次 / 分；正常人脉律规则，部分健康儿童、青少年可出现窦性心律不齐，表现为脉搏吸气时增快、呼气时减慢。正常人脉搏呈中等强度，且每次强度相等，但由于年龄、性别和体质等不同，存在较大的个体差异。②在成年人中，女性的心率一般比男性稍快；同一个体，在安静或睡眠时心率减慢，运动或情绪激动时心率加快；在某些药物或神经体液因素的影响下，心率会加快或减慢；经常进行体力劳动和体育锻炼的人，平时心率较慢。③成人安静时心率超过 100 次 / 分称为心动过速，低于 60 次 / 分称为心动过缓。心动过速或过缓以及心（脉）律不齐，应及早进行详细检查，以便针对病因进行治疗。

6. 呼吸的测量与评估

（1）测量方法。呼吸检查主要通过观察呼吸运动来测量与评估。①静息状态下观察被测者胸壁或腹壁的起伏，一吸一呼为一次，测 1 分钟计数；②危重患者呼吸微弱时，可将棉花纤维置于鼻孔前，观察棉花纤维被吹动次数，测 1 分钟计数。

（2）注意事项。要在环境安静、被测者情绪稳定时测量呼吸，而且在测量呼吸次数的同时，应注意观察被测者呼吸的节律、深浅度及气味等的变化。

（3）评估标准与临床意义。正常成人静息状态下，呼吸节律规整，深浅适度，频率为 16~20 次 / 分，呼吸与脉搏之比为 1:4；新生儿呼吸频率可达 44 次 / 分，随月龄增长而逐渐减慢。常见呼吸异常改变包括呼吸频率变化如呼吸过速（指呼吸频率超过 24 次 / 分）、呼吸过缓（指呼吸频率低于 12 次 / 分），呼吸深度变化如呼吸浅快、呼吸深快、呼吸深长等，呼吸节律变化如潮式呼吸、间停呼吸等。呼吸困难是一个常见的症状和体征，患者主观上感到空气不足，客观上表现为呼吸费力，体现为频率、深度、节律的异常。临床上，呼吸困难多见于心血管、呼吸或中枢神经系统疾病、电解质酸碱平衡失调等；也可见于非器质性病变，如神经官能症。

7. 毛细血管血糖的检测与评估

血糖检测是糖尿病患者健康管理的重要内容，常用仪器包括微量血糖仪和 24 小时动态血糖检测仪。一般应用微量血糖仪检测指尖血糖，进行糖尿病患者的血糖监测。目前，家庭用微量血糖仪具有准确性高、几乎无疼痛感、极小采血量、操作方便、便于携带、成本较低等特点。

（1）测量方法。①检查试纸的有效期，以及校正码是否与血糖仪的校正码相符；②清洁血糖仪；③用 75% 乙醇消毒采血部位——采血部位通常为指尖、足跟两侧等，水肿或感染的部位不宜采血；④插上试纸，等待采血部位的乙醇自然挥发，快速用采血笔刺入采血部位并移开，第一滴血用干净的棉签擦掉，并将用过的棉签扔进垃圾桶，等待自然流出足够的血样，将第二滴血置于试纸上指定区域（试纸大部分都是虹吸的），血样会被直接吸入；⑤数值出现后，记录检测结果，同时将用过的试纸、针头取出包好进行医学废物处理，并将采血笔帽消毒归位。

（2）注意事项。①采血时，要在出血最多时采集血样，如果血散开了或者试纸在外暴露过久，会影响测量结果的准确性；②测定结果的记录包括被测者姓名、测定日期、时间、结果、测量者签名等；③出现血糖异常结果时应当采取以下措施：重复检测一次，复查静脉血糖，通知医生采取必要的干预措施。

（3）评估标准与临床意义。目前，糖尿病诊断以静脉血糖检测结果为准，不能以微量血糖仪检测结果替代。指尖血糖测量数值一般低于静脉血糖数值。在只测量指尖血糖时，餐后两小时血糖 ≥ 11.1 mmol/L 为糖尿病，≥ 7.8 mmol/L 且 <11.1 mmol/L 为糖耐量异常。

第三节　信息管理

信息管理（Information Management，IM）是一个范畴很广、正在发展的概念，一般存在两种基本理解：狭义的信息管理是对信息本身的管理，即以信息科学理论为基础，以信息生命周期为主线，研究信息的采集、整理、存储、加工（变换）、检索、传输和利用的过程。其目标是掌握信息的运动规律，充分利用信息进行管理决策。广义的信息管理不单单是对信息的管理，还包括对涉及信息活动的各种要素，如信息、技术、人员、组织进行合理组织和有效控制。在广义的信息管理概念中，信息被当作一种资源，信息管理包括信息资源的管理和信息活动的管理。

信息资源是经过人类开发与组织的信息、信息技术、信息人员要素的有机集合。虽然人们常常把信息和信息资源看作等同概念，但信息资源概念的外延大于信息的外延：信息资源既包括信息，又包括信息人员、信息技术及设施，而信息仅指信息内容及其载体。

信息活动是指人类社会围绕信息资源的形成、传递和利用而开展的管理活动与服务活动。从过程上看，可以分为两个阶段：一是信息资源的形成阶段，其活动特点是以信息的产生、记录、传播、采集、存储、加工、处理为过程，目的在于形成可供利用的信息资源；二是信息资源的开发利用阶段，以对信息资源的检索、传递、吸收、分析、选择、评价、利用等活动为特征，目的是实现信息资源的价值，达到信息管理的目标。

信息管理的过程包括信息收集、信息传输、信息加工和信息储存。信息收集就是对原始信息的获取。信息传输是信息在时间和空间上的转移，因为信息只有及时准确地送到需要者的手中才能发挥作用。信息加工包括信息形式的变换和信息内容的处理。信息形式的变换是指在信息传输过程中，通过变换载体，使信息准确地传输给接收者。信息内容的处理是指对原始信息进行加工整理，深入揭示信息的内容。经过信息内容的处理，输入的信息才能变成所需要的信息，才能被适时有效地利用。信息送到使用者手中，有的并非使用完后就无用了，有的还需留作事后的参考和保留，这就是信息储存。通过信息的储存，可以从中揭示出规律性的东西，也可以重复使用。

一、信息管理过程

信息生命周期可以分为以下环节：一是信息收集，指确定信息需求，并获得这些信息；二是信息组织，即信息的有序化和优质化；三是信息存储，即将信息保存起来；四是信息检索，指对信息进行查找和选取，可视为信息库的"输出"和"获取"；五是信息传输，指把人们需要的信息从空间中的一点送到另一点；六是信息加工，即对收集来的信息进行去伪存真、去粗取精、由表及里、由此及彼的处理过程；七是信息利用，包括信息处理技术和实现价值转换两个方面。

从信息生命周期可以全面了解信息管理过程。信息管理过程如下。

（一）信息录入

健康信息收集完成后的工作就是信息录入。信息录入就是把收集到的信息录入到计算机中保存，以便下一步分析使用。信息录入是整个健康管理过程中最枯燥的一步，也是最容易发生错误的环节，错误的主要来源有读不懂的手写文字、错误的答案、错误的编码、遗漏数据、重复录入等。

（二）信息清理

为保证录入数据的准确性，必须进行健康信息的鉴别与核实。检查录入信息准确性的过程称为信息清理。鉴别与核实健康信息的原则包括检查核实数据编码是否正确，问题到编码的转换是否正确，录入是否正确。信息清理的方法包括以下三种。

（1）双录入法。通过两人同时录入数据以检查错误，当出现两次录入数据不同的情况时，应重新参考源文件及问卷，直至找到错误并更正。

（2）直接审读数据库文件。通过专人目测检查数据库文件的记录是否存在不同格式，是否有空白数据等。

（3）计算机查错。①由数据库设计合理编码：在数据库设计阶段，确定每个变量在特定范围内的编码来确认其属性，以规定所要接受的合理编码。在录入数据时，数据库程序就会自动检查编码的正确性。②逻辑查错：录入数据完成后应用逻辑方法进行查错，通过应用反证法的程序，检查对特定问题和其他问题的回答在逻辑上是否合理。如前列腺癌的患者应是男性，如果是女性就有逻辑上的错误。

（三）信息整理

健康信息的整理是将所获得的信息资料分门别类地加以归纳，整理成能说明事物的过程或整体。资料的整理过程一般包括以下三种。

（1）资料汇总。根据信息资料的性质、内容或特征进行分类，将相同或相近的资料合为一类，将相异的资料区别开来。

（2）资料汇编。按照研究目的和要求，对分类后的资料进行汇总和编辑，使之成为能反映研究对象客观情况的系统、完整、集中、简明的材料。

（3）资料分析。运用科学的分析方法对信息资料进行分析，研究特定课题的现象、过程及联系，找出事物的规律，构成理论框架。

（四）信息保存

信息到达接收者手中，有的并非立即使用，有的随即使用但还需留作以后参考，因此，需要把信息存贮起来。人类的知识就是信息不断积累的结果。信息存贮是一项长期性的工作，有些信息在当时看来没有多大用处，但以后可能会产生作用，因此，对这项工作要有长期和全面的规划。信息资料应编辑成文件或装订成册，并以一定的形式归档保存。归档保存的形式有手工方式和计算机方式两种。目前，采用计算机来归档保存信息资料，简单、方便、存贮量大、费用低，日益被健康管理服务信息管理部门所采用。

信息存储形式有传统的纸质记录、手工档案系统和现代化的便携式存储设备、计算机硬盘、光盘、磁带、便携式存储设备等。纸质档案所需保存空间大，且有检索速度慢、保存不方便等缺点。随着计算机时代的来临，传统的纸质记录、手工档案系统逐渐被取代，而进入使用计算机管理医学信息的时代。自动化、网络化、数字化的现代健康信息系统可对当前工作要利用的数据采用在线存储于硬盘，对历史数据可存储于另外的硬盘、光盘或磁带库，两者之间系统可自动转移数据。健康管理服务各项业务每天都在产生大量的数据，这些数据有些要保留一定时期，有些则要永久保留，数据量极其巨大，而且与日俱增。这些被储存起来的信息具有可再用性，能供行政决策者随时调用，还具有历史价值，兼有档案的属性，可为日后的工作需要及历史研究提供参考性和借鉴性服务。因此，要高度重视数据资料的存储，完善存储管理功能、措施和制度，在涉及信息的存储问题时，要考虑存储量、信息格式、存储方式、使用方式、存储时间、安全保密等问题。

（五）信息检索

为了实现大量存贮的信息方便查找，就要有一套科学的信息检索方法，如病案索引、文献资料索引等。

（六）信息更新

健康管理的过程具有连续性，健康信息需要不断更新，应当结合服务和管理工作需要，及时更新与维护人口健康信息，确保信息处于最新、连续、有效状态。信息更新的方式包括以下几种：一是通过居民主动就诊更新健康信息；二是健康信息管理部门与其他公共卫生慢病管理模块关联，慢性病患者访视信息更新后会自动更新健康管理信息；三是通过访视对居民健康信息进行更新；四是通过其他方式更新健康信息，如居民健康体检等。

（七）信息传递

1. 信息传递的概念与构成

信息传递是指以信息提供者为起点，通过传输媒介或者载体，将信息传递给信息接收者的过程。信息的可传递性是信息资源共享的基本条件，也是信息资源价值得以实现的重要条件，离开信息传递，便无法实现信息资源的利用价值。信息传递过程从形式上看是信息的一种时空转换和位移，从本质上看则是信息的一种功能体现和效用表达。信息传递由信息源、信息通道和信息用户三个要素组成。健康管理中，信息传递主要是指健康管理机构和健康管理师，在获得管理对象健康信息并分析加工处理后，形成个体报告或群体报告，通过电话、传真、电子邮件、网络、书面报告等，将健康管理结果或结论发给健康管理对象。

2. 信息传递的方式

常见的信息传递方式有以下几种。

（1）单向传递。指信息传递者直接将信息传递给单个信息接收者，如健康管理师将健康管理结果或结论告诉健康管理对象。

（2）多向传递。指信息传递者直接将信息传递给多个信息接收者，如一个医生根据患者的临床表现向不同的科室开具检查申请单等。

（3）相向传递。指信息传递者和信息接收者之间相互传递信息。相向传递方式中最常见的是垂直传递和水平传递。垂直传递是指组织内上下级之间纵向的信息传递活动，是目前最为广泛的传递方式。信息流有两个方向：一是信息在组织中由基层向高层传递，是上级领导获取信息的重要途径；二是信息由高层向基层传递，通常以文件形式传达。水平传递则是指信息在相同级别之间的横向交流。

（4）反馈传递。指信息传递者和信息接收者根据对方的需要向其传递信息，其实质是相向传递的特例。

（八）信息输出

指将处理后的信息以不同方式（荧屏显示或打印）显示或编印出各种报表文件，如健康管理个体报告或群体报告。

（九）信息处理

信息处理必须符合及时、准确、适用和通畅的要求。及时指负责执行信息处理的工作人员要有明确的时间规定。健康管理涉及人的健康和安危，特别是慢性病病人的抢救和处理，时间性很强，如有延误，常会造成严重后果。这就要求工作人员能迅速收集信息，快速加工、传输和反馈。管理信息也同样如此，如果报表不及时，就毫无意义。准确是要求信息能如实反映情况，不夸大，不缩小，否则就会贻误诊断治疗或其他工作。保证信息准确，就要建立查对制度和抽查制度，明确信息的含义，制订填报项目的标准等。适用就是信息要有用，要符合实际需要，不搞繁琐哲学和资料堆积。通畅就是系统在运行中产生的信息必须通畅无阻。

二、信息管理操作流程

（一）录入人员培训

在数据录入前要对录入人员进行培训，掌握录入要求。录入培训内容包括数据库结构、调查表编码、逻辑差错的设置要求、数据库文件保存等。

（二）数据录入

信息录入可用 Excel 等常用软件，也可以用 EpiData、SAS、SPSS、Systat 等专业软件。随着科技的发展，信息录入衍生出两种方法：一是将纸质调查表直接录入成电子数据表，最好采用双人独立录入校对；二是应用 PAD 等电子终端，在调查时就将数据录入计算机，这样既节省了录入时间，又避免了录入错误，还能提高调查双方的积极性——如果 PAD 终端安装有健康管理软件，还可直接形成健康评估报告，提高效率。

（三）数据鉴别与核实

如果采用双录入方法，可以用某些数据管理软件进行数据鉴别，如 EpiData 的 Valide 程序可进行数据比较，打印出不一致的部分；然后可将不一致部分与原始表的内容进行对照修改，再进行校对，直至两份录入数据完全相同。

（四）信息保存

信息录入完成后应及时保存数据库文件，并进行双备份。妥善保管好调查表，做好防盗、防晒、防高温、防火、防潮、防尘、防鼠和防虫工作，保证原始资料的完整，并保护客户隐私。

（五）信息传递

健康管理师完成信息录入、分析整理后，应及时将结果按照规定格式反馈给客户。信息的传递方式有以下几种：一是通知客户到健康管理中心。将结果以面对面的方式告知客户，同时打印一份给客户，并进行相应的解释与健康指导。二是通过网络推送。以 App、微信、电子邮件等途径将结果推送给客户，客户可随时查看，并与健康管理师进行互动交流。三是打印结果寄送。如果没有条件进行互联网推送，又存在特殊问题需要解释，应以书面形式寄送给客户。如果需要进行复查以便进一步诊断，则需作出详细说明。四是电话通知。电话通知比较直接，可比较详细地解释一些结果。由于电话沟通中可能会因语言表述问题造成客户理解错误，健康管理师往往采用邮寄（含网络推送）和电话通知相结合的方式，以达到更好的效果。五是短信通知。由于短信描述比较简单，往往用于通知不是特别重要的信息。

（六）信息的利用

1. 个体层面的信息利用

个人信息是指在现实生活中能够识别特定个人的一切信息，如姓名、电话号码、家庭住址、身份证号等。个人健康信息是个人信息的组成部分，是指一个人从出生到死亡的整个过程中，其健康状况的发展变化情况以及所接受的各项卫生服务记录的总和。个人健康档案是个人健康信息的重要表现形式。个人健康信息的收集需要确保真实性和客观性，要认真收集，客观及时地记录相关信息。在健康管理中，对个人健康信息的收集结果可用来分析、评价其健康状况，查找健康危险因素，据此制订有针对性的个人健康管理计划，提出具体的健康改善目标和健康管理指导方案，并针对健康危险因素的发展趋势进行相应的生活行为方式干预指导；还可用来进行健康管理效果的评价，如对高血压、糖尿病等慢性病管理有效程度的量化评价。

2. 群体层面的信息利用

健康管理者在工作中通过一定的定性与定量调查研究方法，收集管理群体健康信息的必要资料，通过科学、客观的分析、汇总和评估，作出社区诊断，分析主要健康问题、主要危险因素、主要目标人群，为制订干预计划提供依据，为企业、机关、团体提供群体健康的指导建议和相关的健康需求参考资料，通过讲座、咨询、个别重点对象的针对性指导、服务等方式，切实落实有效的干预措施，达到最大的疾病防治和健康改善效果。

健康管理工作是全方位、全覆盖的生命健康的保障体系。管理工作的第一步是形成健康意识和学习健康知识；第二步是提高人群的健康认识，建立起行之有效的健康路径，做到防患于未然；第三步是在治病过程中给予人群健康理念和健康保障措施。群体健康信息亦可提供基础数据和结果数据，评价人群健康管理效果，促进健康管理工作的完善和发展。

第四节　信息技术的应用

计算机应用发展到一定阶段时，信息处理应运而生。信息技术的应用主要体现在信息处理环节。如今，计算机的功能早已不是单纯地进行计算，而是实现对信息的处理，进行系统分析和设计，直至系统的自动化。信息处理的内容包括信息的获取、建库、加工、传输、存储、检索和输出等项。

一、信息处理

1. 信息获取

首先要明确工作中需要什么信息，其次要明确信息可以从哪里获取，再次要明确信息获取的方法。健康信息来源常有四种途径，即收集常规资料、问卷调查、个别访谈及健康体检。

传统的信息采集工具是纸质的调查表、病案、检查报告单等。随着计算机时代的来临，传统的手工方式、医学信息的纸质记录逐步被取代，而进入使用计算机管理健康信息的时代。数据采集输入速度和质量是实现健康信息系统功能的重要环节。根据健康信息系统的应用领域及目标不同，所要采集和输入的数据不同，系统采集哪种类型的数据、用什么方法输入、用什么工具输入，是一项必要的功能设计。数据应在数据发生源地直接输入，这是现代信息系统实现输入功能的基本原则。常用的信息获取软件有 EpiData——一款免费的数据录入和数据管理软件。

2. 信息整理

（1）信息审核。由于许多原始信息中包含着大量虚假、错误、不完整的成分，必须对其进行认真的核查、筛选，才能获得真正有用的信息。例如，建立健康档案时，由于种种原因，常常在调查表中出现缺项，即某些项目未作填写，或者填写错误，如 10 岁孩子有大学文化程度，女子患有前列腺炎等。对调查表中的缺项和错误应及时发现，并作适当的专业检查和纠正。这部分工作的有效性，主要取决于信息工作者的经验及对业务的熟悉程度。

（2）信息分类与编码。各方面收集到的信息是分散、杂乱无章的，要对其进行分类整理。这主要是把初始信息按一定的标准，如时间、地点、使用目的、所反映的业务性质等，将其分门别类，排列成序。信息分类就是为了某一目的，依据某一原理，采取某一分类准则，把具有某种共同属性或特征的信息归并在一起，并依这一准则有序地排列，而把不具有这种共同属性或特征的信息排除在外。信息编码就是将一个表示对象或事物信息的某种信息符号体系（常见的是文字），转换成便于计算机或人识别和处理的另一种符号体系（代码）的过程。代码是编码的基本构件，可以是数字型、字母型或混合型，例如性别代码为 XB。医学信息分类编码的原则有科学性、标准化、准确性、唯一性、冗余性、结构化、实用性和易操作性，主要分类系统有国际疾病分类（ICD）、国际社区医疗分类（ICPC）、国际肿瘤疾病分类（ICDO）、Read 临床分类（RCC）、MeSH 医学主题词表、中国疾病分类（CCD）等，使用时根据目的要求可以直接应用。

3. 建立数据库

健康信息分析前要建立数据库——常用软件有 EpiData、Excel、SPSS 等，并赋予字段名和字段类型——字段名最好是西文或汉语拼音，字段类型多为数字型（日期资料用日期型）。例如，性别字段名为 XB，男 =1，女 =1。

（1）数据文件库赋值与链接。①有具体数值的项目，自动将数值转过来；②各数据文件间识别项为身份证或档案号，但不要出现身份证号，可将身份证转为一种识别码；③缺损、不明，用"0"；④体检记录、多次随访记录按日期分别建库；⑤妊娠期保健、产时、产后访视（新生儿访视）还要注意按孕次来识别。

（2）信息的录入。信息录入的方法主要分为人工录入和机器录入。最常见的是手工录入，具体有键盘录入、鼠标录入、手写录入，此外还有语音识别技术和自动扫描识别技术——后者借助多种形式的"卡"（磁卡、IC 卡、条形码）及相应读卡器，是一种快捷、准确的录入方式。例如，医疗保险患者的挂号就是利用扫描识别技术。对不同类型的数据，可用不同的录入方法：①数字和文字信息可以用计算机键盘输入，也可以用扫描仪输入；②各种数字化医学仪器设备可以通过数字接口将产生的数据直接输入计算机；③有些检测仪通过传感器采集数据，再由模数转换装置输入计算机；④数字化视频音频技术是多媒体信息的主要输入技术，如病人的 X 线或 CT 扫描图像、影像资料等。通过局域网、互联网等网络采集数据，已成为现代信息系统的主要途径之一，如疾病监测等。

4. 信息加工

（1）信息加工的概念。信息加工是信息处理的关键环节，即用科学方法对大量原始信息进行筛选、分类、排序、比较和计算，去粗取精，去伪存真，使之条理化，以便保管、传递和使用，提高管理效能。信息加工还包括信息分析，即通过对大量信息资料的研究，及时发现问题的苗头和系统活动的规律。

（2）信息加工的内容。①提取信息：从漫无边际的信息中用比较、判别、检索、相关分析等方法，捕捉或提炼出有针对性并对解决问题有用的信息。②聚类信息：通过内容分析、聚类分析等方法，从表层信息中发现相关的隐蔽信息，从离散的信息中识别出聚类信息。③预测信息：运用预测方法，从过去和现在的信息中推测未来的信息；使用统计方法、系统辨识方法、内容分析方法等，从部分信息中推知总体的信息；从点滴和不完整的或不充分的局部信息中得到整体的状况。④揭示信息：利用关联树法、模型方法等有关方法，揭示相关信息的结构和变化规律。

二、数据文件统计分析

（一）数据文件统计分析软件

社会科学统计软件包（Statistical Package for the Social Science，SPSS）是世界上著名的统计分析软件之一，适用于自然科学、社会科学各领域的资料统计分析。SPSS forwindows 是一个为视窗操作系统设计、用于数据管理和分析的强大软件包，其特点有四：一是具有强大的统计功能；二是视窗操作和全屏幕的数据编辑；三是灵活的变量变换和文件交换系统；四是制作统计图形和表格化的结果输出，且与 Mircosoft Office 软件兼容。

SPSS 的菜单栏共有 10 个选项：一是 File，即文件管理菜单，完成文件的调入、存储、显示和打印等操作；二是 Edit，即编辑菜单，完成文本或数据内容的选择、拷贝、剪贴、寻找和替换等操作；三是 View，即视窗菜单，用户选择状态栏、工具、字体等；四是 Data，即数据管理菜单，完成数据变量名称和格式的定义、数据资料的选择、排序、加权、数据文件的转换、链接和汇总等操作；五是 Transform，即数据转换处理菜单，完成数值的计算、重新赋值和缺失值替代等操作；六是 Analyze，即统计分析菜单，一系列统计方法的选择与应用；七是 Graphs，即作图菜单，统计图的制作；八是 Uilities，即用户选项菜单，有关命令解释、文件信息、定义输出标题和窗口设计等；九是 Windows，即窗口管理菜单，可进行窗口的排列、选择和显示等操作；十是 Help，即求助菜单，帮助文件的调用、查询和显示等。用鼠标单击菜单选项即可激活菜单，这时弹出下拉式子菜单，用户可根据自己的需求再点击子菜单的选项，完成特定的功能。

（二）数据文件调用步骤与支持格式

1. 调用步骤

数据文件的调用步骤为：一是点击 File；二是选 File 菜单的 Open 命令项；三是选 Data 项，弹出 Open Data File 对话框，用户确定盘符、路径、文件名、文件格式（居民健康档案选用 .dbf 格式）；四是点击 OK（打开），即可调入数据文件。

2. 支持格式

系统支持如下格式的数据文件：一是 SPSS，即 SPSS for windows 版本的数据文件，后缀为 . sav；二是 SPSS/PC＋，即 SPSS for Dos 版本的数据文件，后缀为 .sys；三是 SPSS portable，即 SPSS 的 ASCⅡ 格式的机器码，可用于网络传输 , 后缀为 . por；四是 Excel，即微软公司电子表格的数据文件，后缀为 xls；五是 Lotus，即莲花公司电子表格的数据文件，后缀为 . w＊；六是 SYLK，即多种扩展电子表格的 ASCⅡ 格式，后缀为 . slk；七是 dBASE，即数据库的数据文件，后缀为 . dbf；八是 Tab-delimited，即以空格为分隔的 ASCⅡ 格式的数据文件，后缀为 . dat。

（三）数据的统计分析

健康管理服务的信息资料可以用 SPSS 软件作单因素、多因素等分析。SPSS for windows 数值分析过程均包含在 Analyze 的下拉菜单中。现选择一些常用的过程介绍如下。

1. 描述性统计分析（Descrip-tive Statistics）

描述性统计分析是统计分析的第一步，做好这一步是后面进行正确统计推断的先决条件。SPSS 的许多模块均可完成描述性分析，但专门为该目的而设计的几个模块则集中在 Descriptive Statist 菜单中。最常用的是列在最前面的四个过程：Frequencies 过程的特色是产生频数表，Descriptives 过程是进行一般性的统计描述，Explore 过程用于对数据概况不清时的探索性分析，Crosstabs 过程则完成计数资料和等级资料的统计描述及一般的统计检验——我们常用的检验也在其中完成。

2. 均数比较（Compare Means）

均数比较过程包括平均数分析（Means）、单样本 t 检验（One-Sample T-Test）、独立样本 t 检验（Independent Sample T-Test）、配对 t 检验（Paired Sample T-Test）和单因素方差分析（One-Way ANOVA）等。平均数分析过程用于对指定变量计算描述性统计量，其基本功能是可分组计算指定变量的描述性统计量，如均数、总和、标准差、方差等。单样本 t 检验过程是进行单变量均数与一常数或假设值的比较，通常用于样本均数和总体均数的比较，执行后结果将显示检验变量的均数、标准差和标准，检验样本是否来自总体均数为一指定值总体的结果，显示样本值与常数之差及其 95% 的可信区间。独立样本 t 检验用于进行两样本均数的比较。使用该方法时应注意相互比较的两个样本服从正态分布且彼此独立。若进行多组均数间的两两比较，则应使用方差分析过程，否则会增加发生第一类误差的概率。配对 t 检验是对配对样本均数进行 t 检验，即检验每对变量差值的均数是否来自总体均数为 0 的 t 检验结果。配对的样本包括同源配对和自身配对——同源配对是指不同个体间具有一定相似的属，自身配对常常是对同一个观测对象在试验前和试验后的观测结果。单因素方差分析是检验由单一因素影响的几个（两个以上）彼此独立的组是否来自均值相同的总体。该过程要求所分析的变量服从正态分布，且各组总体方差相等，即方差齐性。如不满足上述要求，则需考虑进行变量变换。

3. 广义线性模型（Generalized Linear Model，GLM）

广义线性模型中包括广义析因法（General Factorial）。用 MANOVA 过程进行多因变量多因素分析的过程和重复测量设计的方差分析过程，均属于 SPSS 高级统计模块中的内容。

4. 相关分析（Correlate）

相关分析是研究两个变量间相互联系情况的统计方法，其统计指标为相关系数。相关分析过程包括双变量相关分析（Bivariate）、偏相关分析（Partial Correlation Analysis）和距离分析（Distance），常用的是相关和偏相关分析。双变量相关分析用于计算两个指定变量间的相关系数，可以计算 Pearson 相关（积差相关）和 Spearman 相关及 Kendall 相关，同时对相关系数进行假设检验。Pearson 相关系数要求两个变量均为连续型变量且需服从正态分布，当资料不服从双变量正态分布或总体分布型未知时，或者原始数据是用等级表示时，宜用 Spearman 或 Kendall 相关。

5. 线性回归分析（Regression）

线性回归分析用于确定一个因变量 Y 和一个或多个自变量 X 之间的线性依存关系。当因变量和自变量之间呈直线关系时即为直线回归。线性回归要求自变量和因变量都必须是连续变量，且因变量应服从正态分布。通过回归分析可以根据样本值来估计变量间的线性关系，建立回归方程，并可通过回归方程进行预测——多元线性回归还可以进行因素分析。

6. 逻辑回归分析（Logistic Regression）

在医学研究中，常碰到的医学过程结局是发生或不发生，如疾病的发生与否和动物的死亡与否，这类变量称为二分类变量（0,1）。如果因变量是二分类变量，显然不满足正态分布条件，则不能用一般的线性回归进行分析，而可以用 Logistie 回归分析建立回归方程，求出相应的回归系数。

7. 生存分析（Survival Analysis）

生存分析适合随访资料的特点，能处理失访等数据不完全问题，可综合分析病人的生存和死亡过程。例如，对乳腺癌病人的术后生存情况进行随访，观察到病人死于乳腺疾病，可得到准确的生存时间，这类数据称为完全数据（Complete data）。如病人失访、死于其他疾病或随访截止时仍存活，则不能得到乳腺癌病人准确的生存时间，只能提供部分信息，这类数据称为截尾数据（Censored data）。

随访资料的生存率计算最常用的是 Kaplan-Meier 法，适合小样本资料，可用 Log-rank（重视远期效应）和 Breslow（重视近期效应）等法对两组或多组资料进行非参数检验。样本例数多时，可选用寿命表（Life Table）法——该法可用 Gehan 法（重视近期效应）对两组或多组资料进行比较。如要分析多个预后因素对生存时间的影响，可用 Cox 回归分析，但要求因素的效应不随时间变化。

第十二章　健康干预技术与实践

第一节　健康风险评估与诊断

健康评估是将健康概念及与健康有关的事物或现象进行量化的过程，即依据一定的规则，根据被测对象的性质或特征，用数字反映健康概念及与健康有关的事物或现象。近年来，健康评估从对死亡和疾病的负向评估逐步扩大到以健康为中心的正向评估，从对生物学因素的评估扩大到对心理因素、行为因素和生活因素的综合评估。

一、健康风险评估概述

（一）健康风险评估的定义

健康风险评估是通过所收集的大量个人健康信息，分析建立生活方式、环境、遗传和医疗卫生服务等危险因素与健康状态之间的量化关系，预测个人在一定时间内发生某种特定疾病（生理疾患和心理疾患）或因为某种特定疾病导致死亡的可能性，即对个人的健康状况及未来患病或死亡危险性的量化评估。健康风险评估是健康管理过程中关键的专业技术部分，是健康管理的核心，并且只有通过健康管理才能实现，是慢性病预防的第一步，也称为危险预测模型。

（二）健康风险评估的目的

健康风险评估指在通过合理有效的手段收集个人或人群详细健康相关资料的基础上，利用各种评估工具，对健康相关信息进行整理、分析，最终形成对当前健康状态、健康发展趋势及未来可能出现结果等多方面的判断。应用恰当的评估模型或工具进行评估，获得的准确结果有利于制订合理的健康干预计划，达到健康促进的目的。因此，健康风险评估的目的在于以下几个方面。

1. 个人健康指导

（1）帮助个体综合认识健康危险因素。健康危险因素（环境因素、生物遗传因素、行为生活方式因素、卫生服务因素等）在个体身上的发生和表现是多元化的，并且相互影响，可以出现病症，也可以不表现病症。健康风险评估通过收集个人危险因素信息，评估个体的健康状况及未来患病危险性，有利于帮助个体综合、正确地认识自身健康危险因素及其危害。

（2）鼓励和帮助人们修正不健康的行为。健康风险评估通过个性化、量化的评估结果，帮助个人认识自身的健康危险因素及其危害与发展趋势，指出个人应该努力改善的方向，并制订针对性强的干预方案，帮助人们有的放矢地修正不健康的行为，促使人们自愿地改变不良的健康行为，消除或减轻影响健康的危险因素，预防疾病，促进健康，提高生活质量。

（3）制订个体化健康干预措施。通过健康风险评估，可以明确个人或群体的主要健康问题及健康危险因素，并确定危险因素的属性是行为因素还是非行为因素，是可改变的因素还是不可改变的因素（不可改变的因素如年龄、性别、疾病家族史和遗传特征），进而通过制订个体化、针对性的干预方案，提高个体或人群的健康水平。

（4）评价干预措施的有效性。健康干预是健康管理过程中采用多种形式，帮助个体采取行动、纠正不良生活方式和习惯，控制健康危险因素的手段。健康管理是一个长期、连续不断、周而复始的过程，即在健康干预措施实施一定时间后，需要评价效果，调整计划和干预措施。健康风险评估可通过自身的信息系统，收集、追踪和比较重点评价指标的变化，对健康干预措施的有效性进行实时评价和修正。

2. 群体管理

对群体进行健康管理时，为了使健康管理更有效，针对性更强，通常要筛选高危人群进行人群分层管理，以监测疾病进程，降低医疗费用。健康风险评估是筛选高危人群进行风险分层的最佳方法。可按健康危险因素的多少和疾病危险性的高低等进行健康风险高低分层（如高血压患者心血管危险分层管理等），也可根据卫生服务的利用水平、设定的阈值或标准等进行医疗花费高低分层。通过对不同风险的人群采取不同等级的干预手段，可达到健康的最大效果和资源的最大利用，如对经常利用卫生服务的人群进行疾病管理，对偶尔利用的人群进行需求管理，对很少利用的人群进行生活方式管理等。

3. 健康保险

健康风险评估应用于健康保险时，目的在于进行核保及服务管理，即通过健康风险评估进行健康保险费率的计算，制订合理化的保险费用，量化回报效果等。

二、健康风险评估的步骤

健康风险评估是一种方法或工具，用于描述和估计某一个体未来发生某种特定疾病，或因为某种特定疾病导致死亡的可能性。这种分析过程的目的在于估计特定事件发生的可能性，而不在于作出明确诊断。其理论依据是，看起来健康且没有症状的人也可能具有未发病或导致死亡的潜在风险。通过评估，能够找出可能导致风险的因素，控制危险因素可以预防或降低致病或死亡的可能性，达到预防或延迟发病的效果。所以，健康风险评估是对健康状况的判断，对未来患病和／或死亡危险的测算，并将评估结果以量化的形式表示出来。

（一）健康风险评估的基本步骤

健康风险评估的步骤主要包括个人健康信息的收集、风险估算、风险沟通。

1. 个人健康信息的收集

个人健康信息的收集是进行健康风险评估的基础，包括问卷调查、体格检查、实验室检查。其中，问卷调查的组成主要包括：一般情况调查（年龄、性别、文化程度、职业、经济收入、婚姻状况等），目前健康状况、既往史、家族史调查，生活习惯调查（主要包括吸烟状况、身体活动状况、饮食习惯及营养调查、饮酒状况等），其他危险因素调查（如精神压力等）。体格检查及实验室检查主要包括身高、体重、腰围、血压、血脂、血糖等。

2. 风险估算

风险估算主要有两种方法：第一种是建立在单一危险因素与发病率基础上的单因素加权法，即将这些单一因素与发病率的关系以相对危险性表示强度，得出的各相关因素的加权分数即为患病的危险性。由于这种方法简单实用，不需要大量的数据分析，是健康管理发展早期的主要危险性评价方法。这类方法的典型代表是哈佛癌症风险指数。第二种方法是建立在多因素数理分析基础上的多因素模型法，即采用统计学概率理论的方法得出患病危险性与危险因素之间的关系模型。其中所采用的数理方法，除常见的多元回归（Logistic 回归和 Cox 回归）外，还有基于模糊数学的神经网络方法等。这类方法的典型代表是 Framingham 的冠心病模型，该模型是在前瞻性队列研究基础上建立的。很多机构以 Framingham 模型为基础构建其他模型，并由此演化出适合自己国家、地区的评价模型。

风险评估或预测的结果主要用绝对风险和相对风险表示。绝对风险评估基于队列研究构建，估计未来若干年内患某种疾病的可能性，用以估计多个危险因素对疾病的效应，其主要目的在于确定干预措施的绝对效果。例如，如果人群平均 5 年绝对风险是 15%，意味着在未来 5 年内，整个人群中有 15% 的人需要进行被评估疾病的干预。也就是说，若未来 5 年内，在某一人群中采取有效的干预措施，则可能将人群被评估疾病的发病率降低15%，如将人群被评估疾病发病率从10%降低至8.5%。相对风险是具有某一危险因素的个体与不具有这种危险因素的个体相比，发生某种疾病的概率之比。相对风险是对某一个危险因素的单独表示，以提示人们对某些行为（如吸烟）或某种生理异常（如高血压）进行干预。这种表述方法在人群干预疗效的评价中存在一定问题，因为相对风险的降低程度与患者治疗前的绝对风险水平相关。例如，有研究显示，血压或血脂处于人群平均水平，而心血管疾病绝对风险高的个体，其降压或降脂治疗的绝对益处是血压或血脂处于较高水平，是心血管疾病绝对风险较低个体的2~3倍。因此，目前相对风险评估通常是指个体危险性与同年龄同性别人群平均水平之比，或增减量。

3. 风险沟通

风险沟通是个体、群体以及机构之间交换信息和看法的双通道的互动过程，是一个收集信息、组织信息、再现和修正信息，并为决策服务的过程。风险沟通贯穿风险管理的全过程，起到互动和交流信息的作用，是风险管理的最重要途径之一。因此，在疾病的风险管理中，恰当的风险沟通方式有助于临床医生、全科医生和患者更好地理解疾病绝对风险的概念。

风险评估报告中，用有利于患者和医生理解的工具来表示风险评估所给出的结果，更有利于风险沟通，更简单、直接地向患者和医生传达风险程度。

健康风险评估报告包括个体评估报告和群体评估报告。无论是个体评估报告还是群体评估报告，都应与评估目的相对应。个体报告主要包括健康风险评估结果及分析，以及有针对性的健康教育信息；群体报告主要包括受评群体的人口学特征、患病状况、危险因素总结、建议的干预措施和方法等。

三、健康风险评估的种类与方法

健康风险评估一般分为健康危险因素评估、疾病风险评估和健康功能评估。如果按功能划分，健康风险评估包括一般健康状况评估、疾病风险评估、生活质量评估、行为方式评估、体力活动评估、膳食评估和精神压力评估等。

1. 健康危险因素评估

健康危险因素评估主要是对危险因素和可能发生疾病的评估。对危险因素的评估包括生活方式/行为危险因素评估、生理指标危险因素评估，以及个体存在危险因素的数量和严重程度的评估，以发现主要问题和可能发生的主要疾病。

（1）生活方式/行为危险因素评估。生活方式是一种特定的行为模式，这种行为模式受个体特征和社会关系制约，是在一定的社会经济条件和环境等多种因素相互作用下形成的。不良生活方式和行为如吸烟、膳食不合理及身体活动不足等，是主要慢性病（心血管疾病、糖尿病、肿瘤、呼吸道疾病）的共同危险因素。生活方式／行为评估主要是通过对吸烟状况、体力活动、膳食状况的评估，帮助个体识别自身的不健康行为方式，充分认识到这些行为和风险对其生命和健康造成的不良影响，并针对性地提出改善建议，促使个体纠正不健康的行为。

（2）生理指标危险因素评估。高血压、高血脂、高血糖、肥胖等本身既是疾病状态，同时又是冠心病、脑卒中、肿瘤、糖尿病及慢性阻塞性肺病的危险因素。生理指标危险因素评估就是通过检测个体血压、血脂、血糖、体重、身高、腰围等生理指标，明确个体或人群各项生理指标的严重程度，以及同时存在其他危险因素的数量，评估个体或人群的危险度，进行危险度分层管理，如高血压危险度分层管理，血脂异常危险度分层管理等。

2. 疾病风险评估

目前，健康风险评估已逐步扩展到以疾病为基础的危险性评价。疾病风险评估就是指对特定疾病患病风险的评估，主要有以下四个步骤：一是选择要预测的疾病（病种），二是不断发现并确定与该疾病发生有关的危险因素，三是应用恰当的预测方法建立疾病风险预测模型，四是验证评估模型的正确性和准确性。

3. 一般健康状况评估

通过问卷调查、健康体检，评价生活方式对健康的影响，评价生理（血压、血糖、血脂等）、生化检查结果，增加个人改善健康的动力，提高健康管理项目的参加率。

4. 生活质量评估

生活质量又称生命质量、生存质量。生活质量评估是在一定社会经济、文化背景和价值取向作用下，人们对自己身体状态、心理功能、社会能力以及个人整体情形的一种感觉体验，是人们对自己生活状况的感受和理解，常用《标准生活质量测定量表》《SF-12》《SF-36》及各种特殊行为功能量表进行评估。

5. 心理评估

心理评估是采用心理学理论和方法对人的心理品质及水平作出的评定，即对心理过程和人格特征等内容如记忆、情绪、意志、智力、性格等的状态、特征和水平作出实际的评价，常用方法有观察法、会谈法、调查法、作品分析法和心理测验法等。其中，心理测验法是用心理学理论和技术对人们的心理状态和行为表现进行客观的标准化的测量，用数字或范围来对人的心理及行为活动进行描述。此法可以对心理现象的某些特定方面进行系统评定，并采用标准化、数量化方法对所得结果与常模进行比较，可避免一些主观因素的影响。所以，心理测验是心理评估中最常用且较科学的测试方法。

6. 运动评估

科学锻炼一定要适合自身的身体条件，运动强度太小达不到锻炼效果，运动强度太大则可能对身体造成损伤。所以，在锻炼之前，一定要了解什么是适度的运动强度，以及如何作自我体能评估，避免造成运动伤害甚至发生更大的遗憾。

7. 行为改变阶段判断

行为改变理论发展的"超理论模式"已经被广泛研究和应用。该模式认为，健康行为的改变和进步要经历几个阶段，才能发展成行为阶段模型。行为阶段模型认为，可以把人的行为分割成一些阶段，每个人处于不同的阶段中，而且人们可以在不同的阶段之间移动，实现期望要做的行为。用行为阶段模型设计的干预措施，是在不同的行为阶段采取特定的干预。

在实际工作中，阶段评估仅适用于对管理对象初次进行行为干预的行为所处阶段评估，而且多数情况下以沟通方式完成，不宜过多使用问卷（问卷仅适合规模调查或某一特定评估）——过多使用问卷调查会增加管理对象合作的障碍。口头沟通形式更有利于健康管理师了解具体情况，包括管理对象个人对事物的认识、理解和态度，而问卷无法替代人与人的沟通。此外，面对面的沟通可增进彼此了解，有利于管理对象建立良好的依从性。

8. 简易膳食计算

食物提供人类生命活动必需的各种营养素，为人类的生存和发展奠定了必需的物质基础。天然食物包含人类生存繁衍必需的营养素，人们通过每天的膳食从食物中获取。由于年龄、性别、活动状态及特别的生命时期，包括疾病状态的不同，人们对营养素的需要量也有所不同。长期摄入不能满足机体需要的营养素，不管是过多还是缺乏，都会给机体带来不利影响甚至危害健康。应根据被评估者的年龄、性别、身高、体重和体力劳动等，进行膳食需要量计算。

四、健康风险分析

针对健康评估结果，开展健康风险分析，主要包括健康评估结果、健康危险因素状况和可改善的危险因素三个部分。

（一）健康评估结果

健康评估结果一般以风险等级和发病率两种方式表达个人在未来发生某种疾病的风险大小，如果对一个人进行综合评价，评估结果也可用评价年龄和增长年龄来表示。对于一次评估达到的风险，可分为当前风险和理想风险两类。当前风险是指根据当前的行为生活方式进行评估计算出的风险，理想风险是指将各项可改变的危险因素控制后可以达到的理想值。

1. 风险等级

如果把一般人群的相对危险性定为 1，被评估个体的相对危险性大于 1，表明被评估人所代表的人群比一般人群更容易患某病（或死于某病）；小于 1，则反映被评估人所代表的人群比一般人群更不容易患某病（或死于某病）。由于是以一般人群作为参照，通常称此为相对危险性。以此可以将被评估者的危险性与同年龄性别的人群相比，划分成极低风险、低风险、中等风险、高风险、极高风险 5 个等级。

2. 绝对危险性

绝对危险性是以发病率的方式来表示未来若干年内发生某种疾病的可能性。当前风险所对应的发病率表示根据当前危险因素计算出来的未来若干年内发生某种疾病的可能性，理想风险所对应的发病率表示在控制各项可改善危险因素后若干年内发生某种疾病的可能性。当前风险与理想风险之差就是被评估者健康改善的空间。如果被评估者已经确诊患有某种疾病，就不再进行风险评估，而是进行疾病干预。

（二）健康危险因素状况

以列表形式呈现所观察疾病的相关危险因素和前后两次评估中危险因素的变化情况，以及与参考值的对比。

（三）可改善的危险因素提示

通过分析，提示被评估者可以通过控制哪些危险因素有效降低疾病的发病风险，并对其排序，形成列表，为个性化干预和健康服务提供依据与切入点。在健康管理过程中，根据干预效果不断记录评估后的数值变化，在危险因素得到有效控制后进行位置调整，并调整干预方案。

第二节　健康风险干预计划与实施策略

健康干预是指对影响健康的不良行为、不良生活方式等危险因素及其导致的不良健康状态进行的处置。即在专业健康管理人员参与下，针对个体健康危险因素进行有效管理，从而避免和降低危险因素对健康的影响；并且持续地对干预计划执行情况、健康状况和风险因子变化等干预效果进行跟踪，根据实际情况及时调整干预计划，以促进和保持长久的健康。越早开始干预，就越容易对个体健康状况产生促进作用，从这种意义上来讲，健康干预可以直接理解成健康管理。健康管理是一个长期、连续不断、周而复始的过程，即在实施健康干预措施一定时间后，需要评价效果，调整计划和干预措施。只有长期坚持，才能达到健康管理的预期效果。

一、确定干预目标

（一）总体目标 / 目的

健康干预计划的总体目标是指计划理想的最终结果。健康干预计划的总体目标是宏观的，只是给计划提供总体上的努力方向。例如，高血压健康管理计划，总目标是"控制高血压，减少高血压并发症，提高高血压患者的生活质量"。

（二）具体目标

健康干预计划的具体目标是对总体目标进行具体化、量化的表述，包含明确、具体量化的指标。其要求可归纳为 SMART 5 个英文字母——S 即 Special（具体的），M 即 Measurables（可测量的），A 即 Achieveable（可完成的），R 即 Reliable（可信的），T 即 Time bound（有时间性的）。具体地说，计划目标必须能回答以下五个问题，即 5 个 "W"：Who——对谁？What——要实现什么变化（知识、行为、发病率等）？When——在多长时间内实现这种变化？Where——在什么范围内（哪里）实现这种变化？How much——变化程度多大？例如，某社区高血压患者健康管理项目实施一年后，75% 的高血压患者能有效地控制降压药；又如，某社区高血压患者健康管理项目实施一年后，85% 的高血压患者能够遵医嘱服用。

（三）具体目标的分类制订

人群或个体的健康干预通常可以产生如下后果，如健康状况的改善，行为生活方式的变化，以及健康知识、自我保健技能等的增加。为此，健康干预的具体目标一般可以分为健康目标、行为目标和教育目标。

1. 健康目标

从执行健康管理计划到目标人群健康状况的变化，需要的时间不同。如通过健康管理，需要几个月就能看到体重的控制和血压的控制，但需要若干年才能看到人群潜在的患病率的变化，因此，不同的健康管理项目要根据干预的健康问题、项目周期确定健康目标。

2. 行为目标

行为目标反映的是健康管理实施后，人群或个体行为生活方式的改善，如减少盐的摄入，有规律运动，每月测量一次血压，遵从医嘱服用降压药等。

3. 教育目标

教育目标主要阐述通过健康管理，目标人群或个体在健康知识、技能方面的变化。众所周知，人们与健康相关行为生活方式的改变，有赖于目标人群和个体对健康信息的了解并掌握一定的健康技能，具备了这些条件，才有可能真正执行健康行为。由此可见，教育目标是健康管理的一个中间产出，可以表述为"某社区高血压患者健康管理项目实施一年后，90% 的高血压患者知晓高血压病的危害"。

二、制订干预策略

健康管理项目干预策略的制订，需要综合考虑目标人群需求，健康管理机构资源与能力，目标人群所在场所的重视程度与能力，以及区域卫生服务机制与能力等因素，最终才能确定。常用的健康干预策略包括：

1. 目标人群 / 个体能力建设

目标人群 / 个体能力建设的目的，在于提高健康意识和健康知识水平，增加自我保健、健康管理的能力。常用的干预方法以提供信息、指导行为为主，主要有以下几种。

（1）随诊指导。在就诊过程中，由医务人员根据个人的健康状况、行为状况、认知状况等，给予有针对性的服务，提供信息、技术、行为指导。

（2）举办专门的讲座、培训。可以将目标人群集中在一起，根据其共同需求，举办讲座、培训，增加目标人群的知识和技能。通常一次讲座的人数可以在几十人，以普及知识、传递信息为主；也可以是十几人，进行专门的技能训练，如高血压患者如何在家庭进行血压的测量，准妈妈如何为母乳喂养作准备等。

（3）小组讨论。由医务人员或目标人群中的"领袖人物"组织带领其他人一起，围绕大家关心的健康问题展开讨论，分享信息，介绍经验，用目标人群中榜样的力量影响其他人。

（4）发放印刷类健康教育材料。折页、小册子等形式的印刷类健康教育材料，比较适合用于健康干预。材料形式小巧，便于携带和保存，内容通常图文并茂，既包含健康知识、信息，也可以包括行为图解，帮助目标人群掌握行为操作技能。印刷类材料可以单独使用，也可以在随诊指导、讲座、培训时同时使用，帮助目标人群理解和掌握相关信息与技术。此外，不同的健康干预项目还可以根据具体情况设计印刷类材料。例如，指导辅食添加的材料可以是月历形式，既可包含不同月龄儿童辅食添加的知识与技能，也可以留出空白，便于儿童家长记录孩子食用辅食的实际情况，每月身高、体重的变化情况，使得材料更为生动——可以使之成为孩子成长过程中的一份纪念。

（5）电子类材料。随着科学技术的发展，电脑、手机的普及率越来越高，使用者已不局限于年轻人，中老年人也越来越多开始接触这些新型媒体。因此，通过社区卫生服务网和手机等，组织健康信息与行为指导，提示按医嘱服药，定期进行血压／血脂监测，按时带孩子进行预防接种等，得到了越来越普遍的使用。

（6）社区活动。在目标人群工作、生活的场所或社区，组织社区活动，如广播操比赛、烹饪大赛、健康演讲等，唤起目标人群对健康的关注，促使目标人群养成良好的行为生活方式。

在进行人群能力建设中，可以应用的方法较多，还可以将上述方法有机组合在一起使用。在选择具体的教育方法、指导方法时，要注重人群的特点，根据其年龄、文化层次、个人喜好以及拥有的资源进行选择，提高健康干预的成效。

2. 形成支持健康干预的环境

（1）建立制度。在目标人群工作、生活的场所或社区，通过工会、社区组织，建立相关的健康制度，用制度规范人们的行为。如在机关单位制订工间操制度、单位食堂限盐与减油制度、不在办公场所吸烟的制度，帮助员工执行有益于健康的行为。

（2）改善环境。在目标人群工作、生活的场所或社区，通过工会、社区组织，改善社会环境和物质环境，使环境条件更有利于人们健康行为生活方式的执行。如协同社区组织，帮助居民区建设健身场所，组织健身活动。

（3）提供服务。健康管理机构、社区卫生服务机构能够主动向目标人群、社区居民提供健康服务，并将健康服务的信息广泛发布，增加人们对健康服务的利用率。如开展免费测量血压服务，测量血糖后提供免费早餐服务，为目标人群预约健康查体服务等。

三、制订干预计划

（一）阶段性干预计划

1. 个人健康管理干预指导计划

个人健康管理干预指导计划的实施有两个要点：一是根据存在的健康风险来制订相应的控制目标和降低危险因素的指导计划与方案。二是按轻重缓急，将可改变的危险因素列入个人健康管理先期管理目标，分阶段、分专项地实施干预计划；同时注意提示客户认真阅读干预计划，按相关建议实施自我监测管理，达到逐步改善健康的目的。

2. 提出健康干预指导方案

通过系统软件自动生成相应的健康干预指导方案，包括饮食、营养、运动、中医养生、心理疏导、药物治疗等多方面的建议处方，传送到干预对象手中，请其协助与配合，阶段性地改善和调整干预指导方案，使其接受，并取得良好效果。

（二）年度健康管理干预计划

在设计阶段性管理干预计划的同时，还应作出年度的干预管理计划，并在阶段性干预计划实施过程中，不断调整和修改年度干预计划，这样才能使管理干预计划在有限的时间内达到预期管理目标和效果，真正起到干预管理和维护健康的目的。无论采用何种干预类型或方法，健康干预都应按照制订方案、创建计划、执行计划、效果评价的流程来实施。

四、健康干预计划的执行及评价方案

健康干预计划还应包括各项干预活动何时实施，如何实施，需要的费用如何解决，以及如何评价干预效果的有关内容和安排，这样才能构成完整的健康干预计划。当然，各项活动安排是否合理、周密，关系到健康干预计划是否能有效落实，最终影响到健康干预的成效。

（一）制订干预活动执行方案

1. 确定教育活动日程

健康管理项目的活动日程通常按照工作进程的顺序合理安排，应遵循活动发生的先后顺序和节省时间等原则，将每项活动列入日程表。此外，每项活动所需时间的设定，要有一定弹性和缓冲空间，避免太过生硬，难以落实。安排好的详细的工作日程，通常以图或表的形式表示。

2. 确定组织网络与执行人员

确定组织网络和执行人员是执行计划的根本保证。通常而言，健康干预计划的执行者为健康管理机构专业人员、社区卫生服务机构专业人员、基层 CDC 专业人员等。在干预项目计划中，要根据每项活动的内容和要求，确定由相关专业的科室 / 人员负责执行。此外，还应确定在健康干预现场，如社区、机关、学校是哪个部门、谁负责、哪些人参与，明确任务分工，责任到科室、到人，可以提高健康干预项目的执行力，确保各项活动的有效落实。

（二）制订监测与评价方案

监测与评价是保证健康干预项目顺利进行并最终实现项目目标的重要手段。在健康干预计划中，通常需要明确监测指标、监测方法，以及效果评价指标和评价方法。

1. 监测指标与方法

一般而言，健康干预计划监测指标要根据各项干预活动的具体要求来确定。例如，干预活动之一是向社区居民家庭发放健康教育材料，监测指标应为"健康教育材料以户为单位的覆盖率"；高血压患者健康管理项目的干预活动之一，是每月为高血压患者免费测量一次血压，监测指标是"参与血压测量的高血压患者人数与比例"。监测方法主要包括活动记录，定期核查活动的实际执行情况与计划是否一致，是否按时、保质、保量完成各项活动。

2. 评价指标与方法

效果评价是在健康干预各项活动实施结束后，旨在衡量项目效果的活动。大多数健康干预项目会采用干预前后比较的方法，确定干预效果。即在实施干预活动前进行一次测量，内容可以包括群体或个体的健康指标、行为生活方式、就医与用药情况、健康认知、个人基本信息等。其中，重点应为健康干预活动能够影响到的内容，干预活动结束后，再次对上述指标进行测量，比较两次测量的结果，从而判断健康干预项目的效果，看看项目是否达到了预期的目标。所以，健康干预项目的效果评价指标一般来源于项目的具体目标。例如，高血压患者健康管理项目中，目标之一是"某社区高血压患者健康管理项目实施一年后，65%的高血压患者能有效控制血压"，那么，相应的效果指标可以是高血压患者的血压控制率。

五、健康干预流程

无论采用何种干预类型或方法，健康干预都应按照制订方案、创建计划、执行计划、效果评价的流程来实施。

（一）制订方案

整理个体全部健康问题，按重要性和紧急性排序，针对突出问题拟定健康干预的总目标和原则，并进一步细化为各项细致的干预措施。

（二）创建计划

按照既定的方案逐项梳理，明确管理期间每天应该做什么干预，干预的内容和要求分别是什么，甚至可细化到干预时的话术和礼仪。

（三）执行计划

按照计划逐条执行，可通过健康管理软件实时提醒该做什么事情。执行计划过程中，应注意记录干预的过程和主要内容，收集个体的各种检测数据并评价个体的管理依从度。

（四）效果评价

一个管理周期的开始和结束均应以一次健康体检为标志，把两次健康体检及配套的数据进行对比，就能够直观反映此期间健康管理的效果。

第三节　健康干预技术种类与具体实施内容

在一个健康管理周期中，体检、建档、评估等内容往往在很短的时间内可以完成，可以算作健康管理的准备工作；只有健康干预是贯穿始终的，是健康管理的核心和本质。

一、健康干预的类型

（一）契约式

以契约（健康合同）的形式将健康管理师与管理对象之间的责任和义务固定起来。每个签约的管理对象都有自己的家庭医师为其制订个体化的健康干预方案，定期进行随访。

（二）自我管理式

自我管理是指通过系列健康教育课程，教给管理对象自我管理所需的知识、技能信息及交流技巧，在健康管理师的指导下，主要依靠自己解决健康危险因素给其日常生活带来的各种躯体和情绪方面的问题。自我管理干预措施的目的，在于促进提高管理对象的自我管理行为，如增加健康危险因素的防治知识，提高膳食控制和增加运动能力，从而对危险因素进行有效管理。

（三）家庭管理式

家庭管理式指对管理对象家庭成员进行疾病知识教育，或由健康管理师定期家访进行干预训练，或通过两者相结合的方法，以提高管理对象的依从性并改善生活质量。如对高血压患者实施家庭干预，通过对患者和家属进行共同的宣传教育，强调参与和监督，改变患者和患者家庭成员的不良生活方式；又如劝阻吸烟和减肥，从而提高高血压患者的遵医嘱行为，提高血压控制达标率。

（四）社区综合管理式

社区综合管理式指对居民社区内的患者进行有计划、有组织的系列活动，以创造有利于健康的环境，改变人们的不良生活方式，降低危险因素水平和避免暴露（如社区公共场所禁烟），从而促进健康，提高社区和管理对象的生活质量。对高血压及高危人群进行健康教育是社区综合干预的重要手段，社区干预的方法有建立健康档案、开展健康教育、行为干预、技能培训、心理干预等。

健康干预的形式包括电话、短信、在线、上门、讲座、活动等。从干预时间的长短来看，健康干预可分为临时、短期、长期、终身等；根据干预对象的数量，可以分个体、家庭、社区、单位、群体（因某些共同健康问题放在一起管理）等来进行干预；根据干预对象的生理特点，可分儿童、老人、妇女、婴儿、残疾等来进行干预。另外，还可按需定制高端健康服务项目，如常见的导医服务就包括挂号、陪诊、陪检、取单、排队、取药、取标本、送检等。

二、健康干预的方法

从概念上看，健康干预占了健康管理的绝大多数时间，具体内容也十分繁杂。从与健康相关的各种层面梳理，健康干预包含如下几种方法。

（一）营养干预

正规的营养干预应先进行营养评测，然后根据收集的饮食习惯、营养需求和评测结果计算每日推荐摄入量，再结合三餐比例、各营养素比例、过敏情况和疾病的饮食禁忌制订短期（一般一周）食谱。如果没有专职的营养师，也可以选择包含上述功能的健康管理软件进行营养干预。接受营养咨询、进行营养指导、宣传食品卫生等都是营养干预的内容，《中国居民膳食指南》可作为营养干预的纲领性文件。

（二）运动干预

一般认为，迈开腿比管住嘴更重要，合理的运动能带动身体各方面向好的方面发展。体力活动是指任何由于骨骼肌收缩而导致能量消耗的身体活动，进行运动干预时要考虑的是全天基础代谢及所有活动，而非仅仅是体育锻炼。一般运动干预也是先进行运动评测，然后根据个体运动习惯和影响运动的疾病来制订运动方案。运动方案的细致程度因制订者的专业水准而异，至少应包括运动项目的推荐、运动量和强度的建议、运动注意事项，最好能够以通俗的步数形式进行总运动量的规范。

（三）不良生活习惯干预

常见的不良生活习惯包括吸烟、嗜酒、熬夜、少动、偏食、不吃早餐等，是许多慢性病的主要诱因之一。改变人的习惯很难，不良生活习惯的干预最能体现健康管理师的智慧，一般需要列举和 / 或体验其危害、动态提醒、发动家属监督、对赌罚款等形式，有必要的直接进行治疗。值得一提的是，大多数不良生活习惯可以归纳到成瘾、依赖方面，可以尝试与心理干预一同实施。

（四）心理干预

心理平衡是健康的四大基石之一，实践证明也是健康最重要和基础的因素。心理干预的关键是做好两点：一是能够与管理对象保持良好的关系——最好是伙伴式的关系，这样就能缓解简单的心理问题；二是能够识别心理疾病，不回避，安排专业心理医师进行辅导和治疗。需要注意的是，心理健康还包括个体对社会和自然的适应性。

（五）环境干预

现已公认，环境是影响疾病排行榜和致死原因排名的重要因素。在没有能力改变大环境的情况下，应尽力营造对健康有利的生活和工作环境，主要应关注室内通风、采光、隔音、景观植物、宠物喂养、人均面积、装修污染、饮水来源等。在实际工作中，可以将上述干预手段和方法定制成单个或组合的健康干预包，针对贵宾还可以按需实施所有的干预方法。

（六）健康教育

详见本章第四节"健康教育"。

三、跟踪随访

健康管理过程包括健康评估——制订健康干预计划——实施健康干预措施——再评价健康干预效果——进一步调整健康干预计划和干预措施。健康管理必须通过长期、连续不断、周而复始的指导与干预过程，才能达到预期效果，而跟踪随访是落实这一过程的基本策略。

（一）跟踪随访的内容

1. 健康干预计划的落实

健康管理预期效果的取得，在于健康干预计划的严格执行。健康管理师在跟踪随访过程中，应先了解健康干预计划的落实情况，并找出不能落实的原因，根据实际情况及时调整健康管理干预方案，督促和帮助服务对象严格执行干预计划，

2. 药物使用情况

对于患有慢性病的健康管理对象，健康管理师在随访时应了解患者就诊和药物使用情况，评价药物治疗效果及药物不良反应的发生情况，帮助患者了解常见药物不良反应的注意事项和处理措施。对于治疗效果不佳的患者，应督促其及时就医，以调整药物治疗方案。

3. 干预效果评估

（1）健康教育。健康教育是健康风险干预的基础，在随访中，应对个体相关健康风险知识的知晓情况、慢性病防治相关知识的知晓情况、态度转变情况及行为改变情况进行了解和评估——对群体还应计算知晓率、行为改变率等；同时应评估服务对象自我监测技能，如血压测量、血脂监测、尿糖监测、胰岛素注射等的掌握情况，指导服务对象掌握如低血糖等紧急情况发生时的应对措施。

（2）危险因素状况。主要评估可改变危险因素的变化情况，包括饮食、身体活动、吸烟、饮酒、摄盐情况、心理状态等，为调整健康干预计划和干预措施提供依据。

（3）健康指标。①症状和体征：对慢性病患者，通过跟踪随访了解患者的症状、体征、并发症等的改善情况，评估是否存在血压、血糖控制不佳——若存在应找出原因，以便及时调整健康干预方案。②体格测量及实验室和辅助检查：一是测量身高、体重、心率、腰围，并计算体重指数；二是进行必要的化验检查，如空腹血糖、餐后两小时血糖、总胆固醇、甘油三酯、高密度脂蛋白胆固醇、低密度脂蛋白胆固醇，以及尿酸、肌酐、尿蛋白、电解质等；三是进行必要的辅助检查，如24小时动态血压监测、超声心动图、颈动脉超声、胸部X线等。根据检查结果评估体重、体脂成分、腰围、腰臀比、血压、血糖等的达标情况，以及靶器官损害和并发症的发生情况，为进一步的健康干预提供依据。

（二）跟踪随访的频率和方式

1. 跟踪随访频率

根据健康风险评估的风险分级，确定随访频率。例如，高血压病风险一级要求至少每 3 个月随访 1 次，而高血压风险三级则至少每个月随访 1 次；对于糖尿病患者，常规管理要求每年至少随访 6 次，而强化管理则每年至少随访 12 次。

2. 跟踪随访方式

面对面随访是效果最好的跟踪随访方式，也可借助电子邮件、电话、微信、App 管理系统等途径进行跟踪随访。

（1）面对面随访。面对面随访是指和服务对象通过直接见面交谈的随访过程，包括门诊随访、家庭随访、集体随访等形式。面对面随访人力、物力成本高，但交流效果和干预效果好，是个体健康管理的重要形式。集体沙龙形式的服务不仅可以方便健康管理者了解病情并及时反馈，还便于"同病相传"的服务对象之间相互交流等。

（2）借助其他媒介方式的跟踪随访。①远程随访：可通过电话跟踪随访中心进行电话随访，对中青年人群进行微信等网络随访，通过智能手机、血压管理 App 或移动可穿戴设备进行还原和随机随访。远程随访是未来健康管理的主要方式，干预成本低，效率高，但尚不能完全替代面对面随访。②发送健康教育资料：健康管理师还可采用邮寄或发送电子邮件等方式，传播健康教育文字材料和视频资料，开展健康干预——这种方式成本最低，但效果也较差。

（三）跟踪随访的记录模式

1. 慢性病随访记录表

对于慢性病患者，应为服务对象建立健康管理档案，填写慢性病随访记录表，如《高血压患者随访记录表》《糖尿病患者随访记录表》，定期随访评估危险水平并详细记录，提出改善建议。

2.SOAP 模式

SOAP 类似于医生书写的门诊病历，是以问题为导向的记录基本模式，可应用于健康管理随访，记录随访过程。其主要内容分为主观资料、客观资料、健康评价和干预计划四个部分。

（1）主观资料。主观资料是指健康管理师询问服务对象的自我感觉、既往疾病史和家族史、生活方式等方面的情况。

（2）客观资料。客观资料是指健康管理师对服务对象的健康状况进行的检查，包括三个方面：①体格测量：如身高、体重、腰围、臀围、血压等；②实验室检查和辅助检查：如血液和尿液检测、心电图检查、X 线检查等；③其他疾病体征检查。

（3）健康评价。健康评价是根据主观资料和客观资料，对服务对象的健康状况、危险因素暴露程度及未来患病风险进行的全面评价。

（4）干预计划。干预计划是根据对服务对象的全面评估，提出进一步的检查计划，并提供健康教育、膳食、心理、运动等方面的干预方案，同时约定下次随访日期。

第四节　健康教育

一、健康教育概述

（一）健康教育相关概念

1. 健康教育

健康教育是有计划地应用循证的教学原理与技术，为学习者提供获取科学健康知识、树立健康观念、掌握健康技能的机会，帮助其作出有益于健康的决定并成功地执行有益于健康的生活行为。这个过程包括教学者、健康相关信息、教学活动、学习者、效果五个主要环节。

2. 健康促进

世界卫生组织把健康促进定义为"增加人们对健康及其决定因素的控制能力，从而促进健康的过程"。健康促进是一个综合的社会政治过程，不仅包含加强个人素质和能力的行动，还包括改变物质、社会环境、经济条件，从而削弱其对大众及个人健康的不良影响。健康促进包含五大行动领域，即制定健康的公共政策，营造支持性环境，强化社区行动，发展个人技能，调整卫生服务方向。

（二）健康素养

健康素养最早出现于 1974 年，自从 1990 年美国发表第一篇关于健康素养研究的文章以来，健康素养的概念在世界范围内受到越来越广泛的重视。世界卫生组织对健康素养的定义为："人们获取、理解、采纳健康信息和服务，并利用这些信息和服务做出正确判断和决定，促进自身健康的过程。"健康素养受到来自个体、社区、医疗系统等诸多方面的影响。目前，国外常用的健康素养评价体系包含四大类别，即视读类健康素养测试、理解类健康素养测试、理解运用类健康素养测试和健康素养快速甄别测试。国内健康素养评估体系基于公共卫生视角，侧重于日常生活中人们对健康信息的认知和运用能力的测试。

（三）健康教育和健康促进的联系

健康教育与健康促进密不可分，健康促进是健康教育发展到一定阶段后的产物。在概念上，健康促进包括健康教育，而健康教育是健康促进策略中最活跃的一部分。健康促进通过倡导、增强能力和协调，促使人们承担对健康所应负有的责任，推进有益于健康的公共政策改革和支持性环境的创建，并推动有益于健康的社会行动的实施；而健康教育是帮助个体和群体掌握健康知识与技能，提高健康素养等内化作用，作出健康的选择，提高自我保健能力，养成有益于健康的行为和生活方式的过程。健康教育是健康促进的重要策略和方法之一，是重要的基础和先导，融合在健康促进的各个环节之中。简单来说，健康教育不能脱离健康促进，健康促进也不能没有健康教育。

（四）健康教育的意义

1. 健康教育是疾病预防与控制的重要手段

人们在健康与疾病斗争的漫长过程中发现，生活方式与行为成为影响健康的重要因素，尤其是与成为现代主要死亡原因和疾病负担的慢性非传染性疾病有密切的关系。世界卫生组织把健康教育与健康促进作为当前预防和控制疾病的措施之一，是全世界减轻疾病负担的重要策略。当今全球面临着人口老龄化问题，高血压、糖尿病、恶性肿瘤、心血管疾病等慢性非传染性疾病的患病率逐年升高，并且有年轻化的趋势，健康教育作为一个非常有效的卫生干预措施，面临着更大的机遇与挑战。

2. 健康教育是一项投入少、产出高、效益大的保健措施

健康教育通过引导人们放弃不良的生活方式与行为，减少危险因素的影响。从成本效益的角度来看，健康教育是一项低投入、高产出、高效益的保健措施，只需要较少的有效健康教育的投入，就可以获得极高的健康效益，大大减少医疗费用的支出，从而节省大量的社会资源、医疗资源，创造巨大的经济效益。

3. 健康教育是提高居民自我保健意识和技能的重要渠道

随着医学模式的不断转变，人类的疾病谱和死因谱也在发生变化，逐渐从传染性疾病转变为慢性非传染性疾病，而慢性非传染性疾病的主要影响因素是不良的个人生活方式与行为习惯。

1997 年，《中共中央 国务院关于卫生改革与发展的决定》指出，健康教育是公民素质教育的重要内容，要十分重视健康教育，提高广大人民群众的健康意识和自我保健能力，积极推进全民健康教育行动；要普及医药科学知识，教育和引导人民群众破除迷信，摒弃陋习，积极参与全民健身活动，促进合理营养，养成良好的卫生习惯和文明的生活方式，培养健康的心理素质。

4. 健康教育是落实初级卫生保健的重要步骤

初级卫生保健是社区内的个人和家庭能够普遍获得的基本卫生保健。这类保健的获得要采取人们能够接受且充分参与的方式，并且社区和国家能够承担所发生的费用。初级卫生保健既是国家卫生体系的核心组成部分，也是社区总体社会和经济发展的不可分割内容，而健康教育是完成初级卫生保健工作的先导和基础，是投资最少、影响最广、意义最深远的一个步骤，能否实现初级卫生保健的关键是健康教育，其在实现所有健康目标和社会经济目标中有着重要的价值与地位。

（五）健康教育的内容

一是宣传普及《中国公民健康素养——基本知识与技能（2015 年版）》，配合相关部门开展公民健康素养促进行动；二是对特殊人群进行健康教育，如妇女、老年人、0～6 岁儿童家长、青少年、农民工、残疾人等；三是开展健康生活方式和可干预危险因素的健康教育，如合理膳食、适当运动、控制体重、保持心理平衡、改善睡眠、限盐、控烟、限酒、防治网络成瘾等；四是开展重点疾病健康教育，如高血压、糖尿病、冠心病、恶性肿瘤、流行性感冒、手足口病、结核病、狂犬病、肝炎、艾滋病等；五是开展公共卫生问题健康教育，如食品卫生、饮水卫生、环境卫生、学校卫生、职业卫生等；六是开展突发公共卫生事件应急处置、防灾减灾、家庭急救等健康教育；七是宣传普及医疗卫生法律法规及相关政策。

二、健康教育计划的组织实施

（一）制订实施计划表

为了使健康教育计划中的各活动项目有步骤地落实进行，在计划执行之前，健康管理师应制订项目各项工作的时间表，明确规定实施时间、工作内容、负责人、指标、预算等内容——如在执行计划中有特殊要求，也应在时间表内列出或说明。

（二）建立实施组织

实施组织通常包括项目领导小组与项目技术小组。项目领导小组由与项目执行直接相关的部门领导和项目计划的业务负责人组成。领导小组成员应了解或熟悉计划的目的、意义、主要项目或内容及工作日程，负责审批计划设计方案，组织项目计划的实施，审批项目计划经费预算，提供政策支持，协助解决计划执行过程中的重大疑难问题。项目技术小组是具体实施计划的组织——可以由专业机构或从业务相关单位抽调人员组成项目组或项目办公室，协调、组织各类人员落实、实施计划，定期检查和监测，确保计划的顺利执行。建立项目实施组织，应充分利用社会动员和行政干预的力量，协调社区内各有关部门的关系，采取多部门合作方式，这是保证计划顺利实施的重要组织措施。

（三）实施质量控制

质量控制应贯穿整个健康教育活动实施的始终，通过对实施过程进行监测和评估来完成，主要内容包括：一是建立质控专家组，负责全部质量控制；二是建立持续的监督体系，对每项活动进行检查，保证活动按质、按量完成；三是采用过程记录表记录每项活动的执行情况，便于及时发现问题，及时改进；四是加强对资源、资金使用的内部审计，以及资料收集与保存的信息化及系统化等。

（四）培训执行人员

培训的目的是使项目执行人员全面了解计划执行的目的、目标、意义，掌握计划活动的内容、方法和要求，学习项目工作相关的专业知识和技能，建立良好的工作关系，进行技能训练和参与式教学，激发工作热情；培训的原则是时间要短，内容要精，针对性要强，重视制订培训计划——具体规定培训的意义、目标、内容、对象、时间、地点、教师、考评方法、组织与承办单位及经费预算等；培训评价包括对学员学习效果的评价，对教师教学质量的评价，对组织和后勤工作的评价，以及对远期效果的评价。

（五）配备材料和设备

按照计划的各项活动要求选择订购或自制教材。健康教育所需设备主要包括办公设备——如电话、计算机、打印机、其他办公用品等，音像设备——如照相机、摄像机、录像机、录音机、电视机等，教学设备——如幻灯机、投影仪、书写板等；医疗仪器，如身高体重计、血压计，以及交通工具等。

（六）健康教育计划的实施

首先建立实施组织和组建项目执行小组，对相关人员进行培训，并准备好计划需要的材料和设备，建立质控专家组；然后按照实施计划表，由项目执行小组有序而有效地组织实施社区教育等活动，质控专家组负责全程质量控制，保证计划目标得以实现；最后，在计划完成后进行执行效果的验收评价。

三、重点场所的健康教育

（一）学校健康教育

儿童青少年正处于生长发育的重要阶段，这个阶段正是思想观念、行为习惯的形成时期。儿童青少年可塑性非常强，学校是进行健康教育的最佳场所，适当的健康教育可以帮助儿童青少年形成良好的生活方式与行为习惯，这将对其一生产生重要影响。

1. 学校健康教育的概念

学校健康教育是指通过学校、家长和学校所属社区内所有成员的共同努力，为学生提供完整、有益的经验和知识体系，主要包括设置健康教育课程，创造安全、健康的校园环境，提供适当的健康服务，动员家庭与社区成员的共同参与，促进学生健康成长。

2. 学校健康教育的意义

（1）学校健康教育是培养学生全面发展的重要条件。儿童青少年时期是学生身心全面发展的重要时期，学校通过实施健康教育全面贯彻国家关于素质教育的教育方针——德育使学生从小养成良好的个人生活方式和卫生习惯；智育是对学生进行全面的知识教育；体育和劳动让学生热爱运动，增强自我保健意识；美育培养学生的审美素养，让学生学会用健康的尺度衡量美。

（2）学校健康教育是实现全民基础保健的有效途径。处于生长发育阶段的儿童青少年可塑性最强，最容易受影响，比较容易养成良好的生活方式和行为习惯，而良好的生活方式和行为习惯可以对其一生的行为方式和身心健康产生深远的影响，并且可以借此改善其家庭乃至整个社会的健康状况。所以，做好学校健康教育是实现全民基础保健的有效途径，可以从根本上提高整个国民的健康水平。

（3）学校健康教育是学校初级卫生保健工作的基础。初级卫生保健是社区内的个人和家庭能够普遍得到的基本卫生保健，在学校开展初级卫生保健工作需要学生的自愿配合。通过学校健康教育，提高学生的健康知识水平，掌握自我保健知识与技能，改变不良的生活方式与行为习惯，学校初级卫生保健工作才能够取得实效。

3. 学校健康教育的内容

根据儿童青少年生长发育的不同阶段，依照小学低年级、小学中年级、小学高年级、初中年级、高中年级五级水平，把五个领域的内容合理分配到五级水平中，分别为水平1（小学1~2年级）、水平2（小学3~4年级）、水平3（小学5~6年级）、水平4（初中7~9年级）、水平5（高中10~12年级）。五个不同水平互相衔接，完成中小学校健康教育的总体目标。中小学健康教育内容包括：

（1）健康行为与生活方式。如个人卫生习惯与保健知识，保持个人和公共卫生，健康的生活方式，烟草及毒品的危害等。

（2）疾病预防。接种疫苗、常见传染病和寄生虫病的预防知识，常见健康问题的危害及预防知识等。

（3）心理健康。正确认识自己，保持自信，讲文明有礼貌，诚恳谦虚地与人交往，了解不良情绪对健康的影响，调节情绪的方法，确定合理的学习目标，正确面对挫折与困难等。

（4）生长发育与青春期保健。生命孕育与成长的基本知识，身体主要器官的功能，青春期的生长发育特点及个人卫生知识，避免婚前性行为等。

（5）安全应急与避险。生活中的安全常识、紧急救助电话、常见意外伤害的预防及处理、预防网络成瘾等。

4.学校健康教育的形式与方法

（1）设置健康教育课程。这是最常见的健康教育形式，教师根据教材内容主导课堂，通过讲述、讨论、示范、案例分析等教学形式，采用图片、幻灯、视频等多种教学手段进行健康教育。

（2）开办健康教育讲座。指针对某种疾病或健康问题的预防而采取的健康教育形式，如青春期性健康教育、预防吸烟的健康教育、预防艾滋病的健康教育等。

（3）健康咨询。健康教育工作人员针对学生生活中的各种健康问题进行解答，消除或减轻生理、心理行为及社会等非健康因素的影响，促进学生身心健康。

（4）健康传播。通过电视、广播、标语、宣传栏、宣传手册和教学设备等手段，在学校范围内进行健康教育传播活动。

（5）个别劝导。健康教育工作人员在健康教育活动中，针对个别受教对象的具体情况，通过传播健康知识与技能，说服其改变不良的生活方式及行为习惯。

（二）社区健康教育

1.社区的概念及要素

社区是以某种经济、文化、种族或某种社会凝聚力，使人们生活在一起的一种社会组织。在社区内人们共同生活，占有一定区域，由五个要素组成，分别是人口、地域、制度、政策和机构。

2.社区健康教育与健康促进

社区健康教育是指以社区为单位，以社区人群为教育对象，以促进社区居民健康为目标，有组织、有计划、有评价的健康教育活动；社区健康促进是指通过健康教育和社会支持，改变个体和群体行为、生活方式和环境影响，降低社区的发病率和死亡率，提高社区人民的健康水平和生活质量。

3.社区健康教育的对象

《国家基本公共卫生服务规范》规定，社区健康教育的对象是辖区内的居民，重点人群是青少年、妇女、老年人、残疾人、0~6岁儿童家长、农民工等人群。

4. 社区健康教育的内容

（1）城市社区健康教育的内容。①健康观念教育：帮助社区居民树立现代健康观念，自觉采纳有益于健康的生活方式与行为习惯，加强居民对健康的认识及重要性；②卫生法规普及教育：大力宣传普及《中华人民共和国食品卫生法》《中华人民共和国环境保护法》及《公共场所卫生管理条例》等法律知识，使社区居民自觉遵法、懂法、守法；③防病保健知识教育：社区常见急（慢）性传染病的临床表现、预防与控制，意外事故的预防与应急处理，食品安全问题、水土污染对健康的影响，生物媒介传染病的危害与防治，普及安全知识教育等；④健康行为培养：生活方式与行为习惯已经成为影响人们健康的重要因素，培养健康行为可以从很大程度上促进健康，提高全体国民的健康水平。

（2）农村社区健康教育的内容。①针对常见病的健康教育：传染病与寄生虫病等地方病（碘缺乏症、地方性氟中毒、克山病、大骨节病等）的防治知识，慢性非传染性疾病（心脑血管疾病、恶性肿瘤、糖尿病、呼吸系统疾病等）的防治知识，农业劳动相关疾病与意外事故的防治知识；②针对危害健康的行为和生活方式的健康教育：普及卫生保健知识，转变健康观念，建立科学的生活方式和良好的行为习惯，树立自我保健和群体保健意识，积极参与农村初级卫生保健和新型农村合作医疗；③环境卫生与卫生法规的普及教育：搞好农村环境卫生，尤其是改水改厕、垃圾处理、住宅环境卫生等，并大力宣传卫生法，如《中华人民共和国食品卫生法》《中华人民共和国传染病防治法》《中华人民共和国职业病防治法》《中华人民共和国环境保护法》等。

5. 社区健康教育的方法

（1）城市社区健康教育的方法。①利用各种方式进行健康传播：如充分利用电视、广播、报纸、互联网等开办健康教育公益广告，在社区内开办健康教育宣传栏并定期更新内容，组织文教部门开展健康教育活动，在社区活动室开办健康教育讲座等；②利用社区卫生服务中心（站）开展健康教育，由社区卫生机构针对社区居民，尤其是妇女、儿童、老年人、慢性病患者、残疾人等重点人群开展集预防、医疗、保健、康复、计生等于一体的综合性健康服务模式；③结合创建卫生城市开展健康教育：通过创建卫生城市活动，提升社区居民的健康知识知晓率、健康行为形成率、自我保健水平和公共卫生道德水平。

（2）农村社区健康教育的方法。①利用农村各种传播渠道开展健康教育：通过有线广播、宣传画、宣传栏、文娱活动、卫生科普培训家庭保健员，并充分利用好"教育、卫生、科技三下乡"活动等；②深入开展"亿万农民健康促进行动"：2002年，中共中央、国务院下发的《关于进一步加强农村卫生工作的决定》和卫生部、农业部、财政部等七部委联合下发的《中国农村初级卫生保健发展纲要（2001—2010 年）》，都强调要积极推进"亿万农民健康促进行动"，并将其列为农村卫生工作的主要任务之一。③依靠农村卫生机构开展健康教育：在乡镇卫生院、村卫生室等农村卫生机构张贴健康教育标语、宣传栏，向村民发放健康教育宣传材料，在提供预防、医疗、保健、康复、计生等工作过程中进行健康教育。

（三）医院健康教育

20 世纪 50 年代，美国医疗保险机构最早提出了"医院健康教育"的概念，目的是减少慢性病患者的医疗费用。人们开始意识到仅靠医疗不能达到健康的目的，良好的生活方式与行为习惯才是促进健康的良策。20 世纪 60 年代，美国医院协会与公共卫生协会明确提出："健康教育是高标准保健服务不可缺少的部分，患者教育是患者服务的组成部分。"

1. 医院健康教育的概念

医院健康教育泛指医疗保健机构及工作人员在临床与预防保健实践过程中，伴随医疗保健活动开展的健康教育。医院健康教育的概念有狭义和广义之分。狭义的医院健康教育是指医护人员针对患者及家属开展疾病的预防、治疗与康复的健康教育和健康传播活动，又称临床健康教育或患者健康教育；广义的医院健康教育又称医院健康促进，指健康教育和能改善患者、医护人员、社区居民等健康相关行为的政策、法规、经济及组织等环境支持的综合。

2. 开展医院健康教育的意义

（1）提高患者依从性。通过积极的健康教育，可以使患者正确认识疾病，掌握必要的医疗卫生知识，形成健康信念，提高医疗依从性，更好地配合治疗，促使疾病早日康复。

（2）对患者进行心理保健。心理因素已成为多种疾病的影响因素之一，通过健康教育，可以使患者或家属对疾病未知的恐惧、紧张、焦虑、悲观等不良情绪得到缓解或消除，帮助其树立战胜疾病的信心，学会进行自我心理保健。

（3）发挥治疗作用。健康教育是使人们自觉采纳有益于健康的行为和生活方式，消除或减少影响健康的危险因素，预防疾病，促进健康，提高生活质量的教育活动。许多疾病与患者的不良生活方式与行为习惯密切相关，通过健康教育改变不良的生活方式与行为习惯，可以从根源上消除致病因素。

（4）改善医患关系。医院健康教育可以加强医患沟通，改善医患关系，缓解医患矛盾。医院开展医护人员健康教育，提高医护人员健康传播能力，使得医护人员可以针对患者需求，传播医学相关知识与技能，耐心解答问题，增强患者对医护人员的理解与信任，从而改善医患关系，缓解医患矛盾，减少医患纠纷，提高患者对医院的满意度。

（5）提高居民健康水平。通过健康教育，可以使居民掌握卫生保健知识与技能，改变不良生活方式与行为习惯，提高自我保健能力。尤其是慢性病患者，若能掌握一定的疾病预防控制方法，可以大大降低入院率，并缩短住院时间，降低再住院率。

3. 医院健康教育的内容

医院健康教育包括医护人员健康教育和患者健康教育。医护人员健康教育主要通过专兼职健康教育人员业务培训、医护人员继续教育和健康促进活动，普及健康教育与健康促进的知识与技能，培养良好的生活方式与行为习惯；患者健康教育是根据患者的疾病特点，对患者及家属开展有目的、有计划的健康教育活动，传授疾病相关知识与护理方法，改变不良健康行为，促进患者健康。

（1）患者健康教育内容。主要包括：①疾病防治及一般卫生知识的宣传教育；②心理健康教育，如教育患者树立战胜疾病的信心，针对患者的心理特点与需求介绍心理保健方法，向家属及陪护人员进行保护性医疗原则教育，对晚期患者及家属开展临终关怀和死亡教育等；③健康相关行为干预，如矫正不良心理反应引发的问题，改变不良生活方式与行为习惯，指导患者及家属建立健康行为模式，实施从医行为指导等。

（2）患者健康教育方式。主要包括门诊教育、出院教育、随访教育。门诊教育是指患者在门诊诊疗过程中的健康教育活动，包括以下几个方面：一是候诊教育，指在患者候诊期间，医护人员通过口头讲解、宣传栏、宣传册、广播等形式，对该科常见疾病的防治知识进行健康教育；二是随诊教育，指在患者诊疗过程中，医生针对患者所患疾病的有关问题进行简短的讲解与指导；三是咨询教育，指在医院内开设咨询室或心理门诊，医务人员对咨询者提出的有关疾病与健康问题进行解答和医学指导；四是住院教育，指在住院治疗过程中医务人员对患者及其家属进行健康教育活动，包括入院教育患者入院时医务人员对患者及其家属进行的健康教育活动——主要内容有病房作息时间、探视制度、卫生制度、病房环境、治疗注意事项等，主要通过医务人员口头教育、宣传册进行宣传；五是病房教育，指对患者住院期间进行经常性的健康教育活动，主要形式有口头教育、健康教育宣传栏、健康教育专题讲座、播放健康教育宣传片等；六是出院教育，指患者病情稳定或康复出院前进行的健康教育活动，即医务人员针对患者的恢复情况向患者及其家属介绍治疗效果、病情现状，提出巩固疗效、防止复发的注意事项，以及饮食注意事项、锻炼方法、用药指导等，帮助患者建立健康的生活方式与行为习惯。

（3）随访教育。又称出院后教育，是医院健康教育的延伸。教育对象主要是有复发倾向并需要长期接受健康教育指导的慢性病患者。随访教育是一个连续追踪的过程，指主管医生通过书信、家访、电话、网络等方式，针对患者病情和需要修正治疗方案，给患者以长期和动态的健康咨询指导。

（四）家庭健康教育

1. 家庭概述

家庭是基本的社会单元，家庭成员的健康和家庭息息相关，尤其是良好的家庭健康教育对家庭成员健康的影响尤为重要。家庭是指靠婚姻关系、血缘关系或收养关系联系在一起，由两个或多个人构成的社会生活单位，主要有核心家庭、主干家庭、联合家庭和其他家庭四种类型。

2. 家庭对健康的影响

（1）遗传因素的影响。生物遗传因素是健康的重要影响因素。遗传因素除了影响人的性格、体形、身高等，许多疾病与遗传因素都有密切的关系，如高血压、糖尿病、冠心病、白化病等。

（2）对儿童生长发育的影响。儿童时期是人身心生长发育的重要时期，良好的家庭关系和父母的陪伴可以使孩子身心发育健康，防止出现精神创伤，以致发生意外。

（3）对疾病传播的影响。家庭是疾病传播的重要场所，特别是感染性疾病和神经质。病毒性感染由于家庭成员的距离较近，接触较频繁，使发病率显著升高。

（4）对疾病恢复的影响。家庭是疾病恢复的良好场所，尤其是慢性疾病的治疗与康复，家庭照顾与监督会影响慢性病患者对医嘱的依从性。

（5）对行为生活方式的影响。正确的家庭教育可以使孩子养成良好的行为习惯与生活方式，家庭成员之间的互相影响使一个家庭的行为习惯与生活方式大多相似，尤其是家长对孩子往往会影响孩子终生。

3. 家庭健康教育的内容

家庭健康教育是指对家庭成员进行有目的、有计划、有组织的教育活动，促使家庭成员自觉采纳有益于健康的行为和生活方式，消除或减轻影响健康的危险因素，以达到预防疾病、促进健康、提高生活质量的目的。家庭健康教育的内容包括：

（1）常见病的防治与自我保健。针对一些常见疾病，如流行性感冒、肝炎、结核病、手足口病、高血压、糖尿病、冠心病等进行家庭健康教育，使家庭成员掌握基本的预防方法和护理技能，如体温、血压、血糖的测量，物品的消毒等。

（2）健康行为与生活方式。健康生活方式包括合理膳食、适宜运动、控制体重、戒烟限酒、心理平衡。膳食均衡指营养搭配合理；适宜运动指适合个人身体状况的运动方式和运动量，每周运动不少于 3 次，每次运动时间不少于半小时；超重或肥胖是多种疾病的高危因素，应注意控制体重，但减重不宜过快；吸烟（包括被动吸烟）是心血管疾病和恶性肿瘤的高危因素之一，应督促吸烟者戒烟；酗酒会增加心血管疾病的发病率，建议控制酒精摄入量，男性每天不超过 25 g，女性每天不超过 15 g。

（3）心理健康教育。营造良好的家庭氛围，提高家庭成员安全感和归属感，对处于人生各阶段的家庭成员普及心理卫生知识。

（4）意外伤害教育。对日常生活中经常发生的意外情况进行教育，如烧伤、烫伤的处理，跌倒扭伤或骨折的应急处理，海姆立克急救法、心肺复苏法的使用，火灾的预防与逃生方法等。

（5）生殖健康与性教育。家庭对青春期孩子的性教育尤为重要，许多儿童青少年的性知识不是来自家庭或学校，而是来自书刊、影视、网络或与同伴交流。这些途径不能正确引导孩子，家长应积极主动对孩子进行性教育，使孩子获得正确的性知识，顺利度过青春期。

（五）工作场所健康教育

1. 工作场所概述

工作又称劳动，可分为体力劳动和脑力劳动——体力劳动是以肌肉活动为主的劳动，脑力劳动则是以中枢神经系统为主的劳动。工作场所中存在的职业性有害因素是指在生产过程和生产环境中，危害职业人群健康和安全的不良因素，包括化学因素、物理因素、生物因素。与职业有关的不良生活方式有：一是劳动制度不合理，如工作时间过长，分班轮换制度不合理等；二是劳动强度过大，如由于订单过多或者工期较短，工作人员不得不加班加点；三是身体器官过度紧张，如程序员的颈部、腰肌肉紧张；四是精神紧张，如外科医生做手术时精神高度紧张，可能会导致相应的功能性紊乱。

2. 工作场所健康教育的内容

工作场所健康促进是指通过健康教育和企业管理策略、支持性环境、职工参与、卫生服务等干预手段，以期改善劳动条件，改变职工不良的生活方式与习惯，控制健康危险因素，降低伤病率及缺勤率，促进职工健康，提高职工生命质量。《中华人民共和国职业病防治法》第35条规定，用人单位应当对职业人员进行上岗前的职业卫生培训和在岗期间的定期职业卫生培训，普及职业卫生知识，督促职业人员遵守职业病防治法律、法规、规章和操作规程，指导职业人员正确使用职业病防护设备和个人使用的职业病防护用品；职业人员应当学习和掌握相关的职业卫生知识，增强职业病防范意识，遵守职业病防治法律、法规、规章和操作规程，正确使用维护职业病防护设备和个人使用的职业病防护用品，发现职业病危害事故隐患应当及时报告。总之，工作场所健康教育内容包括以下三个方面。

（1）工作场所三级预防。①工作场所的第一级预防，又称职业性病损的病因预防，指通过改善生产工艺和生产设备，合理利用个人防护用品及防护设施，减少作业人员接触职业性有害因素；②工作场所的第二级预防，又称职业性病损的发病预防，主要手段是对工作在职业危险因素环境中的作业人员进行定期的体格检查，以期对职业性病损害做到早发现、早诊断、早治疗；③工作场所的第三级预防，指在患病以后得到合理的康复处理——已经接触职业性有害因素的作业人员应调离原来的工作岗位，给予积极的治疗和休息，并改进生产工艺和生产环境，促进患者健康，预防并发症。

（2）职业安全教育。在职工入厂前、进车间后和上岗前进行安全教育，包括国家有关安全生产的方针政策和法规、入厂安全须知、车间安全生产情况、安全生产规章制度、安全注意事项、安全防护措施的使用等。生产过程中对职工要始终坚持广泛和经常性的安全教育，这是防止职业病高发和各类事故发生的重要措施。

（3）工作场所一般健康教育。①戒烟教育：流行病学研究表明，吸烟可使从事铬、镍、铀、石棉作业工人肺癌发病率增加几倍甚至十几倍；②节制饮酒：过量饮酒与酒醉是导致职业性工伤的重要原因；③合理营养教育：从事劳动强度过大的重体力劳动作业人员会有营养不足的问题出现，应给予充分合理的膳食营养；④卫生习惯教育：如在有毒尘生产环境中不能进食、饮水、休息，以防有毒物质进入机体，而且工作结束后要洗澡，防止有毒物质带回家中。

四、重点人群的健康教育

（一）儿童健康教育

儿童时期是人生长发育的重要时期，这个时期形成的健康生活方式与行为习惯会对人一生的健康产生重要影响。儿童的健康成长关系到祖国的发展和民族的未来，儿童时期健康教育尤为重要。

1.儿童健康教育的内容

（1）合理饮食。由于儿童正处于生长发育的关键时期，需要摄取足够的营养来满足生长发育的需要——营养摄入不均衡可能会导致肥胖或营养不良，所以，要对儿童进行合理的膳食指导。肥胖是摄入的营养过多，超过人体正常的消耗量，导致体内脂肪过度积聚，而多余的脂肪不仅会给身体带来额外的负担，还会增加一些疾病的发病率，如高血压、糖尿病、胆结石等；营养不良是由于营养素摄入不足、吸收不良或过度消耗造成的营养缺乏性疾病，儿童营养不良会导致生长发育迟缓，免疫力下降等。为了防止儿童肥胖和营养不良等情况出现，应向家长传授科学的喂养方式，普及儿童营养知识，并加强合理膳食等方面的健康教育。

（2）个人卫生。保持良好的个人卫生习惯可以减少某些疾病的传染机会，提高个人的身体素质。家长要培养儿童良好的卫生习惯，如勤洗手（饭前便后要洗手、随时随地勤洗手）、勤剪指甲、勤洗澡、勤理发、勤换衣服，早晚用流动的水洗脸，不与别人共用毛巾、脸盆等物品，早晚刷牙，饭后漱口等。还要注意用眼卫生，不在强光下看书，走路或坐车时不看书，不躺着看书，不用脏手揉眼睛等，并做好口腔保健，预防龋齿，定期进行口腔检查。此外，还应注意培养儿童公共卫生习惯，如不随便丢弃垃圾，不随地吐痰，不随地大小便等。

（3）生活方式。健康的生活方式是身体健康的基础，可以减少很多疾病的患病危险因素。健康的生活方式教育包括：一是培养良好的作息习惯，早睡早起；二是坚持体育锻炼，增强体质，提高免疫力，促进生长发育；三是看书写字时保持正确的姿势，眼睛离书本一尺远，身体离桌子一拳远，手离笔尖一寸远，时间不宜过长，每隔 1 小时要休息 10 分钟，经常远眺，做眼保健操；四是不吸烟，不酗酒，不吸毒，抵制社会不良风气的影响等。

（4）意外伤害。意外伤害时刻都在威胁着儿童的生命健康，常见的意外伤害有交通事故、烧（烫）伤、跌落、溺水、窒息、中毒、动物咬伤、自杀或他杀等。意外伤害是可以预防的，安全教育是预防意外伤害发生的重要手段之一。应通过多种方式进行健康教育，加强家长的防范意识和儿童的个人防护能力。

（5）心理健康。儿童时期是心理发育的重要时期，积极的情绪、开朗的性格可以让儿童更快更好地适应环境。儿童时期，儿童会模仿家长的言行，家长的思想、行为和性格会对儿童产生深远的影响，因此，家长应树立良好的榜样，并满足儿童的情感需要，使其获得安全感和幸福感，在此基础上培养良好的个性品质，如诚实、乐观、积极、勇敢、自信、独立、认真、坚持，有同情心，关心他人，乐于分享，善于合作等。

2. 儿童健康教育的方法

（1）组织各种健康教育活动，寓教于乐，培养幼儿良好的卫生习惯。

（2）在幼儿园、小学设置宣传栏，使用生动活泼、图文并茂、浅显易懂的健康教育内容，定期更换。

（3）设置健康教育课程，形象生动地讲授各种健康知识。

（4）对家长进行健康教育，由家长在生活中普及基础健康知识。

（二）孕产妇健康教育

1. 孕产妇健康教育的内容

（1）妊娠期。①按时进行产前检查，观察胎儿在母体内的生长发育过程，直至安全分娩——凡可能生出有缺陷胎儿的应尽早终止妊娠；②孕期营养、用药、生活卫生知识、性生活的注意事项等；③孕期自我监护，胎教，意外事件如先兆流产、早产的预防和处理。

（2）分娩期。①注意分娩先兆，正确处理分娩过程；②做好"五防"（防滞产、防感染、防产伤、防产后出血、防新生儿窒息）和"一加强"（即对高危妊娠的产时监护和产程处理）；③针对分娩痛苦进行生理、心理和精神上的帮助与支持。

（3）产褥期。产褥期营养与身体清洁指导，常见病的预防和护理，产后活动注意事项等。

（4）哺乳期。①宣传母乳喂养的好处和技巧，按需哺乳，除母乳外禁止喂食、喂水等；②实行母婴同室；③普及哺乳期卫生、哺乳期避孕等保健知识。

2. 孕产妇健康教育的方法

（1）健康传播。通过各种传播途径，如电视、广播、报纸、宣传栏等，利用各种传播媒介，如影像、图片、文字等向孕产妇及其家属宣传、普及卫生保健知识。

（2）健康咨询。在各级各类医疗保健机构，尤其是妇幼保健机构设立健康咨询门诊，向孕产妇提供婚前检查、优生优育、产前检查、围生期保健等相关内容的健康咨询服务。

（3）专题讲座。在妇幼保健机构开展专题讲座，由专业人员针对妇女怀孕生产过程中可能会遇到的问题或需要注意的事项，进行有计划、有系统的讲解。

（三）老年人健康教育

1. 老年人健康教育的内容

（1）合理膳食指导。老年人根据自己的身体状况选择合适的饮食，少食多餐，少食油腻，多吃粗粮，控盐控油。

（2）适宜体育锻炼。鼓励老年人每天坚持适量运动，根据自己的身体状况选择适宜的运动方式，避免运动量过大对身体造成伤害。

（3）心理健康教育。步入老年期以后，身体功能的减退若伴随生活不良事件的发生，如退休、丧偶、子女离家、亲朋过世等，会使老年人出现低落、孤独、哀伤、焦虑等负面情绪。应有针对性地对老年人进行心理健康教育，鼓励老年人正视不良事件，以积极乐观的心态面对生活，走出家门，多与人交往，学习新东西。

（4）常见疾病的防治。老年人常见的疾病有心脑血管疾病、糖尿病、慢性呼吸道疾病、骨质疏松、癌症等，其中有些疾病可以通过预防和自我保健降低发病率，即便是已经患病也可以控制病情的发展。针对常见病的健康教育内容有普及常见疾病的预防、治疗和护理知识，用药常识及注意事项等。

（5）死亡教育。死亡是每个人都终将面对的问题，也是老年人需要正视的问题。死亡教育可以帮助老年人正确面对自己的死亡和他人的死亡。中国人比较忌讳谈论死亡，对死亡的焦虑往往来自对未知的恐惧。死亡教育能让老年人理解生都是人类自然生命的必然过程，死是人类自然生命的必然结局，树立正确的死亡观可以消除老年人对死亡的恐惧，坦然面对死亡。

2.老年人健康教育的方式

（1）发放宣传资料。发放图文并茂的健康教育宣传手册、宣传活页或者播放音像材料等，传播老年人自我保健的知识与技能。

（2）开展专题讲座。针对老年人的常见病、多发病设置讲座主题，由社区卫生部门定期组织实施，可邀请相关专业医学专家承担授课任务。

（3）开展社区活动。可以在社区中组织一些竞赛性的活动，如健康知识竞赛等，鼓励老年人积极参与，并对优胜者给予适当的物质奖励和精神奖励。

（四）慢性病患者健康教育

1.高血压

高血压的危险因素有生物遗传因素、超重和肥胖、精神心理因素、不良生活方式与习惯、吸烟、饮酒、缺乏运动等。高血压患者的健康教育内容有：

（1）合理膳食。①每天食盐摄入量不超过 6 g，尽量减少食用高盐食品，如腌制食品；②均衡膳食，减少脂肪的摄入，每天食用油用量小于 25 g，少吃或不吃肥肉和动物内脏；③食用大量新鲜的蔬菜和水果，每天 1 个鸡蛋、250 g 牛奶，少吃甜食。

（2）控制体重。① BMI<24 kg/m^2，腰围男性＜ 85 cm，女性＜ 80 cm；②戒烟限酒，主动戒烟，避免被动吸烟；③限制酒精的摄入量，限制饮酒或者戒酒；④适量运动，每周 3~5 次持续半小时以上的有氧运动。

2.糖尿病

糖尿病是一组由胰岛素分泌和 / 或利用缺陷所引起，以慢性血葡萄糖（简称血糖）水平升高为特征的代谢性疾病，其危险因素有遗传因素、肥胖或超重、高糖高脂饮食、缺乏体育锻炼和社会经济因素等。

在一般人群中开展健康教育，提高人群对糖尿病防治的知晓度和参与度，倡导合理膳食，控制体重，适量运动，限盐，控烟，限酒，采用平衡的健康生活方式，提高社区人群的糖尿病防治意识。《中国 2 型糖尿病防治指南》（2017 版）建议：糖尿病前期患者应通过饮食控制和运动以降低糖尿病的发生风险，并定期随访及给予社会—心理支持，以确保患者的生活方式改变能够长期坚持下去；定期检查血糖，同时密切关注其他心血管危险因素（如吸烟、高血压、血脂异常等），并给予适当的干预措施。具体目标为使超重或肥胖者 BMI 达到或接近 24 kg/m^2 或体重至少下降 7%，每天饮食总热量至少减少 400~500 kcal（1 kcal=4.184 kJ），饱和脂肪酸摄入占总脂肪酸摄入的 30% 以下，中等强度体力活动每周至少保持在 150 分钟。

3. 恶性肿瘤

肿瘤是指人体器官组织的细胞在外来和内在有害因素的长期作用下，所产生的一种以细胞过度增殖为主要特点的新生物。肿瘤可以分为良性肿瘤和恶性肿瘤，恶性肿瘤就是我们常说的癌症。

2015 年 9 月，国家卫计委、发改委等 16 个部门联合印发的《中国癌症防治三年行动计划（2015—2017 年）》提出了癌症防治目标：到 2017 年，癌症防治核心知识知晓率要达到 60%，成人吸烟率下降 3%，同时要扩大肿瘤登记覆盖面，编绘全国癌症地图。早发现、早诊断、早规范化治疗，从疾病源头发力，是这次行动计划的重点。只要做到早发现、早诊断、早规范化治疗，60% 以上的患者能治愈。

恶性肿瘤的形成与发展是多因素作用的结果，通过大量临床观察和流行病学研究发现，许多因素都与恶性肿瘤的发病有密切关系，主要包括生活方式与行为、遗传因素、社会心理因素、环境因素、职业因素等。

世界卫生组织指出，有 1/3 以上甚至 1/2 / 以上的癌症都是可以预防的。恶性肿瘤预防的目的就是降低发生率和死亡率，可以通过三级预防措施来实现：一级预防，又称病因预防，是指采取有效的措施消除或避免各种致癌的因素对人体产生影响，降低恶性肿瘤的发生率；二级预防，又称"三早"预防，即早发现、早诊断、早治疗——通过经常性的自我检查、定期体检、恶性肿瘤筛查等方式，及时发现可疑症状，重视癌前病变，并尽早到医院诊断，一旦确诊，及早治疗；三级预防，又称临床预防，是指尽量提高癌症患者的治愈率、生存率和生存质量，对肿瘤患者通过各种方式进行康复，减少并发症的发生，防止致残，对晚期患者实行止痛治疗和临终关怀。

第五节　健康管理评价

一、健康管理评价的种类

健康管理四个基本步骤包括收集健康管理对象的个人信息，进行健康和疾病风险评估，实施健康干预以及干预效果评价，这四个步骤是循环往复、连续不断的过程，通过周而复始、长期不懈的努力，才能达到健康管理的目标。同样，健康管理评价也是一个周而复始、阶梯式上升的过程，每循环一次，就解决一部分问题，取得一部分成果。就健康管理评价整个过程来说，可将健康管理评价分为循序渐进的四个步骤，即健康管理评价的形成评价、过程评价、效果评价（效应评价、结局评价）及总结评价。

1. 形成评价

形成评价又叫前馈评价，是对健康管理项目需求的评价，以确定项目开展的必要性和可行性——也对项目的方案进行评价、筛选。形成评价是在健康管理项目执行前或执行早期对项目内容所作的评价，是对健康管理项目计划本身所进行的评价活动，主要是针对健康管理计划设计的合理性进行评价，使健康管理计划符合目标人群的实际情况，使计划更科学、更完善，最大限度地降低项目失败的风险，避免资源的浪费。

2. 过程评价

过程评价是 20 世纪 80 年代以来逐步形成的一种评价范式，其理论来源既与过程哲学密切相关，也与学习心理学研究有着联系。过程评价是指在健康管理项目实施过程中，通过定期的督导评价，实时监测、收集资料及数据，分析评价项目的运行状况，了解项目是否按计划进行，是否完成阶段性目标，以保证项目顺利进行并最终目标达成。过程评价起始于健康管理计划实施开始之时，贯穿于计划运行的全过程，主要是评价计划实际执行情况与计划要求之间的差异。过程性评价的实施应包括以下四个工作环节，即明确评价的内涵和标准，设计评价方案和工具，解释和利用评价的结果，反思和改进评价方案。过程评价的主要目的是明确健康管理执行中存在的问题和改进的方向，及时修改或调整健康管理计划，有效保障和促进计划成功，以期获得更加理想的效果。

3. 效果（结果）评价

健康管理结果评价是在项目结束时，评价目标完成情况，项目产生效果，社会效益、经济效益、人群的满意度及反应性等。健康管理效果评价是对健康干预效果进行的评价，其结果可为改进未来干预计划和项目进一步推广提供经验教训。通常，一项健康教育计划活动实施后，较早出现变化的是知识水平的提高和态度及信念的转变，然后才是行为的改变，而疾病和健康状况等的变化则是远期效应。因此，把健康管理近期、中期取得的效果称为效应评价，远期取得的效果称为结局评价。

（1）效应评价（近期和中期效果评价）。效应评价是评估健康管理计划带来的目标人群健康相关行为及其影响因素的变化。健康效应评价应用统计学和流行病学方法，定量地评价健康管理计划对目标人群的知识、态度、信念、行为的影响效应。

（2）结局评价。又称远期评价，是对健康管理项目计划实施后产生的远期效应进行的评价。远期效果包括目标人群的健康状况乃至生活质量等方面的变化。一般情况下，社会人群获得健康管理的远期效果需要一个相当长的时间，而且社会的政治、经济、文化状况的变化对人群健康会产生综合影响作用。因此，对健康管理项目计划进行结局评价时，不能简单地将人群的健康状况改善和生活质量的提高归结于健康管理干预的结果，而必须精心设计，排除或控制其他影响因素后，才能客观、慎重地下结论。

4. 总结评价

总结评价是对健康管理计划从开始到结束整个过程实施的评价，是在形成评价、过程评价、效果评价、结局评价四种评价基础上形成的概况和总结。通常，从总结评价的结论中可以发现健康管理计划的成功与不足，进而为今后不断调整和修订计划提供依据，实现良好的健康管理效果。总结评价更能全面反映健康管理计划的成败，且可以据此作出该计划是否有必要重复或扩大或终止的决定。

二、健康管理评价的实施阶段

健康管理评价的实施可分为三个阶段，即健康管理评价的计划设计阶段、计划实施阶段及计划评价阶段。

（一）计划设计阶段

计划设计阶段是指为了实现健康管理的最终预期目标，最大限度地提高人民健康水平，提高健康管理的效率和质量，从而制订健康管理计划和措施。

（二）计划实施阶段

计划实施阶段是指依据制订的评价方案，按照预定的时间及实施内容、方法和步骤等，开展健康管理项目的宣传动员、物质准备和组织准备及全面调研，获取相关的数据或资料，以实现计划目标。

（三）评价阶段

评价阶段是指根据计划实施阶段收集的各类数据、资料，运用健康管理评价的方法，分析判断计划方案中主要描述的知识、信念、行为等改变的中期目标，以及健康状况、生活质量、卫生服务及医疗保障等改变的结局的完成情况目标等，具体内容如表 12-1 所示。

表 12-1　健康管理评价种类、阶段、内容、指标与方法

名称	内容					
评价种类	总结评价					
	形成评价	过程评价	效果评价			
评价阶段	设计阶段	实施阶段	评价阶段			
评价方法	文献、档案资料回顾、专家咨询、专题小组讨论	访谈法 观察法 现况调查 自填问卷	随机对照法 能力测试 表演测试 临床情境	常规统计 常规监测 文献研究 描述性研究 分析性研究 实验性研究	访谈法 观察法 主观报告法 症状定式检查法 标准化量表评价	描述性研究 分析性研究 实验性研究 数字模型法 系统分析法 综合评价法
评价内容	计划设计的合理性	计划执行的情况	知识、信念、行为等改变	健康状况	生活质量	卫生服务
评价指标	科学性 适宜性 可接受性 收益性	干预活动次数 参与人数 干预活动暴露率 有效指数	知识知晓率 知识合格率 信念形成率 行为形成率 行为改变率	生理指标 心理指标 社会指标 疾病指标 死亡指标	生活质量指数 （PQLI） 美国社会卫生组织指数 （ASHA） 日常活动能力 生活满意度指数	卫生服务需要 卫生服务利用 预防保健服务 卫生资源 卫生经济学

三、健康管理评价的内容

（一）计划设计阶段的评价内容

计划设计阶段的评价主要从计划设计的合理性，如经济的合理性（成本、效益、多方案对比）、技术的合理性（范围、资源、进度表、风险）、运行环境的合理性（组织结构、评估者、评估对象）和其他方面的合理性（法律、社会效益）等方面去评判。

（二）计划实施阶段的评价内容

计划实施评价是全面检测、控制、保证计划方案设计先进、实施成功并取得应有效果的关键性措施，贯穿于整个计划实施的始终。是否执行严密的计划评价，已成为一项计划是否成功和是否科学的重要标志。计划实施阶段主要评价计划的执行情况，包括工作者培训、干预可接受性、干预执

行质量、健康管理的覆盖面、人群参与意愿、服务利用情况、信息反馈体系、重大环境变化影响、修正计划、失败干预调整、因环境变化而变更等。

（三）计划评价阶段的评价内容

在知识、信念、行为改变的评价阶段，主要评价目标人群健康相关行为及其影响因素（倾向因素、促成因素、强化因素）的变化情况。

人群健康状况的评价是一项最基本和最常见的评价，主要内容包括人群健康状况的人口状况、疾病及意外伤害、生长发育、行为发展、营养水平、死亡及平均期望寿命等几个方面。

生活质量评价主要测定人们由某些人口条件、人际关系、社会结构、心理状况等因素决定的生活满意度和幸福感，常用的量表有世界卫生组织生存质量测定量表、36 条目简明健康量表、良好适应状态指数、疾病影响程度量表等。

四、健康管理评价的指标

（一）计划设计阶段的评价指标

在计划设计阶段，用于评价的指标主要包括计划的科学性、政策的支持性、技术的适宜性、目标人群的可接受性，以及经济效益和社会效益等。

（二）计划实施阶段的评价指标

1. 干预活动指标

媒介拥有率 = 拥有某种媒介人数 / 目标人群总数 × 100%

干预活动覆盖率 = 接受某种干预人数 / 目标人群总数 × 100%

2. 目标人群参与情况指标

干预活动暴露率 = 参与干预实际人数 / 应参与人数 × 100%

3. 有效指数

有效指数（EI）= 干预活动暴露率 / 预期参与率 × 100%

（三）效应评价阶段的评价指标

效应评价包括近期评价和中期评价。用于效应评价的指标如下。

1. 近期效果评价

近期效果即健康教育干预活动实施后率先显现出的健康教育效果，通常表现为目标人群认知的改变，如卫生保健知识增加，健康观念转变，具有实现健康行为的操作技能等。因此，近期效果评价主要针对知识、信念、态度的变化进行评估，评价的主要指标有卫生知识知晓率、卫生知识合格率、卫生知识平均分数、健康信念形成率、行为技能掌握率等。计算公式分别如下：

卫生知识知晓率（正确率）＝知晓某项卫生知识人数／被调查的总人数 ×100%

卫生知识合格率＝卫生知识测试达到合格标准的人数／被测试的总人数 ×100%

卫生知识平均分数＝被调查者卫生知识测试总分／被调查测试的总人数 ×100%

健康信念（态度）形成率＝形成某信念（态度）的人数／被调查者总人数 × 100%

行为技能掌握率＝某项行为技能掌握人数／被调查测试的总人数 × 100%

2. 中期效果评价

中期效果是在取得近期效果后引发的目标人群行为改变情况，以及政策、环境支持条件的改变。这些变化需要建立在各级目标人群对健康问题的认识及其知识和技能提高的基础上。健康教育中期效果主要指目标人群行为的改变，评价的指标有健康行为形成率（如单纯母乳喂养率）、行为改变率（如戒烟率）等，计算公式分别如下：

健康行为形成率＝形成某种特定健康行为的人数／被调查的总人数 × 100%

行为改变率＝一定时期内某行为发生定向改变的人数／观察期开始时有该行为的人数 × 100%

（四）结局评价阶段的评价指标

结局评价又称远期效果，指的是健康教育与健康促进项目实施结束后，目标人群健康状况及其生活质量等的改善情况。

1. 健康状况指标

（1）生理生化指标。评价健康状况的生理指标主要包括身高、体重、体质指数、血压、血色素、血清胆固醇等。

（2）心理指标。评价心理健康水平的主要指标包括智力正常（智商在 60 以上），情绪稳定，心境乐观，意志健全，行为协调，注意力集中，完成统一的人格，有较好的社会适应能力、适度的反应能力，心理特点与实际年龄相符，自我认知，创造性与成就感。

（3）社会适应能力。一般认为，社会适应能力包括个人生活自理能力、基本劳动能力、选择并从事某种职业的能力、社会交往能力、用道德规范约束自己的能力。

（4）疾病与死亡指标。评价人群健康状况的单一指标主要有发病率、患病率、病死率、婴儿病死率、孕产妇病死率、平均期望寿命等，常用复合型指标主要有减寿人年数、伤残调整生存年、健康期望寿命等。

2. 生活质量指标

（1）生活质量指数（PQLI）。这是用于衡量一个国家或地区人民营养、卫生保健和国民教育水平的综合指标，生活质量指数的评价标准为 PQLI>80 为高素质人口，PQLI<60 为低素质人口，计算公式如下：

生活质量指数 =（识字率指数 + 婴儿病死率指数 +1 岁平均寿命指数）/3

（2）美国社会卫生组织指数。这是美国社会健康协会首创的主要用来反映一个国家尤其是发展中国家社会经济发展水平，以及在满足人民基本需要方面所取得的成就的一个指数，由就业率、识字率、平均预期寿命、人均 GNP 增长率、人口出生率、婴儿病死率 6 个指标组成，其目标值分别为 85%、85%、70 岁、3.5%、25%、50%，计算公式如下：

美国社会卫生组织指数（ASHA）=（就业率 × 识字率 × 预期寿命指数 × 人均 GNP 增长率）/（人口出生率 × 婴儿病死率）（用目标值计算出的 ASHA 最优值为 20.23）。

（3）日常生活活动能力（ADL）。狭义的日常生活活动能力是指人们为独立生活而每天必须反复进行、最基本并具有共性的身体动作群，即进行衣、食、住、行、个人卫生等的基本动作和技巧；广义的日常生活活动能力还包括与他人交往，以及在经济上、社会上、职业上合理安排自己的能力。日常生活活动能力测定的内容主要包括自理、运动、家务、交流四个方面，常用的评定方法有直接观察法和提问法。常用评定量表有功能独立性评定（FIM）、Barthel 指数和功能活动问卷（FAQ）。

（4）生活满意度指数（LSI）。生活满意度量表（Life Satisfaction Scales）包括三个独立的分量表：其一是他评量表，即生活满意程度评定量表（Life Satisfaction Rating Scales），简称 LSR；另两个是自评量表，分别为生活满意程度指数 A（LSI）和生活满意程度指数 B（LSI），简称 LSIA 和 LSIB。LSR 又包含有 5 个 1~5 分制的子量表。LSIA 由与 LSR 相关程度最高的有 20 项，而 LSIB 则由 12 项与 LSR 高度相关的开放式、清单式条目组成。LSR 得分在 5（满意度最低）和 25（满意度最高）之间。

3. 卫生服务指标

（1）卫生服务需要。常用的卫生服务需要指标有两周患病率、两周患病天数、慢性病患病率、每千人患病天数、每千人卧床率、两周卧床率、两周活动受限率、残障率。

（2）卫生服务利用。主要的卫生服务利用指标有总诊疗人次数、两周就诊率、人均就诊次数、治愈率、好转率、病床使用率、病床周转率、住院率、住院天数、人均住院天数。

（3）预防保健服务。预防保健服务利用指标包括 1 岁儿童计划免疫率、孕产妇建卡率、孕产妇系统管理率、儿童系统管理率等。

（4）卫生资源。在卫生资源评价指标中，用于反映卫生人力资源的主要指标有每千人口医师数、每千人口护士数、每千人口药师数，用于反映卫生物质资源的主要指标有每千人口病床数、每千人口医疗机构数，而用于反映财政投入的常用指标有卫生总费用占 GDP 百分比、人均卫生费用、门诊患者次均医药费用、出院患者人均医药费用、出院患者日均医药费，以及成本效益、成本效用指标。

五、健康管理评价的方法

（一）计划设计阶段的评价方法

计划设计阶段常用的评价方法主要有文献法、档案法、资料回顾法、专家咨询法、专题小组讨论法等。

（二）计划实施阶段的评价方法

计划设计阶段经常运用的评价方法有观察法、访谈法、现况调查法、自填问卷法等。

（三）效应评价阶段的评价方法

效应评价阶段经常使用的评价手段有随机对照法、能力测试法、表演测试法、临床情境法等。

（四）结局评价阶段的评价方法

结局评价阶段经常会运用社会医学特有的综合评价法，即人群健康状况评价法、生命质量评价法及卫生服务评价法。人群健康状况评价的基本方法包括描述性研究法、分析性研究法和实验性研究法及文献研究法等，生命质量评价方法有访谈法、观察法、主观报告法、症状定式检查法、标准化量表评价，卫生服务评价法包括描述性研究、分析性研究、实验性研究、数字模型研究、系统分析法综合评价法、投入产出分析法、家庭健康询问抽样调查。

六、健康管理评价的基本步骤

（一）确定评价问题

典型的评价问题包括：该健康管理项目达到预期目标的情况如何？参与个人和群体具备什么特点？在哪些个人和群体中最能发挥作用？取得的效果能持续多久？成本和收益的关系如何？社会、

政治形势的变化和财政状况对项目的资金和结果会造成怎样的影响？

（二）确定评价标准或指标

确定需要采用哪些资料作为证据来证明健康管理项目的有效性，即为健康管理项目设定评估标准。评价人员设定的评价标准需满足三点要求，即评价标准必须适用于该项目，评价标准可测量，以及评价标准可信。

（三）评价设计和选择评价对象

评价设计即设计一个高度结构化的框架，使得评价人员能够证明其观察到的效应均是由被评价的健康管理项目所带来的。标准的评价设计，包括对单一群体随时间变化的表现进行前后比较，以及在两群间进行一次或多次比较。评价人员设计评价内容时，一般会考虑以下问题：需要设计多少个评价的变量？什么时候测量？评价中应包括哪些机构、群体或个人？如何选择这些机构、群体或个人？

（四）资料与数据收集

资料的收集方法包括自填问卷、能力测试、病案回顾、观察、访谈、体格检查、日常统计报表、表演测试临床情境、文献资料等。收集资料要按照以下顺序完成：确定需测量的变量——选择合适的测量方法——证明该测量方法的可靠性（一致性）和有效性（精确性）达到要求——进行测量——对结果评分和解释。

（五）资料或数据分析

资料分析方法的选择通常依据评价问题和评价标准的特点、变量的类型（分类变量、有序变量、数值变量）、所测量的变量数目、数据的可靠性和有效性等进行。

（六）结果报告

评价报告主要包括健康管理项目特点的描述和解释，对健康管理项目价值的评价，以及健康管理项目评价的目的、采用的评价方法（包括设定评价标准、评价设计抽样、数据收集和分析）、结果、讨论和结果意义。

附　录

各类健康管理工具

附录 1　糖尿病健康管理信息登记表

一、基本信息		
A1	姓名	
A2	性别	1）男性 2）女性
A3	出生日期	年月日
A4-1	身份证件类别	1）居民身份证 2）居住证 3）军官证（士兵证）
A4-2	身份证件号码	
A5-1	户籍地址：省（自治区、直辖市）	12 位统计用区划代码和城乡划分代码
A5-2	户籍地址：市（地区）	12 位统计用区划代码和城乡划分代码
A5-3	户籍地址：县（区）	12 位统计用区划代码和城乡划分代码
A5-4	户籍地址：乡（镇、街道）	12 位统计用区划代码和城乡划分代码
A5-5	户籍地址：村、居委	12 位统计用区划代码和城乡划分代码
A5-6	户籍地址：详细地址	
A6-1	居住地址：省（自治区、直辖市）	12 位统计用区划代码和城乡划分代码
A6-2	居住地址：市（地区、州）	12 位统计用区划代码和城乡划分代码
A6-3	居住地址：县（区）	12 位统计用区划代码和城乡划分代码
A6-4	居住地址：乡（镇、街道）	12 位统计用区划代码和城乡划分代码
A6-5	居住地址：村、居委	12 位统计用区划代码和城乡划分代码
A6-6	居住地址：详细地址	
A7-1	移动电话	
A7-2	固定电话	

续表

A8-1	医疗保险类别	1）具有本市干保局方面的医疗费用承担
		2）城镇职工基本医疗保险
		3）城镇居民基本医疗保险
		4）新型农村合作医疗
		5）贫困救助
		6）商业医疗保险
		7）全公费
		8）全自费
		9）军队的医疗费用承担
		10）具有协同关系的本市以外地区社会医保的费用承担
		11）其他
A8-2	就医卡类型	1）社保卡
		2）医保卡
		3）新农合卡
		4）健康卡
A8-3	就医卡号	
A9	民族	GB 3304-1991 中国各民族名称的罗马字母拼写法和代码
A10-1	职业	GB/T 6565-2009 职业分类与代码
A10-2	从业状况	1）学生
		2）无业人员
		3）退（离）休人员
		4）其他
A11	文化程度	1）研究生
		2）大学本科
		3）大学专科
		4）中等职业
		5）普通高级中学
		6）初级中学
		7）小学
		8）其他
A12	婚姻	1）未婚
		2）已婚
		3）丧偶
		4）离婚

二、疾病既往史		
B1	高血压病	1）有，疾病分型：原发性 / 继发性　诊断日期：　年　月 2）无
B2	动脉粥样硬化性心脑血管病	1）有　2）无
B3	房颤史	1）有　2）无
B4	脑卒中史	1）有　2）无
B5	短暂性脑缺血发作史	1）有　2）无
B6	糖尿病前期	1）有，疾病分型：原发性 / 继发性　诊断日期：　年　月 2）无
B7	糖尿病	1）有，疾病分型：1 型 /2 型 / 妊娠糖尿病 / 其他 　诊断日期：　年　月 2）无
B8	一过性类固醇糖尿病	1）有　2）无
B9	巨大儿生产史	1）有（性别为：女性填写）　2）无
B10	多囊卵巢综合征	1）有（性别为：女性填写）　2）无
B11	恶性肿瘤史	1）有　2）无
三、疾病行为和危险因素信息		
C1-1	家族史 1	1）有　2）无 → B13
C1-2	与患者家庭关系（可多选）	1）子 2）女 3）父亲 4）母亲 5）祖父母或外祖父母 6）兄弟姐妹
C1-3	家族史 2（可多选）	1）高血压 2）糖尿病 3）冠心病 4）慢性阻塞性肺疾病 5）恶性肿瘤 6）脑卒中

续表

C2	吸烟	1）现在每天吸 2）现在吸，但不是每天 3）过去吸，现在不吸 4）从不吸
C3	饮酒	1）从不 2）偶尔 3）经常（饮白酒量 3 100 mL/ 次，每周 24 次） 4）每天（饮白酒量 =100 mL/d）
C4	饮食习惯	1）荤素均衡 2）荤食为主 3）素食为主 4）嗜盐 5）嗜油 6）嗜糖
C5	静坐（息）生活方式（未达到每周 150 分钟中等强度活动）	1）是　2）否
C6	很少参加体育活动	1）是　2）否
C7	长期接受抗精神病药物和 / 或抗抑郁症药物治疗	1）是　2）否
C8	收缩压介于 130~139 mmHg 和 / 或舒张压介于 85~89 mmHg	1）是　2）否
C9	血脂异常或接受调脂治疗	1）是　2）否
C10	超重或肥胖	1）是　2）否
C11	中医体质分型	1）平和质 2）气虚质 3）阳虚质 4）阴虚质 5）痰湿质 6）湿热质 7）血瘀质 8）气郁质 9）特禀质
四、体格检查		
D1	体重 / kg	

D2	身高 /cm	
D3	BMI	
D4	腰围 /cm	
D5-1	收缩压 /mmHg	
D5-2	舒张压 /mmHg	
五、实验室检查（化验单或信息平台推送的信息）		
E1-1	空腹血糖 / mmol·L-1	
E1-2	随机血糖 / mmol·L-1	
E1-3	餐后 2 小时血糖 / mmol·L-1	
E2-1	糖化血红蛋白 /%	
E3-1	总胆固醇 / mmol·L-1	
E3-2	三酰甘油 / mmol·L-1	
E3-3	高密度脂蛋白胆固醇 / mmol·L-1	
E3-4	低密度脂蛋白胆固醇 / mmol·L-1	
六、评估结果		
F1	存在的健康风险	1）有（列举）2）无
F2	人群分类（可多选）（1 与 2、3 不可共选）	1）健康人群 2）高危人群（糖尿病高危人群 / 糖尿病前期人群） 3）2 型糖尿病患者
七、登记信息管理		
G1	管理状态	1）继续随访（下次随访日期） 2）失访（死亡、搬迁、拒访、其他）
G2	死亡日期	
G3	直接死亡原因	
G4	根本死亡原因	
G5	管理信息表编号	
G6	登记医生	
G7	医生所属机构	
G8	登记日期	年 月 日

附录 2 中国糖尿病风险评分表

评分指标		分值 / 分
年龄 / 岁	20~24	0
	25~34	4
	35~39	8
	40~44	11
	45~49	12
	50~54	13
	55~59	15
	60~64	16
	65~74	18
体重指数 /kg · m^2	<22.0	0
	22.0~23.9	1
	24.0~29.9	3
	≥ 30.0	5
腰围 /cm	男性 <75，女性 <70	0
	男性 75~79.9，女性 70~74.9	3
	男性 80~84.9，女性 75~79	5
	男性 85~89.9，女性 80~84.9	7
	男性 90~94.9，女性 85~89.9	8
	男性 ≥ 95，女性 ≥ 90	10

评分指标		分值 / 分
收缩压 /mmHg	<110	0
	110~119	1
	120~129	3
	130~139	6
	140~149	7
	150~159	8
	≥160	10
糖尿病家族史（父母、同胞、子女）	无	0
	有	6
性别	女性	0
	男性	2

附录3 糖尿病高危人群筛查结果记录表

糖尿病高危筛查		
A1-1	初筛方法	1）糖尿病风险评分
		2）空腹血糖
A1-2	初筛结果	1）风险评分值
		2）空腹血糖 测量方式： 1）末梢血数值 / mmol·L^{-1} 2）血浆数值 / mmol·L^{-1}
A2	诊断试验检查结果	1）空腹血糖 / mmol·L^{-1}
		2）OGTT 2 h/mmol·L^{-1}
A3	筛查结果	1）葡萄糖耐量正常
		2）糖尿病前期
		3）糖尿病
A4	筛查日期	年 月 日

参考文献

[1] 马兴铭，李玲．健康服务与管理导论 [M].重庆：西南交通大学出版社，2021.

[2] 叶心明，陈立富．健康管理理论与实践 [M].上海：华东理工大学出版社，2021.

[3] 王永红，史卫红，静香芝．基本公共卫生服务实务 [M].北京：化学工业出版社，2021.

[4] 姚树桥，杨艳杰．医学心理学 [M].7 版 .北京：人民卫生出版社，2018.

[5] 王培玉．健康管理学 [M].北京：北京大学医学出版社，2012.

[6] 李鲁．社会医学 [M].5 版 .北京：人民卫生出版社，2017.

[7] 人力资源社会保障部教材办公室．健康管理师：高级 [M].北京：中国人力资源和社会保障出版集团，2022.

[8] 傅华．预防医学 [M].7 版 .北京：人民卫生出版社，2018.